高等医药院校护理学"十二五"规划教材

（供护理专业用）

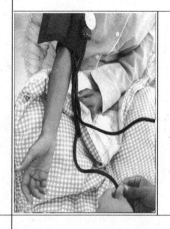

总主编　何国平　唐四元

护理学基础

主　编　黄红玉　易　霞

副主编　李小英　邓暑芳　杨　丽

编　者　（以姓氏笔画为序）

邓暑芳　刘丽华　李小英　李春艳

张银华　陈　川　易　霞　杨　丽

贺　棋　袁　群　黄红玉

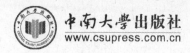

中南大学出版社
www.csupress.com.cn

图书在版编目(CIP)数据

护理学基础/黄红玉,易霞主编. —长沙:中南大学出版社,2011.8
ISBN 978 - 7 - 5487 - 0360 - 0

Ⅰ.护... Ⅱ.①黄...②易... Ⅲ.护理学 Ⅳ.R47

中国版本图书馆 CIP 数据核字(2011)第 157115 号

护理学基础

黄红玉 易 霞 主编

□责任编辑	李 娴	
□责任印制	易红卫	
□出版发行	中南大学出版社	
	社址:长沙市麓山南路	邮编:410083
	发行科电话:0731-88876770	传真:0731-88710482
□印　　装	长沙印通印刷有限公司	

□开　　本	720×1000 B5　□印张 29.25　□字数 554 千字	
□版　　次	2011 年 8 月第 1 版　□2015 年 8 月第 2 次印刷	
□书　　号	ISBN 978 - 7 - 5487 - 0360 - 0	
□定　　价	55.00 元	

高等医药院校护理学"十二五"规划教材

（供护理专业用）

NURSING

总　主　编　　何国平　唐四元

丛书编委　（以姓氏笔画为序）

丁郭平　　王卫红　　王臣平　　任小红

卢芳国　　刘晓云　　何国平　　吴晓莲

李　敏　　陈正英　　陈　燕　　周建华

罗森亮　　贾长宽　　唐四元　　蒋小剑

黄红玉　　谭凤林

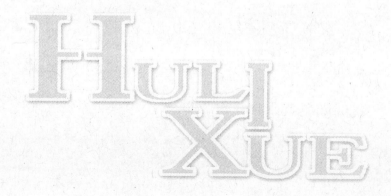

总　序 ......

当今世界，医学科技迅猛发展，医疗对医护人员的要求越来越高，人们的健康需求越来越大，对健康越来越重视，护理工作在医院、社区、家庭的疾病防治、康复等方面起着越来越重要的作用。护士已成为国内的热门职业之一。加入 WTO 后，随着国内人才市场面向国际的开放，我国护理人才已成为目前世界各国急需的应用型、技能型、紧缺型的专业人才。护理对人才的要求除了基本技能与操作之外，还要求有不断更新知识的能力，使护士的知识从护理专业拓宽到更多学科。

护理职业的创始人南丁格尔曾说："护理是一门艺术。"如何培养一批像南丁格尔似的护理人才，是护理教育工作者的一项重要的任务。2011 年 3 月，根据国务院学位委员会公布的新修订学科目录，护理学获准成为一级学科，新的学科代码为 1011。国务院学位委员会对护理学一级学科的确认，既是对护理人员辛勤付出的肯定，也是对全国护理人员的极大鼓舞，是继国家卫生部将护理学科列入重点专科项目后，国家对发展护理学科的又一大支持。随着医学模式的转变，护理模式也发生了适应性转变，"十二五"时期如何适应新形式的发展，提高护理队伍人才素质以及实践水平，建设护理队伍和拓展护理领域，使我国护理工作水平得到整体提高，是护理教育工作者以及护理从业人员面对的重要挑战和机遇。

从教学的内涵讲，有了一支护理专业的师资队伍，就必须有一套较为完善的专业教材，以辅助教师教授护理学基本理论、基本方法、基本技能，同时也适应学科不断发展创新的要求。我们编写的系列丛书，从适应社会发展、护理职业发展和护理理念发展等层面出发，以巩固基础知识，强化前沿知识和技能为原则，选择了与现代护理发展方向紧密相关的学科，力求既适合护理人才的自主性学习，又适合教师引导性教授。

中南大学是湖南省护理专业本科自学考试主考学校，是护理专业本科网络教育招生规模最大的学校，护理学院是全国最早的护理专业博士学位授予点，社区护理学课程被评为国家精品课程，学院师资力量雄厚，教学资源丰富，其悠久的教学历史和先进的教学方法、设施，已为国内外医学事业培养出众多的优秀人才。为了适应社会发展的需求，培养出更多国内外急需的护理人才，由中南大学护理学院组织湖南省及外省有护理专业教学的多家院校中教学和实践经验丰富的教授和专家编写了一套有针对性的护理专业必修课和选修课教材，即针对授课对象的不同、针对学习方法的不同、针对人才使用的不同，对以往的教材内容进行了增加或减少。本系列教材包括：

《生理学》	《生物化学》
《病理学》	《免疫学与微生物学》
《人体解剖学》	《护理专业英语》
《护理人际沟通》	《康复护理》
《护理管理学》	《营养护理学》
《护理伦理学》	《护理学基础》
《急救护理学》	《内科护理学》
《外科护理学》	《妇产科护理》
《精神科护理学》	《传染病护理学》
《中医护理学(本科)》	《中医护理学(专科)》
《社区护理学》	《护理心理学》

这套教材涵盖了护理专业基础课、主干课及人文课程，目的是帮助护理专业的学生有条理、有效率地学习，有助于学生复习课程的重点内容和自我检查学习效果，有助于学生联系相关知识，融会贯通。本套教材是自学考试、网络教育的必备教材，也是全日制护理本科学生选修之用书。为检验学生学习的效果，在本套学习教材中编写了相关模拟试题及答案，使其更切合实际，达到学习目的。

由于时间仓促，加之水平有限，书中不当之处在所难免，恳请批评指正。

何国平

前　言 ......

随着现代临床医学的发展，对高等护理人才的知识结构、临床技能提出了更高的要求。为了满足护理专业教学的需求，我们编写了《护理学基础》这本教材（同时编有配套教材《护理学导论》），本教材力求反映护理学科的科学性、知识性、实用性；采用护理程序为框架的编写模式；紧密结合护士执业资格考试大纲；遵循"贴近学生、贴近社会、贴近岗位"的基本原则。在编写中重点强调三个基本思想：一是注重打牢基础，强化"三基"内容，将护理专业必须掌握的"三基"内容列为教材的重点；二是拓宽知识面，强化学科人文精神，在阐述本学科知识的同时，有机融入人文学科的基本理论和概念，并在各项技术操作中加以运用，力求在学科教学的同时培养学生良好的职业道德和职业情操；三是适当调整教材深度，注重强化学生能力的培养。

全书共 16 章。它具有以下特点：一是内容新，去除了不适合临床的陈旧的传统内容，及时将学科发展的新理念和新进展引入教材内容之中；二是结构新，从实用的基础上编写操作流程，还配备了复习思考题（或案例分析），便于读者在学习过程中巩固基础知识，强化前沿知识和技能。

本教材由 11 位护理专业教师合作编写而成，在本书的编写过程中，编者参阅了大量的有关书籍和文献资料，在此对这些文献的写作者谨表衷心的感谢！中南大学出版社的编辑也为教材的出版做出了辛勤的努力，在此表示诚挚的谢意。

　　由于编者的水平及能力有限，本书难免会有疏漏之处，敬请使用本教材的各位老师及同学、读者及护理界同仁不吝指正，以使本教材能够日臻完善。

黄红玉

2011 年 6 月

目 录

第一章 环　境

环境与人类健康相互依存，其对人类健康的影响越来越被人类所重视。良好的环境能够帮助患者康复，促进人的健康，不良的环境会给人带来危害。医院是社会系统中的一个组成部分，是为人民群众提供健康照顾的场所。作为护士，必须掌握医院环境和健康的相关知识，充分利用医院环境中对人群健康有利的因素，消除和改善环境中不利的因素，增进人群的健康。

第一节　环境与健康

人类的健康与环境息息相关，人类的一切活动都离不开环境，并与之相互依存、相互作用。良好的环境可以帮助患者康复，促进健康。恶劣的环境和人为的破坏环境对人类健康具有很大的威胁。据统计，人类所患疾病中有许多与环境中的致病因素有关。因此人类在不断适应环境的同时，对环境问题的认识也逐步深入，并积累了丰富的经验和知识，既要改造自然环境，又要有保护环境的意识，两者协调发展，保持平衡，使环境朝着有利于人类健康的方向发展，促进人类社会不断前进。

一、环境概述

(一)环境的含义

环境(environment)是指围绕着人群的周围及其中可以直接、间接影响人类生活和发展的各种自然因素、社会因素的总体。在护理学中，环境是护理学的四个基本概念之一，护理学家们对它赋予了更深刻的含义。环境不仅是影响机体生命和生长的全部外界条件的总和，而且还包括影响生命和生长的机体内部因素。所有的生命系统都有一个内环境和围绕在其周围的外环境。内环境与外环境之间不断地进行着物质、能量、信息的交换，以维持生命并不断适应外环境的改变。

(二)环境的分类

环境包括内环境和外环境两种，两者相互依存、相互作用，不能截然分开。

1. 内环境　内环境是指人的生理、心理等方面。如人体内的呼吸系统、循环系统、消化系统等都属于内环境中的生理方面。各系统之间通过神经、体液的调节维持生理稳定状态并与外环境进行着物质、能量、信息的交换以适应外环境的改变。

心理方面是指一个人的心理状态，它对人的健康也有很大的影响。如一个人虽没有生理疾患，但总是处于一种精神不愉快、抑郁、沮丧、紧张等不良的心理状态下，则很有可能会导致食欲不振、活动减少、酗酒等，这也将使机体免疫功能下降，引起疾病，导致不健康状态的出现。

2. 外环境　外环境由自然环境和社会文化环境所组成。自然环境是指围绕于人类周围的各种自然因素的总和，如阳光、空气、水、土壤、动植物及微生物等。社会文化环境包括经济条件、劳动条件、生活方式、人际关系、宗教文化、风俗习惯等。外环境是人类生存和发展的物质基础。

所有有生命的系统都包含一个内环境和围绕在其周围的外环境。外环境包括所有对生物体有影响的外界事物。内环境能够和外环境交换维持生命所需要的物质，并帮助有生命的系统适应外环境的改变。因此，维持内环境平衡是延续生命的必备条件，外环境对生物体的生活质量则具有重要意义。

人的生理环境、心理环境、自然环境和社会环境之间是相互影响、相互制约的。无论生理、心理、自然或是社会环境中任何一个方面出现了问题，都可能影响到一个人的健康。护理学家纽曼（Neuman）认为：人是生物、心理和社会的结合体。因此，要了解一个人，应将人看作一个整体，并要考虑环境因素对人的影响。例如，环境污染可能导致疾病，因疾病住院可能导致心理情绪上的改变或社交隔离、人际关系改变。人是复杂的个体，而且生活在各种复杂的环境中，有些生理方面的疾病会产生心理问题，反之，心理问题也可能最终导致生理疾患。

二、影响健康的环境因素

人是一个开放的系统，通过内环境不断的与外环境之间进行着物质、能量、信息的交换，并保持动态平衡，以维持人体的健康。这种平衡状态随环境变化而变化。当某些环境因素的变化超过了人体的调节范围和适应能力时，就会引起相应的疾病。

（一）自然环境因素对健康的影响

良好的自然环境是人类生存和发展的物质基础。如阳光、空气、水等。如果自然环境发生某些改变，生态平衡遭到破坏，就会对人类健康造成直接或间接的影响。常见的影响有：

1. 自然地形、地质、气候的影响　自然环境中的各种化学元素含量的多少会影响人体的生理功能，也可能对健康造成影响。如水中缺碘会导致地方性甲状腺肿。自然气候的异常改变也会对人体的健康造成影响。如气温过高易导致中暑，气候过低容易发生冻伤和呼吸道疾病。另外某些自然灾害，如地震、台风、干旱、洪水等也会对人类健康造成威胁。

2. 环境污染的影响 环境会影响人，也会被人类所影响。随着科学技术的发展，人类利用和控制环境的能力不断提高，但同时也给环境带来了多方面的污染。如大量工业废弃物和生活废弃物的排放、人工合成化学物质与日俱增，使空气、水、土壤等自然环境受到破坏并威胁到人类的健康。

（1）大气污染：随着工农业生产的发展以及煤炭、石油、核燃料等能源利用的不断增长，大量废气和微粒排入大气中。当污染物的量超过大气的自净能力，污染物的浓度超出大气卫生标准的要求，对人的身心健康将造成直接或间接的甚至潜在的影响和危害时，即称为大气污染。污染的空气会影响肺功能和增加慢性支气管炎、支气管哮喘等疾病的发生率。

（2）水污染：当人类生活活动和生产活动的废物，如城市生活污水、工业生产污水，农药、化肥等流入水体中的量超过了水体的自净作用时，可引起水的成分和物理化学性质发生改变，从而降低水的利用率，造成对人体直接或间接的危害，称为水污染。水污染对人体的危害主要有两个方面，一是水中含某些病原微生物，可引起疾病，使传染病蔓延；二是水中含有的有害、有毒物质可直接或间接地危害人体，如导致急性、慢性中毒、诱发癌症等。

（3）噪音污染：噪音是指人们不需要和讨厌的声音，如车辆的发动声、高音喇叭声、人群的吵闹声等。噪音的存在，容易使人产生不愉快的情绪，导致心烦意乱，降低工作和学习的效率，影响休息和睡眠。人长时间受噪音的干扰，可引起头痛、头晕、失眠等症状，严重者可损害听力并引起神经系统、心血管系统、消化系统、内分泌系统的病变。

（4）辐射污染：辐射可来源于宇宙射线、矿产中的射线、广播站和电视塔及卫星通讯等人为设置的辐射源、医用射线源以及工业中的辐射等。暴露在这些辐射下易造成皮肤的灼伤、产生皮肤癌及一些潜在的伤害，如机体免疫功能下降、睡眠障碍、心血管系统及生殖系统受损害等。

（5）土壤污染：土壤是人类环境的主要因素之一，也是生态系统物质交换和物质循环的中心环节。它是各种废弃物的天然收容和净化处理场所。土壤污染主要是指土壤中存积的有机废弃物或含毒废弃物过多，影响或超过了土壤的自净能力，从而在卫生学上和流行病学上产生了有害的影响。

（6）吸烟污染：吸烟是导致癌症、心血管病、慢性支气管炎、肺气肿和胃溃疡等多种疾病的主要危险因素。吸烟不仅对吸烟者自身有害，而且还危及周围人群。烟草中含有一种特殊的生物碱——尼古丁，对人的神经细胞和中枢神经系统有兴奋和抑制作用，毒性很大，是吸烟致病的主要物质之一。吸烟者吸入人体内的主流烟雾仅占整个烟气的 10%。而剩下 90% 的侧流烟雾则弥散在空气中。不吸烟的人在吸烟污染的室内，同样会受到烟气的危害，这就是通常所说的被动吸烟。被动吸烟者由于吸进了烟雾，同样会对身体健康带来危害。自烟草被人们开始抽吸至今已有 500 多年的历史，抽烟的人数越来越多，烟民的年龄也逐渐年轻化，青少年和妇女吸烟者也日趋增多，这一现象已引起世界各国和社会各界的关注。我国卷烟消费量已占世界总消费量的 1/3。世界卫生组织为了引起各国对吸烟问题的重视，将每年的 5 月 31 日定为"世界无烟日"，动员大家在这一天不吸烟，烟民在这一天戒烟，各国在这一天禁售香烟，同时广泛宣传"要健康，不要吸烟"。

（二）社会环境因素对健康的影响

人生活在社会群体中，不同的社会制度、经济状况、风俗习惯、文化背景及劳动条件等社会环境因素，均可导致人们产生不同的社会心理反应，从而影响身心健康。

1. 社会制度　不同的社会制度对健康的影响不同。如旧中国的私有制社会，被剥削阶级生活贫困、劳动条件极其恶劣，患病后得不到及时有效的医治，致使当时的发病率和死亡率较高。而在新中国，劳动人民是国家的主人，政府建立并实施了一些为人民服务的卫生保健制度，建国初期逐步消灭了天花，其他如麻疹、肺结核、重症营养不良等疾病的发生率也大大下降了，人民的健康水平得到了提高。

2. 经济状况　经济状况对人体健康也有直接影响，如经济状况好，就有条件改善生活、居住和卫生条件，使健康的需求得以满足；反之，健康需求则难以得到满足，处于失衡状态，导致不健康状态。

3. 文化背景　不同的文化背景及饮食、生活习惯，均可影响人的卫生习惯，从而影响人的健康。如东北地区人群喜食腌制的酸菜，这种不健康的饮食习惯易导致消化道肿瘤的发生。

4. 劳动条件　生产环境与人的健康关系密切。安全生产措施的落实、劳动保护条件的实施、工作程序的安排、劳动强度大小的决定等各个环节，对人的身心健康都有直接影响。

5. 人际关系　良好的人际关系、和睦的人际氛围，有利于保持一个健康的心理状态；而不良的人际关系和气氛，常使人感到压抑、苦闷，久之则不利于健康。

6. 卫生服务　卫生服务系统的主要工作是向个人和社区提供范围广泛的促进健康、预防疾病、医疗护理和康复等服务，保护和改善人群的健康。由于世界各国的社会发展和经济制度不同，卫生资源的拥有、分配和利用的差别悬殊。鉴于世界半数以上人口的健康状况不能令人满意，而且发达国家和发展中国家之间的健康水平和卫生资源存在很大差距，世界卫生组织提出要本着社会公正的原则，采取国家和国际的有效行动，在全世界，特别是在发展中国家实施初级卫生保健。

三、护理与环境的关系

南丁格尔在护理工作中不断总结经验，多年的临床护理实践使她深刻地认识到环境对健康具有重大的影响，因此她提出："一般认为症状和痛苦是不可避免的，并且发生疾病常常不是疾病本身的症状而是其他的症状——全部或部分需要空气、光线、温暖、安静、清洁、合适的饮食等。"南丁格尔认为，造成患者痛苦的原因常常是环境因素未能满足患者的生理需求而并非仅仅是疾病本身的症状。因此，护士只有了解环境与健康和疾病的关系，才能完成护理的基本任务——减轻痛苦、预防疾病、恢复健康、促进健康。

1975 年，国际护士会在其政策声明中，概述了护理专业与环境的关系：保护和改善人类环境，成为人类为生存和健康而奋斗的一个主要目标。同时也明确规定了护士的职责：

（1）帮助发现环境对人类的不良影响和积极的影响。

（2）护士在与个人、家庭和社会集体接触的日常工作中，应告知他们相关有害的化学制品类物品，有放射线的废物问题，最近健康威胁的情况，并应用环境知识指导预防和减轻危害。

（3）对于环境因素对健康所造成的威胁，采取预防措施，同时也教育个人、家庭及社会集体如何对环境资源进行保护。

（4）与卫生当局共同协作，提出住宅污染对健康的威胁。

（5）帮助社区处理环境卫生问题。

（6）参加研究和提供措施，以早期预防各种对环境有害的因素；研究如何改善生活和工作条件。

第二节　医院环境

在以人的健康为中心的护理模式中，护理的服务对象已经扩展到整个人类，服务对象不仅是患者，还包括健康人。医院作为以诊治疾病、照顾患者为主要目的的医疗机构，是为患者提供医疗卫生保健服务的重要场所。提供一个安全、舒适的治疗性环境是护士的重要职责之一。医院环境的安排和布置都需要以服务对象——患者为中心,考虑患者的舒适与方便,尽量减轻其痛苦,以促进患者康复。

一、医院环境的总体要求及分类

(一)医院环境的总体要求

良好的医院环境应具备以下特征:

1. 安全性 医院是患者治疗病痛、恢复健康的场所,应首先满足患者安全的需要。医院中的工作人员应耐心热情接待患者,建立良好的人际关系,以增加其心理安全感。另一方面,医院的建筑、布局应符合有关标准,安全设施齐备完好,避免患者发生损伤。同时建立院内感染监控系统,健全有关制度并严格执行,避免发生院内感染。

2. 舒适性 医护人员应注意为患者营造一个良好的人际关系氛围,重视患者的心理支持,满足其被尊重的需要及爱与归属的需要。同时注重医院物理环境的调适,如空间、温度、湿度、空气、光线、音量等,以满足患者的需要,增加其舒适感。

3. 整洁性 主要指病区护理单元,患者及工作人员的整洁,具体应做到:

(1)病室的陈设整齐,规格统一,物品摆放以需求及使用方便为原则。

(2)患者的皮肤、头发、口腔等要保持清洁,被服、衣裤定期更换。

(3)工作人员自身应做到仪表端庄、服装整洁大方。

(4)治疗后用物及时撤除,排泄物、分泌物、污染物及时清除。

4. 安静性 安静的医院环境有利于患者更好的休息,促进康复。医院内的工作人员应自觉遵守有关的工作制度,尽量减少噪声的产生,努力做到"四轻"——说话轻、走路轻、操作轻、关门轻,给患者提供一个安静的休养空间。

(二)医院环境的分类

医院环境是医务人员为患者提供医疗服务的场所,可分为物理环境和社会环境两大类。而社会环境又包括医疗服务环境及医院管理环境。

1. 物理环境 指医院的建筑设计、基本设施以及院容院貌等为主的物质环境,属于硬环境。它是表层的、具体的、有形的,包括视听环境、嗅觉环境、仪器设备、工作场所等,是医院存在和发展的物质基础。

2. 社会环境

(1)医疗服务环境:指以医疗护理技术、人际关系、精神面貌及服务态度等为主的人文社会环境,属于软环境。它是深层次的、抽象的、无形的,包括学术氛围、服务理念、人际关系、文化价值等。医疗服务环境的好坏可促进或制约医院的发展。

（2）医院管理环境：包括医院的规章制度、监督机制及各部门协作的人际关系等，也属于软环境。医院管理环境应以人为本，体现医院文化，旨在提高工作效率，满足患者需求。

良好的医院环境需要软、硬环境相互促进、共同发展，亦是医院树立良好的社会形象及影响广大患者对医院整体印象的综合评价和心理认同的重要因素。

二、医院环境的调节与控制

随着社会经济繁荣和教育的普及，人民的生活质量普遍提高，消费观念也逐渐趋向追求高质量与美观舒适的生活空间。患病后，人们则希望获得最佳的医疗服务，更希望在安全、舒适、优雅的环境中接受诊疗和休养。因此，创造与维护良好的医院环境是护理人员的重要职责。当医院环境不能满足患者康复需求时，护理人员应采取适当的措施对其进行调控。

（一）医院物理环境的调控

医院的物理环境是影响患者身心舒适的重要因素。环境的性质决定患者的心理状态，它关系着治疗效果及疾病的转归。病室的温度、湿度、安静、通风等是患者自身所不能调控的部分，而又与日常的要求有所不同。因此，适当调节医院的物理环境，使其保持整洁、舒适、安全、安静、美观是护士的重要职责。住院患者疾病的痊愈与健康的恢复，必须在健康卫生的环境下才能获得。健康的环境应考虑以下因素：

1. 空间　每个人都需要一个适合其成长、发展及活动的空间。儿童需要游戏活动的空间，成人需要办公室等场所从事个人活动，同时也需要一个独处的空间。因此，在为患者安排空间时，必须考虑到上述的一些因素。在医院条件允许的情况下，尽可能的满足患者的需要，让他们对其周围环境拥有某些控制力。同时为方便治疗和护理操作，也为保证患者有适当的活动空间，病床间的距离不得少于 1 米。

2. 温度　适宜的温度使人感觉舒适、安宁，有利于患者休息、治疗及护理工作的进行。一般病室温度以 18℃ ～22℃ 为宜，婴儿室、产房、手术室以 22℃ ～24℃ 为宜。室温过高不利于机体散热，并可干扰消化及呼吸功能，使人烦躁，影响体力恢复；室温过低则使人畏缩，肌肉紧张，缺乏动力，患者易在治疗和护理时着凉。

病室内应有室温计，以便观察和调节。护士可根据季节变化采取不同的护理措施。夏季可采用空调或电风扇调节室温，冬季可采用暖气或其他取暖设备保持适宜的室温；根据气温变化增减患者的盖被及衣服；在实施护理措施时应尽可能减少不必要的暴露，防止患者着凉。

3.湿度　病室的相对湿度是指在单位体积的空气中，一定温度条件下所含水蒸气的量与其达到饱和时含量的百分比。病室相对湿度以50%～60%为宜。湿度过高，空气潮湿，细菌易于繁殖，同时，人体水分蒸发减少，使患者感到气闷不适，尿液排出增加，肾脏负担加重；湿度过低，室内空气干燥，人体水分大量蒸发，可引起口干舌燥、咽痛烦渴等不适，对气管切开或呼吸道疾病的患者尤为不利。

病室内应有湿度计，以便观察和调节。当室内的湿度过低时，夏季可在地上洒水，冬季可在暖气或火炉上放置水槽或水壶，也可使用加湿器。当湿度过高时，可打开门窗使空气流通或使用空气调节器、除湿器等。

4.通风　通风可使室内空气流通，保持空气新鲜，并可调节室内的温、湿度，降低室内空气中二氧化碳及微生物的密度，减少呼吸道疾病传播。因此，病室应每日定时开窗，通风换气，通风时间可根据病室内外温差大小而变化，一般每次通风30分钟左右。通风时应避免对流风直吹患者，冬季通风时应注意为患者保暖。

5.采光　病室采光来自于自然光源和人工光源，护士可根据治疗、护理需要以及不同患者对光线的不同需求予以满足。适当的日光照射可增加患者的舒适感，因此，应经常打开病室门窗，使日光能直接照进病室，但应避免日光直接照射患者眼睛，以防引起目眩。午休时应用窗帘遮挡日光，夜间应采用地灯或可调节型床头灯，既方便护士夜间巡视工作，又不影响患者睡眠。

6.美化与绿化　优美的环境、合理的布局可使人精神愉快、身体舒适，因此，病区的美化和绿化是病区环境管理的一个重要环节。病室内外及走廊上适当摆放鲜花和绿色植物不仅能够美化环境，令人赏心悦目，还能增强患者战胜疾病的信心。

色彩对人的情绪、行为和健康均有一定影响，现代医院多根据病室的不同需求来选择适当的颜色。如儿科病房多采用粉色等暖色调，以减少儿童恐惧感，增加温馨甜蜜感；手术室常选用绿色或蓝色，给人以安静、舒适、信任的感觉；一般病室墙壁上方可涂白色或米黄色，下方可涂浅蓝色或浅绿色，以避免使人产生单调、冷漠的感觉。

7.噪声　指凡是不悦耳、不想听或能引起人们生理、心理上不愉快的声音。衡量声音强弱的单位是"分贝"（dB），一般能听到的声音强度为20dB，当声音在30dB以下时，环境显得非常安静；40dB为环境中的正常声音；50～

60dB 的声音会对人产生相当大的干扰；当声音高达 120dB 以上时可造成听力损害，甚至造成永久性失聪。人若长时间处于 90dB 以上的噪声环境中，可产生疲倦、不安、眩晕、耳鸣、头痛、失眠、血压波动等症状。

虽然病区周围环境的噪声不是护士所能控制的，但护士应尽可能地为患者创造一个安静的病区环境。（WHO）规定：白天医院内较理想的噪声强度为 35～40dB，为控制噪声，工作人员应努力做到"四轻"：说话轻、走路轻、操作轻、关门轻；病室的桌、椅脚应钉上橡皮垫；推车的轮轴应定期滴注润滑油；护士应向患者及其亲属宣传保持病室安静的重要性，以取得他们的配合，共同创造一个安静的休养环境。

在控制噪声的同时，为了避免过于安静的病室环境使患者产生孤寂感，可鼓励患者使用带耳塞的收音机或随身听，也可在患者床头设置耳机装置，让病情较轻及恢复期的患者能随时收听新闻、音乐及各种信息，以丰富住院生活，减少孤独、寂寞感，提高治疗效果。

（二）医院社会环境的调控

医院是一个特殊的社会环境，关系着人的生、老、病、死。对初次住院的患者来说，病区里的特殊人际关系和独特的规章制度会使之感到不适应而产生不良的心理反应。为了保证患者能获得安全、舒适的治疗环境，恢复正常的心理状态，更好地配合治疗与护理，护士应帮助患者尽快转变角色，以适应病区这一特殊的社会环境。

1. 人际关系 人际关系是指人与人之间的心理关系，通过交往和联系而建立，反映人与人之间在心理上的亲疏远近距离。良好的人际关系有利于患者保持良好的心理状态，最大限度地发挥潜能，促进患者早日康复。

（1）建立良好的护患关系：护患关系指护士与患者之间的关系，是一种服务者和被服务者的关系，是病区社会环境中最主要的部分。作为处于主导地位的服务者，护士应尊重患者的人格与权利，维护他们的自尊，使之感受到自己是受欢迎与被关心的。通过护士端庄的仪表、稳重的举止、和蔼的态度、得体的言谈、良好的职业道德、丰富的专业知识、娴熟的技术给予患者心理安慰，使之产生安全感和信任感。根据患者的年龄、性别、民族、文化程度、职业及病情轻重不同，给予不同的身心护理，满足其身心需要。

（2）建立良好的群体关系：群体关系指同病室患者之间的关系。同住一室的患者有着共同的心理倾向，自然构成了一个新的群体，病友之间的相互帮助与照顾有利于消除新患者的陌生感和不安情绪。护士是患者群体中的调节者，有责任协助患者建立良好的情感交流，引导病室内的群体气氛向着积极的方向发展，从而调动患者的乐观情绪，并更好地配合治疗与护理。

（3）建立良好的患属关系：患属关系指患者与其亲属之间的关系。亲属是患者重要的社会支持系统，是患者心理情绪稳定的重要因素，患者亲属对患者病情的理解与关心及对患者的心理支持，可增强患者战胜疾病的信心和勇气，解除患者的后顾之忧。因此，护士应加强与患者亲属的沟通，取得他们的信任与理解，共同做好患者的身心护理。

2. 医院规则　主要指医院的各种规章制度，如入院须知、探视制度、陪住制度等。合理的规章制度可保证病区内医疗、护理工作正常有序的展开，便于预防和控制感染等工作的实施；同时，也为患者的休息和睡眠提供了良好的条件。但医院规则对患者在一定程度上是一种约束，如患者必须遵从医护人员的指导，不能完全按照自己的意愿进行活动；与外界接触减少，只能在规定的探视时间内见到家属和亲友，易产生孤寂感、焦虑感。因此，护士应根据患者不同情况和适应能力，主动给予热情帮助、耐心解释和健康指导，及时提供有关信息和心理支持，使之逐渐适应并自觉遵守医院规则，减少不良情绪的产生，促进早日康复。

第三节　患者的安全环境

安全是人类生存的基本需要之一。安全环境是指平安而无危险、无伤害的环境。在马斯洛的人类基本需要层次理论中，安全的需要是位于最基本的生理需要之后的需要，是第二层次的需要，是需要优先满足的需要。每个人都有安全的需要，对于患者而言则更是如此。

住院患者由于对医院环境的不熟悉，对住院生活的不习惯，对自身疾病及某些治疗护理手段不了解，往往会感到安全受到威胁。为了使患者在住院期间身心始终处于接受治疗与护理的良好状态，达到预期的治疗和护理效果，护士应主动为患者提供安全的护理措施，积极预防和消除一切不安全的因素。

一、影响患者安全的因素

（一）感觉障碍

良好的感觉功能可以帮助人们了解周围环境，识别和判断自身行动的安全性。任何一种感觉障碍，都会使人因无法辨清周围环境中存在或潜在的危险因素而易受伤害。如脑出血后导致的一侧肢体的感觉障碍，可使该侧肢体对过高温度或长时间压力等的感受不敏感而受伤；各种疾病导致的患者视力下降或视物模糊，则可能发生撞伤、跌倒等意外伤害。

（二）目前的健康状态

患病使人容易发生意外和受伤，如患者的免疫功能下降，则容易遭受感染；疾病致使机体虚弱、行动不便等情况，易发生跌伤。同时，疾病严重时可影响人的意识程度，从而易导致受伤害，如昏迷患者不能进行自我保护，精神障碍患者容易发生自伤等。另外，焦虑或其他情绪障碍时，由于注意力分散而无法警觉到环境中的危机，也容易发生伤害。

（三）对环境的熟悉度

不熟悉的环境易使人产生陌生、恐惧、焦虑等心理反应，因而缺乏安全感。熟悉的环境使人能够较好地与他人进行交流沟通，从中获得信息和帮助，同时，熟悉的事物也可增加其安全感。

（四）年龄

年龄可影响人们对周围环境的感知和理解，因而也影响个人所采取的自我保护行为。如新生儿、婴幼儿需依赖他人的保护；儿童在成长期，由于好奇、喜欢探索新鲜事物，而容易发生意外伤害；老年人由于器官功能的退化及感知觉的减退，也容易发生意外伤害。

（五）诊疗方法

在诊断和治疗疾病的过程中，常需要采取一些特殊的诊疗方法，虽然这些诊疗方法主要是用于帮助诊断与治疗疾病、促进健康，但同时也会给患者带来一定的伤害，如一些侵入性的诊断检查，外科手术治疗造成的皮肤损伤及潜在的感染等。

二、医院常见不安全因素及防范措施

（一）物理性损伤及防范

1. 常见物理性损伤　物理性损伤包括机械性、温度性、压力性、放射性损伤等。常见的机械性损伤有跌倒、撞伤等。常见温度性损伤主要由热水袋、热水瓶所致的烫伤；易燃易爆物体，如氧气、煤气、乙醇、汽油所引起的各种烧伤；各种电器如烤灯、高频电刀所导致的灼伤；应用冰袋等所导致的冻伤。常见压力性损伤有因长期受压所致的压疮；因打石膏或用夹板过紧形成的局部压疮；因高压氧舱治疗不当所致的气压伤等。放射性损伤主要是在进行放射性诊断治疗的过程中，由于处理不当，所致的放射性皮炎、皮肤溃疡坏死甚至导致死亡。

2. 防范措施　避免机械性、温度性、压力性、放射性等物理因素所致的躯体损伤。①地面保持清洁、干燥，减少障碍物，走廊、浴室、厕所的墙边应设置扶手；②病室、厕所、浴室应设有传呼系统；③对易发生坠床的患者可使用床档或其他保护具；④精神科病房应注意收藏、保管好锐器、钝器、绳索等物品，避免发生意外；⑤易燃、易爆物品应妥善保管，并有防火装备及遇火警时的疏散设施；⑥护士在应用冷热疗时应严格执行操作规程，防止发生冻伤或烫伤；⑦加强对危重患者或长期卧床患者的护理，定时翻身、按摩；⑧注意观察用石膏夹板固定的患者局部皮肤的变化，掌握高压氧舱的适应证；⑨对使用 X 线及其他放射性物质进行诊断或治疗时，加强在场人员的保护措施，如穿铅衣外套、手套等，对于接受放射性诊断和治疗的患者，应尽量减少患者不必要的暴露；⑩正确掌握照射剂量和时间，指导患者做好局部皮肤的护理，避免搔抓、用力擦拭和用肥皂擦洗皮肤等。

（二）化学性损伤及防范

1. 常见化学性损伤　应用各种化学性药物时，常由于药物剂量过大或浓度过高、用药次数过度，用药配伍不当，甚至用错药物均可导致化学性损伤。

2. 防范措施　护理人员应具备一定的药理知识，掌握常用药物的保管原则和药疗原则，严格执行"三查七对"，避免由于药物浓度过高、剂量过大、用药次数过多、配伍不当或用错药等引起的化学性损伤。

（三）生物性损伤及防范

1. 生物性损伤　生物性损伤包括微生物及昆虫等对患者所造成的伤害。各种病原微生物侵入人体易致感染，甚至威胁患者生命。

2. 防范措施　病区应有严格的管理系统，采取综合措施，预防医院内感染。护士在工作中要严格执行消毒隔离制度，遵守无菌技术操作原则，加强对危重患者的护理，增强患者的抵抗力。同时，病区应有灭蝇、灭蚊、灭蟑螂、灭头虱或体虱等措施，防止昆虫叮咬而导致疾病传播或影响患者睡眠与休息。

（四）心理性损伤及防范

1. 心理性损伤　患者对疾病的认识和态度、患者与周围人群的情感交流、医护人员对患者的行为和态度均可影响患者的心理，甚至导致心理性损伤的发生。

2. 防范措施　护理人员应注意对患者进行有关疾病知识的教育，引导患者对疾病采取正确乐观的态度。护理人员应以高质量的护理取得患者的信任，建立良好的护患关系，并帮助患者与其他医务人员、病友之间建立一个和睦的人际关系。

（五）医源性损伤及防范

1. **医源性损伤** 无论是物理性、化学性、生物性、心理性损伤，只要是由于医务人员的言语及行为不慎而造成患者心理和生理上的伤害均为"医源性损伤"。如个别医务人员对患者不够尊重，语言不礼貌，或因用词不准确而造成患者对疾病、治疗、护理等方面的误解，引起情绪波动或心理负担加重；医护人员责任心差，工作疏忽，导致医疗事故，给患者心理及生理上造成痛苦，甚至危及生命。

2. **防范措施** 医院应重视医务人员的职业道德教育，加强医务人员的素质培养，制定并严格执行各项规章制度和操作规程，杜绝差错事故发生，保障患者安全。

（袁 群）

第二章　患者入院和出院的护理

在患者的入院和出院护理中，护士应完全了解入、出院程序，根据整体护理的要求，评估与满足患者的身心需要，建立愉快的人际关系，使入院患者尽快适应环境，配合医疗护理活动；让出院患者得到健康教育，巩固治疗效果、提高自护能力，以恢复健康，提高生活质量。

第一节　患者入院的护理

入院护理是指患者经医生确诊需要住院开始至进入病区后，护理人员对其进行的一系列护理活动，包括患者进入病区前护理与进入病区后的初步护理两部分。入院护理的目的包括：①协助患者了解和熟悉环境，使其尽快适应医院生活，消除紧张、焦虑等不良心理情绪；②满足患者的各种合理需求，以调动患者配合治疗护理的积极性；③做好健康教育，满足患者对疾病知识的需求。

一、住院处的护理工作

(一)办理入院手续

患者或其亲属持门诊或急诊科医生签发的住院证到住院处缴纳住院保证金、验证文件(如医疗保险证、身份证等)、填写登记表格等入院手续，并由住院处护士登记入册。住院处接受患者后，立即通知病区值班护士根据病情做好接纳新患者的准备。对急需手术的患者，可先手术，后补办入院手续。

(二)卫生处置

根据医院条件、患者的病情及身体状况，在卫生处置室对其进行卫生处理，如给患者理发、沐浴、更衣、修剪指甲等。危、重、急患者可酌情免浴。患者如有头虱或体虱，应先行灭虱，再沐浴、更衣。传染病患者或疑似传染病患者应送隔离室处置。患者换下的衣服或不需要的衣物可交亲属带回或办理手续暂存放在住院处。

(三)护送患者入病区

住院处护理人员携病历护送患者入病室。能步行的患者由其亲属陪伴或由护理人员护送至病区；不能步行者，根据病情用平车或轮椅护送入病区。护送患者时注意安全和保暖，不应停止必要的治疗。护送患者入病室后，与病室值班护理人员就患者病情、所采取或需要继续的治疗与护理措施、患者的个人卫生情况及物品进行交接。

二、患者入病区后的初步护理

(一)一般患者入院的护理

(1)准备床单位用物：病区护士接住院处通知后，根据病情需要安排床位。将备用床改为暂空床，备齐患者所需用物，如脸盆、痰杯、热水瓶等。

(2)迎接新患者：护士要热情、主动地迎接新患者，并做自我介绍，将患者安置到指定的床位。

(3)通知主管医生诊视患者，必要时协助体检、治疗。

(4)测量体温、脉搏、呼吸、血压和体重，必要时测量身高。

(5)通知营养室为患者准备膳食。

(6)填写住院病历和有关护理表格。

1)用蓝黑钢笔逐项填写住院病历及各种表格眉栏项目。

2)用红钢笔将患者入院或转入时间纵行填写在当日体温单相应时间的40℃~42℃横线之间。

3)记录首次体温、脉搏、呼吸、血压、体重和身高值。

4)填写患者入院登记本、诊断卡(一览表卡)、床头(尾)卡。

(7)介绍与指导：入院介绍的内容主要包括病室及人员(包括病室主任、主管医生、护士长、负责护士、同室病友等)；病区环境、作息时间及有关规章制度；床单位及设备的使用方法；患者享有的知情权；注意事项；指导常规标本留取的方法、时间等。并填写入院告知书，入院告知书由告知人和被告知人双方签名后，放入病历中归档保存。精神疾病患者入院告知书应一式两份，另一份交患者家属。

(8)执行入院医嘱及给予紧急护理措施。

(9)入院护理评估：对患者的健康状况进行评估，了解患者的身体情况、心理需要及健康问题，为制定护理计划提供依据。

(二)急诊患者的入院护理

1.准备床单位 值班护士接到住院处通知后，立即为患者准备暂空床或麻醉床；危重患者安置在抢救室，传染病患者安置在隔离室，需要监护的患者安置在ICU(重症监护病房)。

2.通知医生 接到住院处电话通知后，护理人员应立即通知有关医生做好抢救准备。

3.准备急救器材及药品 如急救车、氧气、吸引器、输液器具等。

4.安置患者　将患者安置在已经备好床单位的危重病室或抢救室。

5.配合抢救　密切观察患者病情变化，积极配合医生进行抢救，测量体温、脉搏、呼吸、血压，并做好护理记录。

6.询问病史　对于不能正确叙述病情和需求的患者(如语言障碍、听力障碍)，意识不清的患者，婴幼儿等，需暂留陪送人员，以便询问患者病史。

三、患者单位的准备

患者单位是指医疗机构提供给患者使用的家具与设备。它是患者住院时用以休息、睡眠、饮食、排泄、活动与治疗的最基本的生活单位。患者单位的设备及管理要以患者的舒适、安全和有利于患者康复为前提。患者单位的固定设备有：床、床垫、床褥、枕芯、棉胎或毛毯、大单、被套、枕套、橡胶单和中单(需要时)、床旁桌、床旁椅、跨床小桌(需要时)，墙上有照明灯、呼叫装置、供氧和负压吸引管道等设施(图2-1)。

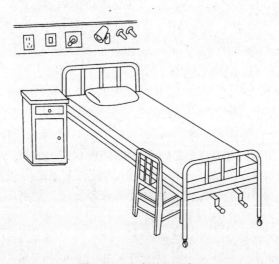

图2-1　患者单位设备

1.床　病床一定要符合实用、耐用、舒适、安全的原则。一般为不锈钢床(图2-2)，高0.5 m、长2 m、宽0.9 m；床头和床尾可抬高的手摇式摇床，以方便患者更换卧位；床脚有脚轮，便于移动。另一种为电动控制多功能床(图2-3)，根据患者的需要，可以改变床位的高低、变换患者的姿势、移动床挡等。

2.床垫　长、宽与床的规格相当，厚10 cm。垫芯多选用棕丝、棉花、木棉、马鬃或海绵，包布多选用牢固的布料制作。

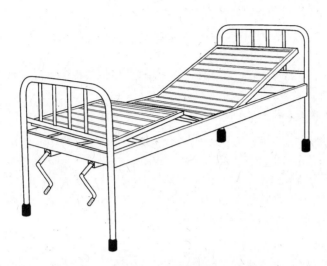

图 2-2　不锈钢床

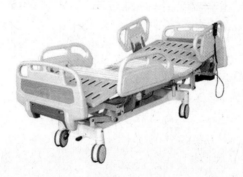

图 2-3　电动控制多功能床

3. 床褥　长、宽与床垫的规格相同，铺于床垫上，一般选用棉花做褥芯，吸水性强，并可防床单滑动。

4. 枕芯　长 0.6 m，宽 0.4 m，内装木棉、蒲绒、羽绒或人造棉。

5. 棉胎　长 2.3 m，宽 1.6 m，胎芯多选用棉花，也可选用人造棉或羽绒。

6. 大单　长 2.5 m，宽 1.8 m，选用棉布制作。

7. 被套　长 2.5 m，宽 1.7 m，选用棉布制作，开口在尾端，有系带或尼龙褡扣。

8. 枕套　长 0.65 m，宽 0.45 m，选用棉布制作。

9. 橡胶单　长 0.85 m，宽 0.65 m，两端与棉布缝制在一起，棉布长 0.4 m。

10. 中单　长 1.7 m，宽 0.85 m，选用棉布制作。

11. 床旁桌　放置在患者床头一侧，用于摆放患者日常所需的物品或护理用具等。

12. 床旁椅　患者单位至少有一把床旁椅，供患者、探视亲属或医护人员使用。

13. 跨床小桌(床上桌)　为可移动的专用过床桌，也可使用床尾挡板，架于床挡上。供患者进食、阅读、写字或从事其他活动时使用。

四、铺床法

铺床法的基本要求是舒适、平整、紧扎、安全适用。常用的铺床法有备用床(图 2−4)、暂空床(图 2−5)和麻醉床(图 2−6)。

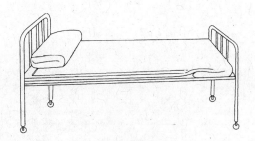

图 2−4　备用床

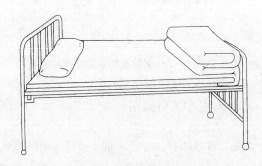

图 2−5　暂空床

(一)备用床

【目的】　准备迎接新患者，维持病室的整洁、美观。

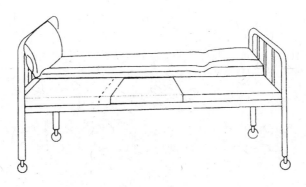

图 2 - 6　麻醉床

【操作前准备】

1. 护士准备　衣帽整洁、戴好口罩。

2. 用物准备　病床、床垫、床褥、棉胎、枕芯、床旁桌、床旁椅、大单、被套、枕套、床刷及一次性使用的刷套。用物按使用先后顺序折叠和摆放于护理车上，床单位固定设备完好。

3. 环境准备　病室内其他患者无进餐、治疗或护理。

【操作步骤】

(1)推车至床尾，移开床旁桌约20 cm，床旁凳移至床尾一侧。

(2)将床褥从床头至床尾湿扫干净，卷放于床旁凳上。翻转床垫，上缘紧靠床头，再将床褥翻转铺于床垫上。

(3)铺大单：将大单正面向上，与床铺中线对齐依序打开，先铺床头后铺床尾。一手托起床头床垫，一手伸过床头中线，将大单塞入床头垫下，在距床头约30 cm处，向上提起大单边缘使其同床边沿垂直，以床沿为界，将床单分成上下两半，上半呈一等腰直角三角形，下半呈一直角梯形。先将下半部塞入床垫下，再塞上半部，将角铺成45°(图2 -7)。拉紧床尾大单依同法铺好床尾一角。拉紧床沿中段部分大单塞入床垫下。转至对侧，同法铺好大单。

(4)铺盖被：按套被式或卷筒式铺好盖被，被头齐床头，再将两侧向内折叠与床沿平齐，尾端向内折叠与床尾平齐。

1)套被式：被套正面在外齐床头，中线与床中线对齐平铺于床上，将开口端上层被套打开，棉被从开口处放入，对齐床头和中线套好，系好布带(图2 -8)。

2)卷筒式：被套反面在外齐床头，中线与床中线对齐平铺于床上，开口端向床尾。棉被平铺于被套上，上缘齐床头，将棉被与被套由床头卷至床尾，自开口处翻转后拉平套好，系好布带。

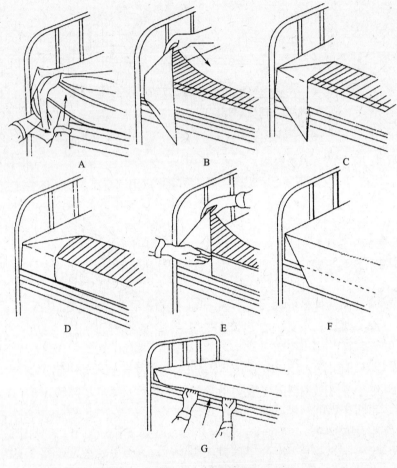

图 2-7　铺床角法

（5）套枕套：于床尾或护理车上将枕套套于枕芯上，使四角充实，开口端背门放于床头。

（6）将床旁桌、椅放回原处，整理好用物。洗手，取下口罩。

【注意事项】

（1）病室内如有其他患者进餐、治疗或护理时暂停铺床。

（2）操作中动作要轻、稳，避免灰尘飞扬。

（3）遵守节力原则：操作前备齐所需用品；操作时身体尽量靠近床边，上身保持直立，两腿分开稍弯曲以降低重心、扩大支撑面，维持身体的稳定性；避免多余无效动作，减少走动次数。

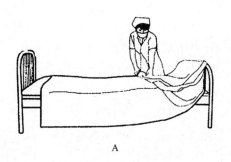

A

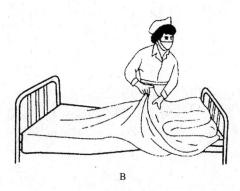

B

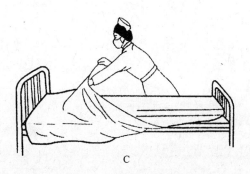

C

图2－8　"S"型套被套

（4）大单中缝与床中线对齐，四角平整、紧扎；盖被平整、两边对称。符合铺床的实用、耐用、舒适、安全的原则。

（二）暂空床

【目的】　供新入院患者或暂离床活动的患者使用，维持病室的整洁、美观。

【操作前准备】

1. 评估患者并解释　包括患者的病情、意识、心理状态、自理能力等。

2. 护士准备　同备用床法。

3. 用物准备　同备用床法。根据需要备橡胶单和中单(用一次性中单时不需橡胶单)。

4. 环境准备　同备用床法。

【操作步骤】

(1)第1~3步同铺备用床。铺好大单一侧后,根据需要铺橡胶单、中单,中线和床中线对齐,上缘距离床头45~50 cm,也可根据患者需要铺于床头(如呕吐者)或床尾(如下肢有伤口渗出者),边缘塞入床垫下,转至对侧,同法铺好对侧大单和中单。

(2)铺盖被:同备用床法,然后将盖被四折叠至床尾。

(3)套枕套、整理、洗手同铺备用床法。

(4)备用床改暂空床法:将备用床的盖被四折叠至床尾。

【健康教育】

指导患者上床、下床的方法。

(三)麻醉床

【目的】

(1)便于接受和护理手术后患者。

(2)使患者安全、舒适,预防并发症。

(3)保护被褥不被血液、呕吐物、排泄物等污染,便于更换。

【操作前准备】

1. 评估患者　评估患者的病情、手术部位、麻醉种类、术后需要的抢救或治疗物品等。

2. 护士准备　衣帽整洁、戴口罩。

3. 用物准备

(1)床上用物:同备用床,另加橡胶单和中单各两条、别针。

(2)麻醉护理盘:无菌盘内放张口器、压舌板、牙垫、通气导管、舌钳、治疗碗、镊子、输氧导管、吸痰导管和纱布。无菌盘外放血压计、听诊器、护理记录单及笔、弯盘、棉签、胶布和电筒等。

(3)其他用物:按需备输液架、吸痰装置、氧气装置、胃肠减压器、热水袋、毛毯等。

4. 环境准备　病室内其他患者无进餐、治疗或护理。

【操作步骤】

1. 拆除原有污单　拆除原有枕套、被套、大单等。

2. 铺大单、橡胶单、中单　同备用床铺好近侧大单。按铺暂空床法先铺床中部橡胶单和中单，上端距床头45～50 cm，中线与床中线对齐，下垂边缘塞入床垫下。另一块橡胶单、中单如需铺在床头，上端与床头平齐，下端压在中部橡胶单和中单上；如下肢手术者需铺在床尾，下端与床尾平齐。对齐床中线，下垂边缘塞入床垫下。转至对侧，按同法依次铺好对侧大单、橡胶单和中单。

3. 套被套　同备用床套好被套，系好带，被头齐床头，两侧边缘内折与床沿齐，尾端向内折叠与床尾齐，将盖被三折于距门远侧床边。

4. 套枕套　同备用床套好枕头，将枕头横立于床头，开口背门，用别针或床头罩固定。

5. 用物放置　床旁桌放回原处，椅子放于盖被折叠的同侧，麻醉护理盘放于桌上，其他用物按需要放置。整理用物，洗手。

【注意事项】

(1)铺麻醉床时，床上各单应全部换上洁净被单。

(2)麻醉护理盘及其他用物应根据评估结果按需准备。

(3)中单要全部遮住橡胶单，避免橡胶单与患者皮肤接触，保证患者舒适。

【健康教育】

向陪伴亲属说明患者去枕平卧的方法、时间及注意事项。

五、人体力学与护理操作

人体力学(body mechanics)是运用力学原理研究维持和掌握身体的平衡，以及人体由一种姿势转换为另一种姿势时身体如何有效协调的一门科学。

护理人员在执行各项护理操作时，正确运用人体力学原理，维持良好的姿势，可减轻自身肌肉紧张及疲劳，提高工作效率。同时，运用人体力学原理协助患者维持正确的姿势和体位，避免肌肉过度紧张，可增进患者的舒适感，促进康复。

(一)常用的力学原理

1. 杠杆作用　杠杆是利用直杆或曲杆在外力作用下能绕杆上一固定点转动的一种简单机械。杠杆的受力点称力点，固定点称支点，克服阻力(如重力)的点称阻力点(重点)。支点到力作用线的垂直距离称动力臂(力臂)，支点到阻力作用线的垂直距离称阻力臂(重臂)。当力臂大于重臂时，可以省力；力臂小于重臂时就费力；而支点在力点和阻力点之间时，可以改变用力方向。人体的活动主要与杠杆作用有关。在运动时，骨骼好比杠杆，关节是运动的支点，骨骼肌是运动的动力。它们在神经系统的调节和各系统的配合下，对身体起着保护、支持和运动的作用。根据杠杆上的力点、支点和阻力点的相互位置不同，杠杆可分为三类：平衡杠杆、省力杠杆和速度杠杆。

(1)平衡杠杆：支点在动力点和阻力点之间的杠杆称平衡杠杆。这类杠杆的动力臂与阻力臂可等长，也可不等长。例如，人的头部在寰枕关节上进行低头和仰头的动作，寰椎为支点，支点前后各有一组肌群产生作用力(F_1，F_2)，头部重量为阻力(L)。当前部肌群产生的力(F_2)与阻力(L)的力矩之和与后部肌群产生的力(F_1)的力矩相等时，头部趋于平衡(图 2 - 9)。

(2)省力杠杆：阻力点在动力点和支点之间的杠杆称省力杠杆。这类杠杆的动力臂总是比阻力臂长，所以省力。例如，人用脚尖站立时，脚尖是支点，脚跟后的肌肉收缩为作用力(F)，体重(L)落在两者之间的距骨上。由于力臂较大，所以用较小的力量就可以支撑体重(图 2 - 10)。

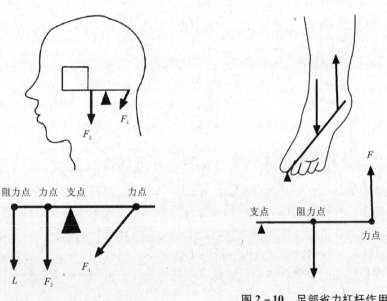

图 2 - 9　头部平衡杠杆作用　　　　图 2 - 10　足部省力杠杆作用

(3)速度杠杆：动力点在阻力点和支点之间的杠杆称速度杠杆。这类杠杆的动力臂总比阻力臂短，因而费力，使用的目的在于工作方便。这类杠杆也是人体最常见的杠杆作用。例如，用手臂举起重物时的肘关节运动，肘关节是支点，手臂前肌群(肱二头肌)的力作用于支点和重物之间，由于力矩较短，就得用较大的力，但赢得了速度和运动的范围。手臂后肌群(肱三头肌)的力和手中的重物的力矩使手臂伸直，而肱二头肌的力矩使手臂向上弯曲，当两者相等时，手臂处于平衡状态(图2-11)。

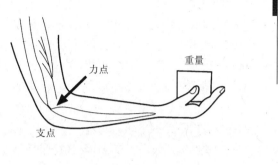

2.摩擦力　相互接触的两物体在接触面上发生的阻碍相对滑动的力为摩擦力。摩擦力的方向与运动方向相反。当物体有滑动的趋势但尚未滑动时，作用在物体上的摩擦力称为静摩擦力。静摩擦力与使物体发生滑动趋势的力的方向相反，它的大小与该力相同，并随力的增大而增大。当力加大到物体即将开始运动时，静摩擦力达到最大值，称为最大静摩擦力。物体在滑动时受到的摩擦

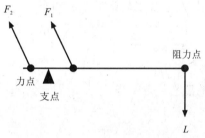

图2-11　手臂速度杠杆作用

力称为滑动摩擦力。物体滚动时受到的摩擦力称为滚动摩擦力。最大静摩擦力和滑动摩擦力与接触面上的正压力成正比，比例系数分别称为静摩擦系数和滑动摩擦系数，通称摩擦系数，其大小主要取决于接触面的材料、光洁程度、干湿程度和相对运动的速度等，通常与接触面的大小无关。

3.平衡与稳定　为了使物体保持平衡，必须使作用于物体的一切外力相互平衡，也就是通过物体重心的各力的总和(合力)应等于零，并且不通过物体重心的各力矩的总和也等于零。人体局部平衡是整个人体平衡中不可缺少的一部分，而整个人体平衡也是通过各个局部平衡来实现的。物体或人体的平衡与稳定，是由其重量、支撑面的大小、重心的高低及重力线和支撑面边缘之间的距离决定的。

(1)物体的重量与稳定性成正比：物体重量越大，稳定性越高。推倒一较重物体所用的力比推倒一较轻物体所用的力要大。

(2)支撑面的大小与稳定性成正比：支撑面是人或物体与地面接触的各支点的表面构成的，并且包括各支点之间的表面积。各支点之间的距离越大，物体的支撑面积越大。支撑面小，则需付出较大的肌肉拉力，以保持平衡稳定。例如：人体平卧位比侧卧位稳定。

(3)物体的重心高度与稳定性成反比：当物体的组成成分均匀时，重心位

于它的几何中心。如物体的形状发生变化时，重心的位置也会随之变化。人体重心的位置随着躯干和四肢的姿势改变而改变。例如：人体在直立两臂下垂时，重心位于骨盆的第二骶椎前约 7 cm 处（图 2 –12）；如把手臂举过头顶，重心随之升高；当身体下蹲时，重心下降。

重力线必须通过支撑面才能保持人或物体的稳定：竖直向下的重力与竖直向上的支持力，两者大小相等、方向相反，且作用在一条直线上，即处于平衡状态。人体只有在重力线通过支撑面时，才能保持动态平衡。例如：当人从椅子上站起时，应该先将身体向前倾，一只脚向后移，使重力线落在支撑面内，这样可以平衡地站起来（图 2 – 13）。如果重力线落在支撑面外，则人易于倾倒。

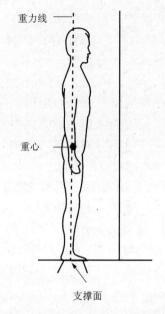

图 2 – 12　人体直立时重心在骨盆中部

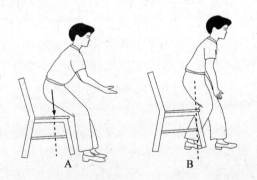

图 2 – 13　人体从坐位变立位时，重力线的改变

（二）人体力学的应用

1.利用杠杆作用　护理人员操作时，应靠近操作物体；两臂持物时，两肘紧靠身体两侧，上臂下垂，前臂和所持物体靠近身体，使阻力臂缩短，从而省力。必须提取重物时，最好把重物分成相等的两部分，分别由两手提拿。若重物由一只手臂提拿，另一手臂应向外伸展，以保持平衡。

2.扩大支撑面　护理人员在操作时，应该根据实际需要尽量扩大支撑面。

例如：协助患者侧卧时，应使患者两臂屈肘，一手放于枕旁，一手放于胸前，两腿前后分开，上腿屈膝屈髋在前，下腿稍伸直，以扩大支撑面，增加患者的稳定性。

3.降低重心　护理人员在提取位置较低的物体或进行低平面的护理操作时，双下肢应随身体动作的方向前后或左右分开，使重力线在支撑面内；同时屈膝屈髋，使身体呈下蹲姿势，降低重心，保持身体的稳定性。

4.减少身体重力线的偏移　护理人员在操作时，应该根据实际需要将两脚前后或左右分开；护理人员在提取物品时，应尽量将物品靠近身体；抱起或抬起患者移动时，应将患者靠近自己的身体，以使重力线均落在支撑面内。

5.尽量使用大肌肉或多肌群　护理人员在进行护理操作时，能使用整只手时，避免只用手指进行操作；能使用躯干部和下肢肌肉的力量时，尽量避免使用上肢的力量。例如，端持治疗盘时，应五指分开，托住治疗盘并与手臂一起用力，使用多肌群用力，不易疲劳。

6.使用最小肌力做功　护理人员在移动重物时，应注意平衡、有节律，并计划好重物移动的位置和方向。护理人员应掌握以直线方向移动重物，尽可能遵循推或拉代替提取的原则。

六、分级护理

分级护理是指根据对患者病情的轻、重、缓、急以及自理能力的评估结果，给予不同级别的护理。通常将护理级别分为 4 个等级，即特级护理、一级护理、二级护理及三级护理。各级护理级别的适用对象及相应的护理内容见表 2 - 1。

表 2 - 1　各级护理级别的适用对象及相应的护理内容

护理级别	适　应　对　象	护　理　内　容
特级护理	病情危重，需随时观察，以便进行抢救。如严重创伤、复杂疑难的大手术后、器官移植、大面积灼伤，以及某些严重的内科疾患等	①安排专人 24 h 护理，严密观察病情及生命体征的变化；②制定护理计划，严格执行各项诊疗及护理措施，及时准确逐项填写特别护理记录；③准备好急救所需的药品和用物；④做好基础护理，严防并发症，确保患者安全

护理级别	适 应 对 象	护 理 内 容
一级护理	病情危重,需要绝对卧床休息。如各种大手术后、休克、昏迷、瘫痪、高热、大出血、肝肾衰竭和早产婴等	①每15~30 min巡视患者一次,观察病情及生命体征的变化;②制定护理计划,严格执行各项诊疗及护理措施,及时准确逐项填写特别护理记录;③做好基础护理,严防并发症,满足患者身心需要
二级护理	病情较重,生活不能自理。如大手术后病情稳定者,以及年老体弱、慢性病不宜多活动者、幼儿等	①每1~2 h巡视患者一次,观察病情;②按护理常规护理;③给予必要的生活及心理支持,满足患者身心需要
三级护理	病情较轻,生活基本能自理。如一般慢性病,疾病恢复期及选择手术前的准备阶段等	①每日巡视患者2次,观察病情;②按护理常规护理;③给予卫生保健指导,督促患者遵守院规,满足患者身心需要

临床工作中,为了更直观地了解患者的护理级别,及时观察患者病情和生命体征变化,做好基础护理及完成护理常规以满足患者身心需要,通常需在护士站患者一览表的诊断卡和患者床头(尾)卡上,采用不同颜色的标志来表示患者的护理级别。特级和一级护理采用红色标志,二级护理采用黄色标志,三级护理采用绿色标志。

第二节　患者出院护理

患者经过系统的住院治疗和护理后病情痊愈或好转需要出院,或患者(亲属)因经济、家庭等因素主动提出出院要求时,经医生同意并开具出院医嘱。护士对患者进行出院护理、处理有关文件和床单位。

一、出院患者的护理

(一)通知患者及其亲属

护理人员根据医生开写的出院医嘱,通知患者或亲属出院的日期,协助其做好出院准备。

(二)出院健康教育

根据患者康复的现状,进行恰当的健康教育,告知患者出院后的心理调适、饮食、休息、用药、复查时间及注意事项等。必要时为患者提供书面资料。

（三）征求意见

征求患者或其亲属对医院各项工作的意见和建议，以便改进工作方法，提高医疗、护理质量。

（四）办理出院手续

（1）护士填写出院通知单，总结住院费用。

（2）协助患者或其亲到住院处办理出院手续。

（3）患者出院后如果需要继续服药时，护士凭医生的处方领取药物，交患者并指导正确用药。

（4）护送患者出院：护理人员收到住院收费处签写的出院通知单后，协助患者清理用物，归还寄存的物品，收回患者住院期间所借物品，并消毒处理。根据患者病情，步行护送或用平车、轮椅推送患者出院。

二、有关文件的处理

（1）填写出院时间：用红水笔在体温单的40℃～42℃横线之间相应时间栏内纵行填写出院时间。

（2）停止住院医嘱，注销各种卡片：注销诊断卡、床头（尾）卡、服药卡、饮食卡、治疗卡等。

（3）填写患者出院护理记录（护理评估单）。

（4）按出院病历排列、整理病历，送病案室保存。

出院病历排列顺序：住院病历首页、出院（或死亡）记录、入院记录、病史和体格检查单、病程记录、各种检验检查报告单、护理记录单、医嘱单、体温单。

（5）填写患者出院登记本。

三、床单位的处理

（1）撤去病床上污被服，放入污衣袋，送洗衣房处理。

（2）床垫、床褥、枕芯、棉胎等在日光下曝晒6 h或用紫外线照射消毒。

（3）用消毒溶液擦拭病床及床旁桌椅；非一次性脸盆、痰杯用消毒溶液浸泡消毒。

（4）病室开门窗通风。

（5）传染病患者的床单位及病室，需按传染病终末消毒法处理。

（6）铺好备用床，准备迎接新患者。

第三节　运送患者法

在患者入院、接受检查或治疗、出院时，凡不能自行移动的患者均需护理人员根据患者病情选用不同的运行工具，如平车、轮椅或担架等运送患者。

一、平车运送法

【目的】　护送不能起床的患者入院、做检查、治疗、手术或转运。

【操作前准备】

1. 评估患者并解释　评估患者的体重、意识状态、病情及躯体活动能力；向患者解释搬运的步骤及配合方法。

2. 患者准备　了解搬运的步骤及配合方法。

3. 护士准备　衣帽整洁、修剪指甲、洗手、戴口罩。

4. 用物准备　平车(车上置布单和橡胶单包好的垫子和枕头)、带套毛毯(或棉被)，需要时备帆布兜(或中单)，如为骨折患者，应有木板垫于车上。如平车一端为小轮，一端为大轮，患者头部应卧于大轮端，因小轮转变灵活，大轮转动次数少，可减少颠簸带来的不适感。

5. 环境准备　环境宽敞，便于操作。

【操作步骤】

(1) 将备好平车推至床旁，向患者作好解释，松开盖被。

(2) 安置好患者身上的导管。

(3) 根据患者情况，采用适宜的方法上平车。

1) 挪动法：适于病情许可，能在床上配合动作者。

①移开桌、椅，使平车与床平齐，紧靠床缘。

②护士在旁抵住平车，助患者将上身、臀部、下肢依次挪至平车上(回床时，顺序相反)。

2) 一人搬运法：适于儿科患者，或体重较轻者。

①推平车至床尾，使平车头端与床尾呈钝角。

②搬运者一臂自患者腋下伸至肩部外侧，一臂伸入患者大腿下，患者双手在搬运者颈后交握，搬运者托起患者至平车上轻轻放于平车中央(图2-14)。

3) 两人搬运法：适于患者不能自行活动且体重轻重者。

①平车头端与床尾呈钝角。

②搬运者甲、乙两人站在钝角内的床旁，将患者上肢放于胸前，移患者至床边。

③甲一手托住患者头、颈、肩部,一手托患者腰部;乙一手托住患者臀部,另一手托住患者腘窝。两个同时抬起患者,使患者身体稍向护士倾斜,同时起步将患者放在平车上(图 2-15)。

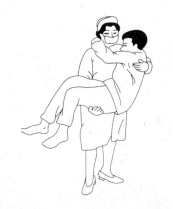

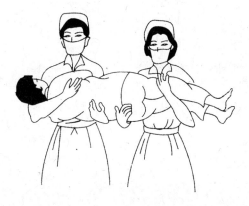

图 2-14 一人搬运患者上平车法　　　　图 2-15 二人搬运患者上平车法

4)三人搬运法:适于身体胖重者。

①同两人搬运法第 1~2 步。

②甲托住患者头、肩胛部、背部;乙托住患者腰、臀部;丙托住患者腘窝、腿部。合力抬起,使患者身体稍向护士倾斜,搬运者同时起步将患者放在平车上(图 2-16)。

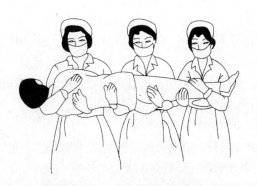

图 2-16 三人搬运患者上平车法

5)四人搬运法:适于病情危重或颈、腰椎骨折等患者。

①平车与床平行并拢。

②在患者腰、臀下铺帆布兜(或中单)。

③甲站床头,托住头及颈肩部;乙站在床尾,托住患者两腿;丙和丁分别站在床和平车两侧,紧握帆布兜(或中单)四角,四人合力同时抬起患者放于平车上(图2-17)。

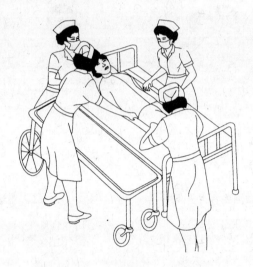

图2-17 四人搬运患者上平车法

(4)用毛毯或棉被包裹患者,先盖住脚部,后盖住两侧,露出头部,头端两角向外折叠,使之整齐美观。

(5)整理病床单位,铺成暂空床,床旁桌、椅归原。

(6)协助患者自平车移至病床法同以上方法。四人搬运法搬运患者上床后,应取下帆布兜。

(7)搬运完毕,整理平车上用物,撤下污单,用消毒液抹洗平车,铺上清洁布单,放回原处备用。

【注意事项】

(1)搬运时,动作轻稳,协调一致,尽量使患者身体靠近搬运者,使重力线靠近支撑面,便于保持平衡,又可缩短重力臂达到省力。

(2)推车时,护士应站在患者头侧,便于观察病情,注意患者面色、呼吸及脉搏的变化。

(3)患者头部应卧于大轮端,以减轻由于转动过多或颠簸所引起的不适,平车上下坡时,车速适宜,患者头部应在高处一端,以免引起不适;冬季注意保暖,避免受凉。

（4）搬运骨折患者，车上需垫木板，并固定好骨折部位；有输液及引流管者，要固定妥当并保持通畅。

（5）推车进出门时，应先将门打开，不可用车撞门，以免震动患者及损害建筑物。确保患者安全、舒适。

【健康教育】

（1）解释搬运的过程、配合方法及注意事项。

（2）告知患者在搬运过程中如感到不适立刻向护理人员说明，防止意外发生。

二、轮椅运送法

【目的】　护送不能行走但能坐起的患者入院、出院、做检查、治疗、手术或室外活动。

【操作前准备】

1.评估患者并解释　评估患者的体重、意识状态、病情及躯体活动能力；向患者解释运送的目的及配合方法。

2.患者准备　了解运送的目的及配合方法。

3.护士准备　衣帽整洁、修剪指甲、洗手、戴口罩。

4.用物准备　轮椅、根据需要备毛毯、别针。

5.环境准备　环境宽敞，便于操作。

【操作步骤】

（1）检查轮椅是否完好，将轮椅推至床边，椅背与床尾平齐，面向床头，拉起车闸，以固定车轮，翻起脚踏板。

（2）扶助患者坐起，两脚垂于床缘，穿好鞋子。

（3）嘱患者双手在护士颈后交握，护士双手环抱患者腰部，协助患者下床转身，嘱患者用手扶住轮椅把手，坐于轮椅中，患者坐好后，翻下脚踏板，脚踏在脚踏板上（图2－18）。

（4）嘱患者手扶着轮椅扶手，尽量靠后坐，勿向前倾身或自行下车。

（5）整理床单位，铺暂空床。

（6）放松制动闸，推患者至目的地。

（7）帮助患者下轮椅法：将轮椅推至床尾，椅背与床尾平齐，面向床头，拉起车闸，以固定车轮，翻起脚踏板。嘱患者双手在护士颈后交握，护士双手环抱患者腰部，协助患者站起、转身坐于床边，脱去鞋子躺卧好。

【注意事项】

（1）患者上下轮椅时，椅背应与床尾平齐，固定好车闸。

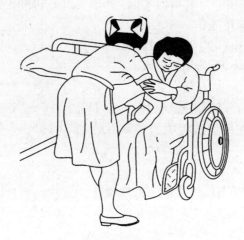

图 2－18　轮椅接送患者法

(2)协助患者尽量靠后坐,运送中车速要慢,保证患者安全。

【健康教育】

(1)解释搬运的过程、配合方法及注意事项。

(2)告知患者在搬运过程中如感到不适立刻向护理人员说明,防止意外发生。

(黄红玉)

第三章　舒适护理

　　舒适与安全是人类的基本需要，其范围很广，涉及个体的生理、心理、精神以及社会、环境等各个方面。个体在最佳健康状态时，会通过自身不断的调节来满足其舒适的需要。一旦患病，安全感消失，舒适受到威胁，就会处于不舒适的状态。护理工作与患者的舒适和安全有着密切的关系，许多护理措施都是为了满足患者舒适与安全的需要。因此，护理人员应运用护理程序的方法来发现、分析影响患者舒适与安全的各种因素，并提供适当的护理措施，促进患者舒适，满足其舒适与安全的需要。

第一节　概　述

一、舒适与不舒适的概念

（一）舒适

舒适（comfort）是指个体身心处于轻松自在、满意、无焦虑、无疼痛的健康、安宁状态时的一种自我感觉。也是患者最希望能通过护理而得到满足的基本需要之一。

　　舒适包括：①生理舒适：即个体身体上的舒适感觉；②心理、精神舒适：即个体内在的自我意识，如信仰、信念、尊重、自尊、生命价值等精神需求的满足；③环境舒适：即与个体生存的物理环境相关的各种因素，如适宜的声音、光线、色彩、空气、温湿度等使个体产生舒适的感觉；④社会舒适：即个体、家庭和社会的相互关系，如各种人际关系的协调、家庭与社会关系的和谐统一等为个体带来的舒适感觉。从整体的观点来看，这4个方面相互联系、互为因果，如果某一方面出现问题，个体即会感到不舒适。当个体身心健康，各种生理、心理需要得到基本满足时，常能体验到舒适的感觉。最高水平的舒适表现为情绪稳定、心情舒畅、精力充沛、感到安全和完全放松，身心需要均能得到满足。

（二）不舒适

不舒适（discomfort）是指个体身心不健全或有缺陷，生理、心理需求不能全部满足，或周围环境有不良刺激，身体出现病理改变，身心负荷过重的一种自我感觉。当周围环境有不愉快的事情发生，或感到疼痛时，身体的舒适程度会逐渐下降，最终被不舒适所替代。

不舒适通常表现为烦躁不安、紧张、精神不振、消极失望、失眠、疼痛、乏力，难以坚持日常工作和生活。疼痛是不舒适中最为严重的表现形式。

舒适与不舒适之间没有截然的分界线，个体每时每刻都处于两者之间连线的某一点上，且呈动态变化。每个人因自身的生理、心理、社会、精神、文化背景及经历的不同，对舒适的解释和体验也不相同。因此，护理人员在日常护理工作中，要用动态的观点来评估患者舒适与不舒适的程度，并注意个体差异，为患者创造一个舒适的环境。

二、不舒适的原因

造成患者不舒适的原因很多，我们将从以下几个方面进行论述：

(一)身体因素

1. 个人卫生　因疾病导致日常活动受限，生活不能自理，个人卫生状况不佳，如口臭、汗臭、皮肤污垢、瘙痒等均可引起个体不适。

2. 姿势或体位不当　如关节过度屈曲或伸张、肌肉过度紧张或牵拉、疾病所致的强迫体位以及身体局部组织长期受压等原因致使局部肌肉和关节疲劳、麻木、疼痛等均可引起不适。

3. 保护具或矫形器械使用不当　如约束带或石膏、绷带、夹板过紧，使局部皮肤和肌肉受压，引起不适。

4. 疾病影响　疾病所致的疼痛、恶心、呕吐、咳嗽、饥饿、腹胀及发热等造成机体不适。

(二)心理社会因素

1. 焦虑或恐惧　担心疾病带来的危害，安全、生存需求得不到保障，惧怕死亡，过分担忧疾病对家庭、经济、工作造成的影响等均会给患者带来心理压力，进而出现烦躁、紧张、失眠等心理不适的表现。

2. 角色适应不良　患者因担心家庭、孩子或工作等，出现角色适应不良，如角色行为冲突、角色行为紊乱等，往往使患者不能安心养病，影响康复。

3. 生活习惯改变　住院后生活习惯发生改变，如起居、饮食等，而使患者一时适应不良。

4. 自尊受损　如被医护人员疏忽、冷落，照顾与关心不够，或操作时身体暴露过多、缺少遮挡等，均可使患者感觉不被尊重，自尊心受挫。

5. 缺乏支持系统　如住院后与家人隔离或被亲朋好友忽视，缺乏经济支持等。

（三）环境因素

1. 不适宜的社会环境　如新入院患者对医院和病室环境以及医务人员感到陌生或不适应，缺乏安全感而产生紧张、焦虑情绪。

2. 不适宜的物理环境　包括周围环境中的温度、湿度、色彩、光线、声音等诸多不适宜的情况。如病室内温度过高或过低、空气污浊有异味、噪音过强或干扰过多、病室内探视者过多、同室病友的呻吟和痛苦表情或治疗仪器的嘈杂声、被褥不整洁、床垫软硬不当等都会使患者感到不适。

三、不舒适患者的护理原则

不舒适常会导致个体产生焦虑而影响健康。而患者由于受疾病、心理、社会、外界环境等多种因素的影响，经常处于不舒适的状态。护理人员要通过认真、细致的观察，仔细听取患者的主诉，并根据其亲属提供的线索，结合患者的行为与表情，评估导致患者不舒适的原因，及时采取相应的护理措施解除不适，以满足患者对舒适的需求。

（一）预防为主，促进舒适

为了使患者经常保持舒适状态，护理人员应熟悉舒适的 4 种类型及导致不舒适的原因，从身、心两方面对患者进行全面评估，做到预防在先，积极促进患者舒适。如保持病室环境整洁、加强生活护理、协助重症患者保持良好的个人卫生、维持适当的姿势和舒适的卧位等均是增进舒适的护理措施。

医护人员的言行对患者的心理舒适有很大影响。护理人员要有良好的服务态度，除了使用亲切的语言、尊敬的称呼以外，还应不断地听取患者对治疗、护理的意见，并鼓励他们积极主动地参与护理活动，促进康复。

（二）加强观察，去除诱因

不舒适属于自我感觉，客观估计比较困难，尤其是对重症患者。若出现语言沟通障碍，患者更难表达自身的感受。这就需要护理人员细心的观察，通过患者的非语言行为，如面部表情、手势、体态、姿势及活动或移动能力、饮食、睡眠、皮肤颜色、有无出汗等，判断患者的舒适程度，找出并积极去除其影响的因素。

（三）采取措施，消除或减轻不适

对于身体不适的患者，应采取积极有效的措施。如对尿潴留的患者，诱导排尿，必要时行导尿术，以解除因膀胱过度膨胀而导致的不适。

（四）互相信任，给予心理支持

护理人员与患者及其亲属建立起相互信任的关系是提供心理护理的基础。对因心理社会因素引起不适的患者，护理人员可采用不作评判的倾听方式，取得信任，使患者郁积在内心的苦闷或压抑得以宣泄。通过有效的沟通，正确指导患者调节情绪，并及时与其亲属及单位取得联系，使其配合医务人员，共同做好患者的心理护理。

第二节　患者的卧位与舒适

卧位是指患者休息和适应医疗护理的需要时所采取的卧床姿势。正确的卧位对减少疲劳、增进患者舒适、治疗疾病、减轻症状、预防并发症及进行各种检查等均能起到良好的作用。护理人员在临床护理工作中应熟悉各种卧位的基本要求，协助或指导患者采取舒适、安全、正确的卧位。

一、舒适卧位的基本要求

舒适卧位，即患者卧床时，身体各部位均处于合适的位置，感到轻松自在。为了协助或指导患者卧于正确而舒适的位置，护理人员必须了解舒适卧位的基本要求，并按照患者的实际需要使用合适的支持物或保护性设施。

1.卧床姿势　应尽量符合人体力学的要求，体重平均分布于身体的各个部位，关节处于正常的功能位置，使体内脏器在体腔内拥有最大的空间。

2.体位变换　应经常变换体位，至少每2 h变换一次。

3.身体活动　在无禁忌证的情况下，患者身体各部位每天均应活动，改变卧位时应进行全范围关节运动练习。

4.受压部位　应加强皮肤护理，预防压疮的发生。

5.保护隐私　当患者卧床或护理人员对其进行各项护理操作时，均应注意保护患者隐私，根据需要适当地遮盖患者的身体，促进患者身心舒适。

二、卧位的分类

根据卧位的自主性可将卧位分为主动、被动和被迫三种卧位。

1.主动卧位(active lying position)　即患者根据自己的意愿和习惯采取最舒适、最随意的卧位，并能随意改变卧床姿势，称之为主动卧位。见于轻症患者、术前及恢复期患者。

2.被动卧位(passive lying position)　即患者自身无力变换卧位，躺卧于他人安置的卧位，称之为被动卧位。常见于昏迷、极度衰弱、瘫痪等患者。

3.被迫卧位(compelled lying position)　即患者意识清醒，有变换卧位的能力，但由于疾病、治疗的原因，被迫采取的卧位，称之为被迫卧位。如支气管哮喘患者发作时，由于呼吸困难而被迫采取端坐卧位。

三、常用卧位

（一）仰卧位（supine position）

仰卧位也称作平卧位。仰卧位的基本姿势为患者仰卧，头下置一枕，两臂放于身体两侧，根据病情或检查、治疗的需要可分为：

1. 去枕仰卧位

（1）要求：患者去枕仰卧，头偏向一侧，两臂放于身体两侧，两腿伸直，自然放置。将枕头横立于床头（图3-1）。

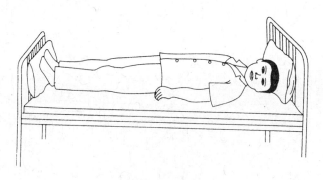

图3-1　去枕仰卧位

（2）适用范围

1）昏迷或全身麻醉未清醒的患者。采用去枕仰卧位，头偏向一侧，可防止呕吐物误入气管而引起窒息或肺部并发症。

2）椎管内麻醉或脊髓腔穿刺后6~8 h的患者，采用此种卧位，可预防颅内压减低而引起的头痛。因为穿刺后，脑脊液可自穿刺点漏出至脊膜腔外，造成颅内压降低，牵张颅内静脉窦和脑膜等组织，引起头痛。

2. 中凹卧位

（1）要求：患者头胸部抬高10°~20°角，下肢抬高20°~30°角（图3-2）。

（2）适用范围：休克患者。头胸部抬高，有利于保持呼吸道通畅，改善通气功能，从而改善缺氧症状；下肢抬高，有利于静脉血回流，增加心排血量而使休克症状得到缓解。

3. 屈膝仰卧位

（1）要求：患者仰卧，头下垫枕，两臂放于身体两侧，两膝屈起并稍向外分开（图3-3）。检查或操作时注意保暖及保护患者隐私。

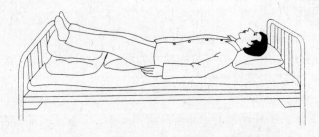

图 3-2　中凹卧位

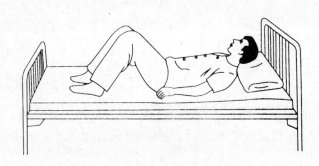

图 3-3　屈膝仰卧位

（2）适用范围

1）腹部检查的患者，腹肌放松利于检查。

2）接受导尿、会阴冲洗，利于暴露操作部位。

（二）侧卧位（side-lying position）

1. 要求　患者侧卧，两臂屈肘，一手放于枕旁，一手放于胸前，下腿伸直，上腿弯曲。必要时两膝之间、胸腹部、后背部放置软枕，以扩大支撑面，增加稳定性，使患者感到舒适和安全（图 3-4）。

2. 适用范围

（1）灌肠、肛门检查及配合胃镜、肠镜检查等。

（2）预防压疮。侧卧位与平卧位交替以减少局部组织受压时间。

（3）臀部肌内注射（上腿伸直，下腿弯曲）。

（三）半坐卧位（semireclining position）

1. 要求

（1）摇床法：患者卧于床上，以髋关节为轴心，先摇起床头支架使上半身抬高，与床成 30°~50°，再摇起膝下支架，以防患者下滑。必要时，床尾可置

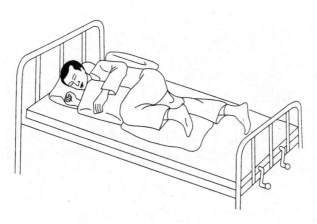

图 3 - 4 侧卧位

一软枕，垫于患者足底。放平时，先放平膝下支架，再放平床头支架（图 3 - 5）。

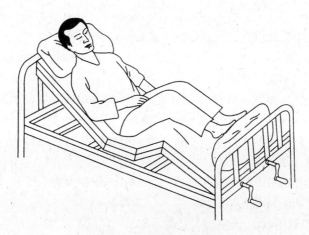

图 3 - 5 半坐卧位（摇床法）

（2）靠背架法：如无摇床，可在床头垫褥下放一靠背架。将患者上半身抬高，下肢屈膝，用中单包裹膝枕垫于膝下，中单两端的带子固定于床缘，以防患者下滑。床尾足底垫软枕。其余同摇床法（图 3 - 6）。

2. 适用范围

（1）某些面部及颈部手术后患者。原因：采取半坐卧位可减少局部出血。

（2）心肺疾患引起呼吸困难的患者。原因：采取半坐卧位，由于重力作用，

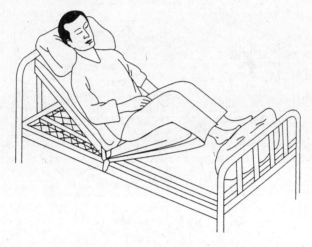

图 3 - 6　半坐卧位(靠背架法)

部分血液滞留于下肢和盆腔,使回心血量减少,从而减轻肺淤血和心脏负担;同时可使膈肌位置下降,胸腔容量扩大,减轻腹腔内脏器对心肺的压力,肺活量增加,有利于气体交换,使呼吸困难的症状得到改善。

(3)胸腔、腹腔、盆腔手术后或有炎症的患者。原因:采取半坐卧位,可使腹腔渗出液流入盆腔,促使感染局限。这是因为盆腔腹膜抗感染性较强,而吸收较弱,故可防止炎症扩散和毒素吸收,减轻中毒反应。同时采取半坐卧位还可防止感染向上蔓延引起膈下脓肿。

(4)腹部手术后患者。原因:采取半坐卧位,可减轻腹部切口缝合处的张力,缓解疼痛,促进舒适,并有利于切口愈合。

(5)疾病恢复期体质虚弱的患者。原因:采取半坐卧位,使患者逐渐适应体位改变,有利于向站立位过渡。

(四)端坐位(sitting position)

1.要求　患者坐位,身体稍向前倾,床上放一跨床小桌,桌上放软枕,患者可伏桌休息。并用床头支架或靠背架将床头抬高70°~80°,使患者同时能向后倚靠;膝下支架抬高15°~20°。必要时加床档,以保证患者安全(图3-7)。

2.适用范围　急性肺水肿、心力衰竭、心包积液、支气管哮喘急性发作的患者。患者因极度呼吸困难而被迫日夜端坐。

(五)俯卧位(prone position)

1.要求　患者俯卧,两臂屈曲放于头的两侧,两腿伸直。胸下、髋部及踝部各放一软枕,头偏向一侧,使患者舒适并利于呼吸(图3-8)。

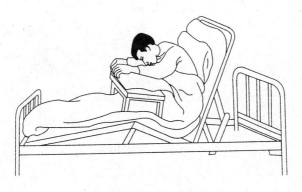

图 3 - 7 端坐位

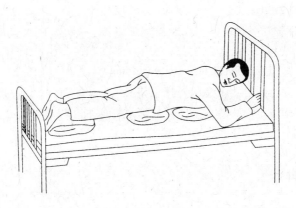

图 3 - 8 俯卧位

2.适用范围

(1)腰、背部检查,配合胰、胆管造影检查等。

(2)脊椎手术后或腰、背、臀部有伤口,患者不能平卧或侧卧。

(3)胃肠胀气导致腹痛。原因:采取俯卧位,使腹腔容积增大,可缓解胃肠胀气。

(六)头低足高位(trendelenburg position)

1.要求 患者仰卧,将一软枕横立于床头,以防碰伤头部。床尾用支托物垫高 15 ~ 30 cm(图 3 - 9)。处于这种体位的患者会感到不适,因而不宜过长时间使用。颅内高压者禁用。

2.适用范围

(1)肺部分泌物引流,使痰液易于咳出。

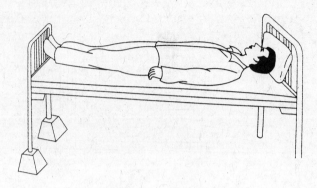

图 3-9 头低足高位

(2)十二指肠引流术,有利于胆汁引流。

(3)妊娠时胎膜早破,以防止脐带脱垂。

(4)跟骨或胫骨结节牵引时,以利用人体重力作为反牵引力。

(七)头高足低位(dorsal elevated position)

1. 要求 患者仰卧,床头用支托物垫高 15~30 cm 或根据病情而定,床尾横立一枕,如为电动床可使整个床面向床尾倾斜(图 3-10)。

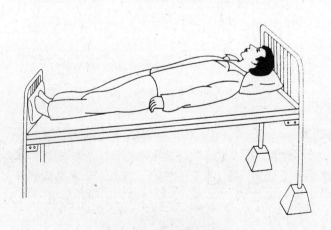

图 3-10 头高足低位

2. 适用范围

(1)颈椎骨折患者作颅骨牵引时,以利用人体重力作为反牵引力。

(2)减轻颅内压,以预防脑水肿。

(3)颅脑手术后的患者。

（八）膝胸卧位(knee - chest position)

1.要求　患者跪于床上，两小腿平放，大腿和床面垂直，两腿稍分开；胸部贴于床面，腹部悬空，臀部抬起，头转向一侧，两臂屈肘放于头的两侧（图3－11）。

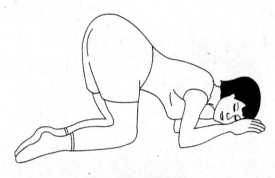

图3－11　膝胸卧位

2.适用范围

（1）肛门、直肠、乙状结肠镜检查及治疗。

（2）矫正胎位不正和子宫后倾。

（3）促进产后子宫复原。

（九）截石位(lithotomy position)

1.姿势　患者仰卧于检查台上，两腿分开，放于支腿架上（支腿架上放软垫），臀部齐台边，两手放在身体两侧或胸前（图3－12）。注意遮挡患者及保暖。

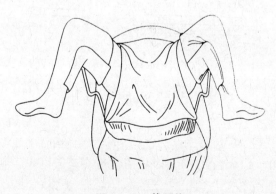

图3－12　截石位

2.适用范围

(1)会阴、肛门部位的检查、治疗或手术,如膀胱镜、妇产科检查、阴道灌洗等。

(2)产妇分娩。

四、变换卧位法

患者若长期卧床,局部组织持续受压,血液循环障碍,易发生压疮;呼吸道分泌物不易咳出,易发生坠积性肺炎。此外,长期卧床还易出现消化不良、便秘、肌肉萎缩等。因此,护士应定时为患者变换体位,以预防并发症的发生。

(一)协助患者移向床头

【目的】

(1)协助滑向床尾而不能自行移动的患者移向床头,使之恢复正常而舒适的体位。

(2)满足患者的身心需要。

【方法】

1.一人协助法(图3-13)　适用于轻症或疾病恢复期患者。

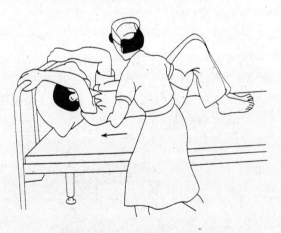

图3-13　一人协助移向床头法

(1)向患者及其亲属解释操作的目的、过程及配合注意事项,取得合作。

(2)固定床轮,松开盖被(必要时将盖被折叠至床尾或一侧),各种导管及输液装置安置妥当。

(3)视病情放平床头支架或靠背架,将一软枕横立于床头,避免移动患者时撞伤。

（4）患者仰卧屈膝，双手握住床头栏杆，也可搭在护士肩部或抓住床沿。

（5）护士一手托在患者肩部，另一手托住臀部，同时让患者两臂用力，脚蹬床面，托住患者重心顺势向床头移动。

（6）放回软枕，根据病情支起床头支架或靠背架，整理床单位。

2.二人协助法　适用于重症或体重较重的患者。

（1）同一人协助法（1）~（3）。

（2）患者仰卧屈膝。

（3）两位护士分别站在床的两侧，交叉托住患者颈肩部和臀部，或一人托住肩部或腰部，另一人托住背及臀部，两人同时抬起患者移向床头。

（4）放回枕头，协助患者取舒适卧位，整理床铺。

（二）协助患者翻身侧卧

【目的】

（1）协助不能起床的患者更换卧位，使患者感觉舒适。

（2）满足治疗与护理的需要，如背部皮肤护理、更换床单或整理床单位等。

（3）预防并发症，如压疮等。

【方法】

1.一人协助法（图3-14）　适用于体重较轻的患者。

（1）核对床号、姓名，向患者与其亲属解释操作的目的、过程及注意事项，取得合作。

（2）将各种导管及输液装置等安置妥当，以免翻身引起导管连接处脱落或扭曲受压。必要时将盖被折叠至床尾或一侧。

（3）患者仰卧，两手放于腹部。

（4）将患者肩部、臀部移向护士侧床缘，护士两腿分开11~15 cm，以保持平衡，使重心稳定（图3-14A）。

（5）移上身（上身重心位于肩背部）：护士将患者近侧肩部稍托起，一手伸入肩部，并用手臂扶托颈项部；另一手移至对侧肩背部，用合力抬起患者上身移至近侧。再将患者臀部、双下肢移近并屈膝，使患者尽量靠近护士（图3-14B）。

（6）护士一手托肩，一手扶膝，轻轻将患者转向对侧，背向护士（图3-14C）。

（7）按侧卧位要求，在患者背部、胸前及两膝间垫上软枕。

（8）记录翻身时间和皮肤情况，做好交班。

2.二人协助法（图3-15）　适用于重症或体重较重的患者。

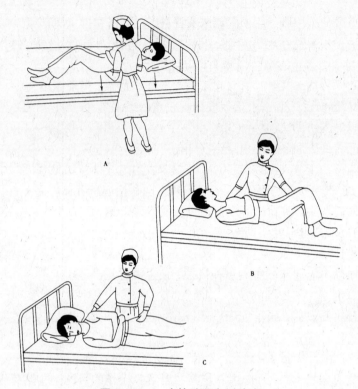

图 3 - 14　一人协助翻身侧卧法

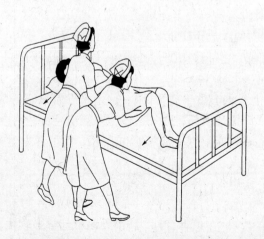

图 3 - 15　两人协助翻身侧卧法

(1)同一人协助法(1)~(3)。

(2)护士2人站在床的同一侧,一人托住患者颈肩部和腰部,另一人托住患者臀部和腘窝部,两人同时抬起患者移向近侧。

(3)分别托扶患者的肩、腰、臀和膝部,轻轻将患者翻向对侧。

(4)同一人协助法(7)~(8)。

【注意事项】

(1)协助患者更换卧位时,应注意节力原则,如翻身时,尽量让患者靠近护士,使重力线通过支撑面来保持平衡,缩短重力臂而省力。

(2)协助患者翻身时,应将患者身体稍抬起再行翻身,切忌拖、拉、推等动作,以免擦伤皮肤。两人协助翻身时,须注意动作要协调、轻、稳。

(3)协助患者更换卧位时,应注意观察病情与受压部位情况,并酌情确定翻身间隔时间,同时做好交接班。

(4)为有特殊情况的患者更换卧位时,须注意:

1)对有各种导管或输液装置者,应先将导管安置妥当,翻身后仔细检查,保持导管通畅。

2)颈椎或颅骨牵引者,翻身时不可放松牵引,并使头、颈、躯干保持在同一水平位翻动;翻身后注意牵引方向、位置以及牵引力是否正确。

3)颅脑手术者,应取健侧卧位或平卧位。在翻身时要注意头部不可剧烈翻动,以免引起脑疝,压迫脑干,导致患者突然死亡。

4)石膏固定者,应注意翻身后患处位置及局部肢体的血运情况,防止受压。

5)一般手术者,翻身时应先检查敷料是否干燥、有无脱落,如分泌物浸湿敷料,应先更换敷料并固定妥当后再行翻身,翻身后注意伤口不可受压。

【健康教育】

(1)向患者及其亲属说明协助翻身的目的,鼓励患者与其亲属积极、主动地参与。

(2)向患者及其亲属讲解适度的活动、正确的卧姿可避免并发症的发生,如协助活动受限的患者更换卧位,可使局部皮肤受压情况得到改善,预防压疮发生。

(3)教会患者亲属正确翻身的方法以及翻身时的注意事项,同时教会患者如何配合。

第三节　疼痛患者的护理

　　对于疼痛，每个人都有自己的切身体验。疼痛是临床上常见症状之一，是患者最痛苦的感受，也是不舒适中最常见、最严重的表现形式。疼痛的发生，提示着个体的健康受到威胁。疼痛与疾病的发生、发展与转归有着密切的联系，是临床上诊断疾病、鉴别疾病的重要指征之一，同时也是评价治疗与护理效果的重要标准。作为一名护理人员，应掌握疼痛的相关知识，帮助患者避免疼痛、解除疼痛，做好疼痛患者的护理。

一、疼痛概述

(一)疼痛的概念

　　疼痛(pain)是伴随着现存的或潜在的组织损伤而产生的一种令人不快的感觉和情绪上的感受，是机体对有害刺激的一种保护性防御反应。

(二)疼痛的含义

　　疼痛有双重含义，即痛觉与痛反应。痛觉属于个人的主观知觉体验；而痛反应是个体对疼痛刺激所产生的一系列生理、病理的变化。由于每个人对疼痛的体验不同，同时受个体的心理、情绪、性格、文化背景及经验等方面的影响，对外来刺激源所造成的反应亦不相同，因而疼痛患者的表现也千差万别。患者可表现出不同的疼痛反应，包括生理病理反应：如面色苍白、呼吸急促、血压升高、瞳孔扩大、出汗、骨骼肌收缩、恶心呕吐、休克等；情绪反应：如紧张、焦虑、恐惧等；行为反应：如身体蜷曲或烦躁不安、呻吟、哭闹、皱眉、咬唇等。这些反应均表明疼痛存在。

(三)疼痛的特征

　　疼痛分为身体疼痛和心理疼痛，是个体在身体与心理两方面同时经历的感受，是由个体的防御功能被破坏所致。身体疼痛是指身体某一部位感觉不舒适，如手指切割伤，疼痛仅在手指部位，这是由于皮肤表层组织的完整性被破坏，神经末梢受到刺激所致。心理疼痛是指精神方面的防御功能被破坏，个体的情绪完整性受到损害。心理疼痛的不舒适感觉，往往很难确定疼痛的准确部位，如失去亲人引起忧郁和伤心。身体与心理的痛觉都具有自我保护及对身体提供危险警告信号的作用。身体痛觉是警告身体有被伤害的危险，心理痛觉则警告个体的心理因某些重要事件而受到了威胁，如不能及时采取有效的护理措施，将对患者的身体和心理造成不良的影响或严重后果。

　　总之，疼痛具有以下3个方面的共同特征：①疼痛是提示个体的防御功能或人的整体性受到侵害；②疼痛是个体身心受到侵害的危险警告，常伴有生理、行为和情绪反应；③疼痛是一种身心不舒适的感觉。

（四）疼痛的发生机制

疼痛发生的机制是非常复杂的。迄今为止，尚无一种学说能全面合理地解释疼痛发生的机制。有关研究认为痛觉感受器是游离的神经末梢。当各种伤害性刺激作用于机体并达到一定程度时，可引起受损部位的组织释放某些致痛物质，如组胺、缓激肽、5-羟色胺、乙酰胆碱、H^+、K^+、前列腺素等，这些物质作用于痛觉感受器，产生痛觉冲动，并迅速沿传入神经传导至脊髓，再通过脊髓丘脑束和脊髓网状束上行，传至丘脑，投射到大脑皮质的一定部位而引起疼痛。

人体的多数组织都有痛觉感受器，由于痛觉感受器在身体各部位的分布密度不同，对疼痛刺激的反应以及敏感度也有所不同。痛觉感受器在角膜、牙髓的分布最为密集，皮肤次之，肌层内脏最为稀疏。根据其分布情况，可分为：①表层痛觉感受器：分布于皮肤、角膜及口腔的复层鳞状上皮间，是皮肤与体表黏膜的游离神经末梢。皮肤的痛点与游离神经末梢相对应。如果皮肤经常受到伤害性的刺激，其对痛觉的感受会变得更加敏感。②深层痛觉感受器：分布于牙、肌膜、关节囊、肌层、肌腱、韧带、脉管壁等处，密度比表层稀疏，肌层分布更少。肌腱、肌层与筋膜的伤害性刺激会造成不同程度的深部疼痛，但不易定位。③内脏痛觉感受器：分布于内脏器官的被膜、腔壁、组织间及内脏器官组织的脉管壁上，是内脏感觉神经的游离裸露末梢，分布密度稀疏。内脏对缺血缺氧、痉挛、机械牵拉及炎症的感受很敏感，但对烧灼、切割等刺激不敏感。

牵涉痛是疼痛的一种类型，表现为患者感到身体体表某处有明显痛感，而该处并无实际损伤。这是由于有病变的内脏神经纤维与体表某处的神经纤维会合于同一脊髓段，来自内脏的传入神经纤维除经脊髓上达大脑皮质，反映内脏疼痛外，还会影响同一脊髓段的体表神经纤维，传导和扩散到相应的体表部位而引起疼痛。这些疼痛多发生于内脏缺血、机械牵拉、痉挛和炎症。如心肌梗死的疼痛发生在心前区，但可放射至左肩及左上臂；阑尾炎可先出现脐周及上腹疼痛，再转移至右下腹等。

二、疼痛的原因及影响因素

（一）疼痛的原因

1. 温度刺激　过高或过低的温度作用于体表，均会引起组织损伤。受伤的组织释放组胺等化学物质，刺激神经末梢导致疼痛。如高温可引起灼伤，低温会致冻伤。

2. 化学刺激 化学物质如强酸、强碱，可直接刺激神经末梢，导致疼痛。化学灼伤还可使受损组织细胞释放化学物质，再次作用于痛觉感受器，使疼痛加剧。

3. 物理损伤 如刀切割、针刺、碰撞、身体组织受牵拉、肌肉受压、挛缩等，均可使局部组织受损，刺激神经末梢而引起疼痛。大部分物理损伤引起的缺血、淤血、炎症等都促使组织释放化学物质，而使疼痛加剧、疼痛时间延长。

4. 病理改变 疾病造成的体内某些管腔堵塞，组织缺血、缺氧，空腔脏器过度扩张，平滑肌痉挛或过度收缩，局部炎性浸润等均可引起疼痛。

5. 心理因素 心理状态不佳，如情绪紧张或低落、愤怒、悲痛、恐惧等都能引起局部血管收缩或扩张而导致疼痛。如神经性疼痛常因心理因素引起。此外，疲劳、睡眠不足、用脑过度等可导致功能性头痛。

(二)影响疼痛的因素

个体对疼痛的感受和耐受力存在很大的差异，同样性质、强度的刺激可引起不同个体的不同的疼痛反应。个体所能感觉到的最小疼痛称为疼痛阈(pain threshold)。个体所能忍受的疼痛强度和持续时间称为疼痛耐受力(pain tolerance)。疼痛阈或疼痛耐受力既受年龄、疾病等因素的影响，也受个人经验、文化教养、情绪、个性及注意力等心理社会因素的影响。此外，护士对疼痛知识的掌握程度也会直接影响为患者提供疼痛护理的水平。

1. 患者因素

(1)年龄：是影响疼痛的重要因素之一。个体对疼痛的敏感程度因年龄不同而不同。婴幼儿对疼痛的敏感程度低于成人，随着年龄增长，对疼痛的敏感性也随之增加。老年人对疼痛的敏感性又逐步下降。故对于不同年龄组的疼痛患者应采取不同的护理措施，尤其是儿童和老年人，更应注意其特殊性和个体差异。

(2)社会文化背景：患者所生活的社会环境和文化背景可影响他们对疼痛认知的评价，进而影响其对疼痛的反应。持有不同人生观、价值观的患者对疼痛也有不同的反应。若患者生活在鼓励忍耐和推崇勇敢的文化背景中，往往更能够耐受疼痛。患者的文化教养也会影响其对疼痛的反应和表达方式。

(3)个人经历：包括个体以往的疼痛经验、对疼痛的态度以及对疼痛原因的理解。疼痛经验是个体自身对刺激体验所获得的感受，进而从行为中表现出来。个人对疼痛的态度则直接影响其行为表现。个体对任何一种单独刺激所产生的疼痛，都会受到以前类似疼痛经验的影响，如经历过手术疼痛的患者对即将再次进行手术时产生的不安心情会使他对痛觉格外敏感。儿童对疼痛的体验取决于父母的态度。

(4)注意力:个体对疼痛的注意程度会影响其对疼痛的感觉。当注意力高度集中于其他事物时,痛觉可以减轻甚至消失。如拳击运动员在竞技场上能够忍受严重伤害,而不感觉疼痛,是由于其注意力完全集中于比赛。某些精神疗法治疗疼痛,也是利用分散注意力以减轻疼痛的原理,如松弛疗法、手术后听音乐、看电视、愉快交谈等均可分散患者对疼痛的注意力,从而减轻疼痛。

(5)情绪:情绪可影响患者对疼痛的反应。积极的情绪可减轻疼痛,而消极的情绪可使疼痛加剧。如焦虑可使疼痛加剧,而疼痛又会增加焦虑情绪。愉快的情绪则有减轻疼痛知觉的作用,在快乐或满足的情绪下,虽然承受了与焦虑时同样的伤害,但对疼痛的感觉却轻得多。

(6)疲乏:患者疲乏时,对疼痛的感觉加剧,耐受性降低,尤其是长期慢性疾病的患者尤为明显。当得到充足的睡眠与休息时,疼痛感觉减轻,反之则加剧。

(7)个体差异:对疼痛的耐受程度和表达方式常因个体的性格和所处环境的不同而有差异。自控力及自尊心较强的人常能忍受疼痛;善于表达情感的患者主诉疼痛的机会较多。当患者一人独处时,常能忍受疼痛;如果周围有多人陪伴,尤其是护士在身边时,对疼痛的耐受力将会降低。

(8)患者的社会支持系统:疼痛患者更需要亲属的支持、帮助或保护。经历疼痛时,如果有家属或亲人陪伴,可以减少患者的孤独和恐惧感,从而减轻疼痛。父母的陪伴对患儿尤为重要。

2.治疗及护理因素

(1)许多治疗和护理操作都有可能使患者产生疼痛的感觉,如注射、输液等。护士在执行可能引起疼痛的操作时,应尽可能以轻柔、熟练的动作来完成,并尽量用言语安慰患者。

(2)护士掌握的疼痛理论知识与实践经验,可影响其对疼痛的正确判断与处理。

(3)护士缺少必要的药理知识,过分担心药物的不良反应或成瘾性,会使患者得不到必要的镇痛处理。

(4)护士如果仅依据患者的主诉判断是否存在疼痛,会使部分患者得不到及时的处置。

三、疼痛患者的护理评估

疼痛的影响因素较多,个体差异也较大,且每个人对疼痛的描述方法也不尽相同,因此,护士应以整体的观点对疼痛患者进行个体化的评估。

(一)内容

除患者的一般情况外，应重点评估疼痛发生的时间、部位、性质、程度、伴随症状；患者自身控制疼痛的方式、对疼痛的耐受性；疼痛发生时的表达方式；引起或加重疼痛的各种因素及减轻疼痛的各种方法。

(二)方法

1.询问病史　包括现病史和既往史。护士应主动关心患者，认真听取患者的主诉。了解患者过去有无疼痛经验，以往疼痛的规律以及止痛药的使用情况。切忌根据自身对疼痛的理解和体验主观判断患者的疼痛程度。在与患者交流的过程中，要注意患者的语言和非语言表达，从而获得更客观的资料。

2.观察与体格检查　检查患者疼痛的部位，注意观察患者疼痛时的生理、行为和情绪反应。护理人员通过患者的面部表情、身体动作，可以观察到患者对疼痛的感受及疼痛的程度、部位等。观察患者身体活动可判断其疼痛的情况，如：①静止不动：即患者维持某一种最舒适的体位或姿势，常见于四肢或外伤疼痛者。②无目的乱动：在严重疼痛时，有些患者常通过无目的地乱动来分散其对疼痛的注意力。③保护动作：是患者对疼痛的一种逃避性反射。④规律性动作或按摩动作：为了减轻疼痛的程度常使用的动作。如头痛时用手指按压头部，内脏性腹痛时按揉腹部等。

此外，疼痛发生时，患者常发出各种声音，如呻吟、喘息、尖叫、呜咽、哭泣等。应注意观察其音调的大小、快慢、节律、持续时间等。音调的变化可反映出疼痛患者的痛觉行为，尤其是无语言交流能力的患儿，更应注意收集这方面的资料。

3.疼痛程度的评估工具　可视患者的病情、年龄和认知水平选择相应的评估工具。

(1)数字评分法(numerical rating scale，NRS)：用数字来表示疼痛的程度。将一条直线等分成10段，按0—10分次序评估疼痛程度。0分表示没有疼痛，10分表示极度剧痛，中间次序表示疼痛的不同程度(图3-16)。患者可以选择其中一个能代表自己疼痛感受的数字来表示疼痛的程度。此评分法宜用于疼痛治疗前后效果测定对比。

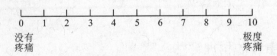

图3-16　数字评分法

（2）文字描述评定法（verbal descriptor scale，VDS）：把一条直线等分成5段，每个点均有相应的描述疼痛程度的文字，其中一端表示无痛，另一端表示无法忍受的疼痛。中间依次为轻度疼痛、中度疼痛、重度疼痛、非常严重的疼痛（图3-17）。请患者按照自身疼痛的程度选择合适的描述文字。

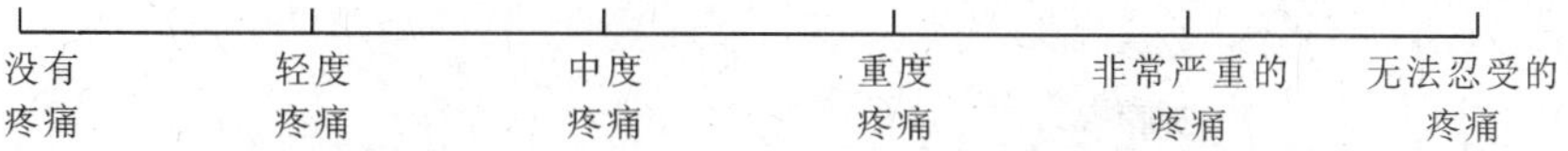

没有 疼痛	轻度 疼痛	中度 疼痛	重度 疼痛	非常严重的 疼痛	无法忍受的 疼痛

图3-17 文字描述评定法

（3）视觉模拟评分法（visual analogue scale，VAS）：用一条直线，不作任何划分，仅在直线的两端分别注明"不痛"和"剧痛"，请患者根据自己对疼痛的实际感觉在直线上标记疼痛的程度。这种评分法使用灵活方便，患者有很大的选择自由，不需要仅选择特定的数字或文字。适合于任何年龄的疼痛患者，且没有特定的文化背景或性别要求，易于掌握，不需要任何附加设备。对于急性疼痛的患者、儿童、老年人及表达能力丧失者尤为适用。该法也有利于护士较为准确地掌握患者疼痛的程度以及评估控制疼痛的效果。

（4）面部表情图（face expressional，FES）：采用从微笑、悲伤至哭泣的6种面部表情来表达疼痛程度，适用于3岁以上的儿童。如图所示（图3-18），6个面孔分别代表不同的疼痛程度，儿童可从中选择一个面孔来代表自己的疼痛感受。

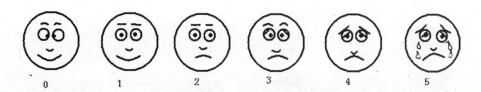

图3-18 面部表情疼痛测量图

（5）按WHO的疼痛分级标准进行评估，疼痛分为4级：

0级：指无痛。

1级（轻度疼痛）：平卧时无疼痛，翻身咳嗽时有轻度疼痛；但可以忍受，睡眠不受影响。

2级（中度疼痛）：静卧时痛，翻身咳嗽时加剧，不能忍受，睡眠受干扰，要求用镇痛药。

3级(重度疼痛)：静卧时疼痛剧烈，不能忍受，睡眠严重受干扰，需要用镇痛药。

(6) Prince - Henry 评分法：主要适用于胸腹部大手术后或气管切开插管不能说话的患者，需要在术前训练患者用手势来表达疼痛程度。此法简单、可靠，临床使用方便。可分为 5 个等级，分别赋予 0～4 分的分值以评估疼痛程度，其评分方法为：

0 分：咳嗽时无疼痛。

1 分：咳嗽时有疼痛发生。

2 分：安静时无疼痛，但深呼吸时有疼痛发生。

3 分：静息状态时即有疼痛，但较轻微，可忍受。

4 分：静息状态时即有剧烈疼痛，并难以忍受。

此外，护理人员还必须观察患者的表情、动作、睡眠等情况，如疼痛剧烈会使患者面部表情极度痛苦、皱眉咧嘴或咬牙、呻吟或呼叫、大汗淋漓、辗转难眠等，这些均可作为评估疼痛程度的参考指标。

四、疼痛患者的护理措施

(一)减少或去除引起疼痛的原因

首先应设法减少或消除引起疼痛的原因，避免引起疼痛的诱因。如外伤所致的疼痛，应酌情给予止血、包扎、固定、处理伤口等措施；胸腹部手术后，患者会因咳嗽或呼吸引起伤口疼痛，术前应对其进行健康教育，指导术后深呼吸和有效咳嗽的方法，术后可协助患者在按压伤口后，进行深呼吸和咳痰。

(二)合理运用缓解或解除疼痛的方法

1. 药物止痛　药物止痛仍然是目前解除疼痛的重要措施之一。护理人员应掌握相关的药理知识，了解患者的身体状况和有关疼痛治疗的情况，正确使用镇痛药物。

在用药过程中，护士应注意观察病情，把握好用药时机，正确用药。如麻醉性镇痛药具有成瘾性和耐受性，故仅应用于重度疼痛的患者；而轻度和中度疼痛的患者，应使用非麻醉性镇痛药。护士应严格掌握用药的时间和剂量，并掌握患者疼痛发作的规律。对于慢性疼痛的患者，最好在疼痛发生前给药，因在此时给药，疼痛容易控制，且用药量小、效果好；对于手术后患者，适当应用止痛药物，可促使患者早期下床活动，以减少并发症的发生。给药20～30分钟后须评估并记录使用镇痛药的效果及不良反应，当疼痛缓解时应及时停药，防止药物的不良反应、耐药性及成瘾性。值得注意的是，在疼痛原因未明确诊断前，不能随意使用任何镇痛药物，以免掩盖症状，延误病情。

　　对于癌性疼痛的药物治疗，目前临床上普遍采用 WHO 所推荐的三阶梯疗法。其目的是逐渐升级，合理应用镇痛药来缓解疼痛。其原则为：按药效的强弱依阶梯顺序使用；使用口服药；按时、联合服药；用药剂量个体化。大多数患者据此接受治疗后能有效止痛。其方法为：①第一阶段：选用非阿片类药物、解热镇痛药和抗炎类药，如阿司匹林、布洛芬、对乙酰氨基酚等。主要适用于轻度疼痛的患者。②第二阶段：选用弱阿片类药，如氨酚待因、可待因、曲马朵、布桂嗪等。主要适用于中度疼痛的患者。③第三阶段：选用强阿片类药，如吗啡、哌替啶、美沙酮、二氢埃托啡等。主要用于重度和剧烈癌痛的患者。④辅助用药：在癌痛治疗中，常采取联合用药的方法，即加用一些辅助药以减少主药的用量和不良反应。常用辅助药有：弱安定药，如艾司唑仑和地西泮等；强安定药，如氯丙嗪和氟哌啶醇等；抗抑郁药，如阿米替林。

　　2. 患者自控镇痛泵的运用　患者自控镇痛（patient control analgesia，PCA）泵，即患者疼痛时，通过由计算机控制的微量泵主动向体内注射设定剂量的药物，符合按需镇痛的原则，既减少了医护人员的操作，又减轻了患者的痛苦和心理负担。

　　PCA 泵的工作过程是按照负反馈的控制技术原理设计的。医生视患者病情设定合理处方，利用反馈调节，患者自己支配给药镇痛，最低限度地减少错误指令，确保疼痛控制系统在无医护人员参与时关闭反馈环，以保证患者安全。临床上使用的 PCA 泵主要有电子泵和一次性 PCA 泵。电子泵是装有电子计算机的容量型输液泵，其优点为能最大限度地满足个体镇痛要求，并可记录患者的使用情况；安全系数大，配有多种报警装置。一次性 PCA 泵是利用机械弹性原理将储药囊内的药液以设定的稳定速度，恒定地输入患者的体内，其优点为携带方便、轻巧，操作简单，价格低廉。

　　3. 物理止痛　可以应用冷、热疗法，如冰袋、冷湿敷或热湿敷、温水浴、热水袋等。此外，理疗、按摩及推拿也是临床上常用的物理止痛方法。

　　4. 针灸止痛　根据疼痛的部位，针刺相应的穴位，使人体经脉疏通、气血调和以达到止痛的目的。一般认为，针刺镇痛的机制是来自穴位的针刺信号和来自疼痛部位的痛觉信号，在中枢神经系统不同水平上相互作用、进行整合。在整合过程中，既有和镇痛有关的中枢神经的参与，又有包括内源性阿片肽和5 - 羟色胺在内的各种中枢神经递质的参与。

　　5. 经皮神经电刺激疗法（TENS）　主要用于慢性疼痛的患者。其原理是采用脉冲刺激仪，在疼痛部位或附近放置 2～4 个电极，用微量电流对皮肤进行温和的刺激，使患者感觉有颤动、刺痛和蜂鸣，以达到提高痛阈、缓解疼痛的目的。

（三）恰当地运用心理护理的方法

1. 减轻心理压力　紧张、忧郁、焦虑、恐惧或对康复失去信心等，均可加重疼痛的程度，而疼痛的加剧反过来又会影响情绪，形成不良循环。患者情绪稳定、心境良好、精神放松，可以增强对疼痛的耐受性。护理人员应以同情、安慰和鼓励的态度支持患者，与患者建立相互信赖的友好关系。只有当患者相信护士是真诚关心他，能在情绪、知识、身体等各方面协助其克服疼痛时，才会无保留地把自己的感受告诉护士。护理人员应鼓励患者表达疼痛时的感受及其对适应疼痛所做的努力，尊重患者对疼痛的行为反应，并帮助患者及其亲属接受其行为反应。

2. 分散注意力　分散患者对疼痛的注意力可减少其对疼痛的感受强度，常采用的方法有：

（1）参加活动：组织患者参加其感兴趣的活动，能有效地转移其对疼痛的注意力。如唱歌、玩游戏、看电视、愉快的交谈、下棋、绘画等。对患儿来说，护士的爱抚和微笑、有趣的故事、玩具、糖果、游戏等都能有效地转移他们的注意力。

（2）音乐疗法：运用音乐分散患者对疼痛的注意力是有效的方法之一。优美的旋律对降低心率、减轻焦虑和抑郁、缓解疼痛、降低血压等都有很好的效果。注意应根据患者的不同个性和喜好，选择不同类型的音乐。

（3）有节律按摩：嘱患者双眼凝视一个定点，引导患者想象物体的大小、形状、颜色等，同时在患者疼痛部位或身体某一部位作环形按摩。

（4）深呼吸：指导患者进行有节律的深呼吸，用鼻深吸气，然后慢慢从口中呼气，反复进行。

（5）指导想象：指导想象是通过对某特定事物的想象以达到特定的正向效果。让患者集中注意力想象自己置身于一个意境或一处风景中，能起到松弛和减轻疼痛的作用。在作诱导性想象之前，先作规律性的深呼吸运动和渐进性的松弛运动效果更好。

（6）松弛疗法：松弛可以消除身体或精神上的紧张，并促进睡眠，而足够的睡眠有助于缓解焦虑，减轻疼痛。可以通过自我调节、集中注意力，使全身各部分肌肉放松，以减轻疼痛强度，增加对疼痛的耐受力。

（四）积极采取促进患者舒适的措施

通过护理活动促进舒适是减轻或解除疼痛的重要护理措施。帮助患者采取正确的姿势、提供舒适整洁的病床单位、良好的采光和通风设备、适宜的室内温湿度等都是促进舒适的必要条件。此外，在进行各项护理活动前，给予清楚、准确的解释，并将护理活动安排在镇痛药物显效时限内，确保患者所需物品伸手可及等均可减轻焦虑，促使患者身心舒适，从而有利于减轻疼痛。

（五）健康教育

视患者情况，选择相应的健康教育内容。一般应包括：疼痛的机制、疼痛的原因、如何面对疼痛、减轻或解除疼痛的各种技巧等。

1. 准确描述　指导患者准确描述疼痛的性质、部位、持续时间、规律，并指导其选择适合自身的疼痛评估工具；当患者表达受限时，采用表情、手势、眼神或身体其他部位示意，以利于医护人员准确判断。

2. 客观叙述　教育患者应客观地向医护人员讲述疼痛的感受。既不能夸大疼痛的程度，也不要因担心怕麻烦别人或影响他人休息而强忍疼痛，导致用药不当。

3. 用药指导　指导患者正确使用止痛药物，如用药的最佳时间、用药剂量等，避免药物成瘾。

4. 效果评价指导　指导患者正确评价接受治疗与护理措施后的效果。以下内容均可表明疼痛减轻：①一些疼痛的征象减轻或消失，如面色苍白、出冷汗等；②对疼痛的适应能力有所增强；③身体状态和功能改善，自我感觉舒适，食欲增加；④休息和睡眠的质量较好；⑤能重新建立一种行为方式，轻松地参与日常活动，与他人正常交往。

（贺　棋）

第四章　医院感染的预防与控制

　　医院是各种患者集中的场所，病原微生物种类繁多耐药性强，病原类型不断变化，而且患者的免疫防御功能存在不同程度的下降或缺陷，各种新的诊断技术、治疗仪器、抗菌药物和免疫抑制药的广泛应用等因素导致发生医院感染的机会增多。医院感染的发生严重影响着医护质量和患者的安危，给个人、家庭、医院和社会造成严重的损失。世界卫生组织（WHO）提出有效控制医院感染的关键措施为：清洁、消毒、灭菌、无菌技术、隔离、合理使用抗生素、消毒与灭菌的效果监测。这些措施贯穿于护理活动的全过程，护理人员成为预防与控制医院感染的主要力量。因此，护理人员必须掌握医院感染知识，严格执行预防与控制医院感染的各项技术，认真履行医院感染的管理规范。

第一节　医院感染

　　医院感染是与医院相依并存的世界性问题，引起了各国医学界的普遍重视。近年来，世界卫生组织、美国疾病预防与控制中心（CDC）等组织相继制定了一系列医务工作者院内感染管理准则；我国自 20 世纪 80 年代以来，对医院内感染加强了研究，将其列入医院管理的范畴，并将医院内感染的发生率作为评价医院质量及管理水平的一个重要标志，特别是 2006 年颁布实施的《医院感染管理办法》更是标志着我国的医院感染已进入了法制化的管理轨道。

一、医院感染的概念与分类

（一）医院感染的概念

　　医院感染（nosocomial infections）是指住院患者在医院内获得的感染，包括在住院期间发生的感染和在医院内获得而出院后发生的感染；但不包括入院前已开始或入院时已处于潜伏期的感染。广义的医院感染是指任何人在医院活动期间由于遭到病原体侵袭而引起的诊断明确的感染或疾病。因此医院感染的研究对象包括一切在医院活动的人群，如住院患者、门诊患者、陪住者、探视者及医院工作人员。目前，医院感染的研究对象主要是住院患者和医院工作人员。

（二）医院感染的分类

通常根据病原体的来源、病原体的种类、感染发生的部位等对医院感染进行分类。

1.根据病原体的来源分类 可将医院感染分为内源性感染、外源性感染和母婴感染。

（1）内源性感染（endogenous infections）：又称自身感染（autogenous infections），指各种原因引起的患者自身正常菌群侵袭而发生的感染。寄居在患者体表或体内的正常菌群通常是不致病的，但当个体的免疫功能受损、健康状况不佳或抵抗力下降时则会成为条件致病菌发生感染。

（2）外源性感染（exogenous infections）：又称交叉感染（cross infections），是指病原体来自于患者身体以外，通过直接或间接的途径，由一个人传播给另外一个人而形成的感染。

（3）母婴感染（mother-to-child transmission）：又称垂直感染，指在分娩过程中，胎儿经胎盘或产道时所发生的感染。如母亲为柯萨奇病毒、艾滋病毒、乙型肝炎病毒感染者或携带者，可使胎儿发生同类感染。

2.根据病原体的种类分类 将医院感染分为细菌感染、病毒感染、真菌感染、支原体感染、衣原体感染及原虫感染等，其中细菌感染最常见。每一类感染又可根据病原体的具体名称分类，如柯萨奇病毒感染、铜绿假单胞菌感染、金黄色葡萄球菌感染等。

3.根据感染发生的部位分类 全身各个系统、各个部位都可能发生医院感染，如上呼吸道感染、下呼吸道感染、消化道感染、泌尿道感染、手术部位感染、穿刺部位感染等。

二、医院感染发生的条件

医院感染的发生必须具备3个基本条件：即感染源、传播途径、易感宿主。当三者同时存在并互相联系时，就构成了感染链，导致医院感染的发生。

（一）感染源

感染源（source of infection）是指病原微生物自然生存、繁殖并排出的宿主（人或动物）或场所。在医院感染中，主要的感染源有：

1.已感染的患者及病原携带者 体内有病原微生物生长、繁殖及发生病变，称为

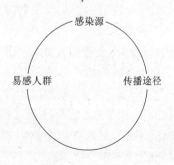

图4-1 感染链

感染;感染后可表现为有临床症状的患者或无症状的病原携带者。已感染的患者是最重要的感染源,一方面患者排出的病原微生物较多,另一方面排出的病原微生物致病力强,常具有耐药性,而且容易在另一易感宿主体内定植。病原携带者一方面病原微生物不断生长繁殖并经常排出体外,另一方面携带者本身无自觉症状而常常被忽视,是发生医院感染的另一重要感染源。可见于患者、患者家属、探视者和医务人员。

2. 自身感染患者 寄居在患者身体某些特定部位(皮肤、泌尿生殖道、胃肠道、呼吸道及口腔黏膜等)或来自外部环境并定植在这些部位的病原微生物。当个体的抵抗力下降或发生菌群移位时,可能引起患者自身感染或传播感染。

3. 动物感染源 各种动物都可能感染或携带病原微生物而成为感染源,其中以鼠类的意义最大。鼠类在医院的密度高,不仅是沙门菌属的重要宿主,而且是鼠疫、流行性出血热等传染病的感染源。

4. 医院环境 医院的环境、设备、器械和物品、药品、食品、垃圾等容易受各种病原微生物的污染而成为感染源,如铜绿假单胞菌、沙门菌属等兼有腐生特性的革兰阴性杆菌可在潮湿的环境或液体中存活并繁殖达数月以上。

(二)传播途径

传播途径(mode of transmission)是指病原微生物从感染源排出后侵入易感宿主的途径和方式。医院感染的传播途径可以由单一因素组成,如金黄色葡萄球菌通常经接触传播;也可以由多个因素组成,如鼠伤寒沙门菌可经接触、生物媒介等传播。医院感染的主要传播途径有:

1. 接触传播 指病原微生物通过感染源与易感宿主之间进行直接或间接接触的传播方式,是医院感染中最常见也是最重要的传播方式之一。①直接接触传播:感染源直接将病原微生物传播给易感宿主,如母婴间疱疹病毒、沙眼衣原体、柯萨奇病毒等的传播感染;②间接接触传播:感染源排出的病原微生物通过媒介传递给易感宿主。最常见的传播媒介是医护人员的手,其次是各种侵入性诊治、病室内物品及生物媒介(如昆虫)等。

2. 空气传播 指悬浮在空气中的病原微生物微粒以空气为媒介,随气流流动而进行的感染传播方式。根据病原微生物微粒的类型可将空气传播分为3种形式:①飞沫传播:当患者咳嗽、打喷嚏、谈笑时可从口、鼻腔喷出许多小液滴;医务人员进行某些诊疗操作如吸痰时也可产生许多液体微粒,这些液体微粒称为飞沫。飞沫含有呼吸道黏膜的分泌物及病原体,液滴较大,在空气中悬浮时间不长,只能在近距离(1米以内)传播给周围的密切接触者。其本质是一种特殊形式的接触传播。②飞沫核传播:从感染源排出的飞沫,在降落前,表层水分蒸发,形成含有病原体的飞沫核,能在空气中长时间浮游,远距离传播。

③菌尘传播：物体表面上的感染性物质干燥后形成带菌尘埃，通过吸入或菌尘降落于伤口，引起直接传播；或菌尘降落于室内物体表面，引起间接传播。

3.经血液、体液传播 医务人员血源性感染主要传播途径为经皮肤或黏膜，主要感染来源是受病原体污染的血液、体液、分泌物、排泄物等感染性物质，其感染的危险性大小取决于暴露的频率与性质、有无可见血及其量、是否含有病毒及损伤的深度。

4.注射、输液、输血传播 通过污染的药液、血制品、注射或输液器械等途径传播感染，如输液、输血中的发热反应，输血导致的丙型肝炎、艾滋病等。

5.经水或饮食传播 是指病原微生物通过污染水、食物而造成疾病的传播。该传播途径是粪–口传播，被感染者在食入病毒或病菌后发病。主要传播疾病有甲型肝炎（HAV）、戊型肝炎（HEV）、沙门菌属、志贺菌属等。病原体通过饮水、饮食传播常可导致医院感染暴发流行。

6.生物媒介传播 指携带病原微生物的动物或昆虫作为人类传播的中间宿主。如蚊子、苍蝇、蟑螂、老鼠等。

（三）易感宿主

1.概念 易感宿主（susceptible host）指对感染性疾病缺乏免疫力而易感染的人。如将易感者作为一个总体，则称易感人群。医院是易感人群相对集中的地方，易发生感染且感染容易流行。

2.影响宿主易感性的因素 病原体传播到宿主后是否引起感染主要取决于病原体的种类、数量、定植部位毒力和宿主的防御功能。影响宿主防御能力的因素包括：①年龄、性别、种族及遗传；②正常的防卫机制（包括良好的生理、心理状态）是否健全；③疾病与治疗情况；④营养状态；⑤生活形态；⑥精神面貌；⑦持续压力等。

三、医院感染发生的原因

在医院这个特定环境中，许多因素均可导致医院感染的发生，归纳起来，主要有以下几方面：

（一）个体抵抗力下降、免疫功能受损

1.生理因素 包括年龄、性别等。由于3岁以下的小儿自身免疫系统发育尚不完善、60岁以上的老年人脏器功能衰退，导致儿童和老年人的防御功能低下，抵抗力下降。女性特殊生理状况期间如月经、妊娠、哺乳期时，个体比较敏感，抵抗力下降，是发生医院感染的高危时期。

2.病理因素 患者本身对病原微生物的抵抗力降低。如恶性肿瘤、血液病、糖尿病、肝脏疾病等造成个体本身免疫功能下降；放疗、化疗、皮质激素的应用等对个体的免疫系统功能产生抑制甚至是破坏作用；许多条件致病菌，如大肠埃希菌、变形杆菌等，由于患者免疫功能降低，而造成自身感染。皮肤或黏膜的损伤，局部缺血，伤口内有坏死组织、异物、血肿、渗出液积聚等均有利于病原微生物的生长繁殖，易诱发感染。

3.心理因素　患者情绪乐观、心情愉快、充分调动自己的主观能动性可以提高个体的免疫功能，降低医院感染的机会。

(二)由交叉感染引起的医院感染

(1)患者入院时正处于某种传染病的潜伏期，入院后发病，此时患者就是该病的传染来源。与其同室居住的患者，就有被传染发病的可能，尤以呼吸道传染病为甚。如胃溃疡患者入院时正处于流行性感冒的潜伏期，入院后发病，则同室患者即可感染流感。

(2)不同传染病，收住在同一病区，如果消毒、隔离不严，则易发生交叉感染。

(3)虽然一病室收住同一种传染病患者，但如果感染的病原体型别不同，也会发生交叉感染，如病毒性肝炎、细菌性痢疾等。

(4)入院时诊断错误，如把一种传染病误诊为另一种传染病，也会发生交叉感染。如把猩红热患者误诊为麻疹，而收入麻疹病房；把传染病误诊为非传染病，均可造成院内感染。

(5)住院患者或医院工作人员是病原携带者，患某种疾病的人，同时又是另一种疾病的病原携带者，如癌症患者携带肺炎克雷伯杆菌，可引起肿瘤病房内肺炎暴发。此类感染难以查明，因为很少对住院人做系统的带菌检查。医院工作人员若为结核、痢疾的病原体携带者，可引起住院患者感染、甚而暴发。

(三)侵入性诊疗机会增加

现代诊疗技术尤其是各种侵入性诊疗，如内镜、泌尿系导管、动静脉导管、脏器移植、中心静脉插管、气管插管、血液净化、机械通气、牙钻等侵入性诊治手段，不仅可把外界的微生物导入体内，而且损伤了机体的防御屏障，使病原体容易侵入机体，而导致发生医院感染。

(四)不合理使用抗菌化学药物

近年来国内外医院应用抗生素品种繁多，数量大，使用不合理的现象屡见不鲜，导致抗药菌株增加，而造成院内感染。如无明显指征的预防性用药、用药剂量过大、持续用药时间过长、用药配伍不当等，均易致耐药菌株增加、菌群失调和二重感染。抗生素对机体影响也很明显，有些直接伤害防御机制，最显著的是粒细胞减少及骨髓再生障碍；其次抑制抗体产生和淋巴细胞转化；有些间接导致代谢及免疫状态变化，如肝、肾、肠等器官功能障碍；还有的影响正常菌群的生态平衡，从而降低机体抵抗力。

（五）医院管理机制不完善

1. 探视制度不严　对探视者不加管理，随意出入病房，可由探视者带入污染食物、物品等而引起医院感染。

2. 医院内隔离、消毒制度执行不严格　如医疗器械消毒不彻底；医护人员接触污染物后不洗手消毒而又去处理其他患者；食品、食具被污染未处理等都容易发生医院感染。

3. 医务人员对医院感染及其危害性认识不足　不能严格地执行无菌技术和消毒隔离制度；医院规章制度不全，无健全的急诊预检、门诊分诊制度、住院部入院卫生处置制度，致使感染源传播。此外，缺乏对消毒灭菌效果的监测，不能有效地控制医院感染的发生。

四、医院感染的预防与控制

各级各类医院应将医院感染管理纳入到医院日常管理工作中，建立医院感染与控制管理机构，健全医院感染管理制度，完善医院感染监控系统，将医院感染的发生率作为评价医护质量和医院管理水平的一个重要指标，以有效预防和控制医院感染。

（一）建立医院有效的感染管理监测系统

设置独立完整的医院感染管理机构体系，通常设置三级管理组织，即医院感染管理委员会、医院感染管理科、各科室医院感染管理小组。

医院感染管理委员会由医院感染管理科、医务科、护理部、临床相关科室、辅助科室、后勤部门等的主要负责人和抗感染药物临床应用专家等组成，在院长或业务副院长的指导下开展工作。

在医院感染管理委员会的领导下，建立层次分明的三级护理管理体系（一级管理——病区护士长和兼职监控护士；二级管理——科护士长；三级管理——护理部副主任）加强医院感染管理，做到以预防为主，及时发现、及时汇报、及时处理。

（二）健全各项规章制度，依法管理医院感染

依照国家卫生行政部门的法律、法规来健全医院感染各项管理制度，与医院感染管理相关的制度有：清洁卫生制度、隔离制度、消毒灭菌及其效果监测制度、重点科室（供应室、手术室、重症监护室、导管室、换药室、产房等）的管理制度。并依照法律的规定做好医院感染的预防和控制，与医院感染管理有关的法律法规主要有：《中华人民共和国传染病防治法》、《医院感染管理规范》、《消毒技术规范》、《医院消毒卫生标准》、《医疗废物管理条例》等。

(三)落实医院感染管理措施,阻断感染链

落实医院感染管理措施必须切实做到控制感染源、切断传播途径、保护易感人群。具体措施主要包括:做好清洁、消毒、灭菌及其效果监测;做好无菌技术、洗手技术、隔离技术及其监督监测;合理使用抗生素;落实医院重点部门的医院感染管理;加强医院废物的管理;严格探视与陪护制度、对易感人群实施保护性隔离。

(四)加强医院感染学的教育

对各级各类医务人员、工勤人员、患者、探陪人员进行医院感染知识教育,增加预防与控制医院感染的自觉性,督促医务人员履行在医院感染管理中的职责,并自觉执行预防与控制医院感染的有关规定。

(1)严格执行医院感染管理的各项规章制度。

(2)严格执行各项技术操作规程。

(3)掌握自我防护知识,防止锐器损伤。

(4)参加预防与控制医院感染知识培训。

(5)掌握医院感染诊断标准,合理使用抗生素。

(6)发现医院感染病例或疑似病例,及时进行病原学检查及药敏试验,查找感染源、感染途径,控制蔓延,积极治疗患者,隔离其他患者,并及时准确地报告感染管理科,协助调查。发现法定传染病,按《传染病防治法》中有关规定报告。

第二节　清洁、消毒、灭菌

清洁、消毒、灭菌是预防与控制医院感染的重要措施,而消毒灭菌的质量是评价医院服务质量、管理水平、预防和控制医院感染能力的重要尺度,也是保证医院生物环境安全的关键。因此护理人员必须熟练掌握正确的清洁、消毒、灭菌的方法。常用的消毒灭菌方法有物理消毒灭菌法和化学消毒灭菌法两大类。

一、清洁、消毒、灭菌的概念

1.清洁(cleaning)　是指用物理方法清除物体表面的污垢、尘埃和有机物的过程,其目的是去除和减少微生物,并非杀灭微生物。适用于医院地面、墙壁、家具、医疗护理用品等物体表面的处理,也是物品消毒、灭菌的前期步骤。

2.消毒(disinfection)　是指用物理或化学方法清除或杀灭传播媒介上除芽胞以外的所有病原微生物,使其达到无害的过程。

3. 灭菌（sterilization） 是指用物理或化学方法清除或杀灭传播媒介上全部微生物的过程。包括致病微生物和非致病微生物，也包括细菌芽胞和真菌孢子。

二、清洗的方法

清洗方法包括机械清洗、手工清洗。机械清洗适用于大部分常规器械的清洗。手工清洗适用于精密、复杂器械的清洗和有机物污染较重器械的初步处理。常用于器械、器具和物品消毒灭菌前的准备。

清洗步骤包括冲洗、洗涤、漂洗、终末漂洗。

冲洗：使用流动水去除器械、器具和物品表面污物的过程。

洗涤：使用含有化学清洗剂的清洗用水，去除器械、器具和物品污染物的过程。

漂洗：用流动水冲洗洗涤后器械、器具和物品上残留物的过程。

终末漂洗：用软水、纯化水或蒸馏水对漂洗后的器械、器具和物品进行最终的处理过程。

精密器械的清洗，应按照生产厂家提供的使用说明或指导手册进行。

三、消毒灭菌方法

常用的消毒灭菌方法有物理消毒灭菌法和化学消毒灭菌法两大类。物理消毒灭菌法是利用物理因素作用于病原微生物，将其清除或杀灭，常用的有热力、光照、辐射、过滤等方法。化学消毒灭菌法是采用各种化学药品来清除或杀灭微生物的方法。所用的化学制剂称为消毒剂（disinfectant），如杀菌能力较强，可以达到灭菌也可称为灭菌剂。

（一）物理消毒灭菌法

1. 热力消毒灭菌法 热力消毒灭菌法（heat disinfection sterilization）主要利用热力破坏微生物的蛋白质、核酸、细胞壁和细胞膜，从而导致其死亡，是应用最早、效果最可靠、使用最广泛的方法，分干热法和湿热法两类。前者由空气导热，传热较慢；后者由空气和水蒸气导热，传热较快，穿透力强。

（1）干热法

1）燃烧法：是一种简单、迅速、彻底的灭菌方法。适用于污染较重无保留价值的物品，如切割的肢体及组织、病理标本、污染的废弃物、医用垃圾等。可直接点燃或在焚烧炉内焚烧；微生物培养用的试管和烧瓶，在开启和关闭瓶口时，将管（瓶）口和塞子在火焰上来回旋转 2 ~ 3 次；某些金属器械、搪瓷类物品急用时，金属器械可在火焰上烧灼 20 s，搪瓷类容器可倒入少量 95% 以上的乙醇，慢慢转动容器，使乙醇分布均匀，然后点火燃烧直至熄灭。注意操作时远离氧气、汽油、乙醚等易燃易爆物品；在燃烧过程中不可添加乙醇以免引起烧伤，锐利刀剪禁用此法以免锋刃变钝。

2)干烤法：在特定的干烤箱进行灭菌，其热力传播和穿透主要依靠空气对流和介质传导，灭菌效果可靠。适用于高温下不易变质、损坏和蒸发物品，如油剂、粉剂、玻璃和金属制品的灭菌。干烤灭菌所需要的温度和时间，应根据被灭菌物品的种类及烤箱的类型来确定，一般灭菌条件为160℃，2 h；170℃，1 h；180℃，0.5 h。注意干热灭菌前先将物品刷洗干净，玻璃器皿需干燥；物品包装通常不超过10 cm×10 cm×20 cm，安放的物品不超过烤箱高度的2/3，物品间应留有空隙，粉剂和油剂的厚度不得超过1.3 cm；有机物灭菌时，温度不超过170℃，以防炭化。

(2)湿热法

1)煮沸消毒法：是应用最早的消毒方法之一。适用于耐潮湿耐高温的物品，如金属、搪瓷、玻璃、橡胶类等的消毒。将水煮沸(100℃)，经5～10 min，可杀灭细菌繁殖体，达到消毒效果。将碳酸氢钠加入水中，配成1%～2%的浓度，沸点可达到105℃，有去污防锈和增强杀菌的作用。

方法：消毒前将物品刷洗干净，全部浸没在水中，加热煮沸。消毒时间从水沸后算起，如中途加入物品，则在第二次水沸后重新计时。

注意事项：①清洗：煮沸消毒前，先将物品刷洗干净。②物品放置的方法：器械的轴节或容器的盖应打开后再放入水中；空腔导管需先在腔内灌水；物品不宜放置过多，大小相同的容器不能重叠，要保证物品各面都与水相接触。③物品放置的时机：根据物品性质决定放入水中的时间及消毒时间，如玻璃器皿、金属及搪瓷类物品通常冷水放入，消毒时间为10～15 min；橡胶制品用纱布包好，水沸后放入，消毒时间为5～10 min。④水的沸点受气压影响，海拔高的地区，气压低，水的沸点也低，需适当延长消毒时间。海拔每增高300 m，消毒时间需延长2 min。⑤消毒后应将物品及时取出，置于无菌容器内。

2)高压蒸汽灭菌法：是热力消毒灭菌法中效果最好的一种方法，在临床广泛应用。根据排放冷空气的方式和程度的不同，将压力蒸汽灭菌器分为下排气式高压蒸汽灭菌、预真空高压蒸汽灭菌和快速高压蒸汽灭菌。

适用范围及方法：适用于耐高温、高压、潮湿物品的灭菌，如金属、玻璃、橡胶、搪瓷、布类、细菌培养基及溶液等。不能用于凡士林等油类和粉剂的灭菌。

下排气式压力蒸汽灭菌是利用重力置换的原理，使热蒸汽在灭菌器中从上而下将冷空气由下排气孔排出，全部由饱和蒸汽取代，利用蒸汽释放的潜热

（指 1 g 100℃的水蒸气变成 1 g 100℃的水时所释放的热能，为 2255 J）使物品达到灭菌。当压力达到 102.9 kPa（1.05 kg/cm²），温度达到 121℃时，维持 20～30 min 即可达到灭菌目的。常用有手提式、立式和卧式高压蒸汽灭菌器。

预真空压力蒸汽灭菌是利用机械抽真空的方法，使灭菌柜室内形成 2.0～2.7 kPa 的负压，蒸汽得以迅速穿透到物品内部进行灭菌。当蒸汽压力达 205.8 kPa（2.1 kg/cm²），温度达 132℃或以上时，维持 5～10 min 即可灭菌。可分为预真空法和脉动真空法两种，后者因多次抽真空，空气排出更彻底，灭菌效果更可靠。

快速压力蒸汽灭菌适用于对器械的快速灭菌，作用时间短，速度快，全程仅用 6～15 min。其灭菌器可分为下排气、预真空和正压排气 3 种，灭菌时间和温度与灭菌器种类、物品是否充分裸露、是否带孔有关。快速压力蒸汽灭菌（132℃）裸露物品所需最短时间见表 4－1。

表 4－1　快速压力蒸汽灭菌（132℃）裸露物品所需最短时间

物品种类	灭菌时间（min）		
	下排气	预真空	正压排气
不带孔物品	3	3	3
带孔物品	10	4	3
不带孔＋带孔物品	10	4	3

注意事项：①清洗干燥：器械或物品灭菌前必须清洗干净并擦干或晾干。②物品包装合适，装载重量适当：下排气式压力蒸汽灭菌的物品体积不超过 30 cm×30 cm×25 cm，装载重量不得超过柜室容量的 80%；预真空压力蒸汽灭菌的物品体积不超过 30 cm×30 cm×50 cm，装载重量不小于柜室容量的 10%，但不得超过其 90%。③灭菌包放置合理：各包之间留有空隙，布类物品放于金属、搪瓷类物品之上；盛装物品的容器如有孔，应将容器孔打开以利于蒸汽进入，消毒完毕，关闭容器孔。④尽量排除灭菌器内的冷空气：每日检测 1 次冷空气排除的效果。⑤控制加热速度，灭菌时加热速度不宜过快，温度上升与物品内部温度的上升应趋向一致。⑥随时观察压力及温度情况：观察灭菌器指示的压力，在灭菌器排气口内安装温度计，当温度达到要求时开始计算灭菌时间。⑦灭菌后处理：灭菌物品待干燥后才能取出分类放置并做醒目标志，检查灭菌包装，若灭菌不彻底或有可疑污染如破损、湿包、有明显水渍等则不作无菌包使用。⑧注意安全操作：操作人员要经过专门训练，合格后才能上

岗，严格遵守操作规程，定期对灭菌设备进行检查、维修及灭菌效果监测。

灭菌效果的监测：① 物理检测法：用150℃或200℃的留点温度计。使用前将温度计汞柱甩至50℃以下，放入包裹正中间，灭菌后检视其读数是否达到灭菌温度。② 化学监测法：用化学指示卡和化学指示胶带在121℃、20 min或130℃、4 min后的颜色或性状的改变来判定灭菌是否合格，要求灭菌包外化学指示胶带贴封，指示灭菌包是否进行灭菌（即灭菌过程标志）；灭菌包内放置化学指示卡或指示剂进行检测，指示灭菌包是否达到灭菌效果（即灭菌效果参考）。③ 生物监测法：是最可靠的灭菌方法，是利用对热耐受较强的非致病性嗜热脂肪杆菌芽胞作为指示剂，制成每片含10^6个嗜热脂肪杆菌芽胞的菌纸片，使用时将10片菌片分别放入灭菌器四角及中心，待灭菌完毕，用无菌镊取出放入溴甲酚紫葡萄糖蛋白胨水培养基内，在56℃温箱中培养48h至1周，如全部菌片均无细菌生长则表明灭菌合格。

3）低温蒸汽消毒法：主要用于不耐高热的物品，如内镜、塑料制品、橡胶制品等的消毒。将蒸汽输入预先抽空的压力蒸汽灭菌锅内，控制其温度在73℃～80℃，持续10～15 min进行消毒，可杀灭大多数致病微生物。

4）流通蒸汽消毒法：主要用于不耐高热的物品，常用于食具、便器的消毒。在常压下用100℃左右的水蒸气消毒，消毒时间从产生蒸汽后计算，一般15～30 min。

2. 辐射消毒法

主要利用紫外线的杀菌作用，使菌体蛋白质光解、变性而致细菌死亡。

（1）日光曝晒法：日光具有热、干燥和紫外线的作用，有一定的杀菌力。常用于床垫、被服、书籍等物品的消毒。通常将物品放在直射阳光下曝晒6 h，并定时翻动，使物品各面均能受到日光照射。

（2）紫外线消毒法：紫外线属于波长在210～328 nm的电磁波，根据波长可分为A波、B波、C波和真空紫外线。消毒使用的是C波紫外线，其波长范围为200～275 nm，杀菌作用最强的波段为250～270 nm。紫外线灯管是人工制造的低压汞石英灯管，通电后，汞气化放电产生波长为253.7 nm的紫外线，常用紫外线灯管有15 W、20 W、30 W、40 W 4种。紫外线消毒器是采用臭氧紫外线杀菌灯制成的，主要包括紫外线空气消毒器、紫外线表面消毒器、紫外线消毒箱3种。

杀菌机制：紫外线可杀灭细菌繁殖体、芽胞、分支杆菌、病毒、真菌、立克次体、支原体等多种微生物。主要杀菌机制为：①使菌体DNA失去转换能力而死亡；②破坏菌体蛋白质中的氨基酸，使菌体蛋白光解变性；③降低菌体内氧化酶的活性；④使空气中的氧电离产生臭氧；紫外线辐照能量低，穿透力弱，主要适用于空气、物品表面和液体的消毒。

适用范围及方法：①用于空气消毒，首选紫外线空气消毒器，消毒效果可靠；另外可选用紫外线灯管消毒法，室内安装紫外线消毒灯的数量为平均每立方米不少于1.5 W，照射时间为30～60 min，有效距离不超过2 m。②用于物品表面消毒，有效距离为25～60 cm，消毒时将物品摊开或挂起，使其充分暴露以受到直接照射，消毒时间为20～30 min。

注意事项：①保持灯管清洁，每周用无水乙醇棉球轻轻擦拭2次，以除去灰尘和污垢。②紫外线消毒的适宜温度为20℃～40℃，湿度为40%～60%。③紫外线的消毒时间须从灯亮5～7 min后开始计时，消毒时间＝杀灭目标微生物所需的照射剂量÷紫外线灯管的辐照强度。关灯后，如需再开启，应间歇3～4 min，照射完毕后应开窗通风。④记录使用时间，累计使用时间不得超过1000 h。⑤紫外线对人的眼睛和皮肤有刺激作用，直接照射30 s可引起眼炎或皮炎，因此照射时人应离开房间，必要时戴防护镜、穿防护衣。⑥定期检测灭菌效果。

灭菌效果的监测：①紫外线辐照计测定法：开启紫外线灯5 min后，测定波长为253.7 nm的紫外线辐照计探头置于被检紫外线灯下垂直距离1 m的中央处，待仪表稳定后，所示数据即为该紫外线灯管的辐照度值(uW/cm^2)；②紫外线强度照射指示卡监测法：开启紫外线5 min后，将指示卡置紫外线灯下垂直距离1 m处，将图案一面朝向灯管照射1 min(紫外线照射后，图案正中光敏色块由乳白色变成不同程度的淡紫色)，观察指示卡的颜色变化，将其与标准色块比较，读出照射强度；③生物监测：一般采用自然菌杀灭实验进行检测；特殊情况也可采用标准菌株载体照射定量法进行检测；④日常监测，灯管应用时间、累计照射时间、使用人签名。

检测结果判断：普通30 W直管型紫外线灯：新灯辐照强度≥90 uW/cm^2为合格；使用中紫外线灯辐照强度≥70 uW/cm^2为合格；30W高强度紫外线新灯的辐照强度≥180 uW/cm^2为合格。

(3)臭氧灭菌消毒法：臭氧在常温下为强氧化气体，稳定性极差，易爆炸。臭氧灭菌灯内装有臭氧发生管，通电后能将空气中的氧气转换成高纯臭氧。

杀菌机制：主要依靠其强大的氧化作用广谱杀菌，可杀灭细菌繁殖体、病毒、芽胞、真菌，并可破坏肉毒杆菌毒素。

适用范围及方法：主要用于空气、医院污水、诊疗用水及物品表面的消毒。

注意事项：①臭氧对人有毒，国家规定大气中臭氧浓度不能超过0.2 mg/cm^2。②臭氧具有强氧化性，可损坏多种物品，且浓度越高对物品损坏越重。③温湿度、有机物、水的浑浊度、pH等多种因素可影响臭氧的杀菌作用。④空气消毒时，人员必须离开，待消毒结束后 20~30 min 方可进入。

3.电离辐射灭菌法　利用放射性核素^{60}Co 发射高能 γ 射线或电子加速器产生的高能电子束进行辐射灭菌。电离辐射作用可分为直接作用和间接作用。直接作用指射线的能量直接破坏微生物的核酸、蛋白质和酶等；间接作用指射线的能量先作用于水分子，使其电离，电离后产生的自由基再作用于微生物的核酸、蛋白质、酶等。

适用范围及方法：电离辐射灭菌法适用于不耐热的物品，如金属、橡胶、高分子聚合物、精密仪器、生物制品等在常温下的灭菌，故又称"冷灭菌"。

注意事项：①应用机械传送物品以防放射线对人体造成伤害；②灭菌应在有氧环境下进行以增强 γ 射线的杀菌作用；③湿度越高，杀菌效果越好。

4.微波消毒灭菌法　微波是频率在 30~300000 MHz、波长在 0.001~1 m 的电磁波。在电磁波的高频交流电场中，物品中的极性分子发生极化进行高速运动，并频繁改变方向，互相摩擦，使温度迅速上升，达到消毒灭菌的作用。

适用范围及方法：微波可以杀灭细菌繁殖体、病毒、真菌和细菌芽胞、真菌孢子等多种微生物，常用于食物、餐具、医疗药品及耐热非金属材料器械的消毒灭菌。

注意事项：①微波对人体有一定的伤害，应避免小剂量长期接触或大剂量照射；②被消毒的物品应为小件或不太厚；③水是微波的强吸收介质，用湿布包裹物品或在炉内放一杯水会提高消毒效果；④微波无法穿透金属面，因此不能以金属容器盛放消毒物品。

5.机械除菌法　指用机械的方法，如冲洗、刷、擦、扫、抹、铲除或过滤等以除掉物品表面、水中、空气中及人畜体表的有害微生物。这种方法虽不能杀灭病原微生物，但可大大减少其数量和引起感染的机会。如医院内常用的层流通风、过滤除菌法均属于机械除菌法。层流通风主要使室外空气通过孔隙小于 0.2 μm 的高效过滤器以垂直或水平两种气流呈流线状流入室内，再以等速流过房间后流出，使室内产生的尘粒或微生物随气流方向排出房间。过滤除菌可除掉空气中 0.5~5 μm 的尘埃以达到洁净空气的目的。

(二)化学消毒灭菌法

1.化学消毒灭菌的原理　使微生物的蛋白凝固变性，酶失去活性，抑制微生物的生长、繁殖和代谢；破坏细菌细胞膜的结构改变其通透性，使细胞破裂溶解，达到消毒灭菌的目的。

2.化学消毒剂的分类　化学消毒剂的种类繁多，应根据消毒对象、要达到的消毒水平以及可能影响消毒效果的因素选择最适宜、最有效的消毒剂。各种化学消毒剂按其效力不同可分为 4 类。

（1）灭菌剂（sterilant）：可杀灭一切微生物（包括细菌芽胞）的化学制剂。如甲醛、戊二醛、过氧乙酸等。

（2）高效消毒剂（high-efficiency disinfectant）：可杀灭一切细菌繁殖体（包括分枝杆菌）、病毒、真菌及其孢子，对细菌芽胞有一定的杀灭作用的制剂。如含氯消毒剂、二溴海因、甲基乙内酰脲类化合物等。

（3）中效消毒剂（moderate-efficiency disinfectant）：可杀灭细菌繁殖体、真菌、病毒等除细菌芽胞以外的微生物的制剂。如醇类、碘类、酚类消毒剂等。

（4）低效消毒剂（low-efficiency disinfectant）：只能杀灭细菌繁殖体、亲脂病毒和某些真菌的制剂。如双胍类、季胺盐类、汞、银、铜金属离子消毒剂等。

3. 化学消毒剂的使用原则

（1）根据物品的性能和微生物的特性选择合适的消毒灭菌剂，能用物理消毒法的尽量不用化学消毒剂。

（2）待消毒的物品必须先洗净、擦干。

（3）严格掌握消毒剂的有效浓度、消毒时间及使用方法。

（4）消毒剂应定期更换，易挥发的要加盖，并定期检测，调整浓度。

（5）消毒剂容器底部不能放置纱布、棉花等物，以防降低消毒效力。

（6）消毒后的物品在使用前须用无菌 0.9% 氯化钠溶液冲净，以避免消毒剂刺激人体组织。

（7）熟悉消毒剂的毒副作用，做好工作人员的防护。

4. 化学消毒的常用方法

（1）浸泡法（immersion）：是将被消毒的物品洗净、擦干后浸没在消毒液内的方法。注意打开物品的轴节或套盖，管腔内要灌满消毒液，按规定的浓度和时间进行浸泡。

（2）擦拭法（rubbing）：是用消毒剂擦拭被污染物品的表面或皮肤、黏膜的消毒方法。一般选用易溶于水、穿透力强、无显著刺激性的消毒剂。如用含氯消毒剂擦拭墙壁、地面；用 0.5%~1% 聚维酮碘（碘伏）消毒皮肤等。

（3）喷雾法（nebulization）：是用喷雾器将消毒剂均匀地喷洒于空气或物品表面进行消毒的方法。常用于地面、墙壁、空气等的消毒。

（4）熏蒸法（fumigation）：是将消毒剂加热或加入氧化剂，使其产生气体进行消毒的方法。如手术室、换药室、病室的空气消毒。在消毒间或密闭的容器内，也可用熏蒸法对被污染的物品进行消毒灭菌。临床常用的有甲醛气体或环氧乙烷气体。

5. 常用的化学消毒剂　临床常用的化学消毒剂见表4-2。

表 4 – 2　常用化学消毒剂

消毒剂名称	消毒水平	作用原理	使用范围及方法	注意事项
戊二醛 (glutaraldehyde)	灭菌剂	与菌体蛋白质反应，使之灭活	①适用于不耐热的医疗器械和精密仪器的消毒与灭菌； ②常用灭菌浓度为 2%； ③常用浸泡法，消毒时间 20～45 min，灭菌时间 10 h。	①盛装消毒剂的容器应加盖；定期检测浓度。 ②对手术刀片等碳钢类制品有腐蚀性，浸泡前应加入 0.5% 亚硝酸钠防锈。 ③灭菌效果受 pH 影响大，应用强化酸性戊二醛时，先用碳酸氢钠调节 pH 至 7.5～8.3。 ④灭菌后的物品使用前用无菌 0.9% 氯化钠溶液冲洗擦干。 ⑤对皮肤、黏膜有刺激性，应注意防护
环氧乙烷 (cthylene oxide)	灭菌剂	与菌体蛋白质结合，使酶代谢受阻而杀灭微生物，低温为无色液态，超过 10.8℃ 变为气态，不损害物品且穿透力强	①适用于电子仪器、光学仪器、书籍、皮毛、棉、化纤、塑料制品、木制品、金属、陶瓷、橡胶制品、透析器、一次性诊疗用品等的消毒灭菌。 ②根据灭菌物品种类、包装和不同的装载量与方式选择合适的浓度在密闭环境中进行灭菌。大型环氧乙烷灭菌器适用于大量物品的灭菌，用药量为 0.8～1.2 kg/m³，在 55℃～60℃下作用 6 h；中型灭菌器一般用于一次性使用诊疗物品的灭菌，用药量为 800～1000 mg/L，在 55℃～60℃下作用 6 h；小型灭菌器多用于处理少量医疗器械和用品的消毒灭菌，灭菌 800 mg/L，消毒 450 mg/L，在 55℃～60℃下作用 6 h。	①具有一定毒性，易燃易爆。存放处应无火源，无转动的马达，通风好，温度不可超过 40℃，相对湿度要求在 60%～80%。 ②吸收或分装液态环氧乙烷时须先将容器用冰水冷却，操作人员应戴防护口罩，若液体不慎落于皮肤黏膜上必须立即用水冲洗 30 min。 ③物品灭菌前需彻底清洗干净，灭菌后应清除残留的环氧乙烷后方可使用。 ④每次消毒时，应进行效果检测及评价。 ⑤环氧乙烷遇水后可形成有毒的乙二醇，故不可用于食品的灭菌。

续表

消毒剂名称	消毒水平	作用原理	使用范围及方法	注意事项
过氧乙酸 (peracetic acid)	灭菌剂	能产生新生态氧,氧化菌体蛋白质	①适用于耐腐蚀物品、皮肤及环境等的消毒灭菌。 ②常用的消毒方法有浸泡、擦拭、喷洒,0.05%~1%溶液用于浸泡污染物品,灭菌需30 min;0.2%~0.4%溶液用于环境喷洒,需30~60 min;0.2%溶液用于皮肤消毒,作用1~2 min;0.02%溶液用于黏膜冲洗消毒。	①稳定性差,应储存于通风阴凉避光处,以防高温引起爆炸,并定期检测其浓度,如原液低于12%禁止使用。 ②对金属有腐蚀性,对织物有漂白作用,消毒后立即用清水冲洗干净。 ③需现配现用,配制时避免与碱或有机物相混合。 ④易氧化分解而降低杀菌力,溶液浓度过高时有刺激性和腐蚀性,应加强防护措施。
福尔马林 (formalin)	灭菌剂	使菌体蛋白变性,酶活性消失	①适用于易腐蚀、对湿热敏感物品的消毒灭菌。 ②福尔马林2~10 mL/m³加水4~20 mL加热,作室内物品消毒;40~60 mL/m³加高锰酸钾20~40g,柜内熏蒸,密闭6~12h;10%甲醛采用浸泡法进行器械消毒;4%~10%甲醛溶液用于解剖材料、病理组织标本的固定。	①器械、衣物必须在消毒、灭菌箱中进行。 ②因蒸汽穿透力弱,所以被消毒物品应摊开放置,衣物应挂起。 ③消毒效果易受温湿度影响,要求室温在18℃以上、相对湿度70%~90%。 ④对人体有一定毒性和刺激性,消毒后应去除残留甲醛气体,使用时注意防护。 ⑤有致癌作用,不宜用于室内空气消毒。

续表

消毒剂名称	消毒水平	作用原理	使用范围及方法	注意事项
二溴海因（dibromide）	高效	释放有效溴，使菌体蛋白变性	①适用于诊疗用品、环境、餐具、瓜果蔬菜、水的消毒。②一般消毒：250～500 mg/L 二溴海因 30 min；消毒致病性胞孢污染物品：1000～2000 mg/L 30～60 min；物品表面喷洒：500～1000mg/L，30 min。	①消毒剂应置于干燥阴凉处密闭保存。②现配现用。③用于金属物品消毒，应加入 0.5% 亚硝酸钠防锈。④餐具、瓜果蔬菜消毒后应用清水冲净。
含氯消毒剂（常用的有液氯、漂白粉、漂白粉精、次氯酸钠、二氯异氰脲酸钠、酸性氧化电位水等）	高、中效	在水溶液中释放有效氯，破坏细菌酶的活性使菌体蛋白凝固变性	①适用于餐具、环境、水、疫源地等的消毒。②常用消毒方法有浸泡、擦拭、喷洒及干粉消毒等。③待消毒的物品：含有效氯 500 mg/L 的消毒液浸泡 10 min 以上；被乙肝病毒、结核杆菌、细菌芽胞污染的物品：有效氯 2000～5000 mg/L的消毒液浸泡 30 min；如用喷洒法，有效氯的含量、消毒时间均要加倍。④干粉加入排泄物中按有效氯 10000 mg/L 搅拌，放置 2～6 h；干粉加入医院污水中，按有效氯 50 mg/L 搅拌，2 h 后排放。	①消毒剂保存在密闭容器内，置于阴凉、干燥、通风处以减少有效氯的丧失。②配制的溶液性质不稳定，应现配现用。③有腐蚀及漂白作用，不宜用于金属制品、有色织物及油漆家具的消毒。④消毒时如存在大量有机物，应延长作用时间或提高消毒液浓度。⑤消毒后的物品应及时用清水冲净。

续表

消毒剂名称	消毒水平	作用原理	使用范围及方法	注意事项
含碘消毒剂碘伏（iodophor）	中效	破坏细菌细胞膜的通透性屏障，使蛋白质漏出或与细菌酶蛋白碘化反应而使之失活	①适用于皮肤、黏膜的消毒。②0.5%~2.0%有效碘溶液用于外科手术及注射部位皮肤消毒，涂擦2次，作用3 min。③0.05%有效碘溶液用于黏膜、创面消毒，作用3~5 min。④0.05%~0.1%有效碘溶液用于浸泡消毒，作用时间为3 min。	①避光密闭保存于阴凉、干燥处。②稀释后稳定性差，宜现配现用。③皮肤消毒后勿需乙醇脱碘。④对二价金属制品有腐蚀性，不做相应金属制品的消毒。
碘酊	中效	碘可直接与菌体蛋白质结合，使之变性	①2.5%主要用于创伤、手术、注射部位的皮肤消毒。②作用1 min后用70%~75%的乙醇脱碘。	①消毒液中的碘在常温下可挥发，应保存在密闭容器内。②对伤口及黏膜有刺激性，不宜使用。③消毒部位有脓、血等会降低消毒效果。
乙醇	中效	使菌体蛋白凝固变性，对肝炎病毒及芽胞无效	①适用于皮肤、物品表面及医疗器械的消毒。②70%~75%溶液作为消毒剂多用于皮肤消毒，对细菌繁殖体污染的物品浸泡消毒，作用10 min以上。③95%溶液可用于燃烧灭菌。	①易燃易挥发，需加盖保存于避火处，定期测定，保持有效浓度。②不适于手术器械灭菌，因不能杀灭芽胞。③使用浓度勿超过80%，因乙醇杀菌需一定量的水分，浓度过高或过低均影响杀菌效果。④有刺激性，不宜用于黏膜及创面消毒。

续表

消毒剂名称	消毒水平	作用原理	使用范围及方法	注意事项
季胺盐类新洁尔灭	低效	能改变细胞的渗透性，使蛋白质变性，破坏细菌酶的活性	①适用于皮肤、黏膜、环境、物品的消毒。②常用消毒方法包括浸泡、擦拭、喷洒等。③500～1 000 mg/L 的消毒液，用于皮肤消毒，作用 3～5 min；500 mg/L 用于黏膜消毒，作用 3～5 min；1 000～2 000 mg/L 用于环境表面消毒，作用 30 min。	①易被污染，宜现用现配。②阴离子表面活性剂如肥皂、洗衣粉等可降低其消毒效果。③存在有机物时会降低消毒效果，应加大消毒液的浓度或延长作用时间。
胍类消毒剂氯己定	低效	能破坏菌体细胞膜的酶活性，使胞浆膜破裂	①适用于外科洗手、皮肤、黏膜等的消毒。②4% 的氯己定乙醇溶液擦拭皮肤 2 遍，作用 2 min。③0.05%～0.1% 的氯己定水溶液冲洗黏膜、创面。	①阴离子表面活性剂如肥皂、洗衣粉等可降低其消毒效果。②消毒物品应先清洁，带污垢的物品一般不用此法。

第三节　医院清洁、消毒、灭菌工作

医院清洁、消毒、灭菌工作是指根据一定的规范、原则对医院环境、各类用品、患者分泌物及排泄物等进行消毒处理的过程，尽最大可能地达到减少医院感染的发生的目的。

一、医院物品的危险性分类

医院物品的危险性是指物品污染后对人体造成危害的程度。通常根据其危害程度和与人体接触部位的不同分为三类。

1. 高度危险性物品　是指穿过皮肤、黏膜进入无菌组织或器官内部的器械或与破损的组织、皮肤黏膜密切接触的器材和用品，如手术器械和用品、穿刺针、输液器材、血液和血液制品、透析器、脏器移植物等。

2. 中度危险性物品　是指仅和皮肤、黏膜相接触不进入无菌组织内的器材和用品，如体温表、压舌板、呼吸机管道、胃肠道内镜、喉镜等。

3. 低度危险性物品　是指仅直接或间接地和健康无损的皮肤相接触的器材和用品。如果没有足够数量的病原微生物污染，一般并无危害。如衣被、毛巾、面盆、一般诊断用品(听诊器、血压计)等。

二、消毒、灭菌方法的分类

根据消毒因子的浓度、强度和对微生物的杀灭能力、作用时间、作用水平，可将消毒灭菌方法分为4类。

1. 灭菌法　可以杀灭一切微生物以达到绝对无菌的方法。属于此类的有：热力灭菌、电离辐射灭菌、微波灭菌、等离子体灭菌等物理灭菌方法以及用甲醛、戊二醛、环氧乙烷、过氧乙酸等灭菌剂进行灭菌的方法。

2. 高水平消毒法　能杀灭一切细菌繁殖体(包括结核分枝杆菌)、病毒、真菌及其孢子和大多数细菌芽胞的消毒方法。属于此类的方法有：热力、微波、臭氧和紫外线等物理方法以及含氯、过氧化氢、含溴消毒剂和一些复配的化学消毒剂等进行灭菌的方法。

3. 中水平消毒法　可以杀灭和清除细菌芽胞以外的各种病原微生物的消毒方法。包括超声波、碘类消毒剂(聚维酮碘、碘酊等)、醇类、酚类消毒剂等进行消毒的方法。

4. 低水平消毒法　只能杀灭细菌繁殖体(结核分枝杆菌除外)和亲脂病毒。包括通风换气、冲洗等机械除菌法和中草药植物类、胍类(氯己定)、金属离子消毒剂等化学消毒方法。

三、选择消毒、灭菌方法的原则

凡是接触过患者的器械和物品均应先预消毒，再清洗，然后按以下方法进行合理的消毒或灭菌。

(一)根据医院物品的危险性选择

(1)高度危险性物品必须选用灭菌法以杀灭一切微生物。

(2)中度危险性物品可选择中水平消毒法(如便器、餐具)或高水平消毒法(如内镜、体温表)。

(3)低度危险性物品一般可用低水平消毒法或只做一般的清洁处理即可。仅在特殊情况下才作特殊的消毒要求。如当传染病病原体污染时，必须针对污染微生物的种类选择有效的消毒方法。

（二）根据物品上污染微生物的种类、数量和危害性选择

（1）对受到致病性芽胞、真菌孢子和抵抗力强、危险程度大的病毒污染的物品，选用灭菌法或高水平消毒法。

（2）对受到致病性细菌、真菌、亲水病毒、螺旋体、支原体、衣原体污染的物品，选用中水平以上的消毒法。

（3）对受到一般细菌和亲脂病毒污染的物品，可选用中水平或低水平消毒法。

（4）消毒物品微生物污染特别严重时，应加大消毒剂的剂量并延长消毒时间。

（三）根据消毒物品的性质选择

物品的消毒既要保护消毒物品不受损坏，又要使消毒方法易于发挥作用。

（1）耐热、耐湿物品和器材，应首选压力蒸汽灭菌法；耐高温的玻璃器材、油剂类和干粉类可选用干热灭菌法。

（2）怕热、忌湿和贵重物品，可选择甲醛或环氧乙烷气体消毒、灭菌。

（3）金属器械的浸泡灭菌，应选择腐蚀性小的灭菌剂。

（4）在进行物品表面消毒时，应考虑到表面性质。光滑表面可选择紫外线消毒或化学消毒剂擦拭，多孔材料表面可选择喷雾消毒法。

四、医院日常的清洁、消毒、灭菌

（一）医院环境消毒

医院环境常被患者、隐性感染者或带菌者排出的病原微生物所污染，构成感染的媒介。因此，医院环境的清洁与消毒是控制医院感染的基础。医院建筑物外环境要清洁，应消灭低洼积水、蚊蝇孳生地，清除垃圾；室内做到无灰尘、无蛛网、无蚊蝇、窗明几净，环境和物品表面的消毒符合规范。

1. 空气消毒　从空气消毒的角度可将医院环境分为 4 类，其包括的内容及可采用的空气消毒方法如下：①Ⅰ类环境包括层流洁净手术室、层流洁净病房和无菌药物制剂室等，采用层流通风法使空气净化；②Ⅱ类环境包括普通手术室、产房、婴儿室、早产儿室、普通保护性隔离室、供应室无菌区、烧伤病房、重症监护病房等，采用低臭氧紫外线灯制备的空气消毒器或静电吸附式空气消毒器进行空气消毒；③Ⅲ类环境包括儿科病房、妇产科检查室、注射室、换药室、供应室清洁区、急诊室、化验室、各类普通病房和诊室等，除可采用Ⅱ类环境中的空气消毒方法外，还可应用臭氧、紫外线灯、化学消毒剂熏蒸或喷雾、中草药空气消毒剂喷雾等空气消毒方法；④Ⅳ类环境包括传染病病房，可采用Ⅱ类和Ⅲ类环境中的空气消毒方法。

2.表面消毒 ①地面：如无明显污染，可用湿式清扫以清除地面的污秽和部分微生物；如受病原微生物污染，应用消毒液湿拖擦洗或喷洒地面。②墙面：通常不需常规消毒，如受到病原微生物污染，可用化学消毒剂喷洒或擦拭。③各类物品表面：如病床、床头柜、桌子、凳子、病历夹、门把手、水龙头、门窗等一般用清洁湿抹布或蘸取消毒液的抹布进行常规擦拭；如受到病原微生物污染，可用化学消毒剂喷洒或擦拭，还可用紫外线灯照射消毒。

(二)预防性和疫原性消毒

1.预防性消毒(preventive disinfection) 在未发现明确感染源的情况下，为预防感染的发生对可能被病原微生物污染的环境、物品、个体等进行消毒及对粪便和污染物的无害化处理。

2.疫原性消毒(disinfection of epidemic focus) 在有感染源或曾经存在病原微生物污染的情况下，为预防感染播散而进行的消毒。包括随时消毒和终末消毒。

(1)随时消毒(concurrent disinfection)：直接在患者或带菌者周围进行，随时杀灭或清除由感染源排出的病原微生物，应根据病情做到"三分开""六消毒"：分居室、分饮食、分生活用具；消毒分泌物或排泄物、消毒生活用具、消毒双手、消毒衣服和床单、消毒患者居室、消毒生活用水和污物。陪护人员应加强防护。

(2)终末消毒(terminal disinfection)：指感染源已离开疫原地，杀灭其遗留下来的病原微生物，应根据消毒对象及其污染情况选择合适的消毒方法。

(三)被服类消毒

各科患者用过的被服可集中送到被服室，经环氧乙烷灭菌后，再送洗衣房清洗、备用。如无条件成立环氧乙烷灭菌间，可根据不同的物品采用不同的消毒方法：①棉织品如患者的床单、病员服经一般洗涤后高温消毒；②毯子、棉胎、枕芯、床垫可用日光曝晒或紫外线消毒；③感染患者的被服应与普通患者的被服分开清洗和消毒；④工作人员的工作服及值班室被服应与患者的被服分开清洗和消毒。另外，还应注意加强工作人员的防护以及衣被的收集袋、接送车、洗衣机、洗衣房、被服室等的消毒。

(四)皮肤和黏膜的消毒

皮肤和黏膜是人体的防御屏障，其表面有一定数量的微生物，其中有一些是致病性微生物或条件致病菌。对皮肤和黏膜进行消毒时应注意：①医务人员应加强手的清洗、消毒，以有效避免交叉感染。②患者皮肤、黏膜的消毒应根据不同的部位、病原微生物污染的情况选择相应的消毒剂。一般皮肤消毒用2%碘酊涂擦，待干后75%乙醇脱碘，或用0.5%聚维酮碘(碘伏)涂擦。

（五）医院废弃物的处理

根据国家卫生部规定，医院废弃物主要分为：一般性生活废弃物、感染性废弃物、病理性废弃物、损伤性废弃物、药物性废弃物、放射性废弃物、化学性废弃物和其他医疗废弃物8类。医院应建立严格的污物分类收集制度，根据废弃物的种类实施不同的收集处理办法：①设置3种以上颜色的污物袋：黑色袋装生活垃圾；黄色袋装医用垃圾；直接焚烧的污物、放射性废弃物和其他特殊的废弃物使用有特殊标志的污物袋进行收集。②锐器不应与其他废弃物混放。③感染性废弃物应遵守密闭灭菌方法和消毒—清洗—消毒灭菌的程序。④分散的污物袋要定时收集。⑤一次性使用注射器、输液器、输血器等使用后应通过消毒灭菌、毁形后方可废弃或直接焚烧处理。

医院污水可能含有各种病原微生物和有害物质，如不加强管理，将会造成环境污染和社会公害。医院污水包括医疗污水、生活污水和地面雨水，应建立集中污水处理系统并遵照相关规定按污水种类分开排放。

五、医院清洁、消毒、灭菌的监测

消毒效果的监测是评价医院消毒设备运转是否正常、消毒药剂是否有效、消毒方法是否合理、消毒效果是否达标的唯一手段。从事医院消毒效果监测的人员应经过专业培训、选择合适的采样时间和采样方法并严格遵循操作规程。

1.各类环境空气、物体表面、医务人员手细菌菌落总数卫生标准（表4-3）

在执行卫生标准时应注意Ⅰ类、Ⅱ类环境中不得检出金黄色葡萄球菌、大肠埃希菌及铜绿假单胞菌。Ⅲ类、Ⅳ类环境中不得检出金黄色葡萄球菌及大肠埃希菌。早产儿室、婴儿室、新生儿室、母婴同室病房及儿科病房的物品表面和医务人员的手上，不得检出沙门菌属、溶血性链球菌、金黄色葡萄球菌及大肠埃希菌。

表4-3　各类环境空气、物体表面、医务人员手上细菌菌落总数卫生标准

环境类别	标　准		
	空气(cfu/cm^3)	物体表面(cfu/cm^2)	医务人员手(cfu/cm^2)
Ⅰ类	≤10	≤5	≤5
Ⅱ类	≤200	≤5	≤5
Ⅲ类	≤500	≤10	≤10
Ⅳ类		≤15	≤15

2.器械物品消毒效果监测　高度危险性医疗用品不得检出任何微生物；中度危险性医疗用品细菌菌落总数应≤20 cfu/100 cm²，低度危险性医疗用品细菌菌落总数应≤200 cfu/100 cm²，所有物品均不得检出致病性微生物。

3.消毒液的监测　定期测定消毒液中的有效成分，使用中的消毒液染菌量≤100 cfu/mL，不得检出致病性微生物，但这种消毒液不能用于灭菌处理或浸泡、保存灭菌器械，也不能用于空气喷洒。

4.压力蒸汽灭菌效果的监测和紫外线消毒效果的监测　分别见前面介绍。

5.餐具消毒效果的监测　采用灭菌滤纸片于消毒后、使用前进行检测，细菌总数≤5 cfu/cm²，HBsAg 阴性，未检出大肠埃希菌及其他致病菌为消毒合格。

6.卫生洁具消毒效果监测　不得检出致病菌，HBsAg 阴性。

7.饮水消毒效果监测　细菌总数<100 个/mL，大肠埃希菌<3 个/mL。

第四节　无菌技术

无菌技术(aseptic technique)是指在医疗和护理操作过程中，防止一切微生物侵入人体和防止无菌物品、无菌区域被污染的技术。是预防医院感染的一项基本而重要的技术，其基本操作方法根据科学原则制定，每个医护人员都必须熟练掌握并严格遵守。

一、无菌技术的操作原则

(1)操作环境：①操作环境应清洁、干燥、光线充足、定期消毒；②操作台清洁、平坦、物品布局合理；③操作前半小时应停止清扫地面、减少人员走动、避免尘埃飞扬。

(2)工作人员无菌操作前，应戴好帽子和口罩，修剪指甲并洗手，必要时穿无菌衣、戴无菌手套。

(3)明确无菌区、非无菌区、无菌物品的概念。

无菌区(aseptic area)指经灭菌处理且未被污染的区域。

非无菌区(non‐aseptic area)指未经灭菌处理，或虽经灭菌处理但又被污染的区域。

无菌物品(aseptic supplies)指通过物理或化学方法灭菌后保持无菌状态的物品。

(4)物品放置有序，标志明显：无菌物品必须与非无菌物品分开放置，并且有明显标志；无菌物品应存放于无菌包或无菌容器内，不可在空气中暴露过长时间；无菌包外需标明物品名称、灭菌日期，并按失效期先后顺序摆放；无菌包的有效期为7天，过期或受潮应重新灭菌。

（5）进行无菌操作时：操作者身体应与无菌区保持一定距离；取放无菌物品时，应面向无菌区；取用无菌物品时应使用无菌持物钳；手臂应保持在腰部或治疗台面以上，不可跨越无菌区，手不可接触无菌物品；无菌物品一经取出，即使未用也不可放回无菌容器内；避免面对无菌区谈笑、咳嗽、打喷嚏；如无菌物品疑有污染或已被污染，应停止使用并重新灭菌。

（6）一套无菌物品只供一位患者使用一次。

二、无菌技术基本操作方法

（一）无菌持物钳的使用

【目的】 用于取放和传递无菌物品。

【操作前准备】

1. 护士自身准备 衣帽整洁、修剪指甲、洗手、戴口罩。

2. 用物准备 合适的无菌持物钳、盛放无菌持物钳的容器。

（1）无菌持物钳的种类：临床上常用的无菌持物钳有卵圆钳、三叉钳和长镊子、短镊子4种。

1）卵圆钳：下端有两个卵圆形小环，可夹取刀、剪、镊、治疗碗、弯盘等。

2）三叉钳：下端较粗，呈三叉形并以一定弧度向内弯曲，常用于夹取较大或较重物品，如瓶、罐、盆、骨科器械等。

3）镊子：分长、短两种，其尖端细小，轻巧方便，适用于夹取针头、棉球、纱布等。

（2）无菌持物钳的存放方法：每个容器只放一把无菌持物钳，有两种存放方法：

1）湿式保存法：无菌持物钳经压力蒸汽灭菌后浸泡在内盛消毒液、有盖不锈钢无菌容器内，容器深度与钳的长度比例适合，消毒液面浸没持物钳轴节以上2～3 cm或镊子长度的1/2（图4－2）。

2）干燥保存法：将盛有无菌持物钳的无菌干罐保存在无菌包内，在集中治疗前开包，4～8 h更换一次。

3. 环境准备 符合无菌技术操作原则第1条。

【操作步骤】

1. 检查 检查有效日期。

2. 开盖 将浸泡无菌持物钳的容器盖打开。

3. 取钳 手持无菌持物钳上1/3，闭合钳端，将钳移至容器中央，垂直取出，关闭容器盖。

4.使用　保持钳端向下，在腰部以上视线范围内活动，不可倒转向上。

5.放钳　用后闭合钳端，打开容器盖，快速垂直放回容器(图4-3)，松开轴节，关闭容器盖。

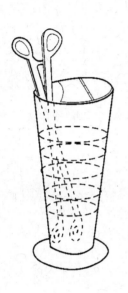

图4-2　无菌持物钳浸泡在消毒液中

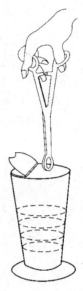

图4-3　取放无菌持物钳

【注意事项】

(1)严格遵循无菌操作原则。

(2)取放无菌持物钳时钳端闭合，不可触及液面以上部分或罐口边缘；使用过程中始终保持钳端向下，不可触及非无菌区。

(3)到距离较远处取物时，应将持物钳和容器一起移至操作处，就地使用。

(4)不可用无菌持物钳夹取油纱布，防止油粘于钳端而影响消毒效果；不可用无菌持物钳换药或消毒皮肤，以防被污染。

(5)无菌持物钳及其浸泡容器每周清洁、消毒2次，同时更换消毒液；使用频率较高的部门应每天清洁、灭菌(如门诊换药室、注射室、手术室等)。

(6)无菌持物钳容器底部不能垫纱布、棉花等，以免影响消毒效果。

(7)无菌持物钳一经污染或可疑污染应重新灭菌。

(二)无菌容器的使用

【目的】　用于盛放无菌物品并保持无菌状态。

【操作前准备】

1. 护士自身准备　衣帽整洁、修剪指甲、洗手、戴口罩。

2. 用物准备

（1）无菌持物钳及其容器。

（2）无菌容器：常用的无菌容器有无菌盒、罐、盘及储槽，内盛灭菌器械、棉球、纱布等。

3. 环境准备　符合无菌技术操作原则第1条。

【操作步骤】

1. 检查　检查无菌容器名称、灭菌日期。

2. 开盖　取物时，打开容器盖，内面向上置于稳妥处或拿在手中（图4－4）。

3. 取物　用无菌持物钳从无菌容器内夹取无菌物品。

4. 关盖　取物后，立即将盖盖严。

5. 手持容器　手持无菌容器（如治疗碗）时，应托住容器底部（图4－5）。

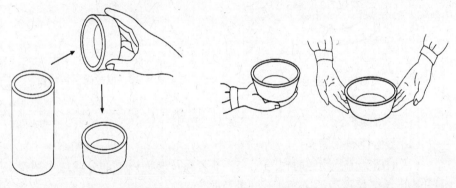

图4－4　打开无菌容器　　　　　　图4－5　手持无菌容器

【注意事项】

（1）严格遵循无菌操作原则。

（2）手指不可触及无菌容器盖的内面及边缘。

（3）无菌容器应定期消毒灭菌。

（三）无菌包的使用

【目的】　用无菌包布包裹无菌物品用以保持物品的无菌状态，供无菌操作用。

【操作前准备】

1.护士自身准备　衣帽整洁、修剪指甲、洗手、戴口罩。

2.用物准备

(1)无菌持物钳、盛放无菌物品的容器。

(2)无菌包：内放无菌治疗巾、敷料、器械等。无菌包灭菌前应妥善包扎：将需灭菌的物品放于包布中央，用包布一角盖住物品，左右两角先后盖上并将角尖向外翻折，盖上最后一角后以"十"字形扎好，或用化学指示胶带贴妥(图4-6)，贴上灭菌物品名称、打包者姓名、灭菌器编号、灭菌批次、灭菌日期及失效日期的标签，经高压灭菌后使用。

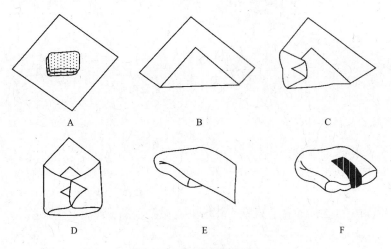

图4-6　无菌包包扎法

(3)治疗盘、记录纸、签字笔。

3.环境准备　符合无菌技术操作原则第1条。

【操作步骤】

1.检查　检查无菌包名称、灭菌日期、灭菌指示胶带，检查有无潮湿或破损。

2.解开系带　将无菌包平放在清洁、干燥、平坦的操作台上，解开系带。

(1)取出包内部分物品

1)开包：将系带卷放于包布下，按原折叠顺序逐层打开无菌包。

2)取物：用无菌钳夹取所需物品，放在准备好的无菌区内。

3)包扎：按原折痕包盖，系带"一"字形扎好，并注明开包日期、时间及操作者姓名。

(2)取出包内全部物品

1)开包:将系带卷放妥当,将包托在手上,系带夹于指缝。另一手打开包布其余三角,并将四角抓住。

2)放物:稳妥地将包内物品放在无菌区内(图4-7)。

3)将包布折叠放妥。

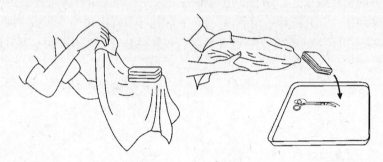

图4-7 一次性取出无菌包内物品

【注意事项】

(1)严格遵循无菌操作原则。

(2)打开包布时手只能接触包布四角的外面,不可触及包布内面,不可跨越无菌面。

(3)如包内物品超过有效期、被污染或包布受潮,则需重新灭菌。

(四)铺无菌盘

无菌盘是将无菌治疗巾铺在洁净、干燥的治疗盘内,形成无菌区以供无菌操作用。无菌包内无菌治疗巾的折叠有两种方法:①纵折法:治疗巾纵折两次,再横折两次,开口边向外(图4-8);②横折法:治疗巾横折后纵折,再重复一次(图4-9)。

【目的】 形成无菌区域以放置无菌物品,供治疗护理用。

【操作前准备】

1.护士自身准备 衣帽整洁、修剪指甲、洗手、戴口罩。

2.用物准备

(1)无菌持物钳、盛放治疗巾的无菌包、无菌物品。

(1)治疗盘、记录纸、签字笔。

3.环境准备 符合无菌技术操作原则第1条。

【操作步骤】

1.检查 检查无菌包名称、灭菌日期、灭菌指示胶带,检查有无潮湿或

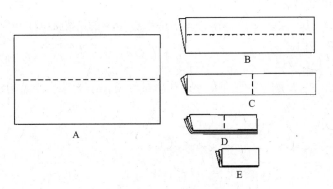

图4－8　治疗巾纵折法

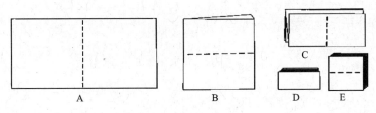

图4－9　治疗巾横折法

破损。

2.开包　打开无菌包,用无菌持物钳取一块治疗巾放在治疗盘内。

3.铺盘

(1)单巾铺盘法

1)铺巾:双手捏住无菌巾一边外面两角,轻轻抖开,双折铺于治疗盘上,将上层折成扇形,边缘向外(图4－10)。

2)夹取无菌物品放入无菌盘内。

3)覆盖:拉开扇形折叠层遮盖于物品上,将开口处向上折两次,两侧边缘分别向下折一次,露出治疗盘边缘。

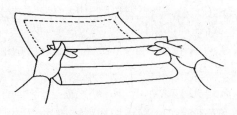

图4－10　单巾铺盘法

(2)双巾铺盘法

1)铺巾：夹取第一块无菌巾，双手持巾近身侧的两角由对侧向近侧平铺于盘上，无菌面向上(图4-11A)。

2)放入无菌物品。

3)覆盖：夹取第二块无菌巾由近侧向对侧覆盖于无菌盘上，边缘剩余部分向上反折(图4-11B)。

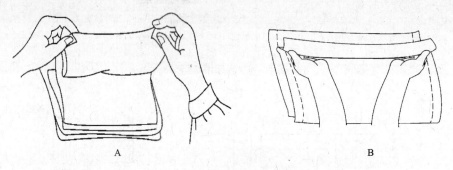

图4-11 双巾铺盘法

4)记录

【注意事项】

(1)严格遵循无菌操作原则。

(2)铺无菌盘区域须清洁干燥，无菌巾避免潮湿、污染。

(3)不可跨越无菌区。

(4)铺好的无菌盘尽早使用，有效期不超过4 h。

(五)取用无菌溶液

【目的】 供无菌操作使用。

【操作前准备】

1.护士自身准备 衣帽整洁、修剪指甲、洗手。

2.用物准备

(1)无菌溶液、启瓶器、弯盘。

(2)盛装无菌溶液的容器。

(3)治疗盘内盛棉签、消毒溶液、记录纸、签字笔。

3.环境准备 符合无菌技术操作原则第1条。

【操作步骤】

1.清洁 取盛有无菌溶液的密封瓶。擦净瓶外灰尘。

2. 查对　认真检查并核对瓶签上的药名、剂量、浓度和有效期，检查瓶盖有无松动，瓶身有无裂缝；检查溶液有无沉淀、浑浊或变色。

3. 开瓶塞　用启瓶器撬开瓶盖，用拇指、示指和中指夹住瓶塞将其拉出。

4. 倒溶液　另一手拿溶液瓶，瓶签朝向掌心，倒出少量溶液旋转冲洗瓶口，再由原处倒出溶液至无菌容器中（图4－12）。

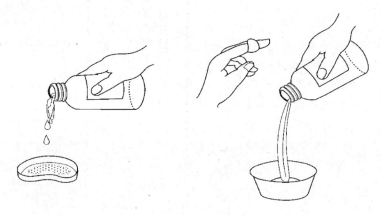

图4－12　取无菌溶液法

5. 盖瓶塞　倒毕，塞进瓶塞，消毒后盖好。

6. 记录　在瓶签上注明开瓶日期、时间及开瓶者姓名，放回原处。

【注意事项】

（1）严格遵循无菌操作原则，不可跨越无菌区。

（2）不可将物品伸入无菌溶液瓶内蘸取溶液；倾倒液体时不可直接接触无菌溶液瓶口、不可溅湿无菌巾；已倒出的溶液不可再倒回瓶内以免污染剩余溶液。

（3）已开启的溶液瓶在瓶签上注明开瓶日期、时间后将瓶放回原处，24 h内有效。

（六）戴、脱无菌手套

【目的】　在进行严格的医疗护理操作时确保无菌效果，保护患者和医护人员免受感染。

【操作前准备】

1. 护士自身准备　衣帽整洁、修剪指甲、取下手表、洗手、戴口罩。

2. 用物准备　无菌手套、弯盘。无菌手套一般有两种类型：①天然橡胶、乳胶手套；②人工合成的非乳胶产品，如乙烯、聚乙烯手套。

3.环境准备　符合无菌技术操作原则第1条。

【操作步骤】

1.查对　检查并核对无菌手套袋的号码、灭菌日期。手套放置见图4-13。

2.打开手套袋　将手套袋放于清洁、干燥的桌面上打开，取出滑石粉包，涂擦双手。

3.戴手套

（1）分次提取手套法

1）一手掀开手套袋开口处，另一手捏住一只手套的反褶部分（手套内面）取出手套，对准五指戴上（图4-14A）。

2）掀起另一只袋口，再用戴好手套的手指插入另一只手套的反摺内面（手套外面），取出手套，同法戴好（图4-14B～D）。

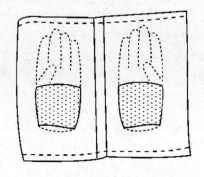

图4-13　无菌手套的放置

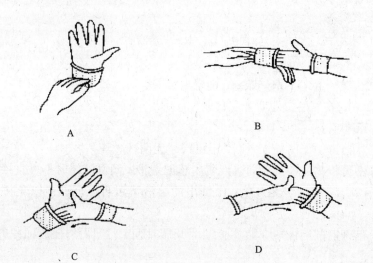

A　　　　　　　　B

C　　　　　　　　D

图4-14　分次提取法戴手套

（2）一次提取手套法

1）两手同时掀开手套袋开口处，分别捏住两只手套的翻折部分，取出手套。

2）将两手套五指对准，先戴一只手，再以戴好手套的手指插入另一只手套的反摺内面，同法戴好（图4-15）。

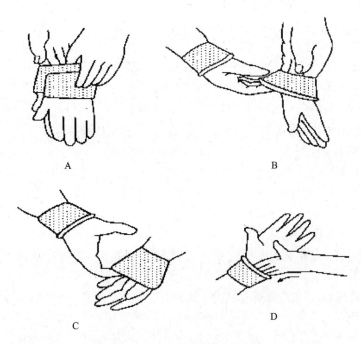

A B

C D

图 4 – 15 一次提取法戴手套

4.调整 双手调整手套位置，将手套的翻边扣套在工作服衣袖外面。

5.冲洗 用无菌水冲净或用无菌纱布擦净手套上的滑石粉。

6.脱手套 一手捏住另一手套腕部外面，翻转脱下；再将脱下手套的手插入另一手套内，将其往下翻转脱下。

7.处置 将用过的手套放入医用垃圾袋内按医疗废弃物处理。

【注意事项】

（1）严格遵循无菌操作原则。

（2）注意修剪指甲以防刺破手套，选择合适手掌大小的手套尺码。

（3）戴手套时，防止手套外面(无菌面)触及任何非无菌物品。戴手套后双手应始终保持在腰部或操作台面以上视线范围内的水平。如发现有破洞或可疑污染应立即更换。

（4）已戴手套的手不可触及未戴手套的手及另一手套的内面(非无菌面)；未戴手套的手不可触及手套的外面。

（5）脱手套时应翻转脱下，避免强拉。

（6）弃置手套后清洁双手。

（七）无菌技术连贯操作

【目的】 保证无菌物品、无菌溶液和无菌区域不被污染。

【操作前准备】

1. 护士自身准备 衣帽整洁、修剪指甲、取下手表、洗手、戴口罩。

2. 用物准备 无菌容器及持物钳、敷料缸、棉签、消毒液瓶、无菌溶液、无菌巾包、小无菌物品包、有盖方盘或储槽内盛无菌物品、无菌手套、弯盘、笔、抹布（操作前半小时湿抹治疗盘）、启瓶器、另备清洁治疗盘2个。

3. 环境准备 符合无菌技术操作原则第1条。

【操作步骤】

1. 查对 再次查对无菌物品名称、灭菌日期、指示胶带颜色和手套号码，取出治疗盘放于治疗台合适位置。

2. 打开无菌包 ①取无菌巾包、查对包外标签（物品名称、灭菌日期、指示胶带是否变色、包布是否干燥完好等）；②解开无菌巾包系带绕好并逐层打开；③夹取无菌巾，余物按原样折好遮盖。

3. 单巾铺盘 ①将无菌巾双折平铺于盘上，开口边在对（近）侧均可；②双手捏住无菌巾上层的两角，呈扇形折叠开口边缘向外；③夹取无菌物品放入无菌盘内；④盖严：将开口处向上翻折两次，两边向下翻折一次；⑤打开的无菌包未用完按原折缝包好，系带"一"字形扎好，注明开包日期、时间及开包者姓名。

4. 持无菌容器 托住其底部，不触及容器内面及边缘。

5. 双巾铺盘 ①取一治疗盘放于治疗台适当位置；②取无菌巾包、查对开包时间；③夹取无菌巾一块将包折好；④双手持巾近身侧的两角由对侧向近侧平铺于盘上，无菌面向上；⑤开小包递送无菌物品：右手依次打开其他三角将包巾四角抓住露出无菌容器，稳妥地放入无菌盘内。

6. 无菌容器的使用 ①打开无菌容器盖；②夹取物品后由近侧向对侧盖

7. 倒无菌溶液 ①仔细查对溶液；②揭开瓶盖；③手掌紧贴瓶签，先倒少许冲洗瓶口，再由原处倒出适量溶液于容器内；④套上瓶塞。

8. 盖无菌盘 夹取无菌巾由近侧向对侧覆盖于无菌盘上，边缘剩余部分向上反折。

9. 打开无菌盘操作 ①打开无菌盘上层无菌巾一小部分；②拿手套袋对号码，查看指示胶带是否变色、查对日期、解带；③取出滑石粉抹在手上，持手套翻折部分，取出手套拇指相对，一手伸入手套内戴好，再以戴好的手套伸入另一手套的反折部分戴好，另一手将反折部分翻转；④揭开无菌盘取纱布擦净手套上的滑石粉；⑤进行操作。

10.操作完毕　①脱手套；②整理用物

【注意事项】

(1)无菌观念强，操作中始终坚持无菌原则。

(2)保证无菌物品、无菌溶液、无菌容器未受污染。

(3)操作熟练，铺盘平整，不暴露无菌物品。

第五节　隔离技术

隔离(isolation)是将传染源、高度易感人群安置在指定地点，暂时避免和周围人群接触，并采用各种方法、技术，防止病原体从患者及携带者传播给他人的措施。隔离的目的是切断感染链中传染源、传播途径、易感人群之间的联系，防止病原微生物在患者、工作人员及媒介物中扩散。隔离是预防医院感染的重要措施之一，护理人员应自觉遵守隔离制度，熟练掌握并自觉应用有关的隔离技术，同时通过教育使出入医院的所有人员理解隔离的意义并能主动配合隔离工作。

一、概述

(一)隔离区域的划分及隔离要求

1.清洁区(cleaning area)　指病区中不易受到患者血液、体液和病原微生物等物质污染及传染病患者不应进入的区域。包括治疗室、医务人员的值班室、卫生间、男女更衣室、浴室以及储物间、配餐间等。

隔离要求：患者及患者接触过的物品不得进入清洁区；工作人员接触患者后需刷手、脱去隔离衣及鞋后方可进入清洁区。

2.半污染区(cleaning - contaminated area)　也叫潜在污染区。指病区中位于清洁区与污染区之间、有可能被患者血液、体液和病原微生物等物质污染的区域。包括医务人员的办公室、护士站、检验室、内走廊等。

隔离要求：患者用后的物品及医疗器械分类装放于固定位置，按规定进行处理；患者或穿隔离衣的工作人员通过走廊时，不得接触墙壁、家具等；各类检验标本应放在指定的存放盘和架上，检验后的标本及容器等应严格按要求分别处理。

3.污染区(contaminated area)　指病区中传染病患者、疑似传染病患者接受诊疗和其血液、体液、分泌物、排泄物污染物品暂存和处理的区域。包括病室及其外走廊、处置室、污物间以及患者入院、出院处理室等。

隔离要求：污染区的物品未经消毒处理，不得带到它处；工作人员进入污染区时，穿隔离衣，戴口罩、帽子，必要时穿隔离鞋；离开前脱隔离衣、鞋，并消毒双手。

4.**两通道** 传染病病区中的医务人员通道和患者通道。医务人员通道、出入口设在清洁区一端，患者通道、出入口设在污染区一端。不可交叉行驶。

5.**缓冲间** 传染病病区中清洁区与潜在污染区之间、潜在污染区与污染区之间设立的两侧均有门的小室，为医务人员的准备间。两侧门不能同时开启，以减少区域之间空气流通。

(二)传染病区隔离单位的设置

传染病区应设在医院相对独立的区域，相邻病区楼房相隔约 30 m，侧面防护距离约 10 m，分为清洁区、潜在污染区和污染区，设立两通道及三区之间的缓冲间。经空气传播疾病的隔离病区，应设置负压病室，病室的气压宜为 -30 Pa，缓冲间的气压宜为 -15 Pa。各区之间界线清楚，标识明显，并安装适量的非手触式开关的流动水洗手池及必要的卫生消毒设施。患者的隔离通常有以下两种：

1.**以患者为隔离单位** 每个患者有独立的环境和用具，与其他患者及不同病种间进行隔离。凡未被确诊、发生混合感染或危重且具有高度传染性的患者、细菌培养分离出流行性或感染有多重性耐药菌的患者、卫生状况较差的易感患者均应住单独隔离室。

2.**以病室为隔离单位** 为了充分利用病房，同一病种的患者可安排在同一病室内，但病原体不同者，应分室收治。

二、隔离原则

(一)隔离标志明确，卫生设施齐全

病房和病室门前应根据隔离种类悬挂隔离标志，门口放置用消毒液浸湿的脚垫，门外设立隔离衣悬挂架(柜或壁橱)，备消毒液、清水各一盆及手刷、毛巾、避污纸。

(二)工作人员进出隔离室应符合要求

①应按规定戴口罩、帽子、穿隔离衣，必要时戴护目镜，并在规定范围内活动；②穿隔离衣前，必须将所需的物品备齐，各种护理操作应严格遵守隔离规程并有计划并集中执行以减少穿脱隔离衣的次数和刷手的频率；③接触患者或污染物品后、离开隔离室前均必须消毒双手。

(三)隔离室内物品分类处理

①患者接触过的物品或落地的物品应视为污染，消毒后方可给他人使用；②患者的衣物、稿件、钱币等经熏蒸消毒后才能交与家人带回；③患者的排泄

物、分泌物、呕吐物须经消毒处理后方可排放；④需送出病区处理的物品，置于污物袋内，袋外要有明显标记。

（四）消毒隔离室环境要求

病室每日进行空气消毒，可用紫外线照射或消毒液喷雾；每日晨间护理后，用消毒液擦拭病床及床旁桌椅。

（五）加强隔离患者心理护理

要对患者热情、关心，满足其心理需求，避免患者在心理上产生恐惧或因被隔离而感到孤独、自卑，向患者及其亲属解释隔离的重要性及暂时性，以取得其信任与合作。

（六）掌握解除隔离的标准

传染性分泌物经 3 次培养结果均为阴性或已度过隔离期，医生开出医嘱后，方可解除隔离。

（七）终末消毒处理

是指对出院、转科或死亡患者及其所住病室、所用的物品及医疗器械等进行的消毒处理。

1. 患者的终末处理　患者出院或转科前应沐浴，换上清洁衣服，个人用物须消毒后带出。如患者死亡，须用消毒液作尸体护理，并用浸透消毒液的棉球填塞口、鼻、耳、阴道、肛门等孔道，然后用一次性尸单包裹尸体。

2. 病室的终末处理　①病室：关闭病室门窗、打开床旁桌、摊开棉被、竖起床垫，用消毒液熏蒸或用紫外线照射，然后打窗通风。②患者用过的物品：床垫、棉被和枕芯用日光曝晒或用紫外线消毒，家具、地面用消毒液擦拭，被服类消毒处理后再清洗。医用器材：体温计用消毒液浸泡，血压计及听诊器放熏蒸箱消毒。

三、隔离种类及措施

目前，我国大多数医院采用的隔离种类主要是根据美国疾病控制中心（CDC）推荐的分类隔离系统，以切断传播途径作为制订措施的主要依据。可在隔离室门外或患者床头安置不同颜色的提示卡（卡正面为预防隔离措施，反面为适用的疾病种类）以表示不同性质的隔离，用以提醒和指导人们遵守隔离措施。

（一）严密隔离（strict isolation）

凡传染性强、死亡率高的传染病均需采取严密隔离。适用于经飞沫、分泌物、排泄物直接或间接传播的烈性传染病及一切传播途径不明的传染病，如鼠疫、肺炭疽、霍乱、咽白喉、狂犬病、传染性非典型性肺炎（SARS）等。

（1）设专用隔离室：单间隔离、关闭门窗，病原体相同者可同住一室。病室空气、地面、物体表面消毒 1~2 次/d。

（2）进出隔离室要求：工作人员进入病室者应穿隔离衣、鞋、戴口罩、帽子及手套，进行可能产生喷溅的诊疗操作时，应戴护目镜或防护面罩，穿防护服。接触患者或污染物品后、护理另一患者前、离开隔离室前均必须消毒双手。患者不能离开隔离室，如必须移出，应妥善覆盖，以防在转移过程中污染环境和他人。有呼吸道感染或手指皮肤破损者，应停止接触此类患者(霍乱例外)。

（3）污物处理：室内物品固定使用，未经消毒或隔离包装不得移出病室。分泌物、排泄物消毒后废弃。污染物品应装双层污物袋，标记、消毒后送出销毁或洗消处理。

（4）患者出院或死亡后，病室及一切用具均须严格执行终末消毒 1~3 次，经检测合格后方可使用。

（5）采用黄色隔离标志。

(二)呼吸道隔离(respiratory tract isolation)

适用于通过空气中的飞沫传播的感染性疾病，如流行性感冒、麻疹、水痘、流行性腮腺炎、猩红热、白喉、百日咳、流行性脑脊髓膜炎及支原体肺炎等。

（1）设专用隔离室：同一病种患者，可同住一室。通向走道的门窗须关闭，室外挂有明显的标志。有条件时尽量使隔离病室远离其他病室。室内空气用紫外线照射或消毒液喷洒，每日 1 次。当患者病情允许时，应戴口罩，定期更换，并限制其活动范围。

（2）进出隔离室要求：工作人员进入隔离室前必须戴好口罩、帽子，必要时穿隔离衣。进行可能产生喷溅的诊疗操作时，应戴护目镜或防护面罩，穿防护服。当接触患者及其血液、体液、分泌物、排泄物等物质时应戴手套。接触患者或污染物品后、护理另一患者前、离开隔离室前均必须消毒双手。

（3）口鼻分泌物处理：为患者准备专用的痰杯，口鼻分泌物需经消毒处理后方可丢弃。被患者污染的敷料应装袋标记后焚烧。

（4）探视要求：探视者需要进入隔离室时应戴口罩，与患者之间相隔距离 1 m以上。

（5）采用蓝色隔离标志。

(三)肠道隔离(intestinal tract isolation)

主要针对由患者的排泄物直接或间接污染食物或水源而引起传播的疾病所进行的隔离，通过隔离可切断粪－口传播途径。适用于细菌性痢疾、甲型肝炎、戊型肝炎、伤寒、副伤寒、脊髓灰质炎等。

（1）设专用隔离室：不同病种患者最好能分室居住，如必须同居一室，应做好床边隔离，每一病床应加隔离标记，患者不得互相交换物品。病室应有防蝇设备，并做到无蟑螂、无老鼠。指导患者饭前便后洗手。病室地面、物体表面消毒 1~2 次/d。

（2）进出隔离室要求：工作人员接触不同病种患者时需分别穿隔离衣，接触污染物时戴手套。接触患者或污染物品后、护理另一患者前、离开隔离室前均必须消毒双手。探视者需要进入隔离室时，应得到值班人员同意并采取相应的隔离措施。

（3）污物处理：患者的食具、便器各自专用，严格消毒，剩余的食物或排泄物均应消毒处理后才能倒掉。被粪便污染的物品要随时装袋，作好标记后送消毒或焚烧处理。

（4）采用棕色隔离标志。

（四）接触隔离（contact isolation）

凡传染性强、有重要流行病学意义、经接触传播但不必严密隔离的感染均需采取接触隔离。适用于破伤风、气性坏疽、新生儿带状疱疹、婴幼儿急性呼吸道感染、咽炎或肺炎、新生儿淋病奈瑟菌眼结膜炎等。

（1）设专用隔离室：相同病原引起感染的患者可同居一室，室外挂有明显的标志。

（2）进出隔离室要求：工作人员进入隔离病室前必须戴好口罩、帽子，从事可能污染工作服的操作时，应穿隔离衣，接触甲类传染病应按要求穿防护服。接触患者的血液、体液、分泌物、排泄物等物质时，应戴手套。手上有破损者，应停止接触此类患者。离开病室前，脱下隔离衣或防护服。接触患者或污染物品后、护理另一患者前、离开隔离室前均必须消毒双手。

（3）污物处理：患者接触过的一切物品，如被单、衣物、换药器械等均应先灭菌，然后再进行清洁、消毒、灭菌。被患者污染的敷料应装袋标记后送焚烧处理。

（4）采用橙色隔离标志。

（五）血液－体液隔离

血液－体液隔离（blood body fluid isolation）主要用于预防因直接或间接接触传染性血液或体液而传播的传染性疾病，如艾滋病、乙型肝炎、丙型肝炎、梅毒、黄热病、登革热、钩端螺旋体病、疟疾等。

（1）设专用隔离室：同种病原体感染者可同室隔离，个人卫生不能自理或出血不易控制易污染者单间隔离。隔离室内应有防蚊虫、防虱蚤等设备，隔离室外悬挂明显标志。

（2）进出隔离室要求：工作人员进入隔离病室前必须戴好口罩、帽子，若血液或体液可能污染工作服时需穿隔离衣，进行可能产生喷溅的诊疗操作时，应戴护目镜或防护面罩，穿防护服。注意洗手，严防被注射针头等利器刺破。若手被血液、体液污染或可能污染，应立即用消毒液洗手。护理另一个患者前、离开隔离室前也应消毒双手。

（3）污物处理：被血液或体液污染的室内物品的表面，立即用消毒液擦拭或喷洒消毒。被血液或体液污染的物品，应装袋标记后送消毒或焚烧。患者用过的针头应放入防水、防刺破并有标记的容器内，送出焚烧或进行灭菌等无害化处理。

（4）采用红色隔离标志。

（六）引流物－分泌物隔离

引流物－分泌物隔离（drainage fluid secretion isolation）主要用于预防因直接或间接接触传染性脓液或分泌物而引起的传染，如轻型烧伤感染、结膜炎、轻型皮肤及伤口感染等。

（1）可不设隔离室，但病室外应悬挂明显标志。

（2）进出病室要求：执行治疗或接触感染性物质时应戴口罩、手套，必要时戴护目镜；若引流物或分泌物可能污染工作服时需穿隔离衣。护理另一个患者前、离开病室前应洗手。

（3）污物处理：被引流物或分泌物污染的室内物品的表面，立即用消毒液擦拭或喷洒消毒。被污染的物品，应装袋标记后送消毒或焚烧。

（七）昆虫隔离

昆虫隔离（insect isolation）适用于以昆虫为媒介而传播的疾病，如乙型脑炎、流行性出血热、疟疾、斑疹伤寒等。应根据昆虫种类采取隔离措施，如病室应有蚊帐及其他防蚊设施；斑疹伤寒患者入院时，应经灭虱处理后才能住进同种病室。

（八）保护性隔离

以保护易感人群作为制订措施的主要依据而采取的隔离则称为保护性隔离（protective isolation），也称反向隔离，适用于抵抗力低下或极易感染的患者，如严重烧伤、早产儿、白血病、脏器移植及免疫缺陷患者等。其隔离的主要措施有：

（1）设专用隔离室：患者应住单间病室隔离，室外悬挂明显的隔离标志。病室内空气应保持正压通风，定时换气，地面、家具等均应严格消毒。

（2）进出隔离室要求：凡进入病室内人员应穿戴灭菌后的隔离衣、帽子、口罩、手套及拖鞋；未经消毒处理的物品不可带入隔离区；接触患者前、后及护理另一位患者前均应洗手。

（3）污物处理：患者的引流物、排泄物、被其血液及体液污染的物品，应及时处理。

（4）探陪要求：凡患呼吸道疾病者或咽部带菌者，包括工作人员均应避免接触患者；原则上不予探视，探视者需要进入隔离室时应采取相应的隔离措施。

四、隔离技术基本操作方法

（一）洗手

【目的】 清除手上污垢和大部分暂住菌。

【操作前准备】

1. 护士自身准备 衣帽整洁，修剪指甲，取下手表，卷袖过肘。

2. 用物准备 洗手池设备、清洁剂（通常为肥皂或含杀菌成分的洗手液），擦手纸或毛巾或干手机、盛放擦手纸或毛巾的容器。

3. 环境准备 清洁、宽敞。

【操作步骤】

1. 准备 打开水龙头，调节合适水流和水温。

2. 湿手 湿润双手，关上水龙头并取清洁剂涂抹。

3. 揉搓 按序揉搓双手（图 4-16）、手腕及腕上 10 cm，持续 15 s。

4. 冲洗 打开水龙头，双手稍低置，用流动水由手腕、手至指尖冲洗。

5. 干手 关闭水龙头，取擦手巾（纸巾）擦干双手（或用手烘干器烘干），水龙头最好是使用感应式开关或用肘、脚踏开关。

【注意事项】

（1）洗手方法正确，手的各个部位都需洗到、冲净。

（2）注意调节合适的水温、水流，避免污染周围环境。

（3）洗手后，手上不能检出致病性微生物。

（4）洗手条件受限时，若手无明显污染，可用快速手消毒剂揉搓双手；若手被污染，应先用含清洁剂的毛巾将双手擦净，再用快速手消毒剂揉搓，待自然干燥，以取代洗手。

【洗手的指征】 ①进入和离开病房前；②接触干净或无菌物品前；③使用厕所前后；④进行诊疗、护理操作（包括无菌操作）前后；⑤与患者长时间和密切接触后；⑥在病区中由污染区进入清洁区之前；⑦同一患者从污染操作转为清洁操作之间；⑧接触不同患者前后；⑨戴口罩及取下口罩前；⑩穿隔离衣前。

（二）手的消毒

【目的】 清除致病性微生物，预防感染与交叉感染，避免污染无菌物品和

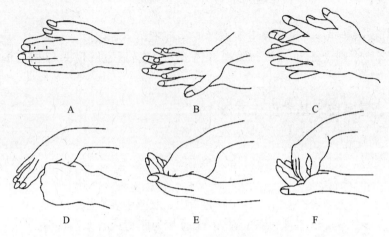

图 4 – 16 　洗手方法

A、掌心相对搓擦；B、手指交叉掌心对手背搓擦；C、手指交叉掌心相对搓擦
D、拇指在掌中转动搓擦；E、两手互握互搓指背；F、指尖在掌心中搓擦

清洁物品。

【操作前准备】

1. 护士自身准备　操作前衣帽整洁、取下手表、卷袖过肘、洗手。

2. 用物准备

(1)洗手池设备：如无洗手池设备，另备消毒液和清水各一盆。

(2)治疗盘：内盛消毒剂或消毒液、清洁干燥的小毛巾或纸巾、盛用过小毛巾或纸巾的容器。如用刷手法另备刷手液、已消毒的手刷、盛用过刷子的容器。

3. 环境准备　清洁、宽敞，物品放置合理、取用方便。

【操作步骤】

1. 涂擦消毒法　用消毒剂依次涂擦双手，方法为手掌对手掌→手掌对手背→两手手指及手指侧面相互对擦→指尖对手掌→手指掌面及手掌擦手腕。每一步骤来回 3 次，涂擦时间约 2 min 以达到消毒手的目的。任其自干或用小手巾自上而下擦干双手或用干手机吹干。

2. 浸泡消毒法　双手完全浸入消毒液的液面以下，按涂擦消毒法互相揉搓 2 min。任其自干或用小手巾自上而下擦干双手或用干手机吹干。

3. 刷手消毒法　用刷子醮洗手液，按前臂、腕部、手背、手指、指缝、指甲顺序彻底刷洗，刷 30 秒换刷另一手，反复 2 次(共刷 2 min)，再用流动水冲净泡沫，使污水从前臂流向指尖，用小手巾自上而下擦干双手，或用烘干机吹干。

【注意事项】

（1）消毒前先洗手并保持手的干燥。

（2）按操作规程进行消毒，消毒过程中不可污染干净的刷子、水龙头、洗手液或消毒液等，不可溅湿工作服。

（3）消毒完毕，手离开消毒液时避免接触容器边缘。

【手消毒的指证】　①实施侵入性诊疗操作前；②护理免疫力低下患者和新生儿前；③接触血液、体液、分泌物、排泄物后；④接触被致病微生物污染的物品后；⑤护理传染病患者后；⑥接触同一患者不同感染部位之后。

（三）帽子的使用

帽子可防止工作人员的头屑飘落、头发散落或被污染。戴帽子应遮住全部头发，并保持清洁。离开污染区前将帽子放入特定污物袋内，以便集中处理。

（四）口罩的使用

3 层纱布的口罩只能阻挡 70%～80% 的细菌，6 层纱布的口罩可阻挡 90% 以上的细菌，而 8 层纱布的口罩几乎可阻挡 100% 的细菌。医院使用的口罩多为夹层，中间夹层一般采用熔喷法生产的膨松的聚丙烯纤维网或充电极化纤维网，以增强对细菌的过滤能力。

1. 口罩的类型　常用口罩主要有外科口罩和医用防护口罩。

2. 口罩的佩戴方法

（1）外科口罩的佩戴方法

1）将口罩罩住鼻、口及下巴，口罩下方带系于颈后，上方带系于头顶中部（图 4－17）。

2）将双手指尖放在鼻夹上，从中间位置开始，用手指向内按压，并逐步向两侧移动，根据鼻梁形状塑造鼻夹。

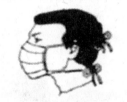

图 4－17　外科口罩佩戴方法

3）调整系带的松紧度。

（2）医用防护口罩的佩戴方法

1）一手托住防护口罩，有鼻夹的一面背向外（图 4－18A）。

2）将防护口罩罩住鼻、口及下巴，鼻夹部位向上紧贴面部（图 4－18B）。

3）用另一只手将下方系带拉过头顶，放在颈后双耳下（图 4－18C）。

4）再将上方系带拉至头顶中部（图 4－18D）。

5）将双手指尖放在金属鼻夹上，从中间位置开始，用手指向内按鼻夹，并分别向两侧移动和按压，根据鼻梁的形状塑造鼻夹（图 4－18E）。

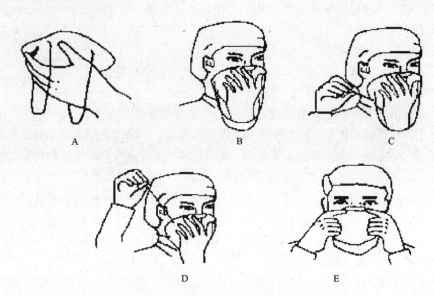

图 4-18　医用防护口罩佩戴方法

3.摘口罩方法

(1)不要接触口罩前面(污染面)。

(2)先解开下面的系带,再解开上面的系带(图 4-19A)。

(3)用手仅捏住口罩的系带丢至医疗废物容器内(图 4-19B)。

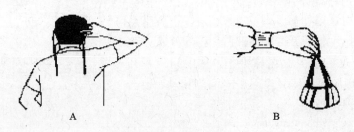

图 4-19　摘口罩方法

4.注意事项　①口罩应罩住口、鼻、眼眶以下的大部分面积。②戴上口罩后,口罩不可以悬挂于胸前,不可用污染的手触摸口罩。③离开污染区前将口罩放入特定污物袋内,以便集中处理。④始终保持口罩的清洁、干燥;纱布口罩使用 2~4 h 应更换;一次性口罩使用不超过 4 h;口罩潮湿或可疑污染应立即更换。⑤医用外科口罩只能一次性使用。

(五)避污纸的使用

避污纸是备用的清洁纸片,做简单隔离操作时,使用避污纸可保持双手或物品不被污染,以省略消毒程序。取避污纸时,应从页面抓取(图4-20A),不可掀开撕取(图4-20B),并注意保持避污纸清洁以防交叉感染。避污纸用后弃于污物桶内,集中焚烧处理。

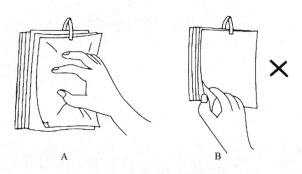

图4-20　取避污纸法

(六)穿、脱隔离衣

隔离衣通常用无纺布制作,应干燥、清洁、无尘、无霉斑、裂孔、破洞等。有防水隔离衣、一次性隔离衣。一次性隔离衣由帽子、上衣和裤子组成,可分为连身式、分身式两种。

【目的】　保护工作人员和患者,防止病原微生物播散,避免交叉感染。

【操作前准备】

1.护士自身准备　衣帽整洁、整齐;修剪指甲,取下手表;卷袖过肘、洗手。

2.用物准备　隔离衣1件,刷手及泡手设备。

3.环境准备　清洁、宽敞。

【操作步骤】

1.穿隔离衣

(1)取衣:手持衣领取下隔离衣(图4-21A),将隔离衣清洁面朝向自己,污染面向外,衣领两端向外折齐,对齐肩缝,露出肩袖内口(图4-21B)。

(2)穿衣袖:一手持衣领,另一手伸入一侧袖内,举起手臂,将衣袖穿好(图4-21C);换手持衣领,依上法穿好另一袖(图4-21D)。

(3)系衣领:两手持衣领,由前向后理顺领边,扣上领扣(图4-21E)。

(4)扎袖口:扣好袖口或系上袖带,需要时用橡皮圈束紧袖口(图4-21F)。

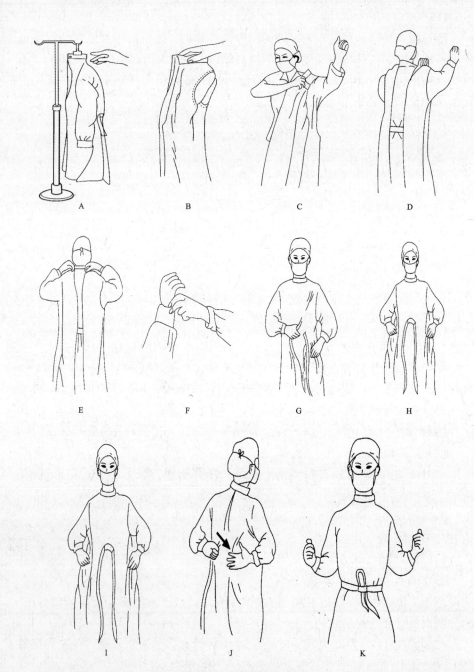

图 4 – 21　穿隔离衣方法

（5）系腰带：自一侧衣缝腰带下约 5 cm 处将隔离衣逐渐向前拉，见到衣边捏住（图 4 - 21G），再依同法将另一侧衣边捏住（图 4 - 21H）。两手在背后将衣边边缘对齐（图 4 - 21I），向一侧折叠（图 4 - 21J），按住折叠处，将腰带在背后交叉，回到前面打一活结系好（图 4 - 21K）。

2.脱隔离衣

（1）解腰带：解开腰带，在前面打一活结（图 4 - 22A）。

（2）解袖口：解开袖口，在肘部将部分衣袖塞入工作衣袖内（图 4 - 22B）。

（3）消毒双手。

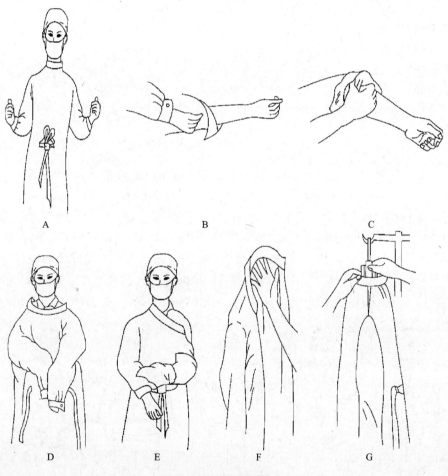

A　　　　　　　　　B　　　　　　　　　C

D　　　　　　　　E　　　　　　　　F　　　　　　　　G

图 4 - 22　脱隔离衣方法

（4）解领口：解开领扣。

（5）脱衣袖：一手伸入另一侧袖口内（图4－22C），拉下衣袖过手（遮住手），再用衣袖遮住的手在外面拉下另一衣袖（图4－22D），两手在袖内使袖子对齐，双臂逐渐退出（图4－22E）。

（6）挂衣钩：双手持领，将隔离衣两边对齐，挂在衣钩上（图4－22F、G）；不再穿的隔离衣，脱下后清洁面向外，卷好投入污物袋中。

【注意事项】

（1）隔离衣的长短要合适，须全部遮盖工作服，如有破洞，应补好后再穿。

（2）隔离衣每日更换，如有潮湿或污染，应立即更换。

（3）穿脱隔离衣过程中避免衣领和清洁面污染；穿衣时后侧边缘须对齐，折叠处不能松散。

（4）穿好隔离衣后，双臂保持在腰部以上，视线范围内，不得进入清洁区和接触清洁物品。

（5）消毒手时不能沾湿隔离衣，隔离衣也不可触及其他物品。

（6）脱下的隔离衣如挂在半污染区，清洁面向外；挂在污染区则污染面向外。

（八）穿脱防护服

1. 穿联体防护服或分体防护服　应遵循先穿下衣，再穿上衣，然后戴好帽子，最后拉上拉锁的顺序。

2. 脱防护服

（1）脱分体防护服时应先将拉链拉开（图4－23A）。向上提拉帽子，使帽子脱离头部（图4－23B）。脱袖子、上衣，将污染面向里放入医疗废物袋（图4－23C）。脱下衣，由上向下边脱边卷，污染面向里，脱下后置于医疗废物袋（图4－23D、E）。

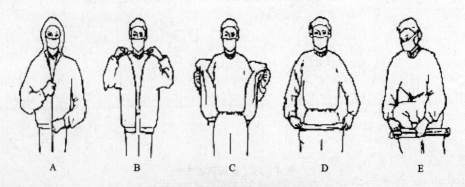

图4－23　脱分体防护服方法

（2）脱联体防护服时，先将拉链拉到底（图4－24A）。向上提拉帽子，使帽子脱离头部，脱袖子（图4－24B、C）；由上向下边脱边卷（图4－24D），污染面向里直至全部脱下后放入医疗废物袋内（图4－24E）。

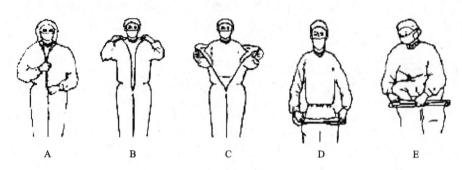

A　　　　B　　　　C　　　　D　　　　E

图4－24　脱联体防护服方法

附：医院消毒供应中心

消毒供应中心是医院无菌器材、敷料、用品等的供应部门，其工作质量直接影响医疗护理质量和患者的安危，因此，要求供应室工作人员掌握现代科学的消毒灭菌方法，并严格执行供应室的各项规章制度，以保证医疗器械的绝对无菌和各种治疗物品的齐全完好，保证全院急救、治疗、护理工作的顺利进行。

一、建筑位置

消毒供应中心的位置应接近临床科室，最好有直通电梯与手术部相连。周围环境清洁，通风采光良好，无污染源，避开垃圾站、废物存放处理场所、洗衣房、锅炉房、食堂、交通要道、厕所、产生粉尘的生产场所，周围无产生花粉和花絮的花草树木。形成一个相对独立的区域，便于组织内部工作流水线，避免外人干扰。不宜建在地下室或半地下室。

二、平面布局

（一）人、物流程平面设计

人、物流程平面设计有利于消毒供应中心实现"由污到洁"的工作流程。不得出现洁污交叉或物品回流。做到物品流向从污到洁到无菌；空气流向从洁到污；人员流向有专用通道，采取强制性通过方式，不得交叉和逆行。同一流程工作间尽量减少小房间的设置。工作区域的温度为20℃～25℃，检查包装区与灭菌物品存放区的相对湿度不宜大于60%。

(二)分区布局及其工作内容

分为办公区域和工作区域。工作区域分为去污区、检查包装区、灭菌物品存放区,三区划分清楚,区域间应有实际屏障,去污区、检查包装区和灭菌物品存放区设立人员出入缓冲间(带)和物品通道。

1. 去污区 包括污物回收、分类、器械清洗及消毒、布类清洗及消毒、污染物品存放、车辆清洗消毒处等。回收分类和清洗可设一室,按工作流程划分回收分类处、特殊感染物品处理处、手工清洗处、机械清洗处,各处之间有一定的距离。手套清洗必须分室,防止粉尘污染扩散。清洗消毒后的物品采用通道式双门互锁传递窗进入检查包装区。配备自动清洗器的医院可利用双扉式清洗器将去污区和检查包装区分隔。污物回收有专用通道或电梯,如与手术部连接应设专用入口。

2. 检查包装区 包括需灭菌的器械及诊疗用品检查与包装间、敷料制作及包装间、需消毒的诊疗用具包装和发放间(或发放窗口)、压力蒸汽灭菌间、低温灭菌间(室内配抽气排风扇)、干热灭菌间、检测室、工艺用水制作间等。有条件的医院可利用双扉式灭菌器分隔检查包装区和灭菌物品存放区。敷料制作及包装间必须与器械诊疗用品检查包装间分开,门窗合理设置。手术部器械需和病区器械分台分区制作包装。设清洁物品入口和接收需要灭菌物品的传递窗。一次性无菌医疗用品的拆包间与灭菌物品存放间之间可采用通道式双门互锁传递窗连接。

3. 灭菌物品存放区 包括灭菌物品存放和(或)已拆除外包装的一次性使用无菌医疗用品存放间。灭菌物品存放区必须与其他区域隔断,尽量靠近灭菌室。

4. 缓冲间(带) 进入去污区、检查包装区和无菌物品发放处设缓冲间(带)。去污区的缓冲间(带)用于洗手及更换个人防护用品;检查包装区的缓冲间(带)用于洗手及按规定着装;无菌物品存放处的缓冲间(带)用于无菌物品发放和下送车辆的存放。各缓冲间面积不应小于3 m。

5. 办公区 是工作人员生活、休息、学习等的区域。包括更鞋处、男更衣室、女更衣室、办公室、值班室、示教室、清洁物品库房、卫浴间等。更鞋处靠近入口处,为工作人员专用出入口。

三、消毒供应中心的职责

(1)建立健全各项制度、操作规程、质量控制措施,并具体落实,确保医疗用品的使用安全。

（2）参与医疗器械、一次性使用无菌医疗用品、清洁敷料的统一招标，并参与质量验收，定期对医疗用品、耗材的质量情况进行分析，并提出意见和改进建议。

（3）建立质量追溯系统；发现问题，及时调查与改进，保证及时、安全的物品供应。

（4）实施在职人员培训，提高人员素质。

（5）与使用科室取得密切联系，了解各科室专业特点、常见医院感染及其原因、对器械与物品处理的特殊要求和意见。

（6）掌握突然停水、停电、设备故障及突发意外事件等紧急处理措施。熟练掌握安全操作的技术，对发生职业暴露的危险因素有应对措施。

（7）负责清洗、消毒、灭菌设备的日常维护与保养，并建立设备档案，完整保存相关资料。

（李小英）

第五章　患者的清洁卫生

　　清洁卫生是指能促进个体生理和心理健康的清洁措施。维持个人卫生对确保个体的舒适、安全和健康十分必要。在日常生活中，每个人都能满足自己清洁方面的需要。但是，当人患病时，由于疾病的影响，患者自我照顾能力降低，往往无法满足自身清洁的需要。若机体卫生状况较差，对患者生理和心理方面都会产生负面影响。因此为使患者在住院期间身心处于最佳状态，做好患者的清洁卫生工作成为护士的重要职责之一。护理人员应及时评估患者的清洁状况，协助患者进行卫生护理，确保患者清洁与舒适，预防感染与并发症的发生。同时，护士还应判断患者完成自我护理的能力，并根据患者的需要和个人习惯提供适当的卫生护理。

　　患者的清洁卫生内容包括口腔护理、头发护理、皮肤护理、会阴部护理及晨晚间护理。护士在为患者提供卫生护理时，与患者密切接触，有助于建立治疗性护患关系。同时，护士在卫生护理过程中应尽可能确保患者的独立性，保护患者的隐私，尊重患者并增进患者身心的舒适。

第一节　口腔护理

　　良好的口腔卫生可促进机体的健康和舒适。口腔中经常存有大量的正常和致病菌群，正常人每天通过饮水、进食、刷牙、漱口等活动可达到减少和清除致病菌的目的。但当个体处于疾病状态时，机体的防御功能下降，并可能伴有进食和饮水障碍。在此情况下，口腔内的致病菌会大量繁殖，导致口腔卫生不洁甚至出现口腔疾病。口腔出现问题时会导致食欲下降、局部疼痛甚至全身性疾病；牙齿破损、缺失或不洁还会影响个人形象；口腔异味会给社会交往带来消极影响；口腔状况不佳还会影响营养物质的摄入。由此可见，口腔卫生对保持患者的健康十分重要。护理人员应认真评估并判断患者的口腔卫生状况，指导患者了解并掌握正确的口腔清洁技术，每日进行常规口腔清洁，以保持良好的口腔卫生状况。对于机体衰弱和存在功能障碍的患者，应协助其完成口腔护理(oral care)。

一、评估

口腔评估的目的是为了诊断患者现存的或潜在的口腔卫生问题，以制定护理计划并提供恰当的护理措施，减少口腔疾患的发生。

（一）口腔卫生状况

口腔卫生状况的评估包括：口唇、口腔黏膜、牙龈、牙齿、舌、腭以及唾液、气味等方面。

（二）自理能力

了解患者每日清洁口腔的情况，如刷牙、漱口或清洁义齿等，了解患者在口腔清洁过程中的自理程度。记忆功能减退或丧失的患者可能需要别人的提醒或指导才能完成口腔的清洁活动。对于自我照顾能力表示怀疑的患者，应鼓励其发挥自己的潜能，减少对他人的依赖，以达到不断增强自我照顾能力的目的。

（三）对口腔卫生保健知识的了解程度

评估患者对保持口腔卫生重要性及预防口腔出现异常情况知识的了解程度。如个人的刷牙习惯、刷牙方法；口腔清洁用具的选用，包括经常使用的牙膏、牙刷及其他口腔清洁用品；是否使用牙线；如有义齿如何护理等。

在为患者进行口腔护理前，应对患者的口腔卫生状况、自理能力以及其口腔卫生保健的知识水平进行全面的评估。评估时，可采用表5-1的方法。表内分值1表示好，2表示一般，3表示差。所有项目都有计分，分值为12～36分，分值越高，表明越需加强对口腔的卫生护理。

表5-1　口腔护理评估表

部位/分值	1	2	3
唇	滑润，质软，无裂口	干燥，有少量痂皮，有裂口，有出血倾向	干燥，有大量痂皮，有裂口，有分泌物，易出血
黏膜	湿润，完整	干燥，完整	干燥，黏膜擦破或有溃疡面
牙龈	无出血及萎缩	轻微萎缩，出血	有萎缩，容易出血、肿胀
牙/义齿	无龋齿，义齿合适	无龋齿，义齿不合适	有许多空洞，有裂缝，义齿不合适，齿间流脓液

续表

部位/分值	1	2	3
牙垢/牙石	无牙垢或有少许牙石	有少量至中量牙垢或中量牙石	大量牙垢或牙石
舌	湿润,少量舌苔	干燥,有中量舌苔	干燥,有大量舌苔或覆盖黄色舌苔
腭	湿润,无或有少量碎屑	干燥,有少量或中量碎屑	干燥,有大量碎屑
唾液	中量,透明	少量或过多量	半透明或黏稠
气味	无味或有味	有难闻气味	有刺鼻气味
损伤	无	唇有损伤	口腔内有损伤
自理能力	全部自理	需部分帮助	需全部帮助
健康知识	大部分知识来自于实践,刷牙有效,使用牙线清洁牙齿	有些错误观念,刷牙有效,未使用牙线清洁牙齿	有许多错误观念,很少清洁口腔,刷牙无效,未使用牙线清洁牙齿

(四)义齿配戴状况

取下义齿前,先观察患者义齿配戴是否合适,有无义齿连接过紧,说话时义齿是否容易滑下。取下义齿后,观察义齿的内套有无结石、牙斑、食物残渣等;检查义齿表面有无破损、裂痕等。

二、口腔的清洁护理

(一)口腔卫生指导

与患者讨论口腔卫生的重要性,定时检查患者口腔卫生情况。指导患者为减少龋齿的发生,应养成早、晚及餐后刷牙的习惯。通过刷牙活动可去除利于细菌藏匿和繁殖的食物碎屑。同时还能促进牙龈部的血液循环,从而保持牙龈的健康、稳固。睡前不应食入对牙齿有刺激性或腐蚀性的食物,减少食用含糖较高的食物;当口腔出现过度干燥时,鼓励患者多饮水。对患者每日的口腔清洁应给予以下指导:

1.清洁用具的使用　选择牙刷时应尽量选用外形较小、表面平滑、质地柔软的尼龙牙刷。柔软的牙刷可刺激牙龈组织,且不会损伤牙龈。外形较小的牙刷可保证在刷牙时能刷到牙齿的各个部位。不可使用已磨损或硬毛的牙刷,因其不仅清洁效果欠佳,而且容易导致牙齿磨损及牙龈损伤。牙刷在使用间隔时应保持清洁、干燥。牙刷应每隔3个月更换1次。选用的牙膏不应具有腐蚀性，以防损伤牙齿。含氟牙膏具有抗菌和保护牙齿的作用，可向患者推荐使用。药物牙膏可以抑制细菌的生长、起到预防龋齿和治疗牙齿过敏的作用，可根据需要选择使用。

2. 刷牙方法　刷牙(brushing)通常在晨起和就寝前进行，每次餐后也应刷牙。刷牙可清除牙齿表面以及牙龈边缘下面的牙菌斑。为了全面清洁牙齿的外面和内面，刷牙时应将牙刷的毛面与牙齿呈45°角，将牙刷顶端轻轻放于牙沟部位，以快速的环形来回刷动(图5-1A)。每次只刷2或3颗牙齿，刷完一个部位后再刷相邻部位，对于前排牙齿的内面，可用牙刷毛面的顶部以环形方式刷洗(图5-1B)，然后再反复刷洗牙齿的咬合面。刷完牙齿后，再刷洗舌面，由里向外刷，以减少致病菌的数量并清除食物碎屑。当协助他人刷牙时，可嘱其将舌头伸出，握紧牙刷并与舌面呈直角，用较小的力量，将牙刷刷向舌面尖端，再刷舌的两个侧面。之后嘱患者彻底漱口。彻底漱口对清除口腔内的食物碎屑和残余牙膏十分重要。必要时重复刷洗和漱口，直到口腔完全清洁为止。用水洗净牙刷，清除碎屑，甩去多余的水分后待干。

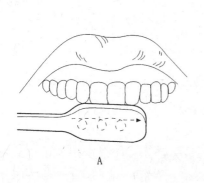
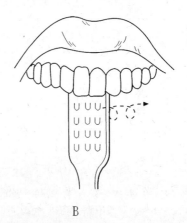

图 5-1　刷牙方法

A. 牙齿外表面的刷牙方法　　　　B. 牙齿内表面的刷牙方法

3. 牙线使用法　刷牙不能彻底清除牙齿周围的牙菌斑和碎屑。使用牙线(dental floss)可清除牙齿间的牙菌斑，预防牙周病，并协助清除口腔内的碎屑。尼龙线、丝线、涤纶线均可作牙线材料，每日剔牙两次，餐后立即进行更好(图5-2A、B)。

将牙线略松地缠于两手的示指或中指上，先清洁下面牙齿(图5-2C)。确保两手的示指抓紧丝线的两端，将丝线嵌入两牙齿间。拉住丝线的两端使其呈

"C"形。将丝线滑动至牙龈边缘，前后移动牙线，清洁牙齿间的侧面。然后，将牙线拉至牙齿上面，清洁上面牙齿。用两手的拇指拉住牙线，将牙线嵌入牙缝内。清洁上面牙齿的方法同下面牙齿（图5－2D、E）。使用牙线后，彻底漱口以清除口腔内的碎屑。尽管在操作中需对牙齿的侧面稍微施加压力，但切忌损伤牙龈部位。操作时，可在患者前面放一面镜子，以帮助护士能正确地握住牙线和清洁牙齿。

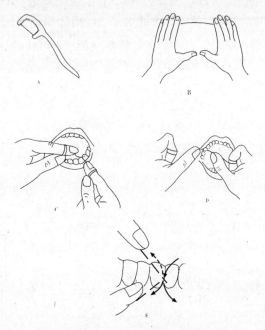

图5－2　牙线剔牙法

A.牙签线　　B.使用丝线或尼龙线作牙线　　C.使用牙线清洁下牙法

D.使用牙线清洁上牙法　　E.将牙线用力弹出，每个牙缝反复数次

（二）义齿的清洁护理

与真牙一样，义齿（denture）也会积聚一些食物碎屑、牙菌斑和牙石等，同样需要清洁护理。其刷牙方法与真牙的刷法相同。鼓励患者日间戴好义齿，以促进食物咀嚼，便于交谈，保持良好的口腔外形和个人外观。每日清洁义齿，避免牙龈感染和刺激。当患者不能自行清洁口腔时，护士应协助患者完成义齿的清洁工作。操作时护士戴好手套，取下义齿，清洁假牙并进行口腔护理。义齿清洁后应进行冲洗。在患者戴上义齿前，还应对患者口腔进行清洁。晚间休息时，应将义齿取下，使牙龈得到充分休息，防止细菌繁殖，并按摩牙龈部。

为防止义齿丢失或损坏，应将取下的义齿浸没于贴有标签的冷水杯中，每日换水一次。

（三）特殊口腔护理

对于高热、昏迷、危重、禁食、鼻饲、口腔疾患、术后、生活不能自理的患者，护士应给于特殊口腔护理（special oral care），见图 5-3，一般每日 2~3 次。如病情需要，应酌情增加次数。

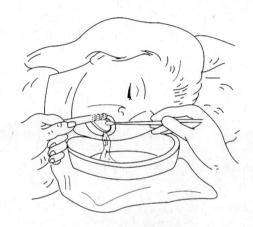

图 5-3　特殊口腔护理

【目的】

（1）保持口腔清洁、湿润，预防口腔感染等并发症。

（2）预防或减轻口腔异味，清除牙垢，增进食欲，确保患者舒适。

（3）观察口腔内的变化，提供病情变化的信息。

【操作前准备】

1. 评估患者并解释

（1）评估患者：患者的病情及口腔卫生状况。

（2）向患者解释口腔护理的目的、方法、注意事项及配合要点。

2. 患者准备

（1）了解口腔护理的目的、方法、注意事项及配合要点。

（2）取舒适体位。

3. 护士自身准备　衣帽整洁，修剪指甲，洗手、戴口罩。

4. 用物准备

（1）治疗盘内备：治疗碗 2 个（一个盛漱口溶液，一个盛浸湿的无菌棉球）、镊子、镊子缸、弯止血钳、弯盘、压舌板、纱布、吸水管、棉签、液体石蜡、手电筒、治疗巾。必要时备开口器。

(2)治疗盘外备：常用漱口液（表5-2）、口腔外用药（按需准备，常用的有口腔溃疡膏、西瓜霜、维生素 B_2 粉末、锡类散等）。

5. 环境准备　宽敞，光线充足或有足够的照明。

表5-2　口腔护理常用溶液

名　称	浓度	作用及适用范围
0.9%氯化钠溶液		清洁口腔，预防感染。口腔 pH 值为中性时适用
朵贝尔溶液（复方硼酸溶液）		轻微抑菌，消除口臭。口腔 pH 为中性时适用
过氧化氢溶液	1%~3%	防腐、防臭，适用于口腔感染有溃烂、坏死组织者。口腔 pH 偏酸时适用
碳酸氢钠溶液	1%~4%	属碱性溶液，适用于真菌感染。口腔 pH 偏酸时适用
洗必泰溶液	0.02%	清洁口腔，广谱抗菌
呋喃西林溶液	0.02%	清洁口腔，广谱抗菌
醋酸溶液	0.1%	适用于铜绿假单胞菌感染。口腔 pH 偏碱时适用
硼酸溶液	2%~3%	酸性防腐溶液，有抑制细菌的作用。口腔 pH 偏碱时适用
甲硝唑溶液	0.08%	适用于厌氧菌感染

【操作步骤】

(1)核对：将备齐的用物携至患者床旁，核对患者床号和姓名。

(2)体位：协助患者侧卧或仰卧，头偏向一侧，面向护士，便于分泌物及多余水分从口腔内流出，防止反流造成误吸。

(3)取治疗巾围于患者颈下，置弯盘于患者口角旁（图5-3）。

(4)漱口　协助患者用吸水管吸水漱口。

(5)口腔评估：嘱患者张口，护士一手持手电筒，一手持压舌板观察口腔情况。如果患者有口唇干裂，应先湿润口唇，防止口唇干裂者直接张口时破裂出血。昏迷患者可用开口器协助张口，开口器应从臼齿处放入，牙关紧闭者不可使用暴力使其张口，以免造成损伤。

(6)按顺序擦拭：用弯止血钳夹取含有无菌溶液的棉球，拧干棉球，棉球应包裹止血钳尖端。

　　1)嘱患者咬合上、下齿，用压舌板轻轻撑开左侧颊部，擦洗左侧牙齿的外面。沿纵向擦洗牙齿，按顺序由臼齿洗向门齿。同法擦洗右侧牙齿的外面。

　　2)嘱患者张开上、下齿，擦洗牙齿左上内侧面、左右咬合面、左下内侧面、左下咬合面。以弧形擦洗左侧颊部。同法擦洗右侧牙齿。注意一个棉球擦洗一个部位，每次更换一个棉球。擦洗过程中动作应轻柔，特别是对凝血功能差的患者，应防止碰伤黏膜及牙龈。

　　3)擦洗舌面及硬腭部。勿过深，以免触及咽部引起恶心。

　　(7)再次漱口：协助患者用吸水管吸水漱口，将漱口水吐入弯盘内，用纱布擦净口唇。有义齿的患者可协助患者清洁并佩戴义齿。

　　(8)再次观察口腔状况。

　　(9)润唇：将口唇涂一薄层液体石蜡或润唇膏，以防止口唇干燥、破裂。如有口腔黏膜溃疡，可局部涂用口腔溃疡膏。

　　(10)操作后处理

　　1)撤去弯盘及治疗巾。

　　2)协助患者取舒适卧位，整理床单位。

　　3)清洁、整理用物。

　　4)洗手。

　　5)记录口腔的卫生状况并观察护理效果。

【注意事项】

　　(1)清洗时动作要轻，以免损伤口腔黏膜，特别是对凝血功能较差的患者。

　　(2)给昏迷患者行口腔护理时，禁止漱口。擦拭过程中，应注意使用的棉球不能过湿，以免引起误吸。棉球要用止血钳夹紧，每次1个，防止遗留在口腔内，必要时清点棉球。

　　(3)传染患者用物按消毒隔离原则处理。

　　(4)对长期使用抗生素的患者，观察口腔时应注意观察其口腔内有无真菌感染。

　　(5)有活动义齿应先取下，用牙刷刷洗义齿的各面，用冷水冲洗干净，待患者漱口后再戴上。暂时不用的义齿，可浸入冷水中备用，每日更换1次清水。不可将义齿泡在热水或乙醇内，以免义齿变色、变形和老化。

【健康教育】

　　(1)向患者解释保持口腔卫生的重要性。

　　(2)介绍口腔护理的相关知识，如清洁用具的使用、刷牙方法、牙线的使用方法及义齿的清洁与护理方法，使患者能够做到有效清洁口腔，保持口腔卫生，以预防各种并发症的发生。

第二节　头发护理

　　头发清洁是患者每日清洁卫生护理的一项重要内容。经常梳理和清洁头发，可及时清除头皮屑及灰尘，使头发清洁、易梳理。同时，经常梳头和按摩头皮，还可促进头部血液循环，增进头皮细胞的营养，促进头发生长，并预防感染发生。良好的头发外观对维护个人形象、保持良好的心态及自信十分重要。对于病情较重、自我完成头发护理受限的患者，护士应予以适当的协助。

一、评估

　　1.头发及头皮状况　观察头发的分布、浓密程度、长度、卫生状况，注意头发有无光泽、发质是否粗糙、尾端有无分叉；询问患者头皮有无瘙痒、有无头皮屑；观察头皮有无抓痕、擦伤等情况。健康的头发应是清洁、有光泽、整齐、浓密适度、分布均匀，头皮清洁、无头皮屑、无损伤。头发的生长和脱落常与机体营养状况、内分泌状况、遗传因素、压力、某些药物的使用等因素有关。

　　2.头发护理知识及自理能力　患者及其亲属对头发清洁护理知识的了解程度，患者的自理能力等。

　　3.患者的病情及治疗情况　患病及一些治疗的需要均会妨碍患者头发的清洁。

二、头发的清洁护理

　　患病或身体衰弱时均会妨碍个体进行常规的头发清洁，导致其清洁度降低。多数患者可自行梳理头发。但对于长期卧床、关节活动受限、肌肉张力降低或共济失调的患者，护士应协助其完成头发的清洁和梳理。护理人员在协助患者进行头发护理(hair care)时，应询问患者的个人习惯，并调整护理方法以适应患者的个体需要。

　　(一)床上梳头(combing hair in bed)

　　【目的】

　　(1)使头发整齐、清洁，去除头皮屑，减少感染的机会。

　　(2)按摩头皮，促进头部血液循环，促进头发的新陈代谢。

　　(3)维护患者的自尊，增加患者自信，建立良好的护患关系。

　　【操作前准备】

　　1.评估患者并解释

　　(1)评估患者：患者的病情及自理程度。

（2）向患者解释梳头的目的、方法、注意事项及配合要点。

2. 患者准备

（1）了解梳头的目的、方法、注意事项及配合要点。

（2）病情允许时，可坐起或取半坐卧位。

3. 护士自身准备　衣帽整洁，修剪指甲，洗手。

4. 用物准备　治疗盘内备梳子、治疗巾、纸袋，必要时备发夹、橡皮圈（套）、30%的乙醇。

5. 环境准备　宽敞，光线充足或有足够的照明。

【操作步骤】

1. 核对　备齐用物携至床旁，核对患者床号和姓名。

2. 体位　协助患者取坐位或半坐卧位。

3. 铺治疗巾　将治疗巾铺于患者肩上。如患者只能平卧，铺治疗巾铺于枕上，将患者头偏向一侧。

4. 梳头　将头发从中间分成两股，护士一手握住一股头发，一手持梳子，由发梢向发根梳理。梳头时尽量使用圆钝齿的梳子，以防损伤头皮；如发质较粗或烫成卷发，可选用齿间较宽的梳子；如遇长发或头发打结不易梳理时，可将头发绕在手指上，也可用30%乙醇湿润打结处，再慢慢梳理开；避免过度牵拉，使患者感到疼痛。

5. 编辫子　根据患者的情况，可将长发编成辫或扎成束。

6. 操作后处理

（1）将脱落的头发置于纸袋中，撤去治疗巾。

（2）协助患者取舒适卧位，整理床单位。

（3）整理用物。

（4）洗手。

（5）记录执行时间及护理效果，以利于评价。

【注意事项】

（1）护士应特别注意患者的个人喜好，尊重患者的习惯。

（2）对于头发编成辫子的患者，每天至少将发辫松开一次，经梳理后再编。发辫不可扎得太紧，以免产生疼痛。

（3）头发梳理过程中，可用指腹按摩头皮，促进头部血液循环。

【健康教育】

（1）指导患者了解经常梳理头发的重要性及正确梳理头发的方法，以促进头部血液循环和头发的生长代谢，保持头发的整齐和清洁。

（2）保持良好的个人外观，以改善其心理状态，保持乐观的心情。

（二）床上洗头（shampooing hair in bed）

洗头的频度取决于个人的日常习惯和头发的卫生状况。对于出汗较多或头发上沾有各种污渍的患者，应增加洗头的次数。

根据患者的健康状况、体力和年龄，可采用多种不同的洗头方法。身体状况好的患者可在浴室内采用淋浴的方法洗头，对不能进行淋浴的患者可协助患者坐于床旁椅上进行床边洗头，必须卧床的患者可进行床上洗头。总之，洗头应以确保患者安全、舒适、不影响治疗为原则。长期卧床的患者，应每周洗发1次。遇有头虱的患者须经过灭虱处理后再将头发洗净。

【目的】

（1）去除头皮屑及污物，清洁头发，减少感染机会。

（2）按摩头皮，促进头部血液循环及头发的生长代谢。

（3）增进身心健康，促进患者舒适。建立良好的护患关系。

【操作前准备】

1. 评估患者并解释

（1）评估患者：患者的病情及头发的卫生状况。

（2）向患者解释洗头的目的、方法、注意事项及配合要点。

2. 患者准备

（1）了解洗头的目的、方法、注意事项及配合要点。

（2）按需要给予便器，协助患者排便。

3. 护士自身准备　衣帽整洁，修剪指甲，洗手。

4. 用物准备

（1）治疗盘内备：大、小橡胶单、浴巾、毛巾、别针、纱布、棉球（以不吸水棉球为宜）、量杯、洗发液、梳子。

（2）治疗盘外备：橡胶马蹄形卷或自制马蹄形垫、水壶（内盛43℃～45℃热水或按患者习惯调制）、脸盆或污水桶，需要时可备电吹风机。

5. 环境准备　移开床头桌、椅，关好门窗，调节好室温。

【操作步骤】

1. 核对　携用物至患者床旁，核对患者。

2. 体位　协助患者取仰卧位，上半身斜向床边。

3. 围毛巾　将衣领松开向内折，将毛巾围于颈下，用别针别好。

4. 铺橡胶单　将小橡胶单和浴巾铺于枕上，将枕垫于患者肩下。将大橡胶单围于马蹄形卷（图5-4）上形成水槽，置于患者后颈下。

5. 置头部于水槽中　协助患者颈部枕于马蹄形卷的突起处，头部置于水槽中（图5-5），大橡胶单的下端置于面盆或污水桶中，注意保护床单、枕头、衣服不被沾湿。

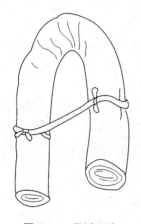

图 5 - 4　马蹄形卷

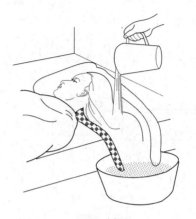

图 5 - 5　马蹄形卷床上洗头法

6. 保护眼耳　用棉球塞好双耳，用纱布盖好双眼，防止操作中水流入眼部和耳部。

7. 洗发　松开头发，将水壶内的温水倒入量杯中，确保水温合适(43℃ ~ 45℃，或符合患者习惯)。

(1)用量杯内的温水慢慢湿润头发，直至全部润湿。

(2)将头发均匀涂上洗发液，由发际至脑后部反复揉搓，同时用指腹轻轻按摩头皮，促进头部血液循环。

(3)一手抬起头部，另一手洗净脑后部头发。

(4)用温水冲洗头发，直至冲净，头发上若残留洗发液会刺激头发和头皮，并使头发变得干燥。

8. 擦干头发　解下颈部毛巾，擦去头发上的水分。取下眼部的纱布和耳内的棉球。用毛巾包好头发，擦干面部，避免患者着凉感冒。

9. 操作后处理

(1)撤去马蹄形卷和大橡胶单。

(2)将枕从患者肩下移向床头，协助患者仰卧于床正中，枕于枕上。

(3)解下包头的毛巾，再用浴巾擦干头发，用梳子梳理整齐。用电吹风吹干头发，梳理成型。

(4)协助患者取舒适卧位，整理床单位。

(5)整理用物。

(6)洗手。

(7)记录执行时间及护理效果。

护理人员在实际工作中可根据医院的现有条件和患者的具体情况采用不同的方法为患者洗头，如采用洗头车(图5-6)或扣杯法(图5-7)等。

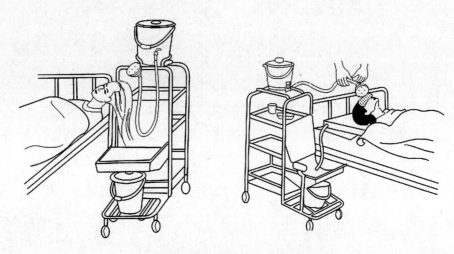

图5-6 洗头车床上洗头法

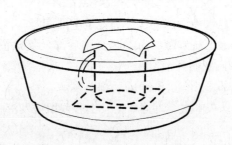

图5-7 床上洗头——扣杯法

【注意事项】

(1)护士为患者洗头时，应运用人体力学原理，身体尽量靠近床边，保持良好的姿势，避免疲劳。

(2)洗头过程中，应注意观察患者的病情变化，如面色、脉搏、呼吸的改变，如有异常，应停止操作；保持与患者的沟通，及时了解其感受，并酌情处理。

(3)洗发时间不宜过长，以免引起头部充血、疲劳，造成患者不适。身体极度虚弱的患者不宜床上洗发。

【健康教育】

(1)告知患者经常清洁头发可保持头发卫生,防止产生虱虮。并且还可促进头部血液循环及头发生长,以保持良好的外观形象,维护其自信。

(2)指导亲属掌握为卧床患者洗头的知识和技能。

(三)灭头虱、虮法

虱子是一类体形很小的昆虫。生长在头部的叫头虱,生长在身体上的叫体虱,生长在阴部的叫阴虱。虱虮的产生与卫生不良、环境拥挤或与有虱的人接触有关。头虱生长于头发和头皮上,体形很小,呈卵圆形,浅灰色。其卵(虮)很像头屑,系固态颗粒,而不是薄鳞片,紧紧粘在头发上,不易去掉。体虱常存在于衣物中,而阴虱则存在于阴毛处。虱子可传播疾病,并能导致皮肤瘙痒,抓伤后可导致感染。虱子可通过衣服、床单、梳子、刷子等进行传播,同时还可传播疾病,如流行性斑疹伤寒、回归热等。若发现患者有虱应立即采取消灭虱、虮的措施。

【目的】　消灭头虱和虮,预防患者相互间传染和传播疾病。

【操作前准备】

1.评估患者并解释

(1)评估患者:患者的病情及头虱、虮情况。

(2)向患者解释灭头虱、虮的目的、方法、注意事项及配合要点。

2.患者准备

(1)了解灭头虱、虮的目的、方法、注意事项及配合要点。

(2)必要时应动员患者剪短头发,剪下的头发应用纸袋包裹焚烧。

3.护士自身准备　穿好隔离衣,修剪指甲,洗手,戴口罩、手套。

4.用物准备

(1)治疗盘内备:洗头用物、治疗巾2~3块、篦子(齿内嵌少许棉花)、治疗碗内盛灭虱药液、纱布数块、塑料帽子、隔离衣、布口袋(或枕套)、纸袋、清洁衣裤、清洁大单、被套、枕套。

(2)治疗盘外备:常用灭虱、虮药液。

1)30%含酸百部酊剂:取百部30 g放入瓶中,加50%乙醇100 mL(或65°白酒100 mL),再加入纯乙酸1 mL盖严,48 h后方可使用。

2)30%百部含酸煎剂:取百部30g,加水500 mL煎煮30 min,以双层纱布过滤,将药液挤出。再将药渣加水500 mL煎煮30 min,以双层纱布过滤,挤出药液。将两次的药液合并浓缩至100 mL,冷却后加入纯乙酸1 mL,即制得30%百部含酸煎剂。如无乙酸,可用食醋代替,纯乙酸1 mL相当于市售食醋30 mL。

百部草外用有杀虫、止痒、灭虱的功能。其有效成分为多种生物碱,游离的生物碱一般不溶或难溶于水,而其同乙酸生成的盐能溶于水及含水的乙醇。将乙酸或醋加入百部酊剂和煎剂中,能提高百部的溶解度,破坏虱的粘附性,并可使虱蛋白变性。50%乙醇对百部的有效成分提取较多,且对虱外膜渗透力较强。温度在35℃时虱的发育最快,故以35℃药液处理虱,可加快虱中毒。

5.环境准备　同床上洗头法。

【操作步骤】

1.核对　携用物至患者床旁,核对患者。

2.擦拭药液　按洗头法做好准备。将头发分成若干小股,用纱布蘸灭虱药液,按顺序擦遍头发。并反复揉搓 10 min,使之湿透全部头发,以彻底发挥灭虱药的作用。

3.戴帽子　用帽子包住头发,避免挥发,保证药物的作用。

4.蓖虱和虱　24 h后取下帽子,用篦子蓖去死虱和虱卵,并清洗头发,如发现们有活虱须重复用药。

5.消毒　灭虱完毕,协助患者更换衣裤被服,将污衣裤礼被服放入布口袋内,扎好袋口,送压力蒸汽灭菌消毒,防止虱虱传播。

6.操作后处理

(1)整理床单位,清理用物。

(2)除去蓖子上的棉花,用火焚烧,将梳子和蓖子消毒后用刷子刷净,做到彻收消灭虱、虱。

(3)洗手。

(4)记录执行时间及护理效果。

【注意事项】

(1)操作中应注意防止药液溅入患者的面部及眼部。

(2)用药后注意患者的局部及全身反应情况。

(3)护士在操作过程中,应注意保护自己免受传染。

【健康教育】

(1)指导患者应经常检查头部的卫生情况,观察头发有无虱、虱,如有应采用灭虱、虱法去除。

(2)指导患者日常生活中应避免与有虱、虱的人接触。如本身有虱、虱,其用物应单独使用,应经常洗头,并注意自身用物的清洁消毒,搞好个人卫生。

第三节　皮肤护理

皮肤及其附属物构成皮肤系统。皮肤是身体最大的器官，由表皮、真皮和皮下组织组成。皮肤还包括由表皮衍生而来的附属器，如毛发、皮脂腺、汗腺和指(趾)甲等。完整的皮肤具有保护机体、调节体温、感觉、吸收、分泌及排泄等功能，皮肤的完整和健康有利于其处于最佳的功能状态。

皮肤的新陈代谢迅速，其代谢产物如皮脂、汗液及表皮碎屑等能与外界细菌及尘埃结合形成污垢，粘附于皮肤表面，如不及时清除，可刺激皮肤，并降低皮肤的抵抗力，破坏其屏障作用，成为细菌入侵的门户，造成各种感染。皮肤的清洁与护理有助于维持身体的完整性，给人体带来舒适，预防感染，防止压疮及其他并发症的发生。同时还可维护患者的自身形象，促进康复。

一、评估

一个人的皮肤状况可表明其健康状态，还可提供需要卫生护理的线索。正常的皮肤应是温暖、光滑、柔嫩、不干燥、不油腻，没有发红和破损，无肿块与其他疾病的征象。自我感觉清爽、舒适，皮肤无任何刺激感，对冷、热和触摸等感觉良好。

皮肤色泽、厚度、质地、饱满性、温度和湿润度的改变可以反映机体的变化。护士应经常通过视诊和触诊检查患者的皮肤，并作为患者一般健康资料和清洁护理的依据。护士在评估患者的皮肤时，应仔细检查皮肤的色泽、温度、柔软性和厚度、弹性、完整性、清洁性和感觉状况。同时还应注意体位、环境因素(如室温)、汗液量、皮脂分泌、水肿和色素沉着等情况对评估准确性的影响。

（一）颜色

肤色不但因人而异，而且在身体的各个部位或在身体的同一部位因姿势和环境因素的影响也会存在差别。例如，手掌的颜色和前臂外侧的颜色不同；将手举高和放低可看到手的肤色因血流的改变而变化。不同种族的皮肤其黑色素量也不同。

1.苍白　常见于休克或贫血患者，由于血红蛋白减少所致。

2.发绀　皮肤黏膜呈青紫色，主要为单位容积血液中还原血红蛋白量增高所致。发绀常见于口唇、耳郭、面颊、肢端。在皮肤上轻轻施加压力，使皮肤呈苍白状，除去压力，观察颜色的恢复情况。正常情况下，皮肤应在1秒内恢复原来的颜色。如果患者有发绀现象，受压处皮肤的颜色会首先从边缘处恢复，且比正常皮肤恢复慢。

3.发红 由于毛细血管扩张充血，血流速度加快及红细胞含量增多所致。生理情况见于运动、饮酒后；疾病情况见于发热性疾病，如大叶性肺炎、肺结核、猩红热等。

4.黄疸 皮肤、黏膜发黄，由于血中胆红素浓度增高所致，多见于胆道阻塞等疾病。

5.色素沉着 由于皮肤基底层的黑色素增多而致部分或全身皮肤色泽加深。

(二)温度

护士用手指的背部触摸患者皮肤，评估患者的皮肤温度。皮肤的温度有赖于真皮层的血循环量，其温度高低可提示患者有无感染和循环障碍。如局部有炎症或有全身发热时，血循环量增多，则局部皮温可增高。休克时，末梢循环差，皮温降低。另外，皮肤的温度还会受室温影响，出现皮肤颜色的变化。皮肤苍白表明环境温度较低或有循环障碍；皮肤发红表明环境温度较高或有炎症存在。

(三)柔软性和厚度

皮肤柔软性是指皮肤柔韧度或是否易于活动。皮肤的含水量、油脂情况、质地、饱满性、真皮层纤维的弹性以及皮肤水肿等可影响皮肤的柔软性。正常皮肤的厚度受身体部位、年龄及性别因素的影响。如手掌、脚掌皮肤较厚，而眼睑、大腿内侧皮肤则较薄；婴儿皮肤一般平滑、柔软、较薄，而老年人则较干燥、粗糙；男性皮肤较女性皮肤厚。

(四)弹性

检查皮肤弹性时可从前臂内侧提起一点皮肤，再放松时如果皮肤很快复原，表明皮肤的弹性良好。一般老年人或脱水患者的皮肤有皱纹，提起少量皮肤再放松时复原较慢，说明皮肤弹性较差。

(五)完整性和损伤

检查皮肤有无破损，有无斑点、丘疹、水泡和硬结。应特别注意患者皮肤有无损伤以及损伤的状况。观察并触摸皮肤的损伤和皮疹部位，注意皮肤损伤的范围是局部的还是全身的。

(六)感觉

通过触摸评估患者皮肤的感觉功能。用轻而有力的压力触摸患者的皮肤，询问其皮肤的感觉。同时让患者描述你手指的温度情况。若对温度、压力和触摸存在感觉障碍，表明患者皮肤具有广泛性或局限性损伤。皮肤有瘙痒感表明皮肤干燥或有过敏情况。

（七）清洁度

通过感觉患者身体的气味和观察患者皮肤的湿润、污垢和油脂情况来评估皮肤的清洁度。

在评估中，应特别注意皮肤的隐匿部位，如女性患者乳房下及会阴部的皮肤，男性患者的阴囊部位。对存在感觉功能下降、供血不足和机体活动障碍的患者更应注意对其皮肤的评估。

二、皮肤的清洁护理

（一）皮肤卫生指导（skin health guidance）

1. 清洁方法 油脂积聚会刺激皮肤，形成污垢并阻塞毛孔，因此护理人员应指导患者要经常沐浴。通过沐浴可清除积聚于皮肤上的油脂、汗液、死亡的表皮细胞和一些细菌。另外，皮肤清洁和沐浴还能刺激皮肤的血液循环，热水浴可使表皮的小动脉扩张，为皮肤提供更多的血液供应和营养物质。沐浴使人感到清新、放松，能焕发精神，改善外表和增进自尊，特别是对于出汗较多的患者，经常沐浴并保持皮肤干燥，可防止因皮肤潮湿而致的皮肤破损。但对于皮肤干燥的患者，应酌情减少沐浴次数。沐浴可为护士提供一个评估患者的良好机会，在协助患者沐浴的过程中，护士可观察患者的皮肤状况和身体情况及心理社会需求等。

患者沐浴的范围、方法和需要协助的程度取决于患者的活动能力、健康状况及个人喜好等。一般全身状况良好者，可行淋浴或盆浴。妊娠7个月以上的孕妇禁用盆浴。传染病患者的沐浴应根据病情、病种按隔离原则进行。对于活动受限的患者可采用床上擦浴的方法。应鼓励患者自行沐浴，以预防由于机体长期不活动而引起的并发症。如果患者有体力上的依赖性或存在认知方面的障碍，护士在为患者提供全面、有效的皮肤护理时应更加注意皮肤状况。

无论患者接受何种方式的洗浴，护士均应遵循以下原则：

（1）提供私密空间。关闭门或拉上沐浴区周围的隔帘。为患者擦浴时，只暴露正在擦洗的部位。

（2）保证安全。在离开患者的床单位时，一定要安放好床栏（特别是对于不能自理的或意识丧失的患者更为重要）。在临时离开患者病室时，应将呼叫器放于患者易取的部位。

（3）注意保暖：保持室内的温暖，防止患者因身体暴露而受凉。皮肤潮湿时，由于对流作用，很容易导致热量的大量散失，因此，关应好门窗，避免空气对流。洗浴中尽量减少患者的肢体暴露。

（4）增进患者的自理能力，鼓励患者尽可能多地参与沐浴过程，患者需要时再给予协助。

(5)预期患者的需求，事先将换洗的清洁衣服和卫生用品置于患者床边或浴室内。

2. 清洁用品　患者沐浴时，护士应根据患者皮肤的状况如干性或油性、完整性，个人喜好及清洁用品使用的目的、效果来选择清洁及保护皮肤的用品。①浴皂：可有效地清洁皮肤。对于皮肤容易过敏的患者，应使用低过敏性的浴皂。对于皮肤特别干燥或皮肤有破损者，只可使用温水清洗。②润肤剂：可在体表形成一层油脂面，防止水分蒸发，起到软化皮肤的作用。常用的润肤剂有羊毛脂和凡士林类护肤品。③爽身粉：可防止皮肤摩擦并能吸收多余的水分，阻碍细菌的生长。

护士应根据清洁用品的性质及使用目的选择所需的清洁用品。一般情况下，有1种或2种浴皂或浴液加上润肤剂就可以对患者进行皮肤清洁护理。在考虑患者的喜好时，对于患者不宜使用的清洁用品要劝阻患者使用。如有的患者喜欢使用质地粗糙的去垢肥皂，但这种肥皂会导致皮肤干燥、粗糙，可劝阻患者使用中性或无刺激性的浴皂。

(二)淋浴和盆浴(shower and tub bath)

能够自行完成沐浴过程的患者可采用淋浴或盆浴。护士协助患者的程度取决于患者的自理能力。

【目的】

(1)去除皮肤污垢，保持皮肤清洁，促进患者生理和心理上的舒适。

(2)促进皮肤的血液循环，增强皮肤的排泄功能，预防感染和压疮等并发症的发生。

(3)促进患者身体放松，增加患者活动的机会。

(4)为护理人员提供观察患者并与其建立良好护患关系的机会。

【操作前准备】

1. 评估患者并解释

(1)评估患者的病情及自理程度。

(2)向患者解释沐浴的目的、方法、注意事项及配合要点。

2. 患者准备

(1)了解沐浴的目的、方法、注意事项及配合要点。

(2)根据需要协助患者排便。

3. 护士自身准备　衣帽整洁，修剪指甲，洗手。

4. 用物准备　脸盆、毛巾2条、浴巾、浴皂(可根据不同皮肤选择酸、碱度适宜的浴皂或浴液)、洗发液、清洁衣裤、拖鞋。

5. 环境准备　调节室温至 22℃以上，水温保持在 41℃~46℃，也可按患者习惯调节。

【操作步骤】

1. 备物

(1)检查浴盆或浴室是否清洁。

(2)协助患者准备洗浴用品和润肤用品。

(3)将用物放于浴盆或浴室内易取处。

2. 解释

(1)协助患者入浴室，防止患者出现意外性跌倒。

(2)嘱患者穿好浴衣和拖鞋。

(3)指导患者如何调节冷、热水的开关，避免患者受凉，但应注意水过热可致意外性烫伤，并使血管扩张导致眩晕。

(4)嘱患者进出浴室应扶好安全把手，防止患者滑倒或跌倒。

(5)浴室不应锁门，可将"正在使用"的标记挂在浴室门上，以备发生意外时护士能及时入内。但在确保安全的前提下，注意保护患者的隐私。

3. 沐浴　患者沐浴时，护士应在可呼唤到的地方，并每隔 5 min 检查 1 次患者的情况，注意观察患者在沐浴过程中的反应，必要时可在旁守护，防止患者发生意外，确保患者安全。当患者使用信号铃时，护士应先敲门后再进入浴室。如患者使用盆浴，应根据情况协助患者移出浴盆，帮助患者擦干皮肤。在浴盆中浸泡的时间不应超过 20 min，浸泡过久容易导致疲倦。

4. 操作后处理

(1)根据情况协助患者穿好清洁衣裤、拖鞋，注意保暖，防止患者受凉。协助患者回病房，并取舒适卧位。

(2)清洁浴盆或浴室，将用物放回原处，将"未用"的标记挂于浴室的门上。

(3)洗手。

(4)记录执行时间及护理效果。

【注意事项】

(1)进食 1 h 后方可进行沐浴，以免影响消化功能。

(2)防止患者滑倒、受凉、晕厥、烫伤等意外情况发生。若遇患者发生晕厥，应立即将患者抬出、平卧、保暖、并通知医生配合处理。

(3)妊娠 7 个月以上的孕妇禁用盆浴，衰弱、创伤、患心脏病需卧床的患者，不宜淋浴和盆浴。

(4)传染患者进行淋浴，应根据病种、病情按隔离原则进行。

【健康教育】

(1)指导患者经常检查皮肤的卫生情况,确定沐浴的次数和方法。

(2)正确选择清洁用品和护肤用品。

(三)床上擦浴(bath in bed)

床上擦浴适用于制动、活动受限以及身体过于衰弱的患者。如使用石膏、牵引或必须卧床等而无法自行沐浴的患者。

【目的】

(1)同淋浴和盆浴(1)~(4)。

(2)观察患者的一般情况,活动肢体,防止肌肉挛缩和关节僵硬等并发症的发生。

【操作前准备】

1.评估患者并解释

(1)评估患者:患者的病情及皮肤卫生状况。

(2)向患者解释床上擦浴的目的、方法、注意事项及配合要点。

2.患者准备

(1)了解床上擦浴的目的、方法、注意事项及配合要点。

(2)病情稳定,全身状况较好。

3.护士自身准备 衣帽整洁,修剪指甲,洗手。

4.用物准备

(1)治疗盘内备:浴巾2条、毛巾2条、浴皂、小剪刀、梳子、浴毯、50%乙醇、护肤用品(润肤剂、爽身粉)。

(2)治疗盘外备:脸盆2个、水桶2个(一桶盛的50℃~52℃热水,并按年龄、季节和个人习惯增减水温;另一桶接盛污水用)、清洁衣裤和被服。另备便器、便器巾和屏风。

5.环境准备 调节室温在24℃以上,关好门窗,拉上窗帘或使用屏风遮挡。

【操作步骤】

(1)核对:备齐用物携至床旁,将用物放于易取、稳妥处。核对患者并询问患者有无特殊的用物需求。

(2)按需要给予便器。

(3)关好门窗,用屏风遮挡患者,防止室内空气对流,减少患者机体热量的散失,并保护患者的隐私。

(4)体位:协助患者移近护士侧并取舒适卧位,保持患者身体平衡,以确保患者的舒适。同时避免了操作中护士身体过度伸展所致的肌肉紧张和疲劳。

（5）盖浴毯：根据病情放平床头及床尾支架，松开盖被，移至床尾。将浴毯盖于患者身上以保暖及维护隐私。

（6）备水：将脸盆和浴皂放于床旁桌上，倒入50℃～52℃温水约2/3满。

（7）擦洗脸部及颈部

1）将一条浴巾铺于患者枕上，将另一条浴巾盖子患者胸部。将毛巾叠成手套状，包于护士手上（图5-8），将包好的毛巾放入水中，彻底浸湿。擦浴时避免弄湿床单和盖被。

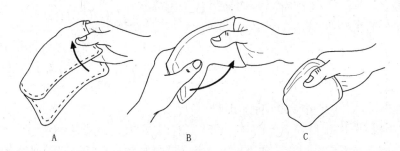

A   B   C

图5-8 包毛巾法

2）先用温水擦洗患者眼部，避免使用浴皂，以免引起眼部的刺激症状，再使用毛巾的不同部位，由内眦擦至外眦，轻轻擦干眼部，防止眼部分泌物进入鼻泪管。

3）询问患者面部擦洗是否使用浴皂。按顺序彻底洗净并擦干前额、面颊、鼻部、颈部和耳部。由于脸部皮肤比身体其他部位的皮肤更容易暴露于外界，浴皂容易使脸部皮肤干燥，所以除眼部外，其他部分一般采用清水一遍、浴皂一遍、清水擦净、浴巾擦干的顺序擦洗。

（8）擦洗上肢和手

1）为患者脱去上衣，盖好浴毯，充分暴露擦洗部位，以便于擦浴。一般情况脱衣时先脱近侧后脱远侧。如有肢体外伤或活动障碍，即应先脱健侧，后脱患侧。先脱健侧可便于操作，并避免患侧关节的过度活动。

2）移去近侧上肢浴毯，将浴巾纵向铺于患者上肢下面。

3）将毛巾涂好浴皂，擦洗患者上肢，从远心端到近心端，至腋窝。擦洗皮肤时力量要足以刺激肌肉组织，以刺激皮肤的血液循环。再用清水擦净，并用浴巾擦干。

4）将浴巾对折，放于患者床边处。置浴盆于浴巾上。协助患者将手浸于浴盆中，洗净并擦干。根据情况修剪指甲，以便于清除指甲下面的污垢。操作后移至对侧，同法擦洗对侧上肢。

(9)擦洗胸，腹部

1)根据需要换水，检查水温。

2)将浴巾盖于患者胸部，将浴毯向下折叠至患者脐部，应尽量减少患者身体不必要的暴露。护士一手掀起浴巾的一边，用另一包有毛巾的手擦洗患者的胸部，女性患者擦洗中应特别注意擦净女性乳房下的皮肤皱褶处。必要时，可将乳房抬起擦洗下面的皮肤。因为乳房下垂，皮肤摩擦后容易出现破损。擦洗过程中应保持浴巾盖于患者的胸部，并擦干胸部皮肤。

3)将浴巾纵向盖于患者的胸、腹部(可使用两条浴巾)，将浴毯向下折叠至会阴部。护士一手掀起浴巾的一边，用另一包有毛巾的手擦洗患者的腹部，同法擦洗另一侧。擦洗过程中应保持浴巾盖于患者腹部。彻底擦干腹部皮肤。应特别注意洗净脐部和腹股沟部的皮肤皱褶处，由于皮肤皱褶处潮湿、分泌物聚集，容易刺激皮肤，并导致皮肤破损。

(10)擦洗背部

1)协助患者取侧卧位，背向护士，露出背部和臀部，将浴巾纵向铺于患者身下。

2)将浴毯盖于患者的肩部和腿部。从颈部至臀部擦洗患者。应特别注意擦净患者臀部和肛门部的皮肤皱褶处，因肛门和臀部周围的皮肤皱褶处常有粪便，细菌易于滋生。

3)进行背部按摩(见背部按摩护理)

4)协助患者穿好清洁上衣。如有肢体外伤或活动障碍，应先穿患侧，后穿健侧。先穿患侧，可减少机体的关节活动，便于操作。将浴毯盖于患者胸、腹部。换水。

(11)擦洗下肢、足部及会阴部

1)将浴毯撒至床中线处，盖于远侧腿部，确保遮盖住会阴部，尽量减少身体不必要的暴露。将浴巾纵向铺于近侧腿部下面，擦洗腿部。从踝部洗至膝关节处，再洗至大腿部，因为从远端洗向近端可促进静脉回流。洗净后彻底擦干。

2)一手托起患者的小腿部，将足部轻轻放于盆内，确保足部已接触至盆的底部。浸泡足部时可擦洗腿部。擦洗足部，确保洗净脚趾之间的部分。根据情况修剪趾甲。彻底擦干足部。如果足部过于干燥，可使用润肤用品。

3)护士移至床对侧。将浴毯盖于洗净的腿上，同法擦洗近侧腿部和足部。擦洗后，用浴毯盖好患者，并换水。

4)协助患者取仰卧位，用浴巾盖好上肢和胸部，将浴毯盖好下肢，只暴露会阴部。洗净并擦干会阴部(见会阴部护理),操作过程中尽量注意保护患者的隐私。

(12)根据需要使用润肤用品。协助患者穿好衣服,梳头,以维护患者的个人形象。

(13)整理:整理床单位。撤去脏单,置于处置车上。清理用物,放回原处。

(14)洗手。

(15)记录:记录执行时间及护理效果。

【注意事项】

(1)擦浴中,应随时注意患者的保暖,为患者盖好浴毯,天冷时可在被内操作。一般擦浴应在 15～30 min 内完成。

(2)擦浴中应注意观察患者的病情变化,如出现寒战、面色苍白、脉速等征象,应立即停止擦浴,并给予适当处理。

【健康教育】

(1)向患者及其亲属讲解皮肤护理的意义、方法及进行床上擦浴时应注意的事项。

(2)教育患者经常观察皮肤,预防感染和压疮等并发症的发生。

(四)背部按摩(back rub)

背部按摩通常在患者沐浴后进行。背部按摩可提供观察患者皮肤有无破损迹象的机会,并能促进患者皮肤的血液循环。通过触摸皮肤,可为护士提供一个与患者沟通的渠道。进行背部按摩时,可通过减少噪声和确保患者舒适的方法促进患者放松。在进行背部按摩前应先了解患者的疾病诊断,如有背部按摩的禁忌证,应禁止进行背部按摩。例如,对于有背部手术或肋骨骨折的患者应禁止进行背部按摩。

【目的】

(1)促进皮肤的血液循环,预防压疮等并发症的发生。

(2)观察患者的一般情况,皮肤有无破损,满足患者的身心需要。

【操作前准备】

1.评估患者并解释

(1)评估患者:病情及背部皮肤状况。

(2)向患者解释背部按摩的目的、方法、注意事项及配合要点。

2.患者准备

(1)了解背部按摩的目的、方法、注意事项及配合要点。

(2)病情稳定,全身状况较好。

3.护士准备　衣帽整洁,修剪指甲,洗手。

4. 用物准备　毛巾、浴巾、50% 乙醇、脸盆（内盛 50℃ ～ 52℃ 的温水）、屏风。

5. 环境准备　调节室温在 24℃ 以上，拉上窗帘或使用屏风遮挡。

【操作步骤】

1. 核对　备齐用物携至床旁，核对患者床号和姓名。

2. 备水　将盛有温水的脸盆放于床旁桌或椅上。

3. 体位　协助患者取俯卧位或侧卧位，背向操作者，有利于背部按摩。拉好隔帘或使用屏风，保护患者的隐私。

4. 按摩

（1）俯卧位背部按摩

1）铺浴巾：暴露患者背部、肩部、上肢和臀部。将身体的其他部位用盖被盖好，以减少不必要的身体暴露。将浴巾纵向铺于患者的背部下面，防止液体过多弄湿床单位。

2）擦洗：用毛巾擦洗患者的颈部、肩部、背部和臀部。

3）按顺序按摩：将两手掌蘸少许 50% 乙醇，以手掌的大、小鱼际作按摩。先将手放于骶骨部位，以环形方式按摩，从臀部向肩部按摩。按摩肩胛部时应用力稍轻。再从上臂沿背部的两侧向下按摩至髂嵴部位（图 5 – 9）。勿将手离开患者皮肤，至少持续按摩 3 min。温和、稳重的按摩可促进肌肉组织的放松；持续的皮肤按摩可刺激皮肤组织的血液循环。

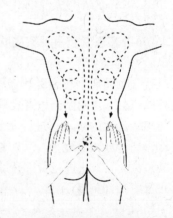

图 5 – 9　背部按摩

4）用拇指指腹蘸 50% 乙醇，由骶尾部开始沿脊柱旁按摩至肩部、颈部。继续按摩向下至骶尾部。

5）用手掌的大小鱼际蘸 50% 乙醇紧贴皮肤按摩其他受压处。

6）再进行 3 min 的背部轻叩。

（2）侧卧位背部按摩

1）同俯卧位背部按摩（1）～（6）。

2）协助患者转向另一侧卧位，以便按摩另一侧髋部。

5. 更换衣服　用浴巾将背部过多的乙醇擦净，协助患者穿好衣服。

6. 操作后处理

（1）协助患者取舒适卧位，整理床单位，拉开隔帘或撤去屏风。

（2）整理、清洁用物。

（3）洗手。

（4）记录执行时间及护理效果。

【注意事项】

（1）操作过程中注意监测患者的心率、血压及呼吸情况，如有异常立即停止操作。

（2）护士在操作时，应符合人体力学原理，注意节时省力。

【健康教育】

（1）向患者及其亲属进行健康宣教，介绍背部按摩对预防压疮发生的重要性。

（2）教导患者应经常自行检查皮肤，在卧位或坐位时应采用减轻压力的方法，并经常对受压处的皮肤进行按摩。有计划、适度地活动全身。

（3）教育患者保持皮肤及床褥的清洁卫生，使患者及其亲属能积极参与自我护理。

三、压疮的预防与护理

长期卧床患者皮肤出现的最严重的问题是发生压疮。压疮（pressure ulcer）是身体局部组织长期受压，血液循环障碍，局部组织持续缺血、缺氧，营养缺乏，致使皮肤失去正常功能，而引起的组织破损和坏死。压疮最早称为褥疮。来源于拉丁文"decub"，意为"躺下"。因此容易使人误解为压疮是"由躺卧引起的溃疡"，实际上，压疮可发生于长期躺卧或长期坐位（如坐轮椅）的患者，并非仅由躺卧引起。引起压疮最基本、最重要的因素是由于压力而造成局部组织缺血、缺氧，故称为"压力性溃疡"更妥当，即强调了形成溃疡的主要原因。

压疮本身不是原发疾病，它大多是由于其他原发病未能很好地护理而造成的皮肤损伤。一旦发生压疮，不仅给患者带来痛苦，加重病情，延长疾病康复的时间，严重时还会因继发感染引起败血症而危及生命。因此，必须加强对患者的皮肤护理，预防和减少压疮的发生。

（一）压疮发生的原因

1. 压力因素 当持续性的垂直压力超过毛细血管压（常为 16~32 mmHg）一定的时间，组织会发生缺血、溃烂坏死。压疮不仅可由垂直压力引起，而且也可由摩擦力和剪切力引起，通常是 2~3 种力联合作用引起。

（1）垂直压力（pressure）：对局部组织的持续性垂直压力是引起压疮的最重要原因。压疮的形成与压力的大小和持续的时间有密切关系，压力越大、压力持续时间越长，发生压疮的概率就越高。皮肤和皮下组织可在短时间内耐受一定的压力而不发生组织坏死。但如果压力高于 32 mmHg，并持续作用不缓解，组织就会发生缺氧，血管塌陷、形成血栓，出现压疮。

（2）摩擦力（friction）：是由两层相互接触的表面发生相对移动而产生。摩擦力作用于皮肤时，易损害皮肤的角质层，患者在床上活动或坐轮椅时，皮肤随时都可受到床单和轮椅表面的逆行阻力的摩擦。皮肤擦伤后，受潮湿、污染而容易发生压疮。

（3）剪切力（shearing force）：因为骨骼及深层组织由于重力作用会向下滑行，而皮肤及表层组织由于摩擦力的缘故仍停留在原位，使两层组织产生相对性移位而引起剪切力的产生。两层组织间发生剪切力时，血管被拉长、扭曲、撕裂而发生深层组织坏死。剪切力是由压力和摩擦力相加而成，与体位有密切关系。如患者平卧抬高床头时，身体下滑，皮肤与床铺之间出现摩擦力，加上身体垂直方向的重力，从而导致剪切力的产生，引起局部皮肤血液循环障碍而发生压疮（图 5 - 10）。

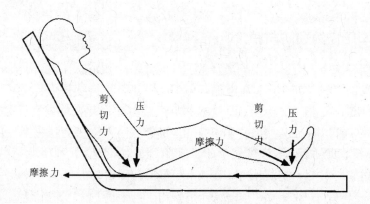

图 5 - 10　剪切力形成图

2. 皮肤受潮湿或排泄物的刺激　皮肤经常受到汗液、尿液、各种渗出引流液等物质的刺激会变得潮湿，出现酸碱度改变，致使表皮角质层的保护能力下降。皮肤组织破溃，且很容易继发感染。

3. 营养状况　营养状况是影响压疮形成的一个重要因素。全身出现营养障碍时，营养摄入不足，蛋白质合成减少，出现负氮平衡，皮下脂肪减少，肌肉萎缩，一旦受压，骨隆突处皮肤要承受外界的压力和骨隆突处对皮肤的挤压力。

受压处缺乏肌肉和脂肪组织的保护，容易引起血液循环障碍，出现压疮；过度肥胖者卧床时体重对皮肤的压力较大，也容易发生压疮；机体脱水时皮肤弹性变差，在压力或摩擦力的作用下容易变形；而水肿的皮肤由于弹性、顺应性下降，更容易受损伤，同时组织水肿使毛细血管与细胞间距离增加，氧和代谢产物在组织细胞的溶解和运送速度减慢，皮肤出现营养不良，容易导致压疮发生。

4. 年龄　老年人皮肤松弛、干燥，缺乏弹性，皮下脂肪萎缩、变薄，皮肤易损性增加。

5. 体温升高　体温升高时，机体的新陈代谢率增高，组织细胞对氧的需求增加。加之身体局部组织受压，使已有的组织缺氧更加严重。因此，伴有高热的严重感染患者有组织受压的情况时，发生压疮的概率升高。

6. 矫形器械使用不当　应用石膏固定和牵引时，限制了患者身体的活动。特别是夹板内衬垫放置不当、石膏内不平整或有渣屑、矫形器械固定过紧或肢体有水肿时，容易使肢体血液循环受阻，而导致压疮发生。

（二）压疮发生的危险性评估

绝大多数压疮是能够预防的，科学精心的护理可将压疮的发生率降到最低程度。综合评估压疮的高危患者、危险因素及易患部位对压疮的预防非常重要。评估应经常进行，以确保患者得到及时的护理，这就要求护士在工作中应做到"六勤"：勤观察、勤翻身、勤按摩、勤擦洗、勤整理、勤更换。交接班时，应严格细致地交接局部皮肤情况及护理措施执行情况。

1. 高危患者评估

（1）神经系统疾病患者：如昏迷瘫痪者，自主活动能力丧失，长期卧床，身体局部组织长期受压。

（2）老年患者：如前所述。

（3）肥胖患者：过重的机体使承重部位的压力增加。

（4）身体衰弱、营养不良者：受压处缺乏肌肉、脂肪组织的保护。

（5）水肿患者：水肿降低了皮肤的抵抗力，并增加了对承重部位的压力。

（6）疼痛患者：为避免疼痛而处于强迫体位，机体活动减少。

（7）石膏固定患者：翻身、活动受限。

（8）大、小便失禁患者：皮肤经常受到污物、潮湿的刺激。

（9）发热患者：体温升高可致排汗增多，汗液可刺激皮肤。

（10）使用镇静药患者：自主活动减少。

2. 危险因素评估　护士可通过评分方式对患者发生压疮的危险性进行评估，目前常用的评估法有 Braden 评分法和 Norton 评分法等。

（1）Braden 评分法：是目前国内外用来预测压疮发生的最常用的方法之一（表5-3），其分值越少，发生压疮的危险性越高。评分≤12分，属于高危患者，应积极采取相应的护理措施，实施重点预防。

表5-3　Braden 评分法

项目/分值	4	3	2	1
活动：身体活动程度	经常步行	偶尔步行	局限于床上	卧床不起
活动能力：改变和控制体位能力	不受限	轻度限制	严重限制	完全不能
摩擦力和剪切力	无	无明显问题	有潜在危险	有
感觉：对压迫有关的不适感受能力	未受损害	轻度丧失	严重丧失	完全丧失
潮湿：皮肤暴露于潮湿的程度	很少发生	偶尔发生	非常潮湿	持久潮湿
营养：通常摄食状况	良好	适当	不足	恶劣

（2）Norton 评分法：也是公认的预测压疮发生的有效的评分方法（表5-4），特别适用于评估老年患者，其分值越少，发生压疮的危险性越高。低度危险，评分≤14分；中度危险，评分≤12分；高度危险，评分≤10。

表5-4　Norton 评分法

项目/分值	4	3	2	1
1. 意识状态	清醒	淡漠	模糊	昏迷
2. 营养状况	好	一般	差	极差
3. 运动	运动自如	轻度受限	重度受限	运动障碍
4. 活动	活动自如	扶助行走	依赖轮椅	卧床不起
5. 排泄控制	能控制	尿失禁	大便失禁	二便失禁
6. 循环	毛细血管再灌注迅速	毛细血管再灌注减慢	轻度水肿	中度至重度水肿
7. 体温	36.6℃~37.2℃	37.2℃~37.7℃	37.7℃~38.3℃	>38.3℃
8. 药物使用	未使用镇静药和类固醇类药物	使用镇静药	使用类固醇类药物	使用镇静药和类固醇类药物

3. 压疮的易患部位　压疮多发生于受压及缺乏脂肪组织保护、无肌肉包裹或肌层较薄的骨隆突处。卧位不同，受压点不同，好发部位亦不同（图5-11）。

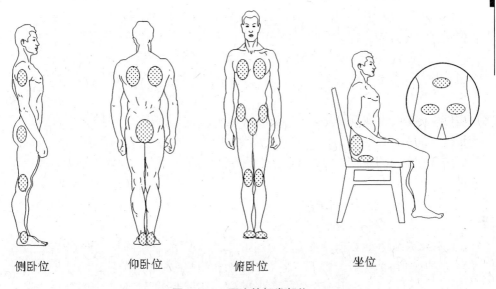

侧卧位 　　　仰卧位 　　　俯卧位 　　　坐位

图 5-11 压疮的好发部位

(1)仰卧位:好发于枕骨粗隆、肩胛部、肘部、脊椎体隆突处、骶尾部、足跟部。

(2)侧卧位:好发于耳郭、肩峰、肘部、髋部、膝关节内外侧、内外踝处。

(3)俯卧位:好发于面颊部、耳郭、肩部、女性乳房、男性生殖器、髂嵴、膝部、脚趾处。

(4)坐位:好发于坐骨结节处。

(三)压疮的病理分期及临床表现

压疮的发生是一个渐进的过程,根据其损伤的程度可分为3期。

1. 淤血红润期 淤血红润期又称为Ⅰ度压疮,此期为压疮初期。身体局部组织受压,血液循环障碍,皮肤出现红、肿、热、痛或麻木,解除压力30 min后,皮肤颜色不能恢复正常。此期皮肤的完整性未破坏,为可逆性改变,如及时去除致病原因。则可阻止压疮的进一步发展。

2. 炎性浸润期 炎性浸润期又称为Ⅱ度压疮。红肿部位继续受压,血液循环仍得不到改善,静脉回流受阻,局部静脉淤血。皮肤的表皮层、真皮层或两者发生损伤或坏死。受压部位呈紫红色,皮下产生硬结,常有水泡形成,极易破溃,患者有疼痛感。

3. 溃疡期 溃疡期又称为Ⅲ度压疮。根据组织坏死程度又分为浅度溃疡期和坏死溃疡期。浅度溃疡期患者全层皮肤破坏,可深及皮下组织和深层组织。表皮水泡逐渐扩大、破溃，真皮层疮面有黄色渗出液。感染后表面有脓液覆盖，致使浅层组织坏死，形成溃疡，患者疼痛感加重。坏死溃疡期，为压疮严重期。坏死组织侵入真皮下层和肌肉层，感染可向周边及深部扩展，可深达骨面，脓液较多，坏死组织发黑，脓性分泌物增多，有臭味，严重者细菌入血易引起脓毒败血症，造成全身感染，危及生命。

一般情况下，压疮的发展是由浅到深、由轻到重的过程，但在一些特殊的病例中，也会出现例外。如个别急性或危重的患者，可在 6～12 h 内迅速出现Ⅲ度压疮；而有些肥胖的患者，还可能出现闭合性压疮，即内部组织已经坏死，而皮肤看上去似乎完好。因此，应严密观察皮肤情况，以免贻误病情，造成严重后果。

（四）压疮的预防措施

预防压疮的关键在于消除诱发因素。

1.避免局部组织长期受压　①定时翻身，间歇性解除局部组织承受的压力。鼓励和协助患者经常更换卧位，翻身的间隔时间视病情及受压处皮肤状况而定。一般每 2 h 翻身 1 次，必要时 30 min 翻身 1 次，并建立床头翻身记录卡（表 5 - 5）。经常翻身，可使骨隆突部位轮流承受身体的重量。有条件的医院，可使用电动翻转床帮助患者变换多种体位。②保护骨隆突处和支持身体空隙处。患者处于各种卧位时，应采用软枕或其他设施垫于骨突处，以减少所承受的压力，保护骨突处皮肤。对易发生压疮的患者，使用各种床垫可使支撑体重的面积加大，降低骨隆突处皮肤所受的压强，能有效预防压疮。其中以气垫最好，羊皮垫具有减小剪切力及高度吸收水蒸气的性能，适用于长期卧床患者。其次为水垫、凝胶垫，泡沫塑料垫最差，禁止使用橡胶垫。应指出的是，尽管采用各种设施，仍须经常为患者更换卧位。因为即使较小的压力，如果压迫时间过长，也可阻碍局部的血液循环，导致组织损伤。③正确使用石膏、绷带及夹板固定。对使用石膏、绷带、夹板或牵引器等固定的患者，应随时观察局部状况及指（趾）甲颜色、温度的变化，认真听取患者的反映，适当调节松紧。衬垫应平整、柔软，如发现石膏绷带过紧或凹凸不平，应立即通知医生，及时调整。

2.避免摩擦力和剪切力的作用　患者平卧位时。如需抬高床头，一般不应高于 30°。如需半坐卧位时，为防止身体下滑移动，可在足底部放一木垫，并屈髋 30°，在腘窝下垫软枕。长期坐椅时，应适当给予约束，防止患者身体下滑。协助患者翻身、变换体位或搬运患者时，应将患者的身体抬离床面，避免拖、拉、推等动作，以免形成摩擦力而损伤皮肤。使用便器时，若使用搪瓷便器，便器不应有损坏。使用时，应协助患者抬高臀部，不可硬塞、硬拉，必要时在便器边缘垫以软纸、布垫或撒滑石粉，防止擦伤皮肤。

表5-5 翻身记录卡

姓名		床号	
日期/时间	卧 位	皮肤情况及备注	执行者

3.保护患者皮肤 保持患者皮肤和床单的清洁干燥是预防压疮的重要措施。根据需要每日用温水清洁患者皮肤。清洁皮肤时应避免使用肥皂或含酒精的清洁用品，以免引起皮肤干燥或残留碱性残余物。擦洗过程中，动作应轻柔，不可过度用力，防止损伤皮肤。皮肤干燥后，可适当使用润肤品以保持皮肤湿润。对皮肤易出汗的部位如腋窝、腘窝、腹股沟等，可使用爽身粉。对有大、小便失禁者，应及时擦洗皮肤，及时更换床单及衣服，局部皮肤可采用皮肤保护贴(油)以保护、润滑皮肤，如湿润烧伤膏、赛肤润、康惠尔敷贴、美皮康敷贴等，但严禁在破溃的皮肤上涂抹。皮肤一旦擦伤，受到汗、尿、便或渗出液的浸渍，极易发生压疮，因此应积极处理。床单位应保持清洁、干燥、平整、无碎屑。

4.促进皮肤血液循环 对长期卧床的患者，应每日进行主动或被动的全范围关节运动练习，以维持关节的活动性和肌肉张力，促进肢体的血液循环，减少压疮发生。给患者施行温水浴，不仅能清洁皮肤，还能刺激皮肤的血液循环。患者变换体位后，对局部受压部位应进行按摩，以改善该部位的血液循环，促进静脉回流。对于因受压而出现反应性充血的皮肤组织则不主张按摩，因此时软组织已受到损伤，实施按摩可造成深部组织的损伤。

5.增进全身营养 营养不良既是导致压疮发生的原因之一，也是直接影响压疮愈合的因素。合理的膳食是改进患者营养状况、促进创面愈合的重要措施。因此，对易出现压疮的患者应给予高蛋白、高热量、高维生素的饮食，保证正氮平衡，促进创面愈合。维生素C及锌在伤口的愈合中起着很重要的作用，对于易发生压疮的患者应给予补充。另外，对有水肿的患者应限制水和盐的摄入，脱水患者应及时补充水和电解质。

6.健康教育 为使患者及其亲属有效地参与或独立地采取预防压疮的措

施，就必须使其了解压疮发生、发展及预防和护理知识。如要经常改变体位、定时翻身、经常自行检查皮肤及保持身体及床褥的清洁卫生等。使患者及其亲属掌握预防压疮的知识和技能，积极参与预防压疮的护理活动。

（五）压疮的治疗与护理

尽管压疮的预防措施是非常有效的，但一些高危个体仍然可能发生压疮，治疗压疮的措施包括局部伤口和全身治疗与护理。

1. 全身治疗　应积极治疗原发病，增加营养和全身抗感染治疗等。良好的营养是疮面愈合的重要条件。应给予平衡饮食，增加蛋白质、维生素和微量元素的摄入。遵医嘱抗感染治疗，预防败血症发生，同时加强心理护理。

2. 局部治疗与护理

（1）淤血红润期：此期护理的重点是去除致病原因，防止压疮继续发展。增加翻身次数，避免局部组织长期受压，改善局部血液循环。保持床铺平整、干燥、无碎屑，避免摩擦、潮湿和排泄物对皮肤的刺激。加强营养的摄入，以增强机体的抵抗力。

（2）炎性浸润期：此期应保护皮肤，防止感染发生。除继续加强上述措施外，应对出现水泡的皮肤进行护理，未破的小水泡应尽量减少摩擦，防止水泡破裂、感染，使其自行吸收；大水泡可在无菌操作下用注射器抽出泡内液体，不必剪去表皮，局部消毒后，再用无菌敷料包扎。根据情况还可以选择红外线照射治疗。

（3）溃疡期

1）浅度溃疡期：此期应尽量保持局部疮面清洁。保湿敷料可为疮面的愈合创造一个适宜的环境，便于新生的上皮细胞覆盖在伤口上，逐渐使疮面愈合。理想的保湿敷料透气性好，如透明膜、水胶体、水凝胶等。现主张黑色创面采用水凝胶等敷料，黄色创面采用藻酸钙敷料等，红色创面肉芽形成时采用吸收力强的敷贴，上皮生长时采用薄型敷贴。

2）坏死溃疡期：此期应清洁疮面，去除坏死组织，保持引流通畅，促进肉芽组织生长。采用清热解毒、活血化瘀、去腐生肌并具有收敛作用的中草药治疗是目前最有效的方法之一。有溃疡时正确清洗疮面十分重要，最好的清洗液为温开水和0.9%氯化钠溶液。首次清创时用0.5%碘伏或3%过氧化氢溶液消毒后，再用0.9%氯化钠溶液清洗；以后换药只用0.9%氯化钠溶液清洗，不再使用任何消毒剂。对于溃疡较深、引流不畅者，应用冲洗，以抑制厌氧菌生长。感染的疮面应定期采集分泌物作细菌培养及药物敏感试验，每周1次，根据检查结果选用治疗药物。

还可采用空气隔绝后局部持续吹氧法。其原理是利用纯氧抑制疮面厌氧菌生长，提高疮面组织供氧，改善局部组织有氧代谢，并通过吹氧使疮面干燥，促进结痂，有利于愈合。方法是用塑料袋罩住疮面并固定四周，通过一小孔向袋内吹氧，氧流量为 5~6 L/min，每日 2 次，每次 15 min。治疗完毕后，疮面用无菌纱布覆盖或暴露均可。对分泌物较多的疮面，可在湿化瓶内加 75% 乙醇，使氧气通过湿化瓶时带出一部分乙醇，抑制细菌生长，减少分泌物，起到加速疮面愈合的作用。

对大面积深达骨骼的压疮，应配合医生清除坏死组织，植皮修补缺损组织，以缩短压疮病程，减轻患者痛苦。

压疮是全身、局部因素综合作用所引起的皮肤组织变性、坏死的病理过程。因此应积极预防，采取局部治疗为主、全身治疗为辅的综合防治措施。护理人员只有认识到压疮的危害性，了解其病因和发生发展规律，掌握其防治技术，才能自觉有创造性地做好压疮的防治工作。

第四节　会阴部护理

会阴部护理（perineal care）包括清洁会阴部及其周围的皮肤部分。会阴部护理往往与常规的沐浴操作结合进行。有自理能力的患者可自行完成会阴部护理。护士在为患者进行会阴部护理时，特别是面对异性患者时会感到困窘，同样，患者也会感到局促不安。但不能因此而忽视患者的卫生需求。因此，为异性患者进行会阴部护理时，可请一位与患者同性的护士在旁边陪同。护士严谨的科学作风和熟练、敏捷的操作技术可缓解患者的不安情绪。

由于会阴部有许多孔道，致病菌常容易由此进入体内。另外，会阴部温暖、潮湿，且通风较差，有利于致病菌滋生。患病时机体抵抗力减弱，患者长期卧床，会阴部空气流通不畅，皮肤易破损。而且，会阴部皮肤阴毛生长较密，易于致病菌繁殖，故经常进行会阴部的清洁护理对预防感染及增进患者的舒适是十分必要的。

一、评估

1. 自理能力　了解患者日常会阴部清洁情况，确定患者是自行完成还是需要他人协助完成，以及需要他人协助的程度。

2. 会阴部卫生状况　观察患者会阴部有无感染症状，皮肤完整性及分泌物情况。

3. 会阴部卫生知识的了解程度及技能　评估患者对会阴部清洁卫生重要性的了解程度，会阴部清洁方法是否正确。

二、会阴部的清洁护理

(一)便器使用法

便器(bedpan)(图5-12)应清洁、无破损,用便器巾覆盖。金属便器使用前需倒入少量热水加温,避免太凉而引起患者不适。有些患者不习惯于躺卧姿势排便,在病情允许时可适当抬高床头。

使用便器前,将橡胶单及中单置于患者臀下,帮助患者脱裤,嘱患者屈膝。护士一手托起患者的腰骶部,嘱患者抬高臀部,另一手将便器置于患者臀下(图5-13A),使便器开口端朝向患者的足部。对于不能自主抬高臀部的患者,护士先帮助患者侧卧,放置便器后,一手扶住便器,另一手帮助患者恢复平卧位(图5-13B),或两人协力抬起患者臀部放置便器。检查患者是否坐于便器中央。护士在离开前,应将卫生纸、呼叫器等放于患者身边易取处。

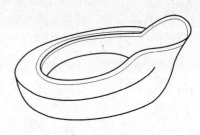

图5-12 便器

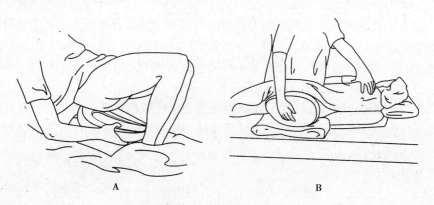

图5-13 便器使用法
A.仰卧位置便器法 B.侧卧位置便器法

排便完毕,嘱患者双腿用力,将臀部抬起,护士一手抬高患者的腰和骶尾部,一手取出便器,遮上便器布。处理和清洁便器,注意观察患者大、小便情况,以协助诊断和治疗。

(二)会阴部清洁护理

对于泌尿生殖系统感染、大小便失禁、会阴部分泌物过多或尿液浓度过高刺激皮肤或导致皮肤破损的患者,及有留置导尿管、产后以及各种类型的会阴部手术后的患者,护士应对其进行会阴部的清洁护理。

由于会阴部的各个孔道彼此很接近,容易发生交叉感染,会阴部尿道口是最清洁的部位,肛门是相对最不清洁的部位。因此,进行会阴部清洁时,首先应清洁尿道口周围,最后擦洗肛门。

【目的】

(1)去除会阴部异味,预防和减少感染。

(2)防止皮肤破损,促进伤口愈合。

(3)增进舒适,指导患者清洁的原则。

【操作前准备】

1.评估患者并解释

(1)评估患者:病情及会阴部卫生状况。

(2)向患者解释会阴部护理的目的、方法、注意事项及配合要点。

2.患者准备

(1)了解会阴部护理的目的、方法、注意事项及配合要点。

(2)患者取仰卧位。

3.护士自身准备 衣帽整洁,修剪指甲,洗手,戴口罩。

4.用物准备

(1)治疗盘内备:毛巾、浴巾、清洁棉球、无菌溶液、大量杯、镊子、橡胶单、中单、一次性手套、浴毯、卫生纸。

(2)治疗盘外备:水壶(内盛50℃~52℃的温水)、便器、屏风。

5.环境准备 拉上窗帘或使用屏风遮挡,操作时予以遮挡,减少暴露。

【操作步骤】

1.核对 备齐所需用物,携至患者床旁。核对患者床号和姓名。

2.遮挡患者 拉好患者的隔帘,或使用屏风,关闭门窗,以保护患者的隐私。

3.体位 协助患者取仰卧位,暴露会阴部。将盖被折于会阴部以下,将浴毯盖于患者胸部保暖。

4.戴手套 戴好一次性手套,防止交叉感染。

5.暴露会阴部 协助患者暴露会阴部,便于操作。

6.备水 将脸盆内放入50℃~52℃的温水,避免受凉或烫伤。将脸盆和卫生纸放床上桌上,将毛巾放于脸盆内。

7.擦洗会阴部　注意用物应置于易取处,并防止操作中水的溢出。

(1)男性患者会阴部护理

1)擦洗大腿上部:将浴毯的上半部返折,暴露阴茎部位。用患者的衣服盖于患者胸部保暖,清洗并擦干两侧大腿的上部。

2)擦洗阴茎头部:轻轻提起阴茎,将浴巾铺于下方,由尿道口向外环形擦洗阴茎头部(图5-14)。更换毛巾,反复擦洗,直至擦净阴茎头部。擦洗的方向应从污染最小的部位至污染最大的部位,防止细菌向尿道口传播。

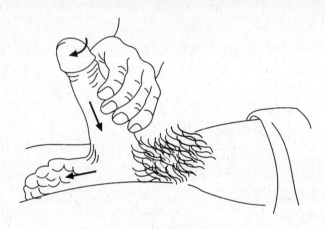

图5-14　男性患者会阴部清洁护理

3)擦洗阴茎体部:沿阴茎体由上向下擦洗,应特别注意阴茎下面的皮肤。擦洗力量应柔和、适度,避免过度刺激。

4)擦洗阴囊部:小心托起阴囊,擦洗阴囊下面的皮肤皱褶处。阴囊部位受压容易引起患者疼痛,应轻柔擦拭。

(2)女性患者会阴部护理

1)体位:协助患者取仰卧位,屈膝,两腿分开。

2)擦洗大腿上部:将浴毯的上半部返折,暴露会阴部,用患者的衣服盖于患者胸部保暖。清洗并擦干两侧大腿的上部。注意保护患者隐私。

3)擦洗阴唇部位:左手轻轻合上阴唇部位,右手擦洗阴唇外的黏膜部分,注意皮肤皱褶处需擦洗干净。再从会阴部向直肠方向擦洗(从前向后),减少粪便中的致病菌向尿道口传播的机会。

4)擦洗尿道口和阴道口部位:左手分开阴唇,暴露尿道口和阴道口。右手从会阴部向直肠方向轻轻擦洗各个部位。彻底擦净阴唇、阴蒂和阴道口周围的部分(女性月经期或留置导尿管时,可用棉球清洁)。注意每擦一处,更换毛巾的不同部位。

8. 会阴冲洗

（1）置便器：如果患者使用便器，先铺橡胶单、中单于患者臀下，再置便器于患者臀下（图 5 – 15）。

（2）冲洗：护士一手持装有温水的大量杯，一手持夹有棉球的大镊子，边冲水边擦洗会阴部。从会阴部冲洗至肛门部，冲洗后，将会阴部彻底擦干。

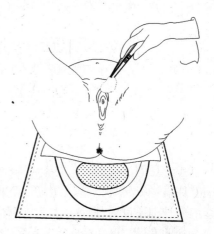

（3）整理：撤去便器、中单和橡胶单。协助患者放平腿部，取舒适卧位。

9. 取侧卧位　将浴毯放回原位，盖于会阴部，协助患者侧卧位，便于护理肛门部位。

10. 擦洗肛门　应特别注意肛门部位的皮肤情况。必要时在擦洗肛门前，可先用卫生纸擦净肛门部位。

图 5 – 15　女性患者会阴部清洁护理

11. 涂软膏　如果患者有大、小便失禁，可在肛门和会阴部位涂一层凡士林或氧化锌软膏，防止皮肤受到尿液和粪便中有毒物质的浸润。

12. 协助患者穿好衣裤　脱去一次性手套，置于指定容器内。协助患者穿好衣裤。

13. 操作后处理：

（1）协助患者取舒适卧位，整理床单位。

（2）撤去浴毯和脏单，将用物放回原处。

（3）清洗后观察会阴部及其周围部位的皮肤状况。

（4）洗手。

（5）记录执行时间及护理效果。

【注意事项】

（1）进行会阴部擦洗时，每擦洗一处均需变换毛巾的部位或更换毛巾，如用棉球擦洗，每擦洗 1 次均应更换棉球。

（2）护士在操作时，应符合人体力学原则，保持良好的身体姿势，注意节时省力。

（3）如患者有会阴部或直肠手术，应使用无菌棉球轻轻擦净手术部位及会阴部周围。

【健康教育】

(1)教导患者应经常检查会阴部的卫生情况，及时做好清洁卫生，预防感染。

(2)指导患者掌握会阴部清洁的方法。

第五节　晨晚间护理

当患者需要协助完成个人卫生护理时，每日常规的卫生护理是十分必要的。

一、晨间护理

当患者晨间醒来后，应进行晨间护理(morning care)。经过一整夜的睡眠，患者往往需进行必要的清洁护理，使其身心舒适，以愉快的心情迎接新的一天。晨间护理还可促进睡眠过程中身体受压部位的血液循环，预防压疮及肺炎等并发症的发生，并可保持病床和病室整洁。护士通过晨间护理可以观察和了解患者病情，为诊断治疗和调整护理计划提供依据。同时可以及时发现患者存在的问题，做好心理护理和卫生指导。晨间护理一般于晨间诊疗工作前完成。晨间护理的内容包括：

(1)对于能离床活动的、病情较轻的患者，应鼓励其自行洗漱，包括刷牙、漱口、洗脸、梳头。通过完成这些活动，一方面可促进患者离床活动，使全身的肌肉、关节得到运动，另一方面使其增强疾病康复的信心。护士可用消毒毛巾进行湿式扫床，根据清洁程度，更换床单，整理好床单位。

(2)对于病情较重、不能离床活动的患者，如危重、高热、昏迷、瘫痪、大手术后或年老体弱患者，护士应协助其完成晨间护理，其内容包括：

1)协助患者排便，协助其刷牙、漱口，病情严重者给予口腔护理。洗脸、洗手、梳头，协助翻身并检查全身皮肤有无受压变红，用湿热毛巾擦洗背部并进行背部及受压的骨隆突处皮肤的按摩。

2)按需要更换衣服和床单，整理好床单位。

3)与患者交谈，了解睡眠情况及病情变化，鼓励患者早日康复，给予必要的心理护理。

4)根据室温适当开窗通风，保持病室内空气新鲜。

二、晚间护理

通过必要的晚间护理(hour of sleep care),可为患者提供良好的夜间睡眠条件,确保响室内安静、清洁,使患者能舒适入睡。同时,还能了解患者的病情变化,鼓励其增加战胜疾病的信心。

晚间护理的内容包括:

(1)协助患者刷牙、漱口,较重患者给予口腔护理。洗脸、洗手,擦洗背部、臀部,用热水泡脚。女患者给予会阴冲洗。检查患者全身皮肤受压情况,观察有无早期压疮迹象,按摩背部及骨隆突部位,根据情况更换衣服和床单,整理好床单位,协助排便。

(2)保持病室安静,夜班护士在执行各种护理操作时,动作应轻柔。巡视病室时,开关门要轻。保持空气流通,减少噪音。调节光亮及室温。根据情况增减盖被,创造良好的睡眠环境。

(3)加强巡视,了解患者睡眠情况,对于睡眠不佳的患者应按失眠给予相应的护理。

三、卧床患者更单

【目的】

(1)保持床单清洁、平整,使患者舒适。

(2)预防压疮等并发症的发生。

【操作前准备】

1.评估患者并解释

(1)评估患者:病情、意识状态、活动能力、配合程度等。

(2)向患者解释更换床单的目的、方法、注意事项及配合要点。

2.患者准备　了解更换床单的目的、方法、注意事项及配合要点。

3.护士自身准备　衣帽整洁,修剪指甲,洗手,戴口罩。

4.用物准备　大单、中单、被套、枕套、床刷、刷套或扫床巾。必要时准备清洁衣裤。

5.环境准备　拉上窗帘或使用屏风遮挡,操作时予以遮挡,减少暴露。

【操作步骤】

(1)携用物至床旁,放于床尾正中处,距床尾20 cm左右。

(2)放平床头及床尾支架。

(3)移开床旁桌,距床尾20 cm左右,移开床旁椅。

(4)协助患者侧卧于床的对侧,背向护士,枕头移向对侧置于患者头下。

(5)松开近侧各单，将污中单卷入患者身下，扫净橡胶中单后搭于患者身上。将污大单向上卷入患者身下，从床头至床尾扫净褥垫。

(6)铺近侧清洁各单：中线与床中线对齐，正面向上，靠近侧的半幅大单展开，另一半塞于患者身下，自床头、床尾、中间先后展平拉紧，折成斜角或直角塞入床垫下，放平橡胶中单，铺清洁中单，连同橡胶中单一起塞入床垫下。

(7.移患者至近侧：移枕至近侧，协助患者翻身，面向护士。

(8)松开对侧各单：转至对侧松开各层单，撤出污中单卷至床尾，扫净橡胶中单，搭于患者身上，将污大单由床头卷至床尾撤出与中单一起投入污物袋，扫净褥垫。

(9)铺对侧清洁各单：依次将清洁大单、橡皮中单、中单逐层拉平，同上方铺好各单。

(10)协助患者仰卧，将患者枕头移至正中。

(11)更换被套：解开被套端带子，从开口处将棉胎一侧纵行向上折叠1/3，同法折叠对侧棉胎，手持棉胎前端，呈"S"形折叠拉出，身体不接触棉胎，放于椅上。将清洁被套正面向外铺在污被套上，同备用床法套好被套，封口端与被头平齐，同时撤出污被套，系被尾带子，叠成被筒为患者盖好。

(12)更换枕套：一手托起患者头部，另一手迅速取出枕头，取下污枕套，拍松枕芯，换清洁枕套，置于患者头下。

(13)整理：根据需要支起床头、床尾支架，协助患者取舒适卧位，移回床旁桌椅，整理床单位，清理用物，污被单送洗。

【注意事项】

(1)同铺床法(1)～(4)。

(2)患者感觉舒适安全。

(3)与患者进行有效沟通，满足患者心身需要。

【健康教育】

(1)告知患者在更单过程中，如感觉不适应立即向护理人员说明，防止意外发生。

(2)告知患者被服一旦被伤口渗出液、尿液、粪便等污染，应立即通知护理人员，请求更换。

(邓暑芳)

第六章 休息与活动

休息与活动是人类生存和发展的基本需要之一，适当的休息与活动对健康人来说，可以消除疲劳、促进身心健康；对患者来说，是减轻病痛，促进康复的基本条件。护理人员应掌握协助患者休息与活动的意义、条件及方法，并在实际工作中根据患者的具体情况，发现并解决患者休息与活动方面存在的问题，满足患者的需要，促进疾病康复。

第一节 休 息

休息对维持人体健康非常重要，有效的休息不仅可以使身体放松，恢复精力和体力，还可以减轻心理压力，使人感到轻松愉快。休息不足会导致人体出现一系列躯体和精神反应，如疲乏、困倦、注意力分散，甚至出现紧张、焦虑、急躁、易怒等情绪体验，严重时造成机体免疫力下降，导致身心疾病的出现。尤其在患病期间，休息显得更为重要。一方面，是由于疾病本身造成患者生理和心理状态的失衡和能量的消耗，充分的休息有利于组织的修复和器官功能的恢复，帮助缩短病程，促进疾病康复。另一方面，由于住院带来的环境变化和角色变化进一步加重了患者的精神压力和负担，直接或间接地影响了患者的休息和疾病的康复。因此，护士应充分认识休息的作用和意义，为患者创造良好的休息环境，协助其得到充足的、适当的和有效的休息，以达到减轻病痛、促进康复的目的。

一、休息

休息(rest)是指通过改变当前的活动方式，使身心放松，处于一种没有紧张和焦虑的松弛状态。休息包括身体和心理两方面的放松，通过休息，可以减轻疲劳和缓解精神紧张。

(一)休息的意义

每个人都有休息的需要。对健康人来说，充足的休息是维持机体身心健康的必要条件；对患者来说，充足的休息是促进疾病康复的重要措施。休息对维护健康具有重要的意义，具体表现为：①休息可以减轻或消除疲劳，缓解精神紧张和压力；②休息可以维持机体生理调节的规律性；③休息可以促进机体正常的生长发育;④休息可以减少能量的消耗;⑤休息可以促进蛋白质的合成及组织修复。休息的方式因人而异,取决于个体的年龄、健康状况、工作性质和生活方式等因素。无论采取何种方式,只要达到缓解疲劳、减轻压力、促进身心舒适和精力恢复的目的,就是有效的休息。

(二)休息的条件

1.身体方面　身体舒适是保证有效休息的重要条件,包括各组织器官功能良好,功能正常;皮肤完整,无破损;关节肌肉活动正常;无感觉异常;身体各部位清洁,无异味等。任何一方面出现异常或不适,都会直接影响休息的方式和质量。

2.心理方面　个体患病时通常会伴有情绪、行为及日常生活形态方面的变化,患者通常会感到害怕、焦虑、烦躁不安、抑郁、沮丧、依赖性增强,难以适应疾病给自身及家庭带来的各种问题,而情绪紧张和精神压力则会导致患者睡眠型态的改变。

3.环境方面　医院的物理环境是影响患者休息的重要因素之一,环境性质可以决定患者的心理状态。环境中的空间、温度、湿度、光线、色彩、空气、声音等对患者的休息、疾病康复均有不同程度的影响。医疗卫生服务机构在设计病房时应全面考虑这些因素,积极为患者创造一个和谐、舒适的环境。

4.睡眠方面　睡眠的数量和质量是影响休息的重要因素,无论患者属于原发性睡眠障或住院后的继发性睡眠障碍,都可以引起睡眠数量的不足或质量的下降,从而影响患者的休息和疾病的康复。

(三)协助患者休息的措施

1.增加身体的舒适　身体舒适对促进休息非常重要,在休息之前应当把患者身体方面的不适降低至最小程度。因此,及时评估并减轻身体的不适,包括疼痛、恶心、呕吐、咳嗽、饥饿、口渴、姿势与体位、个人卫生等方面,是保证患者休息的基础。在协助患者休息时,护士应帮助患者调整姿势和体位,减轻或消除各种原因造成的不适,协助患者得到有效的休息。对重症患者、老年人、儿童等存在沟通障碍时,护士应细心观察,及时发现并消除影响患者休息的因素。

2.促进心理的放松　心情愉快、精神放松是保证休息质量的关键,护士可以从引起患者焦虑和紧张的因素入手,调动患者家庭和社会支持系统,如家人、朋友、同事等,帮助患者排解心中的苦闷和压抑,指导患者以积极的心态正确面对疾病,也可以帮助患者在病友中建立新的支持网络,及时调节不良情绪,保持健康的心理状态。建立良好的护患关系,根据患者的年龄、性别、文化程度、个人爱好、性格特征、健康需求的不同,尊重、保护患者的权益,尤其是老年人、妇女和儿童患者，更要重视他们对亲情的需要，只有真诚地理解、同情、关心、支持和帮助每一个患者，才能真正解决患者的心理问题。

3.保证环境的和谐　医疗环境的安排、布置、工作程序都要以患者为中心，充分考虑患者的舒适与方便，以协助患者得到良好的休息。应保持环境的安全、安静、整洁和舒适，为患者提供舒适的病床、合理的空间、适宜的光线、必要的遮挡。并保持适当的温度和湿度及空气的清新流动。医务人员需做到走路轻、说话轻、关门轻、操作轻。对患者的医疗及护理活动应相对集中，除特殊情况外，各种治疗及护理项目应集中在白天进行，尽量避免占用患者的休息时间。多个患者居住的大房间应提示每个患者注意保持安静，尊重其他患者的正当权利和生活习惯，合理安排探视及陪护时间。重危患者的抢救应尽可能安排在单间，以免影响其他患者的休息。需要绝对卧床的患者，护士应及时协助患者进食及排泄，保持患者适当的体位，以减少患者能量的消耗。另外，护士还应充分认识到长期卧床对患者的潜在危险，如运动系统功能障碍、静脉血栓、坠积性肺炎、压疮等并发症，以及由于长期卧床引起的焦虑和烦躁情绪。因此在疾病允许的情况下，护士应辩证地认识休息和活动的关系，合理安排患者的休息与床上活动，保证患者在生理和心理上同时获得真正的休息。

4.保证足够的睡眠　护士在协助患者休息的过程中，要全面评估影响患者睡眠的因素及患者个人的睡眠习惯，综合制定促进睡眠的措施，保证患者睡眠的时间和质量，以达到有效的休息。

二、睡眠

觉醒和睡眠是一种昼夜节律性的生理活动，是人类生存的必要条件，人的一生中有三分之一的时间是在睡眠中度过的。现代医学研究表明，睡眠是大脑周期性功能活动的一个重要部分，是大脑生理功能和心理功能所处的一种休整状态。睡眠(sleep)是1种周期发生的知觉的特殊状态，由不同时相组成，对周围环境可相对的不作出反应。睡眠是休息的一种重要形式，任何人都需要睡眠，通过睡眠可以消除疲劳，恢复体力；保护大脑，恢复精力；调整代谢，增强免疫；促进生长，修复创伤；延缓衰老，促进长寿等，由此可见睡眠对于维持人类的健康，尤其是促进疾病的康复，具有十分重要的意义。

(一)睡眠的生理

1.睡眠的原理　睡眠由睡眠中枢控制。目前认为睡眠中枢位于脑干尾端，向上传导冲动作用于大脑皮质(或称上行抑制系统)，与控制觉醒状态的脑干网状结构上行激动系统的作用相拮抗，从而调节睡眠与觉醒的相互转化。研究发现，脑干尾端与睡眠有非常密切的关系，此部位各种刺激性病变可引起过度睡眠，而破坏性病变可引起睡眠减少。另外还发现睡眠时有中枢神经介质的参与。

2. 睡眠的生理特点 睡眠是一种周期现象，是循环发生的，一般每天1个周期。睡眠时视、触、嗅、听等感觉减退，骨骼肌反射和肌紧张减弱，自主神经功能可出现一系列改变，如血压下降、心率减慢、呼吸变慢、瞳孔缩小、尿量减少、代谢率降低、胃液分泌增多、唾液分泌减少、发汗增强等。

3. 睡眠的时相 根据睡眠发展过程中脑电波变化和机体活动功能的表现，将睡眠分为慢波睡眠(slow wave sleep，SWS)和快波睡眠(fast wave sleep，FWS)两个时相。慢波睡眠又称正相睡眠(orthodox sleep，OS)或非快速眼球运动睡眠(non rapid eye movement sleep，NREMS)；快波睡眠又称异相睡眠(paradoxical sleep，PS)或快速眼球运动睡眠(rapid eye movement sleep，REMS)。睡眠过程中两个时相互相交替进行。成人进入睡眠后，首先是慢波睡眠，持续80～120 min后转入快波睡眠，维持20～30 min后，又转入慢波睡眠。整个睡眠过程中有4～5次交替，越近睡眠的后期，快波睡眠持续时间越长。两种睡眠时相状态均可直接转为觉醒状态，但在觉醒状态下，一般只能进入慢波睡眠，而不能进入快波睡眠。

(1)慢波睡眠：分为4个时期：①入睡期(Ⅰ期)：出现睡意且不断加深，此期为清醒与睡眠之间的过渡时期，只维持几分钟，是所有睡眠时期中睡得最浅的一期，对外界刺激仍有反应，很容易被唤醒，在这一期，生理活动速度开始降低，生命体征与新陈代谢逐渐减慢。②浅睡期(Ⅱ期)：此期仍可听到声音，仍然容易被唤醒，身体功能继续变慢，肌肉逐渐放松。此期持续10～20 min。③中度睡眠期(Ⅲ期)：此期肌肉完全放松，生命体征下降，但仍然规则，身体很少移动，很难被唤醒。此期持续15～30 min。④深度睡眠期(Ⅳ期)：此期身体完全松弛，无法移动，极难被唤醒，腺垂体分泌生长激素，人体组织愈合加快。此期持续15～30分钟。慢波睡眠为正常人所必需，在慢波睡眠中，机体的耗氧量下降，但脑的耗氧量不变；同时腺垂体分泌生长激素增多，有利于促进生长和体力恢复。

(2)快波睡眠：此期的睡眠特点是眼球转动很快，脑电波活跃，与觉醒时很难区分。其表现与慢波睡眠相比，各种感觉进一步减退，唤醒阈提高，骨骼肌反射和肌紧张进一步减弱，肌肉几乎完全松弛，可有间断的阵发性表现，如眼球快速运动、部分躯体抽动、血压升高、心率加快、呼吸加快且不规则等。做梦是快波睡眠的特征之一。如在此期将人唤醒，并询问其是否做梦时，74%～95%的人都会报告他(她)正在做梦，并能记起梦境的内容。快波睡眠也为正常人所必需，在快波睡眠中，脑的耗氧量增加，脑血流量增多且脑内蛋白质合成加快，但生长激素分泌减少。快波睡眠与幼儿神经系统的成熟有密切的关系，有利于建立新的突触联系，能够促进学习记忆和精力恢复；快波睡眠对精神和情绪上平衡最为重要，因为充满感情色彩的梦境可以舒缓精神压力，让人们面对内心深处的事情和感受，消除意识中令人忧虑的事情。但某些疾病容易在夜间发作，如心绞痛、哮喘、阻塞性肺气肿缺氧发作等，可能与快波睡眠期出现间断的阵发性表现有关。睡眠各阶段的变化见表6-1。

表6-1　睡眠各阶段变化

睡眠分期		特　点	生理表现	脑电图特点
NREM	第 I 期	可被外界的声响或说话声惊醒	全身肌肉松弛，呼吸均匀，脉搏减慢	低电压 α 节律 8~12 次/s
	第 II 期	进入睡眠状态，但仍易被惊醒	全身肌肉松弛，呼吸均匀，脉搏减慢，血压、体温下降	出现快速、宽大的梭状波，频率为 14~16 次/s
	第 III 期	睡眠逐渐加深，需要巨大的声响才能使之觉醒	全身肌肉松弛，呼吸均匀，心跳缓慢，血压、体温继续下降	梭状波与 δ 波交替出现
	第 IV 期	为沉睡期，很难唤醒，可出现梦游和遗尿	全身肌肉松弛，无任何活动，脉搏体温继续下降，呼吸缓慢均匀，体内分泌大量生长激素	缓慢而高的 δ 波，频率为 1~2 次/s
REM		眼肌活跃，眼球迅速转动，梦境往往在此时期出现	心率、血压、呼吸大幅度波动，肾上腺素大量分泌。除眼肌外，全身肌肉松弛，很难唤醒	呈不规则的低电压波形，与 NREM 第 I 期相似

4.睡眠周期　在正常状况下，睡眠周期是慢波睡眠与快波睡眠不断重复的形态。每一个睡眠周期都含有 60~120 min 不等的有顺序的睡眠时相，平均是 90 min。在成人每次 6~8 h 的睡眠中，平均包含 4~6 个睡眠时相周期(图6-1)。

正常睡眠时，在入睡后最初的 20~30 min，从慢波睡眠的入睡期进入浅睡期和中度睡眠，再经深度睡眠期返回到中度睡眠期和浅睡期，在从浅睡期进入快波睡眠，大约持续 10 min 后，又进入浅睡期。每一时相所用的时间也会发生变化，刚入睡时，慢波睡眠的中度和深度睡眠占 90 min，快波睡眠持续不超过 30 min；进入深夜，快波睡眠会延长到 60 min，而慢波睡眠的中度和深度睡眠时间会相应地缩短。越接近睡眠后期，快波睡眠持续时间越长。睡眠周期在白天小睡时也会出现，但各期睡眠时间长短依小睡的时间而定。上午小睡是后半

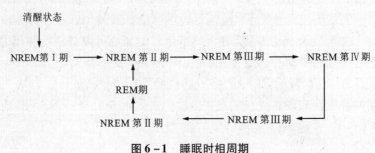

图 6-1　睡眠时相周期

夜睡眠的延续，快波睡眠所占的比例较大；下午小睡，慢波睡眠所占的比例增大会影响晚上睡眠时慢波睡眠时间的长短。

在睡眠周期的交替进行中，如果在任何一期将个体唤醒，再继续睡眠时，不会回到将其唤醒的那个睡眠时相中，而是从睡眠最初状态开始。在夜间，若患者的睡眠经常被中断，患者将整夜无法获得深度睡眠和快波睡眠，患者正常的睡眠形态受到干扰，睡眠质量大大下降，因此患者就不得不通过增加睡眠总时数来补充缺乏的深度睡眠和快波睡眠，以至于造成睡眠形态发生紊乱。因此，为了帮助患者获得最佳的睡眠，护士应在了解睡眠的规律和特点的基础上，全面评估患者睡眠的需要以及影响睡眠的因素，从而保证患者睡眠的质量和连续性。

（二）睡眠的需要

对睡眠的需要因人而异。睡眠量受年龄、个体健康状况、职业等因素的影响。新生儿24 h中大多处于睡眠状态，1周以后为16～20 h；婴儿为14～15 h；幼儿为12～14 h；学龄儿童为10～12 h；青少年为8～9 h；成人一般为7～8 h；50岁以上平均7 h。疲劳、患病或不愿活动的人，睡眠时间会延长；体力劳动者比脑力劳动者需要的睡眠时间长；劳动强度大、工作时间长的人需要的睡眠时间也长；肥胖者对睡眠的需要多于瘦者。各睡眠时相所占时间的比例也随年龄的变化而变化。快波睡眠的比例在婴儿期大于儿童期，青年期和老年期逐渐减少。深度睡眠的时间随年龄增长而减少，入睡期和浅睡期的时间随年龄的增长而增加。老年人睡眠的特点是早睡、早醒且中途觉醒较多，与年龄增长睡眠深度逐渐降低有关。总之，随着年龄的增长，总的睡眠时间减少，首先是慢波睡眠中的第Ⅳ期时间的减少；睡眠过程中醒来的次数增多；慢波睡眠第Ⅰ、Ⅱ期所占的睡眠时间增加。

（三）睡眠的评估

睡眠的好坏，不仅取决于睡眠时间的长短，更取决于睡眠的质量。好的睡眠应该是醒后全身轻松、疲劳消失、思路清晰、精神饱满、精力充沛。

1. 影响睡眠的因素

(1)年龄因素：通常睡眠时间与年龄成反比，即随着年龄的增长，个体的睡眠时间逐渐减少。

(2)生理因素：睡眠是一种周期性现象，一般发生在昼夜性节律的最低期，与人的生物钟保持一致。昼夜性节律(circadian rhythm)是指人体根据内在的生物性规律，在 24 h 内规律地运行它的活动，相当于一个人的生物时钟，每天24 h 周期规律运转，形成一个人的日常生活节奏，反映出人体在生理与心理方面的起伏变化，如激素分泌的变化、体温的变化、代谢的变化等，并随个体疾病和情绪的不同而改变：如果人的睡眠不能与昼夜节律协同一致，长时间频繁地夜间工作或航空时差，会造成生物节律失调，产生疲劳与不适。适度的疲劳有助于入睡，但是过度疲劳反而会使入睡困难。通常需要 3～5 d 才能恢复。内分泌的变化会影响睡眠，女性在月经期会通过增加睡眠时间来缓解疲劳，补充体力。绝经期女性由于内分泌的变化会引起睡眠紊乱，补充激素可以改善睡眠质量。

(3)病理因素：几乎所有的疾病都会影响原有的睡眠型态。患病的人需要更多的睡眠时间，然而，因躯体疾病造成的不适、疼痛、心悸、呼吸困难、瘙痒、恶心、发热、尿频等症状均会影响正常的睡眠。伴有失眠的疾病有高血压、心脏病、哮喘、睡眠呼吸暂停综合征、消化性溃疡、甲状腺功能亢进、关节炎、癌症及过度肥胖等。此外，80% 的失眠与精神障碍、精神疾病有关，如神经衰弱、精神分裂症、焦虑症、抑郁症等，同时可伴有中枢交感和胆碱能活动平衡紊乱，影响大脑对睡眠的调节功能。

(4)环境因素：环境的改变直接影响人的睡眠状况，大多数人在陌生的环境下难以入睡。医院是为特定人群进行防病治病的场所，其工作性质的昼夜连续性、环境的复杂性和特殊性是影响患者睡眠的重要因素之一。研究发现，在新环境中慢波睡眠和快波睡眠的比例会发生变化，入睡时间延长，快波睡眠减少，觉醒次数增加等。

(5)药物因素：药物影响睡眠过程的作用机制非常复杂。某些神经系统用药、抗高血压药、抗组胺药、平喘药、镇痛药、镇静药、激素等均对睡眠有一定的影响：如应用 β 受体阻滞药可以出现失眠、睡眠中断及噩梦等不良反应；利尿药的应用会导致夜尿增多而影响睡眠；安眠药能够加速睡眠，但只能在短时间内(1 周)增加睡眠量，长期使用会产生白天嗜睡、疲乏、精神混乱等不良反应。长期不适当地使用安眠药，可产生药物依赖或出现戒断反应，加重原有的睡眠障碍。

（6）情绪因素：任何强烈的情绪变化及不良的心理反应，如焦虑、紧张、喜悦、愤怒、悲哀、恐惧、抑郁等均可能影响正常睡眠。患者由于生病及住院产生的情绪及心理变化，如对疾病的担忧、经济压力、角色转变等都可能造成睡眠障碍。

（7）食物因素：一些食物及饮料的摄入也会影响睡眠状况。含有较多 L-色氨酸的食物，如肉类、乳制品和豆类能促进入睡，缩短入睡时间，是天然的催眠剂。酒精可加速入睡时间，少量饮酒能促进放松和睡眠。但大量饮酒会抑制脑干维持睡眠的功能，干扰睡眠结构，使睡眠变浅。浓茶、咖啡及可乐中含有咖啡因，饮用后使人兴奋难以入睡，即使入睡也容易中途醒来，且总睡眠时间缩短，对睡眠不好的人应限制摄入，尤其在睡前 4~5 h 应避免饮用。

（8）个人习惯：睡前的一些习惯如洗热水澡、喝牛奶、阅读报纸、听音乐等均有助于睡眠。任何影响睡眠的不健康的睡前习惯，如处于饥饿、进食过度、饮水过多等状态都会影响睡眠的质量。另外，睡前任何种类的身心强烈刺激，如看恐怖电影或听恐怖故事、严厉的责备、剧烈的活动、过度的兴奋、悲伤、恐惧等也会影响睡眠。

（9）生活方式：长期处于紧张忙碌的工作状态，生活无规律，缺乏适当的运动和休息，或者长期处于单调乏味的生活环境中，缺少必要的刺激.都会影响睡眠的质量。

2. 睡眠障碍　睡眠障碍（sleep disorder）是指睡眠量及质的异常，或在睡眠时出现某些临床症状，也包括影响入睡或保持正常睡眠能力的障碍，如睡眠减少或睡眠过多，以及异常的睡眠相关行为。睡眠障碍分为器质性睡眠障碍和非器质性睡眠障碍。按照世界卫生组织编写的精神与行为障碍分类（ICD-10）对非器质性睡眠障碍的诊断，非器质性睡眠障碍包括睡眠失调（失眠、嗜睡和睡眠觉醒节律障碍）和睡眠失常（睡行症、睡惊和梦魇）障碍。其中失眠症在人群中最为常见。

（1）失眠（insomnia）：通常指患者对睡眠时间和（或）质量不满足并影响白天社会功能的一种主观体验。失眠是临床上最常见的睡眠障碍，与不健康的生活方式有密切关系，多由生理、心理、环境、食物及药物等多方面因素引起，主要表现为入睡困难、多梦、易醒、早醒和通宵不眠，总的睡眠时间减少，而且醒后仍觉疲乏。失眠经常伴有多种不适症状，如头晕目眩、心悸气短、体倦乏力、急躁易怒、注意力不集中、健忘、工作与学习效率下降等。ICD-10 对非器质性失眠症的诊断标准为：①主诉入睡困难，或难以维持睡眠，或睡眠质量差；②每周至少发生 3 次并持续 1 个月以上；③昼夜专注于失眠，过分担心失眠的后果；④睡眠量和（或）质的不满意引起了明显的苦恼或影响了社会及职业功能。

失眠可见于下列情况：①精神因素所致的失眠：精神紧张、焦虑、恐惧、兴奋等可引起短暂失眠，主要表现为入睡困难及易惊醒，精神因素解除后，失眠即可改善。②躯体因素引起的失眠：各种躯体疾病引起的疼痛、瘙痒、鼻塞、呼吸困难、气喘、咳嗽、尿频、恶心、呕吐、腹胀、腹泻、心悸等均可引起入睡困难和睡眠不深。③环境因素引起的失眠：由于生活工作环境的改变、初到异乡、不习惯的环境可引起失眠，短期适应后失眠即可改善。④药物因素引起的失眠：利血平、苯丙胺、甲状腺素、氨茶碱等可引起失眠，停药后失眠即可消失。此外，长期不适当地使用安眠药会造成药物依赖性失眠。⑤大脑弥散性病变：慢性中毒、内分泌疾病、营养代谢障碍、脑动脉硬化等各种因素引起的大脑弥散性病变，失眠常为早期症状，表现为睡眠时间减少、间断易醒、深睡期消失，病情加重时可出现嗜睡及意识障碍。

大多数患者的失眠症并非一种原因所致，而是由生理、心理、社会等多方面因素共同作用形成的，并且随疾病的发展变化而不断变化。因此对失眠患者应进行动态观察，采取综合措施，针对患者的不同情况，因人而异，灵活应用，才能达到治疗目的。

(2)发作性睡眠(narcolepsy)：是指不可抗拒的突然发生的睡眠，并伴有猝倒症、睡眠瘫痪和入睡幻觉，是一种特殊的睡眠障碍，特点是不能控制的短时间嗜睡，发作时患者可由清醒状态直接进入快波睡眠，睡眠与正常睡眠相似，脑电图亦呈正常的睡眠波形。一般程度不深，易唤醒，但醒后又入睡。一天可发作数次至数十次不等，持续时间一般为 10 min。单调的工作、安静的环境以及餐后更易发作。猝倒症是发作性睡眠最危险的并发症，有70%的发作性睡眠患者会出现猝倒现象，发作时意识清晰，躯干及肢体肌张力突然丧失而猝倒，导致严重的跌伤，一般持续 1～2 min。猝倒的发作常因情绪急剧变化，如过度兴奋或悲伤而引起。约有25%的发作性睡眠症患者会出现生动的、充满色彩的幻觉和幻听。发作性睡眠属于快波睡眠障碍，医护人员应正确地认识和处理发作性睡眠，不应将患者视为懒惰、不负责任或情绪不稳定。

(3)睡眠过度(hypersonmnias)：表现为过多的睡眠。可持续几小时或几天，难醒。睡眠过度可发生于多种脑部疾病，如脑血管疾病、脑外伤、脑炎、第三脑室底部和附近的脑瘤等，也可见于糖尿病、镇静药过量等，还可见于严重的忧郁、焦虑等心理疾病，患者通过睡眠逃避日常生活的紧张和压力。

(4)睡眠呼吸暂停(sleep apneas)：是以睡眠中呼吸反复停顿为特征的一组综合征，每次停顿≥10s，通常每小时停顿次数 >20 次，临床上表现为时醒时睡，并伴有动脉血氧饱和度降低、低氧血症、高血压及肺动脉高压。睡眠呼吸暂停可分为中枢性和阻塞性呼吸暂停两种类型。目前认为中枢性呼吸暂停是由于中枢神经系统功能不良造成的，可能是与快波睡眠有关的脑干呼吸功能的失调所致。阻塞性呼吸暂停发生在严重的、频繁的、用力的打鼾或喘息之后。打鼾在肥胖者中更为多见，为正常人的 3 倍，严重者提示阻塞性呼吸暂停。含酒精的饮料、精神安定药、催眠药及抗组胺药物均能加重打鼾。睡眠呼吸暂停的危险因素包括肥胖、颈围增加、颅面部畸形、甲状腺功能减退和肢端肥大症等。研究表明，睡眠呼吸暂停是心血管疾病的危险因素之一，与高血压之间存在因果关系。

（5）睡眠剥夺（sleep deprivation）：是睡眠时间和睡眠时相的减少或损失。在实际中，睡眠剥夺是许多人尚未认识到的一种常见公共健康问题。目前的研究发现，大约有 1/3 以上的人因睡眠剥夺而罹患嗜睡。睡眠剥夺可引起睡眠不足综合征，出现心理、认知、行为等方面的异常表现。在行为方面，睡眠剥夺对行为速度的影响比对行为准确性的影响更为明显；对情绪的影响比对认知的影响大，并反过来对行为造成影响。根据对睡眠和时间剥夺的程度不同将睡眠剥夺分为总睡眠剥夺、部分睡眠剥夺、选择性睡眠剥夺和睡眠片断。对睡眠剥夺最有效的治疗措施是去除或纠正干扰睡眠模式的因素。

（6）梦游症（sleep walking）：梦游症又称夜游症、梦行症或睡行症。主要见于儿童，以男性多见，随着年龄的增长症状逐渐消失，提示该症系中枢神经延缓成熟所致。发作时患者于睡眠中在床上爬动或下地走动，甚至到室外活动，面无表情。动作笨拙，走路不稳，喃喃自语，偶可见较复杂的动作如穿衣，每次发作持续数分钟，又复上床睡觉，在活动过程中可含糊回答他人的提问，也可被强烈的刺激惊醒，醒后对所进行的活动不能回忆。

（7）梦魇（nightmare）：表现为睡眠时出现噩梦，梦中见到可怕的景象或遇到可怕事情。如被猛兽追赶，突然跌落悬崖等，因而呼叫呻吟，突然惊醒，醒后仍有短暂的意识模糊，情绪紧张、心悸、面色苍白或出冷汗等。对梦境中的内容能回忆片断，发作后可依然入睡。常由于白天受到惊吓、过度兴奋或胸前受压、呼吸道不畅、晚餐过饱引起胃部膨胀感等所致。梦魇发生于 REM 期睡眠，长期服用抑制 REM 期睡眠的镇静安眠药突然停药后也可出现。梦魇多为暂时性的，一般不会带来严重后果，但若梦魇为持续性的，则常为精神疾病的症状，应予重视。

（8）睡惊（night terrors）：表现为睡眠中突然惊醒，两眼直视，表情紧张恐惧，呼吸急促，心率增快，伴有大声喊叫、躁动不安，发作历时 1 ~ 2 min，发作后又复入睡，晨醒后对发作不能回忆。研究发现夜惊常在睡眠开始后 15 ~ 30 min 内出现，属于 NREM 期，脑电图显示觉醒的 α 节律，是一种"觉醒障碍"。

(9)遗尿(bedwetting)：指 5 岁以上的儿童仍不能控制排尿，在日间或夜间反复出现不自主的排尿。遗尿可分为原发性遗尿和继发性遗尿，前者指从婴儿期以来未建立排尿控制，家族中常有遗尿者；后者指一度能自行控制排尿，形成正常排尿习惯后，又出现遗尿。引起遗尿的因素主要有：①遗传因素：遗尿患者常在同一家族中发病，其发生率为 20% ~50% 。②睡眠机制障碍：异常的熟睡抑制了间脑排尿中枢的功能。③泌尿系统解剖或功能障碍：泌尿通路狭窄梗阻、膀胱发育异常、尿路感染、膀胱容量及内压改变等均可引起遗尿。④控制排尿的中枢神经系统功能发育迟缓。

3. 住院患者的睡眠特点　住院患者的身心状态较健康时发生了不同程度的变化，加之住院事件本身对患者来说就是一个应激源，因此，患者原有的睡眠形态会受到影响，主要表现为以下两方面：

(1)睡眠节律改变：表现为昼夜性节律同步化(desynchronization)，指要维持机体处于最佳的功能状态，必须将休息与活动的时间安排与其昼夜性节律相同。如果正常的昼夜性节律遭到破坏，睡眠与昼夜性节律不协调，则称为昼夜节律去同步化或节律移位。

根据疾病的发展和变化，临床住院患者的各项诊疗活动可能会在一天 24 h 内的任何时间进行。作为睡眠的重要干扰因素，诊疗活动发生的时间、频率、强度以及对患者的影响程度与患者的睡眠有着密切的关系。昼夜性节律去同步化的具体表现为白天昏昏欲睡，夜间失眠，觉醒阈值明显降低，极易被惊醒，继而出现焦虑、沮丧、不安、烦躁等情绪体验。当睡眠节律改变时，机体会发生"再同步"来适应新的睡眠形态，重新获得同步化的时间通常要 3 天以上，同时会伴有倦怠和不适。

(2)睡眠质量改变：睡眠质量是各睡眠时相持续的时间、睡眠深度及睡眠效果三方面协调一致的综合体现。对住院患者睡眠质量的影响主要是睡眠剥夺、睡眠中断和诱发补偿现象。具体表现为：①入睡时间延长、睡眠持续时间缩短、睡眠次数增多、总睡眠时数减少，尤其是快波睡眠减少。②睡眠中断、睡眠时相转换次数增多，不能保证睡眠的连续性。睡眠中转换次数增多，会造成交感神经和副交感神经刺激的改变，尤其在快波睡眠期间，容易出现致命性的心律失常。快波睡眠的突然中止会造成心室纤颤，同时还会影响正常的呼吸功能。③慢波睡眠的第Ⅲ、Ⅳ期和快波睡眠减少时，会在下一个睡眠周期中得到补偿，特别是慢波睡眠的第Ⅳ期优先得到补偿，同时分泌大量生长激素，以弥补因觉醒时间增加造成的能量消耗。但快波睡眠不足时症状更为严重，患者会出现知觉及人格方面的紊乱，称为诱发补偿现象。

4. 睡眠评估　协助患者获得最佳的休息与睡眠，以达到康复的目的是护士的重要职责之一，护士应全面运用休息和睡眠的知识，对患者的睡眠情况进行综合评估，制定适合患者需要的护理计划，指导和帮助患者达到休息与睡眠的目的。护士掌握收集睡眠资料的内容和方法，获得准确的睡眠资料是完成护理计划的基础和关键。主要内容如下：

（1）每天需要的睡眠时间。

（2）就寝的时间。

（3）是否需要午睡及午睡的时间。

（4）睡眠习惯，包括对食物、饮料、个人卫生、放松形式（阅读、听音乐等）、药物、陪伴、卧具、光线、声音及温度等的需要。

（5）入睡持续的时间。

（6）睡眠深度。

（7）是否打鼾。

（8）夜间醒来的时间、次数和原因。

（9）睡眠中是否有异常情况（失眠、呼吸暂停、梦游等），其严重程度、原因以及对机体的影响。

（10）睡眠效果。

（11）睡前是否需要服用催眠药物及药物的种类和剂量。

（四）促进睡眠的护理措施

1.满足患者身体舒适的需要　人只有在舒适和放松的前提下才能保持正常的睡眠，因此，护士应积极采取措施从根本上消除影响患者身体舒适和睡眠的因素。在睡前帮助患者完成个人卫生护理、避免衣服对患者身体的刺激和束缚、避免床褥对患者舒适的影响、选择合适的卧位、放松关节和肌肉、保证呼吸的通畅、控制疼痛及减轻各种躯体症状等。

2.减轻患者的心理压力　轻松愉快的心情有助于睡眠，相反，焦虑、不安、恐惧、忧愁等情绪会影响睡眠，护士要善于观察并掌握观察的方法和技巧，及时发现和了解患者的心理变化，与患者共同讨论影响睡眠的原因，解决患者的睡眠问题。当患者感到焦虑、不安或失望时，不要强迫其入睡，这样会加重原有的失眠。如果患者入睡困难，护士应尽量转移患者对失眠问题的注意力，指导患者做一些放松活动来促进睡眠。针对不同年龄患者的心理特点给予个性化的护理措施。

3.创造良好的睡眠环境　控制病房的温度、湿度、空气、光线及声音，减少外界环境对患者感官的不良刺激。病室内保持适宜的温度，一般冬季为18℃~22℃，夏季为25℃左右，湿度保持在50%~60%。护士应将影响睡眠的噪声降低到最小程度，包括治疗及处置的声音、器械碰撞声、卫生间流水声、开关门声等，并降低电话铃声、监护仪器报警声的音量，尽量关闭其他容易产生噪声的仪器设备，避免在夜间搬动病床或其他物品，工作人员应避免穿硬底鞋，降低说话及走路的声音，保证病房门的紧密性并在患者睡眠时关闭。危重、夜间需进行治疗处置、严密观察、严重打鼾的患者应与其他患者分开，每个床单位应备有床灯，避免对其他患者睡眠的影响。夜间应拉上病房的窗帘，尽量熄灯或使用地灯，避免光直接照射患者眼部而影响睡眠。保证空气的清新和流动，及时清理病房中的血、尿、便、呕吐物、排泄物等，避免异味对患者睡眠的影响。

床铺应当安全、舒适，有足够的宽度和长度，被褥及枕头的厚度及硬度合适。老人、儿童及意识障碍的患者要加床挡，以保证睡眠安全。睡前整理病房空间环境，保持地面清洁干燥，避免因物品摆放不当或地面湿滑造成患者起夜时发生危险。

合理安排护理工作的时间，尽量减少对患者睡眠的影响；常规护理工作应安排在白天并应避免在患者午睡时进行。夜间执行护理措施时，尽量间隔 90 min，以避免患者在一个睡眠周期中发生睡眠中断的现象。

4. 合理使用药物　对使用安眠药的患者，护士必须掌握安眠药的种类、性能、应用方法、对睡眠的影响及不良反应，并注意观察患者在服药期间的睡眠情况及身心反应，及时报告医生予以处理。目前常用的安眠药有下列几种：

（1）苯二氮䓬类：如地西泮（安定）、氯氮䓬（利眠宁）、硝基安定、艾司唑仑（舒乐安定）等，具有镇静及催眠作用，可明显缩短入睡时间，显著延长睡眠持续时间，减少觉醒次数。由于其毒性较小，安全范围大，短期小剂量应用不良反应少而广泛地应用于失眠症的临床治疗。但长期服用可产生耐药性和依赖性，一旦减量或停服该药物，患者就会出现失眠不安、烦躁、震颤、出汗，甚至引起惊厥等临床戒断症状，因此不宜长期服用。老年人应慎用苯二氮䓬类药物，以防产生共济失调、意识模糊、反常运动、幻觉、呼吸抑制以及肌无力等。

在患者应用此类药物过程中，护士应注意以下问题：①服用安眠药期间，患者不宜饮酒或同时服用中枢抑制药，否则会导致中枢抑制加重；②茶叶和咖啡中含有咖啡因，与地西泮同时服可发生药理拮抗作用而降低药效；③吸烟可使苯二氮䓬类药物在体内的半衰期缩短，镇静作用减弱，吸烟越多，疗效越差；④服药期间饮酒或含酒精的饮料可增强地西泮的中枢抑制作用。

（2）巴比妥类：如苯巴比妥（鲁米那）、异戊巴比妥、戊巴比妥等，可选择性地阻断网状结构上行激活系统，使大脑皮质细胞兴奋性降低，从而达到镇静、催眠的作用。与苯二氮䓬类药物相比，巴比妥类药物的安全范围窄，耐受性及成瘾性强，因此，已不作为镇静催眠药的首选。

（3）其他类：

①水合氯醛（chloral hydrate），口服或直肠给药均能迅速吸收，临床上主要用于顽固性失眠或用其他催眠药效果不佳的患者。由于水合氯醛刺激性强，应用时必须稀释，口服时与水或食物同服可以避免胃部不适，直肠炎或结肠炎的患者不可直肠给药。

②唑吡坦（zolpidem，思诺思），仅有镇静催眠作用，能缩短入睡期，延长睡眠的第Ⅱ、第Ⅲ和第Ⅳ期，减少夜间清醒次数，增加总的睡眠时间，提高睡眠质量，短期应用唑吡坦不良反应较少，不会产生药物依赖性及戒断反应，主要用于失眠症的短期治疗。但下列情况禁用本药：①呼吸功能不全者；②睡眠呼吸暂停综合征；③重症肌无力患者；④15岁以下儿童；⑤哺乳期妇女；⑥与酒精同时使用。

③三溴合剂（mixture tribromide），多用于神经衰弱引起的焦虑和失眠症状。由于溴剂排泄缓慢，长期应用可导致蓄积而中毒，尤其对低盐或无盐饮食者更易发生，应列为禁忌。

5.建立良好的睡眠习惯　护士与患者共同讨论分析影响睡眠的生理、心理、环境、生活方式等因素，鼓励患者建立良好的生活方式和睡眠习惯，帮助患者消除影响睡眠的自身因素。良好的睡眠习惯包括：①根据人体生物节律性调整作息时间，合理安排日间活动，白天应适当锻炼，避免在非睡眠时间卧床，晚间固定就寝时间和卧室，保证人体需要的睡眠时间，不要熬夜。②睡前可以进食少量易消化的食物或热饮料，防止饥饿影响睡眠，但应避免饮用咖啡、浓茶、可乐以及含酒精的刺激性饮料，或摄入大量不易消化的食物。③睡前可以根据个人爱好选择短时间的阅读、听音乐或做放松操等方式促进睡眠，视听内容要轻松、柔和，避免由于身心的强烈刺激而影响睡眠。

6.做好晚间护理　为促进患者舒适入睡，就寝前应做好晚间护理。包括协助患者洗漱、排便、更衣、整理床单位等，帮助患者采取舒适的卧位，注意检查身体各部位引流管、伤口、牵引、敷料等引起患者不舒适的情况，并及时给予处理。对主诉疼痛的患者，护士应根据医嘱给予止痛药物。对住院患者尽可能保持其平常的睡前习惯，减少病房环境与治疗活动对患者睡眠的干扰。

7.睡眠障碍的特殊护理措施　对发作性睡眠的患者，应选择药物治疗，护士应指导患者学会自我保护，注意发作前兆，减少意外发生，告诫患者禁止从事高空、驾车、水上作业等工作，避免发生危险；对于睡眠呼吸暂停的患者，护士应指导其采取正确的睡眠姿势，以保证呼吸道通畅；对梦游症的患者，应采取各种防护措施，将室内危险物品移开，锁门，避免发生危险。

第二节　活　动

　　活动是人的基本需要之一，对维持健康非常重要。人们通过穿衣、行走、进食、排泄等活动来满足基本生理需要；通过身体活动来维持呼吸、循环、消化及骨骼肌肉的正常功能；通过思维活动维持意识和智力的发展；通过学习和工作满足自我实现的需要。活动对维持健康的意义具体表现在以下三方面：首先，适当的活动可以保持良好的肌张力，增强运动系统的强度和耐力，保持关节的弹性和灵活性，增强全身活动的协调性，控制体重，避免肥胖；其次，适当的运动可以加速血液循环，提高机体氧和能力，增强心肺功能，同时还可以促进消化、预防便秘；另外，活动还有助于缓解心理压力，促进身心放松，有助于睡眠，并能减慢老化过程和慢性疾病的发生。

　　运动的分类方法很多，根据运动方式将运动分为被动运动和主动运动；根据运动时机体耗氧情况将运动分为有氧运动和无氧运动；根据运动时肌肉收缩方式将运动分为等长运动、等张运动和等速运动。正常人可以根据身体条件、个人爱好和环境条件等因素，结合不同年龄阶段的身心发育特点来选择合适的运动方式。如婴儿期活动以学习爬、坐、走及双手握力为主；幼儿期以跑、跳等活动为主，并表现出运动的协调性；青少年期则以户外和较剧烈的活动为主；成年期身心发育成熟，社会活动增加，常选择散步、慢跑、游泳等作为活动项目；老年期身体各系统逐渐老化，活动的种类和量都明显减少，并需要提供帮助。

　　如果一个人的活动能力因疾病的影响而发生改变，不仅直接影响机体各系统的生理功能，还会影响患者的心理状态。一个丧失活动能力的人，躯体方面会产生压疮、关节僵硬、挛缩、肌张力下降、肌肉萎缩、便秘等并发症；心理方面会产生焦虑、自卑、抑郁等问题。从日常生活能力、社交能力、自我概念等方面来说，缺乏人的完整性。因此，护士应从满足患者身心发展需要和疾病康复的角度来协助患者选择并进行适当的活动。

一、活动受限的原因及对机体的影响

（一）活动受限的原因

　　对患者而言，由于疾病带来的疼痛与不适，以及运动系统及支配其血管、神经的结构或功能的完整性受损，均会影响正常的活动功能。活动受限的常见原因有以下几方面：

　　1.疼痛　许多疾病引起的疼痛都会限制患者的活动，最常见的是手术后，患者因手术切口疼痛而主动或被动地限制活动以减轻疼痛；还有类风湿关节炎患者，为避免关节活动时疼痛，会被动地减少活动，特别是形成某种特定的姿势。

2. 运动、神经系统功能受损　可造成暂时的或永久的运动功能障碍，如脑血管意外、脊髓损伤造成的中枢性神经功能损伤，导致受损神经支配部分的身体出现运动障碍。另外，重症肌无力、肌肉萎缩的患者也会出现明显的活动受限，甚至不能活动。

3. 运动系统结构改变　肢体的先天畸形或残障等，直接或间接地限制了正常活动。另外，由于疾病造成的关节肿胀、增生、变形等会影响机体的活动。

4. 营养状态改变　由于疾病造成的严重营养不良、缺氧、虚弱无力等患者，因不能提供身体活动所需的能量而限制了活动。反之，过度肥胖的患者也会出现身体活动受限。

5. 损伤　肌肉、骨骼、关节的器质性损伤，如扭伤、挫伤、骨折等，都伴有身体活动能力的下降。

6. 精神心理因素　极度忧郁或某些精神病患者，在思维异常的同时伴有活动能力下降，如抑郁性精神分裂症患者、木僵患者等，正常活动明显减少。

7. 某些医护措施的执行　有时，为治疗某些疾病而采取的医护措施也会限制患者的活动。如为防止处于昏迷状态的患者因躁动出现意外，须对其加以约束；某些骨科患者在牵引和使用石膏绷带过程中，会限制其活动范围，甚至需要制动。另外，某些疾病的急性期，如心肌梗死的患者要求绝对卧床休息，以减少心脏负荷，因而大大地减少了患者的活动量。

(二) 活动受限对机体的影响

1. 对皮肤的影响　活动受限或长期卧床患者，对皮肤最主要的影响是形成压疮。具体内容见本书相关章节。

2. 对运动系统的影响　对某些患者来说，限制活动的范围和强度是必要的，但如果骨骼、关节和肌肉组织长期处于活动受限的状态，会导致下列情况的出现：①腰背痛；②肌张力减弱、肌肉萎缩；③骨质疏松、骨骼变形，严重时会发生病理性骨折；④关节僵硬、挛缩、变形，出现垂足、垂腕、髋关节外旋及关节活动范围缩小。

3. 对心血管系统的影响　长期卧床对心血管系统的影响主要有以下两方面：

(1) 体位性低血压：体位性低血压(postural hypotension)是患者从卧位到坐位或直立位时，或长时间站立出现血压突然下降超过 20 mmHg，并伴有头昏、头晕、视力模糊、乏力、恶心等表现。长期卧床的患者，第一次起床时常常会感到眩晕、心悸、虚弱无力。发生这种现象的原因，一是由于长期卧床造成的肌肉无力；二是患者长期卧床，血液循环量下降，头部供血不足，由卧位突然直立时，小动脉尚未收缩，造成血压的突然下降，导致患者出现眩晕等低血压的症状。

（2）深静脉血栓形成：静脉血栓形成（venous thrombosis）是静脉的一种急性非化脓性炎症，并伴有继发性血管腔内血栓形成的疾病。病变主要累及四肢浅静脉或下肢深静脉。患者卧床的时间越长，发生深静脉血栓的危险性越高，特别是肥胖、脱水、贫血及休克的卧床患者发生的概率则更高。深部静脉血栓形成的主要原因是静脉血流滞缓和血液高凝状态。长期卧床的患者，由于机体活动量减少，血容量相对不足。其中血浆的减少比血细胞减少得多，因此出现血液黏稠度增高，血液流速减慢，形成血栓的危险性增加。同时因为缺少肢体活动，引起下肢深静脉血流缓慢，影响了深静脉的血液循环，如果血液循环不良的时间超过机体组织受损的代偿时间，就会发生血管内膜受损，进一步促进血栓的形成。血栓的整体或部分可以脱落，形成栓子，随血流运行，引起栓塞。最主要的危险是血栓脱落栓塞于肺部血管，导致肺动脉栓塞。

因此，对大手术后、产后或慢性疾病需长期卧床者，应鼓励患者在床上进行下肢的主动活动，并作深呼吸和咳嗽动作。术后能起床者尽可能早期下床活动，促使小腿肌肉活动，促进下肢静脉回流。对已有小腿静脉血栓形成的患者也应尽早处理，以防血栓向近心端延伸或脱落。

4. 对呼吸系统的影响　长期卧床对呼吸系统的影响，主要表现为限制有效通气和影响呼吸道分泌物的排除，最终导致坠积性肺炎的发生。原因是患者长期卧床，肺底部长期处于充血、淤血状态，肺部扩张受限，有效通气减少，影响氧气的正常交换，导致二氧化碳潴留，严重时会出现呼吸性酸中毒。此外，长期卧床患者大多处于衰竭状态，全身肌肉无力，呼吸肌运动能力减弱，胸廓与横膈运动受限，无力进行有效的深呼吸，加之患者无力咳嗽，不能将痰液咳出，致使呼吸道内分泌物排出困难，痰液大量堆积，并因重力作用流向肺底，如果不及时处理，将会造成肺部感染，导致坠积性肺炎。因此对长期卧床的患者要定时翻身、拍背，保持呼吸道通畅和肺正常的通气功能，避免坠积性肺炎的发生。

5. 对消化系统的影响　由于活动量的减少和疾病的消耗，患者常出现食欲减退、厌食，摄入的营养物质减少，不能满足机体需要量，导致负氮平衡，甚至会出现严重的营养不良。长期卧床还会减慢胃肠道的蠕动，加之患者摄入的水分和膳食纤维减少，患者经常出现便秘，并且因腹肌和提肛肌无力而进一步加重，出现头痛、头晕、腹胀、腹痛等症状，严重时出现粪便嵌塞，使排便更加困难。

6. 对泌尿系统的影响　正常情况下，当处于站姿或坐姿时，能使会阴部肌肉放松，同时肌肉下压刺激排尿。长期卧床的患者，由于其排尿姿势的改变，会影响正常的排尿活动。平躺时，上述情况改变，出现排尿困难，若长期存在，膀胱膨胀造成逼尿肌过度伸展，机体对膀胱胀满的感受性变差，形成尿液潴留。由于机体活动量减少，尿液中的钙磷浓度增加，因同时伴有尿液潴留，进而可形成泌尿道结石。另外，由于尿液潴留，正常排尿对泌尿道的冲洗作用减少，大量细菌繁殖，致病菌可由尿道口进入，上行到膀胱、输尿管和肾，造成泌尿系统感染。

7. 对心理状态的影响　长期卧床，往往会给患者带来一些社会心理方面的问题。患者常出现焦虑、恐惧、失眠、自尊的改变、愤怒、挫折感等。此外，有些制动患者容易出现情绪波动，甚至会在行为上处于敌对好斗的状态，还有一些患者会变得胆怯畏缩，或出现定向力障碍，不能辨别时间和地点。由于疾病的影响，部分患者会造成身体残疾无法就业，将面临着经济困难，这些都会对其心理产生重要影响。

二、患者活动的评估

患者活动量的减少，对疾病的恢复有一定的益处，但同时也会给机体带来不利的影响，特别是长期卧床的患者，会引起许多系统的并发症，不仅影响正常的生理活动，而且还加重了原有疾病。因此，指导患者进行适当的活动，对促进疾病康复、减少长期卧床出现的并发症是非常重要的。在指导活动前，护士应对患者的身体状况及影响活动的因素进行正确的评估，并根据患者的实际情况制定相应的活动计划。评估的主要内容包括：

（一）患者的一般资料

一般资料包括患者的年龄、性别、文化程度、职业等。对于患者活动状况的评估，首先应考虑患者的年龄，年龄是决定机体对活动的需要及耐受程度的重要因素之一；性别使运动方式及运动强度产生区别；文化程度和职业可以帮助护士分析和预测患者对活动的态度和兴趣。护士在制定活动计划时应全面考虑以上因素，选择适合患者的活动方式，提高护理措施的针对性。

（二）心肺功能状态

活动会增加机体对氧的需要量，机体出现代偿性心率及呼吸加快、血压升高，给呼吸和循环系统带来压力和负担，当患者有循环系统或呼吸系统疾病时，不恰当的活动会加重原有疾病，甚至会发生心脏骤停。因此活动前应评估血压、脉搏、呼吸等指标，并根据心肺功能确定活动负荷量的安全范围，根据患者的反应及时调整活动量。

（三）骨骼肌肉状态

机体要进行活动需有健康的骨骼组织和良好的肌力，肌力是指肌肉的收缩力量，可以通过机体收缩特定肌肉群的能力来判断肌力。肌力一般分为6级：

0级：完全瘫痪、肌力完全丧失；

1级：可见肌肉轻微收缩但无肢体活动；

2级：肢体可移动位置但不能抬起；

3级：肢体能抬离但不能对抗阻力；

4级：能作对抗阻力的运动，但肌力减弱；

5级：肌力正常。

（四）关节功能状态

在评估关节的功能状态时，要根据疾病和卧床对关节的具体影响进行评估，通过患者自己移动关节的主动运动和护士协助患者的被动运动，观察关节的活动范围有无受限，是否僵硬、变形，活动时关节有无声响或疼痛不适。

（五）机体活动能力

通过对患者日常活动情况的评估来判断其活动能力，可通过观察患者行走、穿衣、修饰、如厕等活动的完成情况进行综合评价。机体活动功能可分为5级：

0级：完全独立，可自由活动；

1级：需要使用设备或器械；

2级：需要他人的帮助、监护和教育；

3级：既需要帮助，也需要设备或器械；

4级：完全不能独立，不能参加活动。

（六）患者目前的患病情况

疾病的性质和严重程度决定机体活动受限的程度。评估疾病的程度有助于合理安排患者的活动量及活动方式，同时也有助于治疗需要。如截瘫、昏迷、骨折等患者的活动完全受限，应采取由护士协助为主的被动运动方式，并要及早预防因长期卧床对机体造成的并发症。如果为慢性病或疾病的恢复期，病情对活动的影响较小，护士应鼓励患者坚持进行主动运动，促进疾病的康复。另外，在评估患者疾病的同时，护士还要考虑到疾病治疗方案对运动的特殊要求，正确处理肢体活动与制动的关系，制定合理的护理计划。

（七）社会心理状况

心理状况对活动的完成具有重要影响。如果患者情绪低落、焦虑，对活动缺乏热情，甚至产生厌倦或恐惧心理时，会严重影响活动的进行及预期效果。

因此，评估患者的心理状态，帮助患者保持愉快的心情，以及对活动的兴趣，是完成高质量活动的必要条件。另外，患者亲属的态度和行为也会影响患者的心理状态，因此，护士还应教育患者亲属给予患者充分的理解和支持，帮助患者建立广泛的社会支持系统，共同完成护理计划。

三、协助患者活动

根据患者的不同年龄、身心发育特点和疾病情况选择适宜的活动方式是促进康复的重要环节，尽管活动对大多数人来说都有益于健康，但如果缺乏科学的依据和正确的方法则对健康不利，甚至会对身体造成伤害。

（一）选择合适的卧位

患者卧床时，体位应舒适、稳定，全身尽可能放松，以减少肌肉和关节的紧张。各种卧位法详见本书相关章节。

（二）保持脊柱生理弯曲

长期卧床的患者，由于缺乏活动，或长时间采取不适当的被动体位或强迫体位，会引起脊柱及周围肌肉组织的变形，失去正常的生理弯曲及功能，患者出现局部疼痛、肌肉僵硬等症状。因此，卧床患者应注意保护颈部及腰部，如病情允许，应经常变换体位，并给予背部护理，按摩受压肌肉，促进局部血液循环，帮助放松，减轻疼痛，同时要指导患者增强腰背肌的锻炼，保持脊柱的正常生理功能和活动范围。

（三）预防压疮

长期卧床和缺乏活动是发生压疮的重要危险因素，如果不能采取积极有效的预防措施，患者受压部位则会出现血液循环障碍，引起局部组织缺血、缺氧，发生皮肤的破损和坏死。因此，护士应定时为患者翻身，协助其更换卧位，活动和按摩受压部位，避免压疮的发生。具体措施详见本书相关章节。

（四）维持关节的活动性

关节活动范围（range of motion，ROM）是指关节运动时所通过的运动弧，常以度数表示，亦称关节活动度。关节活动度练习简称为 ROM 练习，是指根据每一特定关节可活动的范围，通过应用主动或被动的练习方法，维持关节正常的活动度，恢复和改善关节功能的锻炼方法。由个体独立完成的称为主动性 ROM 练习；依靠护理人员协助完成的称为被动性 ROM 练习。对于活动受限的患者应根据病情尽快进行 ROM 练习，开始可由医务人员完全协助或部分协助完成，随后逐渐过渡到患者能独立完成。被动性 ROM 练习可于护士为患者进行清洁护理、翻身和更换卧位时完成，既节省时间，又可观察患者的病情变化。下面主要介绍被动性 ROM 练习的具体方法。

1．被动性 ROM 练习的目的

(1)维持关节活动度。

(2)预防关节僵硬、粘连和挛缩。

(3)促进血液循环，有利于关节营养的供给。

(4)恢复关节功能。

(5)维持肌张力。

2．操作方法

(1)护士运用人体力学原理，帮助患者采取自然放松姿势，面向操作者，并尽量靠近操作者。

(2)根据各关节的活动形式和范围，依次对患者的颈部、肩、肘、腕、手指、髋、踝、趾关节作屈曲、伸展、内收、外展、内旋、外旋等关节活动练习：①弯曲或头向前弯；②伸展(extension)：关节伸直或头向后仰；③伸展过度(hyperextension)：超过一般的范围；④外展(abduction)：远离身体中心；⑤内收(adduction)：移向身体中心；⑥内旋(internal rotation)：旋向中心；⑦外旋(external rotation)：自中心外旋转。并注意观察患者的身心反应。各关节的活动形式和范围参见表 6-2、图 6-2、图 6-3。

表 6-2　各关节的活动形式和范围

部位	屈曲	伸展	过伸	外展	内收	内旋	外旋
脊柱	颈段前曲35°；腰段前曲45°	颈段后伸35°；腰段后伸20°			左右侧屈30°		
肩部	前屈135°	后伸45°		90°	左右侧屈30°	135°	45°
肘关节	150°	0°	5°~10°	45°			
前臂						旋前80°	旋后100°
腕关节	掌屈80°	背伸70°		桡侧偏屈50°		尺侧偏屈35°	
手	掌指关节90°；近侧指间关节120°；远侧指间关节60°~80°			拇指屈曲50°		过伸45° 屈曲80° 外展70°	
髋	150°	0°	15°	45°		40°	60°
膝	135°	0°	10°		30°		
踝关节	背屈25°	跖屈45°					

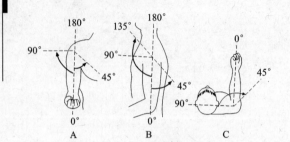

图6-2　各关节的活动形式和范围

A.外展、内收　　B.前屈、后伸　　C.内旋、外旋

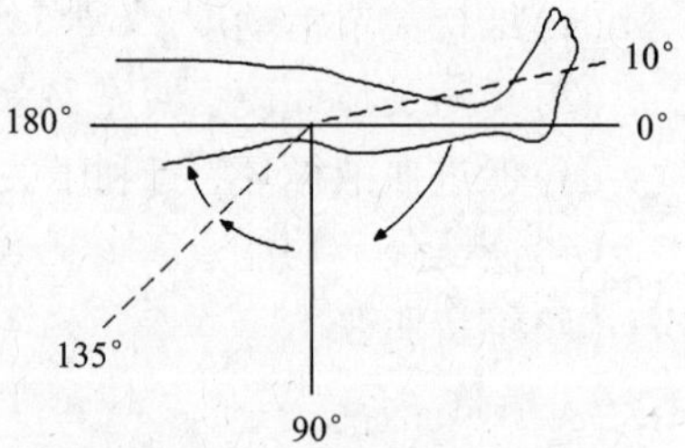

图6-3　膝关节的活动范围

（3）活动关节时操作者的手应作环状或支架支撑关节远端的身体（图6-4）。

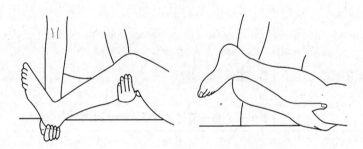

图6-4　以手作成环状或支架来支托腿部

（4）每个关节每次作5～10次完整的ROM练习，当患者出现疼痛、疲劳、痉挛或抵抗反应时，应停止操作。

（5）运动结束后，测量生命体征，协助患者采取舒适的卧位，整理床单位。

（6）记录每日运动的项目、次数、时间以及关节活动度的变化。

3. 被动性ROM练习的注意事项

（1）运动前要全面评估患者的疾病情况、机体活动能力、心肺功能状态、关节的现存功能，根据康复目标和患者的具体情况制定运动计划。

（2）运动前保持病室安静、空气清新、温湿度适宜，帮助患者更换宽松舒适的衣服，以便于活动，注意保护患者的隐私。

（3）运动过程中，要注意观察患者对活动的反应及耐受性，注意观察有无关节僵硬、疼痛、痉挛及其他不良反应，出现异常情况及时报告医生给予处理。

（4）对急性关节炎、骨折、肌腱断裂、关节脱位的患者进行ROM练习时，应在临床医生、护士和康复医生的指导下完成，避免出现再次损伤。

（5）对有心脏病的患者，在 ROM 练习时应特别注意观察患者胸痛、心律、心率、血压等方面的变化，避免因剧烈活动诱发心脏病的发作。

（6）护士应结合患者病情，向患者及其亲属介绍关节活动的重要性，鼓励患者积极配合锻炼，并最终达到由被动转变为主动的运动方式。

（7）运动后，应及时、准确地记录运动的时间、内容、次数、关节的活动变化及患者的反应，为制定下一步护理计划提供依据。

（五）肌肉的等长练习和等张练习

1. 等长练习（isometric exercises）　可增加肌肉张力而不改变肌肉长度的练习称为等长练习，因不伴有明显的关节运动，又称静力练习。如固定膝关节的股四头肌锻炼就属于等长练习。等长练习的主要优点是不引起明显的关节运动，故可在肢体被固定的早期应用，以预防肌肉萎缩；也可在关节内损伤、积液、炎症时应用；并可利用较大负荷增强练习效果等；主要缺点是以增加静态肌力为主，并有关节角度的特异性，即因在某一关节角度下练习，只对增强关节处于该角度时的肌力有效。因此，现提出多点（角度）的等长练习方法，即在整个运动弧度中，每隔 20° 作一组等长练习（避开引起疼痛的角度），以全面增强肌肉力量。一般认为，等长练习中，肌肉收缩的维持时间应在 6s 以上，所增加的静力负荷可视锻炼者的具体情况而定。

2. 等张练习（isotonic exercises）　指对抗一定的负荷作关节的活动锻炼，同时也锻炼肌肉收缩。因伴有大幅度关节运动，又称动力练习。等张练习的优点是肌肉运动符合大多数日常活动的肌肉运动方式，同时有利于改善肌肉的神经控制。等张练习可遵循大负荷、少重复次数、快速引起疲劳的原则进行，也可采用"渐进抗阻练习法"（progressive exercise，PRE），逐渐增加肌肉阻力进行练习，即先找出 10RM 的重量（测肌肉做连续 10 次运动的最大负荷），分三组循序渐进地采用 10RM 的 50%、75%、100% 进行运动练习，每组各作 10 次抗阻练习，每组运动的间隔休息时间一般为 1 分钟（也可视参加锻练者的体力而定），每日练习一次，每周复测 10RM 值，以调整负荷重量。

3. 注意事项　进行肌肉锻炼时应注意以下几点：

（1）以患者的病情及运动需要为依据，制定适合患者的运动计划，帮助患者认识活动与疾病康复的关系，使患者能够积极配合练习，达到运动的目的。对患者在练习过程中取得的进步和成绩，应及时给予赞扬和鼓励，以增强其康复的信心。

（2）肌肉锻炼前后应作充分的准备及放松运动，避免出现肌肉损伤。

（3）严格掌握运动的量与频率，以达到肌肉适度疲劳而不出现明显疼痛为原则，每次练习中间有适当的间歇让肌肉得到放松和复原，一般每日 1 次或隔日练习 1 次。

（4）如锻炼中出现严重疼痛、不适，或伴有血压、脉搏、心律、呼吸、意识、情绪等方面的变化，应及时停止锻炼，并报告医生给予必要的处理。

（5）注意肌肉等长收缩引起的升压反应及增加心血管负荷的作用，高血压、冠心病及其他心血管疾病的患者慎用肌力练习，严重者禁作肌力练习。

（陈　川）

第七章　生命体征的评估与护理

生命体征是体温、脉搏、呼吸和血压的总称。生命体征受大脑皮质控制，是机体内在活动的一种客观反映，是衡量机体身心状况的可靠指标。护理人员通过认真仔细地观察生命体征，可了解机体重要脏器的功能活动情况，了解疾病的发生、发展及转归，为预防、诊断、治疗及护理提供依据。掌握生命体征的评估和护理是临床护理中极为重要的内容之一。

第一节　体温的评估与护理

体温(temperature)是身体内产热与散热平衡的结果。通常所说的体温是指身体内部(胸腔、腹腔和中枢神经)的温度，又称为体核温度(core temperature)，较高且相对稳定；身体表层的温度称为体壳温度(shell temperature)，由于受环境温度的影响，各部位体壳温度相差显著且低于体核温度。

一、正常体温及生理变化

(一)体温的形成

体温是由糖、脂肪、蛋白质三大营养物质氧化分解而产生。三大营养物质在体内氧化时所释放的能量，其总量的50%以上迅速转化为热能，以维持体温，并不断地散发到体外，其余不足50%的能量储存于三磷酸腺苷(ATP)内，供机体利用，最终仍转化为热能散发到体外。

(二)产热与散热

1.产热过程　机体的产热过程是细胞新陈代谢的过程。人体以化学方式产热。人体主要的产热器官是肝脏和骨骼肌。产生热量的主要因素有：食物氧化、骨骼肌运动、交感神经兴奋、甲状腺素分泌增多、体温升高等。

2.散热过程　人体以物理方式散热。人体最主要的散热器官是皮肤，呼吸、排尿、排粪也散发部分热量。人体的散热方式有辐射、传导、对流、蒸发4种。

(1)辐射(radiation)：是热由一个物体表面通过电磁波的形式传至另一个与它不接触的物体表面的一种方式。它是人体在安静状态下处于气温较低环境中的主要散热形式。辐射散热量同皮肤与外界环境的温度差及机体有效辐射面积等有关。

（2）传导（conduction）和对流（convection）：传导是机体的热量直接传给同它接触的温度较低的物体的一种散热方式。传导的散热量取决于所接触物体的导热性能。临床上采用冰袋、冰帽、冰（凉）水湿敷为高热患者物理降温，就是利用传导散热的原理。对流是传导散热的一种特殊形式，是指通过气体或液体的流动来交换热量的一种散热方式。对流的散热量受气体或液体流动速度的影响，它们之间呈正比关系。

（3）蒸发（evaporation）：是利用物质由液态转变为气态的过程需要吸收热量的原理来散热的一种方式。人体蒸发散热分不显汗、发汗两种形式。临床上对高热患者采用乙醇擦浴方法，通过乙醇的蒸发达到降温目的。当外界温度低于人体皮肤温度时，机体大部分热量可通过辐射、传导、对流及部分蒸发方式散发，当外界温度高于或等于人体皮肤温度时，蒸发就成为主要的散热方式。

（三）体温调节

体温调节包括自主性（生理性）体温调节和行为性体温调节两种方式。自主性体温调节是指在下丘脑体温调节中枢控制下，机体受内外环境温度刺激，通过一系列生理反应，调节机体的产热和散热过程，使体温保持相对恒定的体温调节方式。行为性体温调节是指机体在不同环境中，通过姿势和行为的改变，特别是采取人为保温和降温措施，使体温保持相对稳定的体温调节方式。因此，行为性体温调节是以自主性体温调节为基础的，是对自主性体温调节的补充。通常意义上的体温调节是指自主性体温调节，其方式是：

1. 温度感受器

（1）外周温度感受器：为游离的神经末梢，分布于皮肤、黏膜和内脏中，包括热感受器和冷感受器，它们分别可将热或冷的刺激信息传向中枢。

（2）中枢温度感受器：存在于中枢神经系统内的对温度变化敏感的神经元称为中枢温度感受器。分布于下丘脑、脑干网状结构、脊髓等部位，包括热敏神经元和冷敏神经元，可将热或冷的刺激信息传入中枢。

2. 体温调节中枢　体温调节中枢位于下丘脑。下丘脑前部和后部的功能各有不同。

（1）下丘脑前部：下丘脑前部为散热中枢，散热中枢兴奋，体热的散发加速。其生理作用有：①促进血管扩张，增加皮肤表面的血流量，使热量经辐射方式散失；②增加出汗和加速呼吸，通过水分子蒸发达到散热目的；③降低细胞代谢，减少产热；④减少肌肉活动，防止产热过多。

（2）下丘脑后部：下丘脑后部为产热中枢，产热中枢兴奋，机体的产热加速。其生理作用有：①促进血管收缩，减少辐射散热；②减少出汗，通过交感神经直接抑制汗腺活动；③提高组织代谢率，通过交感神经系统刺激肾上腺髓质，使肾上腺素分泌增加，从而增加组织的氧化率；④出现寒战，增加产热。

（四）正常体温及其生理变动

1. 正常体温　由于体核温度不易测试，临床上常以口腔、直肠、腋窝等处的温度来代表体温。温度以摄氏温度和华氏温度来表示，℃与℉的换算公式为：

$$℃ = (℉ - 32) \times 5/9 \qquad ℉ = ℃ \times 9/5 + 32$$

通常所说的正常体温并不是指某一个具体的数值，而是指一定的温度范围，临床上测量体温常以口腔温度、直肠温度、腋下温度为标准（表7-1）。

表7-1　成人体温平均值及正常范围

部位	平均温度	正常范围
口温	37.0℃（98.6℉）	36.0℃~37.2℃（96.8℉~99.0℉）
肛温	37.5℃（99.5℉）	36.5℃~37.7℃（97.7℉~99.9℉）
腋温	36.5℃（97.7℉）	36.0℃~37.0℃（96.8℉~98.6℉）

正常情况下，个体的体温比平均温度增减0.3℃~0.6℃。

2. 生理变动　体温可随昼夜、年龄、性别、活动、药物等出现生理性变化，但其变化的范围很小，一般不超过0.5℃~1℃。

（1）昼夜差异：正常人体温在24 h内呈周期性波动，清晨2~6时最低，午后2~8时最高。

（2）年龄差异：不同年龄由于基础代谢水平不同，体温也不同。婴幼儿体温略高于成年人，老年人又略低于成年人。新生儿尤其是早产儿，由于体温调节功能尚未发育完善，调节功能差，因而其体温受环境温度的影响而变化，因此对新生儿应加强护理，做好防寒保暖措施。

（3）性别差异：女性体温平均比男性高0.3℃。而且女性的基础体温随月经周期出现规律性的变化，即排卵后体温上升，这与体内孕激素水平周期性变化有关，孕激素具有升高体温的作用。

（4）肌肉活动：剧烈肌肉活动（劳动或运动）可使骨骼肌紧张并强烈收缩，产热增加，导致体温升高。

（5）药物影响：麻醉药物可抑制体温调节中枢或影响传入路径的活动并能扩张血管，增加散热，降低机体对寒冷环境的适应能力。因此对手术患者在术中、术后应注意保暖。

此外，情绪激动、紧张、进食、环境温度的变化等都会对体温有影响，在测量体温时，应加以考虑。

二、异常体温的评估及护理

(一)体温过高

1. 定义　体温过高(hyperthermia)又称发热(fever)，是指由于各种原因引起产热过多而散热减少，致热源作用于下丘脑体温调节中枢，使体温调定点上移而引起的体温升高，并超过正常范围。一般而言，当腋下温度超过37℃或口腔温度超过37.5℃，一昼夜体温波动在1℃以上可称为体温过高。

2. 原因　根据致热源的性质和来源不同，临床上的发热可分为两类：感染性发热和非感染性发热。感染性发热较多见，主要由各种病原体如病毒、细菌、真菌、螺旋体、立克次体、支原体、寄生虫等感染引起。非感染性发热由病原体以外的各种物质引起，包括无菌性坏死性物质的吸收引起的吸收热、变态反应性发热、体温调节中枢功能失常引起的中枢性发热。

3. 临床分级　以口腔温度为例，按照发热程度的高低将发热分为：

低热：37.3℃~38.0℃(99.1℉~100.4℉)

中等热：38.1℃~39.0℃(100.6℉~102.2℉)

高热：39.0℃~41.0℃(102.2℉~105.8℉)

超高热：41.0℃(105.8℉)及以上

人体最高的耐受热为40.6℃~41.4℃(105℉~106℉)，高达43℃(109.4℉)则很少存活。直肠温度持续升高超过41℃，可引起永久性的脑损伤；高热持续在42℃以上2~4 h常导致休克及严重并发症。

4. 发热过程及表现　一般发热包括3个时期：

(1)体温上升期：此期特点是产热大于散热。体温上升可有两种方式：骤升和渐升。骤升是体温突然升高，在数小时内升至高峰，多见于肺炎球菌肺炎、疟疾等。渐升是指体温逐渐上升，多见于伤寒等。此期主要表现是皮肤苍白、畏寒、寒战、皮肤干燥。

(2)高热持续期：此期特点是产热和散热在较高水平上趋于平衡。主要表现是皮肤潮红、灼热；口唇、皮肤干燥；呼吸深而快；心率加快；头痛、头晕、食欲不振、全身不适、软弱无力。

(3)退热期：此期特点是散热大于产热，体温恢复至正常水平。退热方式可有骤退和渐退两种。对于骤退型者由于大量出汗，体液大量丧失，易出现血压下降、脉搏细速、四肢厥冷等虚脱或休克现象，主要表现是大量出汗、皮肤潮湿，护理中应加强观察。

5.热型(fever type) 各种体温曲线的形态称为热型。某些发热性疾病具有独特热型,加强观察有助于对疾病的诊断。但需注意,由于目前抗生素的广泛使用(包括滥用),或由于应用(包括不适当使用)解热药、肾上腺皮质激素等,使热型变得不典型,常见热型见图7-1。

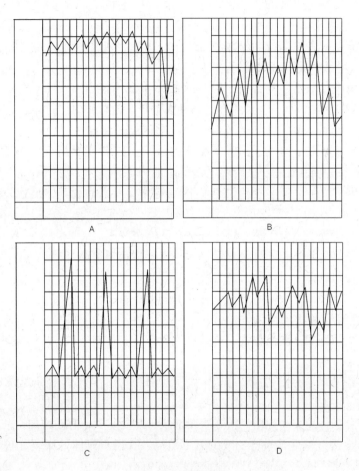

图7-1 常见热型

A.稽留热 B.弛张热 C.间歇热 D.不规则热

(1)稽留热(continued fever):体温持续在39.0℃～40.0℃左右,达数天或数月,24 h波动不超过1℃。多见于肺炎球菌肺炎、伤寒等。

(2)弛张热(remittent fever):体温在39.0℃以上,24 h内温差达1℃以上,体温最低时仍高于正常水平。多见于败血症、风湿热、化脓性疾病等。

(3)间歇热(intermittent fever)：体温骤然升高至 39.0℃ 以上，持续数小时或更长，然后降至正常或正常以下，经过一个间歇，体温又升高，并反复发作。即高热期和无热期交替出现。见于疟疾。

(4)不规则热(imegular fever)：发热无一定规律，且持续时间不定。见于流行性感冒，癌性发热等。

6.伴随症状

(1)寒战：发热前有明显寒战，多见于化脓性细菌感染，如肺炎球菌肺炎、败血症、急性胆囊炎、急性肾盂肾炎等。

(2)淋巴结肿大：局部淋巴结肿大提示局部有急性炎症，如口、咽部感染常有颌下淋巴结肿大。全身性淋巴结肿大要排除淋巴瘤、急性淋巴细胞性白血病等。

(3)出血现象：常见于重症感染及血液病。前者包括流行性出血热、败血症等。后者包括白血病、急性再生障碍性贫血等。

(4)肝、脾肿大：见于传染性单核细胞增多症、白血病、疟疾、肝胆道感染等。

(5)结膜充血：见于流行性出血热、斑疹伤寒等。

(6)单纯疱疹：见于肺炎球菌肺炎、流行性脑脊髓膜炎等。

(7)关节肿痛：见于风湿热、败血症等。

(8)意识障碍：头痛和抽搐，见于中枢神经系统感染。

7. 体温过高护理措施

(1)密切观察：测量体温，对高热患者应每隔 4 h 一次，待体温恢复正常 3 d 后，改为每日 2 次；同时注意观察发热的临床过程、热型、伴随症状及治疗效果等，如患者的面色、脉搏、呼吸、血压及出汗等体征。小儿高热易出现惊厥，应密切观察，如有异常应及时报告医生。

(2)卧床休息：高热时，新陈代谢增快，进食量少，消耗增加，患者又大多体质虚弱，因此应卧床休息，减少能量消耗，以利于机体的康复。护士还应为患者提供温度适宜、安静舒适、通风良好的室内环境。

(3)物理降温：体温超过 39.0℃，可用冰袋冷敷头部；体温超过 39.5℃时，可用乙醇拭浴、温水拭浴或做大动脉冷敷。行药物或物理降温半小时后，应测量体温，并做好记录及交班。

(4)保暖：体温上升期，患者如伴寒战，应及时调节室温，注意保暖，必要时可饮热饮料。

(5)补充营养和水分：给予患者高热量、高蛋白、高维生素、易消化的流质或半流质饮食，鼓励患者少量多餐。鼓励患者多饮水，以补充大量消耗的水分，促进代谢产物的排出。对不能进食的患者，遵医嘱给予静脉输液或鼻饲，以补充水分、电解质和营养物质。

(6)口腔护理：高热患者由于唾液分泌减少，口腔黏膜干燥，机体抵抗力下降，极易引起口腔炎症及溃疡，因此，护士应在晨起、餐后、睡前协助患者漱口，保持口腔清洁，防止口腔感染，如口唇干裂应涂润滑油保护。

(7)皮肤清洁：患者在退热期常常大量出汗，应及时擦干汗液，更换衣服及床单、被套，以保持皮肤清洁、干燥，防止着凉。对长期高热卧床的患者，还应注意预防压疮的发生。

(8)心理护理：观察了解发热各期患者的心理反应，对体温的变化、伴随的症状给予合理的解释，经常关心体贴患者，满足患者的需要，以缓解其紧张情绪，消除躯体不适。

(9)健康教育：教会患者及其亲属正确测量体温的方法、简易的物理降温方法，并告知患者及其亲属休息、营养、饮水、清洁的重要性。

(二)体温过低

1.定义 体温过低(hypothermia)是指个体体温处于低于正常范围的状态。体温不升是指体温维持在35℃以下的状态。

2.原因

(1)散热过多：长时期暴露在低温环境中，使机体散热过多、过快；在寒冷环境中大量饮酒，使血管过度扩张热量散失。

(2)产热减少：重度营养不良、极度衰竭，使机体产热减少。

(3)体温调节中枢受损：中枢神经系统功能不良，如颅脑外伤、脊髓受损；药物中毒，如麻醉药、镇静药；重症疾病，如败血症、大出血等。

3.临床分级

轻度：32℃~35℃(89.6℉~95.0℉)

中度：30℃~32℃(86.0℉~89.6℉)

重度：<30℃(86.0℉)瞳孔散大，对光反射消失。

致死温度：23~25℃(73.4~77.0℉)

4.临床表现 患者表现为躁动不安、嗜睡、意识紊乱、甚至出现昏迷。心跳、呼吸频率减慢、血压降低、轻度颤抖、皮肤苍白、四肢冰冷。

5.护理措施 若发现上述情况，应及时报告医生，积极采取以下措施：

(1)保暖：给予毛毯或加盖被，足部放热水袋，给热饮料等，以提高机体温度，减少热量散失，但对老人、小儿及昏迷患者，保暖的同时要注意防止烫伤。

(2)提高室温：应设法维持室温在24℃~26℃。

(3)观察：密切观察病情及生命体征的变化，每小时测量体温一次。

(4)配合抢救：积极配合医生作好抢救准备。

三、体温的测量

(一)体温计的种类及构造

1.水银体温计(mercury thermometer)　水银体温计又称玻璃体温计(glass thermometer)。分口表、肛表、腋表3种(图7-2)。它是一根真空毛细管外带有刻度的玻璃管，口表和肛表的玻璃管似三棱镜状，腋表的玻璃管呈扁平状。玻璃管末端的球部装有水银，口表和腋表的球部较细长，有助于测温时扩大接触面；肛表的球部较粗短，可防止插入肛门时折断或损伤黏膜。体温表毛细管的下端和球部之间有一狭窄部分，使水银遇热膨胀后不能自动回缩，从而保证体温测试值的准确性。

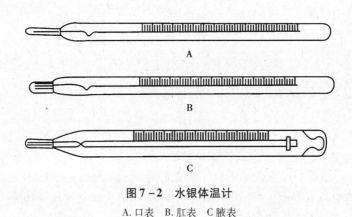

图7-2　水银体温计

A.口表　B.肛表　C腋表

体温计分摄氏体温计和华氏体温计两种。摄低体温计(centigrade thermometer)的刻度是35℃~42℃，每1℃之间分成10小格，每小格0.1℃，在0.5℃和1℃的刻度处用较粗的线标记。在37℃刻度处则以红色表示，以示醒目。华氏体温计(fahrenheit thermometer)刻度为94℉~108℉，每2℉之间分成10小格，每小格0.2℉(图7-3)。

2.电子体温计(electronic thermometer)　采用电子感温探头来测量体温，测得的温度直接由数字显示，读数直观，测温准确，灵敏度高。有医院用电子体温计和个人用电子体温计两种(图7-4)。医院用电子体温计只需将探头放入外套内，外套使用后按一次性用物处理，以防止交叉感染。个人用电子体温计，其形状如钢笔，方便易携带。

3.可弃式体温计(disposable thermometer)　可弃式体温计为单次使用的体

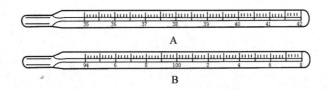

图7-3　摄氏和华氏体温计

A.摄氏体温计　B.华氏体温计

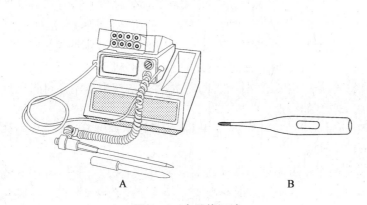

图7-4　电子体温计

A.医院用电子体温计　B.个人用电子体温计

温计,其构造为一含有对热敏感的化学指示点薄片,测温时点状薄片即随机体的温度而变色,显示所测温度(图7-5),可测口温、腋温。

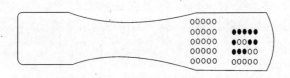

图7-5　可弃式体温计

4.感温胶片(temperature sensitive tape)　对体温敏感的胶片,可置于前额或腹部,根据胶片颜色的改变可知晓体温的变化,不能显示其具体的体温数值,只能用于判断体温是否在正常范围。适用于小儿。

5.其他

(1)远红处线测温仪:利用远红外线的感应功能,快速地测试人体体温。

常用于人群聚集处，又需快速检测体温时，如车站、机场、码头等。

（2）报警体温计：是一种能够监测患者温度的器械，一般用于危重患者。体温计的探头与报警器相连，当患者的体温超过一定的限度，它就会自动报警。

（二）体温计的消毒与检查

1.体温计的消毒　为了预防交叉感染，对测量过体温后的体温计，应采用化学消毒灭菌法中的浸泡消毒法。常用消毒液有70%乙醇、1%过氧乙酸、1%消毒灵等。

方法：①水银体温计消毒法：将使用后的体温计放入盛有消毒液的容器中浸泡，5 min 后取出，用冷开水冲洗，用离心机将体温计的水银柱甩至 35℃ 以下，再放入另一消毒容器中浸泡 30 min，取出后用冷开水冲洗，擦干后放入清洁容器中备用。消毒液每日更换一次，容器、离心机每周消毒一次。②电子体温计消毒法：仅消毒电子感温探头部分，消毒方法应根据制作材料的性质选用不同的消毒方法，如浸泡、熏蒸等。

2.体温计的检查　在使用新体温计前或定期消毒体温计后，应对体温计进行检查，保证其准确性。

方法：①将全部体温计的水银柱甩至 35℃ 以下；②于同一时间放入已测好的 40℃ 以下的水中，3 min 后取出检查；③若误差在 0.2℃ 以上、玻璃管有裂痕、水银柱自行下降，则不能使用；④合格体温计用纱布擦干，放入清洁容器内备用。

（三）体温测量的方法

【目的】

（1）判断体温有无异常。

（2）动态监测体温变化，分析热型及伴随症状。

（3）协助诊断，为预防、治疗、康复和护理提供依据。

【操作前准备】

1.评估患者并解释

（1）评估患者：年龄、病情、意识、治疗情况，心理状态及合作程度。

（2）向患者解释体温测量的目的、方法、注意事项及配合要点。

2.患者准备

（1）了解体温测量的目的、方法、注意事项及配合要点。

（2）体位舒适，情绪稳定。

（3）测温前 20～30 min 若有运动、进食、冷热饮、冷热敷、洗澡、坐浴或灌肠等，应休息 30 min 后再测量。

3.护士准备　衣帽整洁，修剪指甲，洗手，戴口罩。

4.用物准备

(1)治疗盘内备：容器2个(一为清洁容器盛放已消毒的体温计，另一个盛放测温后的体温计)、含消毒液纱布、表(有秒针)、记录本、笔。

(2)若测肛温，另备润滑油、棉签、卫生纸。

5.环境准备　室温适宜、光线充足、环境安静。

【操作步骤】

1.核对　携用物至患者床旁，核对患者床号、姓名，确认患者。

2.选择测量体温的方法

(1)口温测量法：是常用的测量方法。①部位：口表水银端斜放入舌下热窝(heat pocket，图7-6)；②方法：闭紧口唇，用鼻呼吸，嘱患者勿咬体温计及张口呼吸；③时间：3 min。

(2)腋温测量法：用于婴儿或其他无法测量口温者。①部位：体温计水银端放腋窝处(图7-7)；②方法：擦干汗液，体温

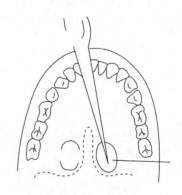

图7-6　舌下热窝

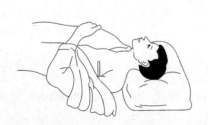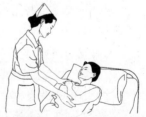

图7-7　腋温测量法

计紧贴皮肤，屈臂过胸，夹紧(图7-7)；③时间：10 min。

(3)肛温测量法：用于婴儿、幼儿、昏迷、精神异常者。①体位：侧卧、俯卧、屈膝仰卧位，暴露测温部位；②方法：润滑肛表水银端，插入肛门3~4 cm，婴幼儿可取仰卧位，护士一手握住患儿双踝，提起双腿；另一手将已润滑的肛表插入肛门(婴儿1.25 cm，幼儿2.5 cm，图7-8)并握住肛表用手掌根部和手指将双臀轻轻捏拢，固定体温计；③时间：3 min。

3.取表　取出体温计，用消毒纱布擦拭。

4. 读数　评估体温是否正常，若与病情不符应重新测量，有异常时及时处理。

5. 记录　将体温值记录在记录本上。

6. 协助穿衣　协助患者穿衣、裤，取舒适体位。

7. 消毒　体温计消毒。

8. 绘制　洗手后绘制体温单。

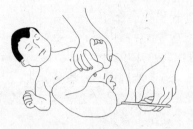

图 7-8　肛温测量法

【注意事项】

(1)测量体温前，应清点体温计的数量，并检查体温计是否完好，水银柱是否在 35℃ 以下。

(2)婴幼儿、精神异常、昏迷、口腔疾患、口鼻手术、张口呼吸者禁忌测量口温；腋下有创伤、手术、炎症，腋下出汗较多者，肩关节受伤或过度消瘦夹不紧体温计者禁忌测量腋温；直肠或肛门手术、腹泻患者禁忌测量肛温；心肌梗死患者不宜测肛温，以免刺激肛门引起迷走神经反射，导致心动过缓。

(3)婴幼儿、危重患者及躁动患者，应设专人守护，防止意外。

(4)若患者不慎咬破体温计，首先应及时清除玻璃碎屑，以免损伤唇、舌、口腔、食管及胃肠道黏膜，再口服蛋清或牛奶，以延缓汞的吸收，若病情允许，可食用粗纤维食物，加速汞的排出。

(5)避免影响体温测量的各种因素，如运动、进食、冷热饮、冷热敷、洗澡、坐浴及灌肠等。

(6)新入院患者每日测量体温 4 次，连续测量 3 d，3 d 后体温正常者改为每日测量 2 次。

(7)手术患者，术前 1 天 8 pm 测量体温，术后每天测量 4 次，连续测量 3 d，体温恢复正常者改为每天测量 2 次。

【健康教育】

(1)向患者及其亲属解释体温监测的重要性，学会正确测量体温的方法，以保证测量结果的准确性。

(2)介绍体温的正常值及测量过程中的注意事项。

(3)教会患者动态观察体温的方法，提供体温过高、体温过低的护理指导，增强自我护理能力。

第二节 脉搏的评估与护理

心脏是一个跳动的泵，它有规律地把血射入动脉，动脉管壁随着心室的舒张、收缩而出现节律性的搏动，这种搏动可沿着管壁传播，触诊时能感觉到有节律的冲击或轻叩，这种感觉称为脉搏(pulse)。

一、正常脉搏及生理变化

(一)脉搏的形成

脉搏的产生主要是由于心脏的舒缩及动脉管壁的弹性这两个因素。左心室收缩，将血液泵入主动脉，由于主动脉的弹性回缩及外周阻力，使心缩期泵入的血液暂时存留而引起内压升高，管壁扩张；心室舒张时，无血液泵出，动脉管壁又复回位，就构成血管的搏动。搏动沿动脉系统传播，如波浪式向前推进，可以用手指在皮肤表面触及浅表的动脉脉搏。

(二)正常脉搏及其生理变化

1. 脉率(pulse rate) 脉率是每分钟脉搏搏动的次数(频率)。正常成人在安静状态下脉率为 60～100 次/min。脉率受诸多因素影响而引起变化。

(1)年龄：儿童脉率平均约90 次/min，随年龄的增长而逐渐减低。老年较慢，平均55～60 次/min，到高龄时轻度增加。脉率正常范围与平均脉率见表7-2。

表7-2 脉率的正常范围与平均脉率

年龄	正常范围(次/min)		平均脉率(次/min)	
出生至1 个月	70～170		120	
1～12 个月	80～160		120	
1～3 岁	80～120		100	
3～6 岁	75～115		100	
	男	女	男	女
12～14 岁	65～105	70～110	85	95
14～16 岁	60～100	65～105	80	85
16～18 岁	55～95	60～100	75	80
18～65 岁	60～100		72	
65 岁以上	70～100		75	

(2)性别：女性比男性稍快，通常每分钟相差 5 次。

(3)体型：身材细高者常比矮壮者的脉率慢。因体表面积越大，脉搏越慢。

(4)活动、情绪：运动、兴奋、恐惧、愤怒或焦虑等因素可使脉率增快；休息、睡眠等因素则可使脉率减慢。

(5)饮食、药物、进食、使用兴奋剂、浓茶或咖啡等因素能使脉率增快；禁食、使用镇静药、洋地黄类药物等因素能使脉率减慢。

正常情况下，脉率和心率是一致的，脉率是心率的指示，当脉率微弱得难以测定时，应测心率。

2.脉律(pulse rhythm)　脉律是指脉搏的节律性。它反映了左心室的收缩情况，正常脉律均匀规则，间隔时间相等。但在正常小儿、青年和一部分成年人中，可见到吸气时增快，呼气时减慢，称为窦性心律不齐，一般无临床意义。

3.脉搏的强弱　它是触诊时血液流经血管的一种感觉。正常情况下每搏强弱相同。脉搏的强弱取决于动脉充盈度和周围血管的阻力，即与心搏量和脉压大小有关。

4.动脉壁的情况　触诊时可感觉到的动脉壁性质。正常动脉管壁光滑、柔软、且有弹性。

二、异常脉搏的评估及护理

(一)异常脉搏的评估

1.脉率异常

(1)心动过速(tachycardia)：成人脉率每分钟超过 100 次，称为心动过速(速脉)。常见于发热、甲状腺功能亢进、心力衰竭、血容量不足等，以增加心排血量、满足机体新陈代谢的需要。一般体温每升高 1℃，成人脉率约增加 18 次/min，儿童可增加得更快。

(2)心动过缓(bradycardia)：成人脉率每分钟少于 60 次，称为心动过缓(缓脉)。常见于颅内压增高、房室传导阻滞、甲状腺功能减退、阻塞性黄疸等。

2.节律异常

(1)间歇脉(intermittent pulse)：在一系列正常规则的脉搏中，出现一次提前而较弱的脉搏，其后有一较正常延长的间歇(代偿间歇)，称间歇脉。如每隔一个或两个正常搏动后出现一次期前收缩，则前者称二联律(bigeminy)，后者称三联律(trigeminy)。常见于各种器质性心脏病。发生机制是心脏异位起搏点过早地发生冲动而引起的心脏搏动提早出现。

(2)脉搏短绌(pulse deficit)：在单位时间内脉率少于心率，称为脉搏短绌。

其特点是心律完全不规则，心率快慢不一，心音强弱不等。发生机制是由于心肌收缩力强弱不等，有些心排血量少的搏动可产生心音，但不能引起周围血管的搏动，造成脉率低于心率。见于心房纤颤的患者。绌脉越多，心律失常越严重，病情好转，可以消失。

3. **强弱异常**

(1)洪脉：当心排血量增加，周围动脉阻力较小，动脉充盈度和脉压较大时，则脉搏强而大，称为洪脉。常见于高热、甲状腺功能亢进、主动脉瓣关闭不全等。

(2)细脉：当心排血量减少，周围动脉阻力较大、动脉充盈度降低时，脉搏弱而小，扪之如细丝，称细脉。常见于心功能不全、大出血、休克、主动脉瓣狭窄等。

(3)交替脉：指一种节律正常，而强弱交替出现的脉搏。主要由于心室收缩强弱交替出现而引起。为心肌损害的一种表现，常见于高血压心脏病、冠状动肋粥样硬化性心脏病等。

(4)水冲脉：脉搏骤起骤降，急促而有力。主要由于收缩压偏高，舒张压偏低使脉压增大所致。常见于主动脉瓣关闭不全、甲状腺功能亢进等。触诊时，如将患者手臂抬高过头并紧握其手腕掌面，就可感到急促有力的冲击。

(5)重搏脉：正常脉波在其下降期中有一重复上升的脉波，但较第一波为低，不能触及。在某些病理情况下，此波增高可触及，称重搏脉。发生机制可能与血管紧张度降低有关，当心室舒张早期，主动脉瓣关闭，主动脉内的一部分血液向后冲击已关闭的主动脉瓣，由此产生的冲动使重复上升的脉波增高而被触及。常见于伤寒、一些长期热性病和肥厚性梗阻性心肌病。

(6)奇脉：吸气时脉搏明显减弱或消失称为奇脉。常见于心包积液和缩窄性心包炎。是心包压塞的重要体征之一。奇脉的产生主要与左心室搏出量的变化有关。正常人，吸气时肺循环血容量增加，使循环血液向右心的灌注量亦相应地增加，肺循环向左心回流的血液量无明显改变。在病理情况下，吸气时肺循环血容量有所增加，但由于心脏受束缚，致体循环向右心回流的血量不能相应地增加，结果使肺静脉血液流入左心室的量较正常时减少，左心室搏出量减少，所以脉搏变弱甚至不能触及。

4. **动脉壁异常**　早期动脉硬化，表现为动脉壁变硬，失去弹性，呈条索状；严重时则动脉迂曲甚有结节。原因为动脉壁的弹力纤维减少，胶原纤维增多，使动脉管壁变硬，呈条索、迂曲状。

(二)异常脉搏的护理

1. **休息与活动**　指导患者增加卧床休息以减少心肌耗氧量。必要时给予氧疗。

2.加强观察　观察脉搏的脉率、节律及强弱等；观察药物的治疗效果和不良反应；有起搏器者应做好相应的护理。

3.准备好急救物品和急救仪器　准备抗心律失常的药物，确保除颤器处于完好状态。

4.心理护理　稳定患者情绪，消除紧张、恐惧情绪。

5.健康教育　指导患者进清淡易消化的饮食；戒烟限酒；善于控制情绪，勿用力排便，学会自我监测脉搏及观察药物的不良反应，掌握简单的急救技巧等。

三、脉搏的测量

(一)脉搏测量的部位

浅表、靠近骨骼的大动脉均可作为测量脉搏的部位。常用部位见图7－9。临床上最常选择的诊脉部位是桡动脉。

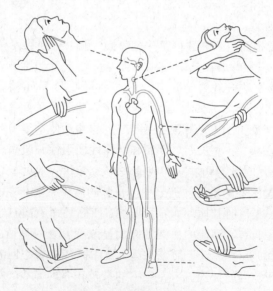

图7－9　常用诊脉部位

(二)脉搏测量的方法(以桡动脉为例)

【目的】

(1)判断脉搏有无异常。

(2)动态监测脉搏变化，间接了解心脏状况。

(3)协助诊断，为预防、治疗、康复、护理提供依据。

【操作前准备】

1.评估患者并解释

(1)评估患者：年龄、病情、治疗情况，心理状态及合作程度。

(2)向患者解释脉搏测量的目的、方法、注意事项及配合要点。

2.患者准备

(1)了解脉搏测量的目的、方法、注意事项及配合要点。

(2)体位舒适，情绪稳定。

(3)测温前患者若有剧烈运动、紧张、恐惧或哭闹等情况，应休息20~30min后再测量。

3.护士准备　衣帽整洁，修剪指甲，洗手，戴口罩。

4.用物准备

(1)治疗盘内备：表(有秒针)、记录本、笔。

(2)必要时备听诊器。

5.环境准备　室温适宜、光线充足、环境安静。

【操作步骤】

1.核对　携用物至患者床旁，核对患者床号、姓名，确认患者。

2.体位　患者取卧位或坐位，手腕伸展，手臂放舒适位置，使患者感觉舒适，护士便于测量。

3.测量　护士以示指、中指及无名指的指端按压在桡动脉处，按压力量适中，以能清楚测得脉搏搏动为宜(图7-10)。

4.计数　脉搏正常者测30 s，乘以2，测量时须注意脉律、脉搏强弱等情况。若发现患者脉搏短绌，应由2名护士同时测量，一人听心率，另一人测脉率，由听心率者发出"起"或"停"口令，计时1 min(图7-11)。

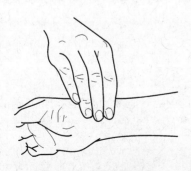

图7-10　桡动脉测量法

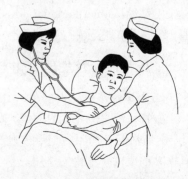

图7-11　脉搏短绌测量法

5.记录　将脉率数记录在记录本上，脉搏短绌者以分数式记录，记录方式为心率/脉率，如心率为 200 次/min，脉率为 60 次/min，则写成 200/60 次/min。

6.绘制　洗手后绘制体温单(体温曲线绘制见第 16 章)。

【注意事项】

(1)勿用拇指诊脉，因拇指动脉的搏动较强，易与患者的脉搏相混淆。

(2)若桡动脉测量不清楚或因其他原因不宜测量桡动脉时，可改为测量颈动脉、颞动脉、股动脉等，或用听诊器测量心率。

(3)为偏瘫患者测脉，应选择健侧肢体。

(4)异常脉搏应测量 1 min；脉搏细弱难以触诊时，应测心尖搏动 1 min。

【健康教育】

(1)向患者及其亲属解释脉搏监测的重要性及正确的测量方法，并指导其对脉搏进行动态观察。

(2)教会患者自我护理的技巧，提高患者对异常脉搏的判断能力。

第三节　血压的评估与护理

血压(blood pressure，BP)是指血管内流动的血液对单位面积血管壁产生的侧压力。在不同血管内，血压分别被称为动脉血压、毛细血管压和静脉血压，而一般所说的血压是指动脉血压。在一个心动周期中，动脉血压随着心室的收缩和舒张而发生规律性的波动。收缩压(systolic pressure)是指在心室收缩时，动脉血压上升达到的最高值。舒张压(diastolic pressure)是指在心室舒张末期，动脉血压下降达到的最低值。脉压(pulse pressure)是指收缩压与舒张压的差值。平均动脉压(mean arterial pressure)是指在一个心动周期中，动脉血压的平均值，约等于舒张压 + 1/3 脉压。

一、正常血压及生理变化

(一)血压的形成

心血管系统是一个封闭的管道系统，足够量的血液充盈是形成血压的前提，心脏射血与外周阻力是形成血压的基本因素，同时大动脉的弹性储器作用对血压的形成也有重要的作用。

产生动脉血压的前提条件是心血管内有足够量的血液充盈，血液的充盈度可用循环系统平均充盈压(mean circulatory filling pressure)表示，成人约为 0.93 kPa(7 mmHg)。

在一个心动周期中，心室肌收缩所释放的能量分为两部分，一部分是动能，用于推动血液在血管中流动，另一部分是势能，形成对血管壁的侧压，并使血管壁扩张。如果只有心室肌收缩而无外周阻力，心室收缩释放的能量将全部表现为动能，迅速向外周流失，动脉血压不能形成。只有在存在外周阻力的情况下，左心室射出的血量(60～80 mL/次)仅1/3流向外周，其余2/3暂时储存于主动脉和大动脉内，形成较高的收缩压。心室舒张，主动脉和大动脉管壁弹性回缩，将储存的势能转化为动能，推动血液继续流动，维持一定的舒张压。大动脉的弹性对动脉血压的变化有缓冲作用。因此心脏射血与外周阻力两者的相互作用是形成血压的关键，主动脉和大动脉的弹性储器作用，可缓冲血压的大幅度波动，并将间断的心脏射血变为动脉内持续的血液流动。

(二)影响血压的因素

1. 每搏输出量 在心率和外周阻力不变时，如果每搏输出量增大，心缩期射入主动脉的血量增多，收缩压明显升高。由于主动脉和大动脉被扩张的程度大，心舒期弹性回缩力也大，血液向外周流动的速度加快，到心舒末期，大动脉存留的血量增加并不多，舒张压虽有所升高，但程度不大，因而脉压增大。因此，收缩压的大小主要反映每搏输出量的大小。

2. 心率 在每搏输出量和外周阻力不变时，心率增快，心舒期缩短，心舒期内流向外周的血量减少，心舒末期主动脉内存留的血量增多，舒张压明显升高。由于动脉血压升高可使血流速度加快，因此心缩期内仍有较多的血液从主动脉流向外周，但收缩压升高不如舒张压明显，因而脉压减小。因此，心率主要影响舒张压。

3. 外周阻力 在心排血量不变而外周阻力增大时，心舒期中血液向外周流动的速度减慢，心舒末期存留在主动脉中血量增多，舒张压明显升高。在心缩期，由于动脉血压升高使血流速度加快，收缩压的升高不如舒张压明显，脉压减小。因此，舒张压的高低主要反映外周阻力的大小。

外周阻力的大小受阻力血管(小动脉和微动脉)口径和血液黏滞度的影响，阻力血管口径变小，血液黏滞度增高，外周阻力则增大。

4. 主动脉和大动脉管壁的弹性 大动脉管壁的弹性对血压起缓冲作用。随着年龄的增长，血管中的胶原纤维增生，逐渐取代平滑肌与弹性纤维，以致血管的可扩张性减小。收缩压升高，舒张压降低，脉压增大。

5. 循环血量和血管容量 正常情况下，循环血量和血管容积相适应，才能保持一定水平的体循环充盈压，正常值约为7 mmHg(0.933kPa)，它是形成血压的重要前提。如果循环血量减少或血管容积扩大，血压便会下降。

（三）正常血压及其生理变化

1. 正常血压　测量血压，一般以肱动脉为标准。正常成人安静状态下的血压范围比较稳定，其正常范围为收缩压 90~139 mmHg(12~18.5kPa)，舒张压 60~89 mmHg(8~11.8kPa)，脉压 30~40 mmHg(4~5.3 kPa)。

按照国际标准计量单位规定，压强的单位是帕(Pa)，即牛顿/米²(N/m²)，但帕的单位较小，故血压的单位通常用千帕(kPa)，由于人们长期以来使用水银血压计测量血压，因此习惯上用水银柱的高度即毫米汞柱(mmHg)来表示血压数值。其换算公式为 1 mmHg=0.133 kPa，1 kPa=7.5 mmHg。

2. 生理变化

(1)年龄：血压随年龄的增长，收缩压和舒张压均有逐渐增高的趋势，但收缩压的升高比舒张压的升高更为显著，见表7-3。

表7-3　各年龄组血压平均值

年龄	血压值(mmHg/ kPa)
1个月	84/54(11.2/7.2)
1岁	95/65(12.7/8.7)
6岁	105/65(14.0/8.7)
10~13岁	110/65(14.7/8.7)
14~17岁	120/70(16.0/9.3)
成年人	120/80(16.0/10.7)
老年人	140~160/80~90(18.7~21.3/10.7~12.0)

(2)性别：女性在更年期前，血压低于男性，更年期后，血压可升高，差别则变小。

(3)昼夜和睡眠：通常清晨血压最低，然后逐渐升高，至傍晚时血压最高。睡眠不佳时血压可稍升高。

(4)环境：处于寒冷环境时，由于末梢血管收缩，血压可略有升高；处于高温环境时，由于末梢血管扩张，血压可略有下降。

(5)体型：高大、肥胖者血压相对较高。

(6)体位：不同体位血压存在差别，立位血压高于坐位血压，坐位血压高于卧位血压，这与重力引起的机体代偿机制有关。对于长期卧床或使用某些降压药物的患者，若由卧位迅速改为立位时，可出现头晕、眩晕、血压下降等体位性低血压的表现。

(7)身体不同部位：一般右上肢血压高于左上肢血压，其原因是右侧肱动脉来自主动脉弓的第一大分支头臂干(无名动脉)，而左侧肱动脉来自主动脉的第三大分支左锁骨下动脉，由于能量消耗右侧血压可比左侧高10~20 mmHg(1.33~2.67 kPa)。下肢血压可高于上肢20~40almHg(2.67~5.33kPa)，其原因可能与股动脉的管径较肱动脉粗、血流量大有关。

(8)运动：运动时血压的变化与肌肉运动的方式有关，以等长收缩为主的运动，如持续握拳时，血压可升高；以等张收缩为主的运动，如步行或骑自行车，运动开始时血压可有所升高，继而血流量重新分配和血浆量改变，血压可逐渐恢复正常。

此外情绪激动、紧张、恐惧、兴奋和吸烟等因素可使血压升高。饮酒、摄盐过多和某些药物对血压也有影响。

正常血压的波动范围较小，保护相对稳定状态。当血压超过正常范围即为异常血压。

二、异常血压的评估及护理

(一)高血压

1. 定义　高血压(hypertension)指18岁以上成年人收缩压≥140 mmHg(18.7 kPa)和(或)舒张压≥90 mmHg(12 kPa)。根据引起高血压的原因不同，可将高血压分为原发性高血压与继发性高血压两大类。原发性高血压是以血压升高为主要临床表现的综合征，通常简称为高血压病，是一种独立的疾病，有自己的病因和临床表现，约占高血压患者的90%以上。继发性高血压是指继发于其他疾病或原因的高血压，约占人群高血压的5%~10%，血压升高仅是这些疾病的一个临床表现。

2. 高血压分级　目前采用1999年世界卫生组织和国际高血压联盟(WHO/ISH)制定的高血压标准，见表7-4。

3. 高血压患者的护理

(1)良好环境：提供适宜温、湿度、通风良好、合理照明的整洁、安静、舒适的环境。

(2)合理饮食：高血压患者给予易消化、低脂、低胆固醇、高维生素，富含纤维素饮食，根据血压的高低限制盐的摄入；避免刺激辛、辣食物。

(3)生活规律：养成良好的生活习惯，改变不良生活方式，戒烟限酒，注意休息，根据病情情况参与体育锻炼，保证充足的睡眠时间。

(4)控制情绪：保持情绪稳定，减少导致患者情绪激动的因素。

表 7 – 4　高血压分级(WHO/ISH)

分级	收缩压(mmHg)	舒张压(mmHg)
理想血压	<120	<80
正常血压	<130	<85
正常高压	130~139	85~89
1 级高血压(轻度)	140~159	90~99
亚组:临界高血压	140~149	90~94
2 级高血压(中度)	160~179	100~109
3 级高血压(重度)	≥180	≥110
单纯收缩期高血压	≥140	<90
亚组:临界收缩期高血压	140~149	<90

(5)加强监测:密切监测患者血压时,应做到"四定"即定时间、定部位、定体位、定血压计。指导患者按时服药,观察药物的不良反应;注意有无潜在的并发症发生。

(6)健康教育:教会患者测量和判断异常血压的方法,戒烟限酒,保持大便通畅,生活有度、作息有时,修身养性,合理饮食。

(二)低血压

1.定义　低血压(hypotension)指 18 岁以上成年人血压低于 90/60~50 mmHg(12/8~6.65kPa)。

2.分类　低血压分为急性和慢性两种。其中急性低血压是指血压由正常较高水平突然下降,其主要表现为晕厥与休克两大临床特征,多见于晕厥、心肌梗死等。而慢性低血压主要包括 6 种类型。

(1)体质性低血压:又称原发性低血压。这种低血压最常见于年轻的苗条女性。它可以完全无症状,或仅有乏力、心悸等。

(2)体位性低血压:又称直立性低血压。正常人站立时,收缩压可暂时下降,舒张压不变,但收缩压可在 30~40 s 内回复正常。如从平卧位变为直立位或直立后血压下降超过 50 mmHg,且持久不回升者,称为"体位性低血压"。这种情况常见于自主神经功能紊乱、久病之后或服某些药物后。

(3)患有内分泌疾病而导致的低血压,如甲状腺功能低下、慢性肾上腺皮质功能减退症、垂体前叶功能减退症。

(4)患有慢性消耗性及慢性营养不良疾病导致的低血压,如恶性肿瘤、结核病、肝炎等。

（5）患有心血管疾病导致的低血压，如慢性心包积液、严重二尖瓣狭窄。

（6）药物性低血压：服用降压药、镇静药等药物治疗的过程中有时会出现。

（三）脉压异常

1.脉压增大　指脉压差大于 60 mmHg，常见于主动脉硬化、主动脉瓣关闭不全、动静脉瘘、甲状腺功能亢进。

2.脉压减小　指脉压差小于 20 mmHg，常见于心包积液、缩窄性心包炎、末梢循环衰竭。

三、血压的测量

血压测量可分为直接测量和间接测量两种方法。直接测量法是指将溶有抗凝药的长导管经皮插入动脉内（常为肱动脉），导管与压力传感器连接，显示实时的血压数据，可连续监测动脉血压的动态变化。数值精确、可靠，但它属于一种创伤性检查，临床仅限于急危重患者、特大手术及严重休克患者的血压监测。间接测量法是指应用血压计间接测量血压，它是根据血液通过狭窄的血管形成涡流时会发出响声而设计的，也是目前临床上广泛应用的方法。

（一）血压计的种类与构造

1.血压计的种类　主要有水银血压计分立式和台式两种，立式血压计可随意调节高度、无液血压计、电子血压计三种。

2.血压计的构造　由 3 部分组成：

（1）加压气球和压力活门：加压气球可向袖带气囊充气；压力法活门可调节压力大小。

（2）袖带：由内层长方形扁平的橡胶气囊和外层布套组成。橡胶气囊有一要求：长与宽的比例至少 2∶1，最好 2.5∶1。橡胶气囊的宽度应为上臂周径的40％，长度应正好缠绕上臂 1 周，至少应包绕上臂的 80％。1999 年 WHO 专家委员会推荐成人袖带的宽度为 13～15 cm，长度为 30～35 cm，上臂粗大和肥胖者袖带应大于 20 cm。因为袖袋太窄，须加大力量才能阻断动脉血流，测得数值偏高；袖袋太宽，大段血管受阻，测得数值偏低。袖带上有两根橡胶管，一根与加压气球相连，另一根与压力表相通。

（3）血压计

1）水银血压计（mercury manometer）（图 7-12）：又称汞柱血压计。由玻璃管、标尺、水银槽三部分组成。在血压计盒盖内面固定一根玻璃管，管面上标有双刻度（标尺）0～300 mmHg（0～40 kPa），最小分度值分别为 2 mmHg 或 0.5 kPa。玻璃管上端盖以金属帽与大气相通，玻璃管下端和水银槽（储有水银60

g)相连。水银血压计的优点是测得数值准确可靠,但较笨重且玻璃管部分易破裂。

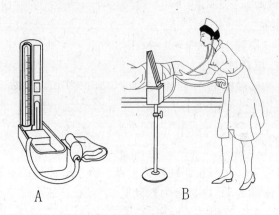

图 7 - 12　水银血压计
A.台式水银血压计　B.立式水银血压计

2)无液血压计(aneroid manometer)(图 7 - 13):又称弹簧式血压计、压力表式血压计。外形呈圆盘状,正面盘上标有刻度,盘中央有一指针指示血压数值。其优点是携带方便,但可信度差。

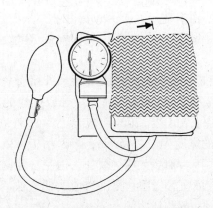

图 7 - 13　无液血压计(弹簧式血压计)

3)电子血压计(electronic manometer)(图 7 - 14):袖袋内有一换能器,有自动采样、电脑控制数字运算、自动放气程序。数秒钟内可得到收缩压、舒张压及脉搏的数值。其优点是操作方便、不用听诊器,省略放气系统,排除听觉不灵敏、噪声干扰等因素造成的误差，但准确性较差。

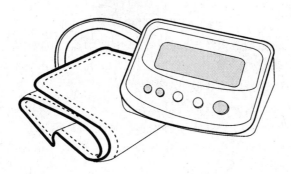

图 7 - 14 电子血压计

(二)测量血压的方法

【目的】

(1)判断血压有无异常。

(2)动态监测血压变化，间接了解循环系统的功能状况。

(3)协助诊断，为预防、治疗、康复、护理提供依据。

【操作前准备】

1.评估患者并解释

(1)评估患者：年龄、病情、治疗情况，心理状态及合作程度。

(2)向患者解释血压测量的目的、方法、注意事项及配合要点。

2.患者准备

(1)了解血压测量的目的、方法、注意事项及配合要点。

(2)体位舒适，情绪稳定。

(3)测量前有吸烟、运动、情绪变化等，应休息 15~30 min 后再测量。

3.护士准备　衣帽整洁，修剪指甲，洗手，戴口罩。

4.用物准备　治疗盘内备：血压计、听诊器、记录本(体温单)、笔。

5.环境准备　室温适宜、光线充足、环境安静。

【操作步骤】

1.核对　携用物至患者床旁，核对患者床号、姓名。

2.测量血压

(1)肱动脉血压测量法

1)体位：患者手臂位置(肱动脉)与心脏同一水平，坐位时平第 4 肋，卧位时平腋中线。

2)卷起患者衣袖，必要时脱袖，以免衣袖过紧影响血流，影响测量值的准确性，使患者露出手臂，手掌向上，肘部伸直。

3)打开血压计，垂直放妥，开启水银槽开关。

4)缠袖带：驱尽袖带内空气，平整置于上臂中部，下缘距肘窝 2~3 cm，松紧以能插入一指为宜。

5)注气：将听诊器胸件置肱脉搏动最明显处(图 7-15)，避免听诊器胸件塞在袖带下，以免局部受压较大和听诊时出现干扰声，一手固定听诊器胸件，另一手握加压气球，关气门，注气至肱动脉消失再升高 20~30 mmHg。

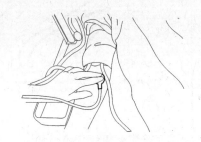

图 7-15　上肢血压测量法

6)放气：缓慢放气，速度以水银柱下降 4 mmHg/s(0.533 kPa)为宜，注意水银柱刻度和肱动脉声音的变化。

7)判断：听诊器出现的第一声搏动音，此时水银柱所指的刻度，即为收缩压；当搏动音突然变弱或消失，水银柱所指的刻度即为舒张压。

(2)腘动脉血压测量法

1)体位：患者取仰卧、俯卧或侧卧位，一般不采用屈膝仰卧位。

2)患者：卷起患者裤褪，必要时脱一侧裤子，暴露大腿，以免过紧影响血流，影响血压的准确性。帮助患者采取舒适卧位。

3)缠袖带：袖带缠于大腿下部，其下缘距腘窝 3~5 cm，听诊器置腘动脉搏动最明显处。

4)其余操作同肱动脉测血压法

3.整理血压计　排尽袖带内余气，扣紧压力活门，整理后放入盒内；血压计盒盖右倾 45℃，使水银全部流回槽内，关闭水银槽开关，盖上盒盖，平衡放置。

4.恢复体位　必要时协助穿衣、穿裤。

5.记录　将所测血压值按收缩压/舒张压 mmHg(kPa)记录在记录本上，如：120/84 mmHg。当变音与消失音之间有差异时，两读数都应记录，方式是收缩压/变音/消失音 mmHg，如：120/84/60 mmHg。

6.转记　洗手后将血压值转记至体温单上。

【注意事项】

(1)检测、校对血压计。测量前，须检查血压计，包括玻璃管有无裂损，水银有无漏出,加压气球各橡胶管有无老化、漏气,听诊器是否完好等。

(2)对需密切观察血压者,应做到四定,即"定时间、定部位、定体位、定血压计",有助于测定的准确性和对照的可比性。

(3)偏瘫、一侧肢体外伤或手术的患者,测血压时应选择健侧肢体测血压,因患侧肢体肌张力减低及血循环障碍,不能真实反映血压的变化。

(4)发现血压听不清或异常,应重测。重测时,待水银柱降至"0"点,稍等片刻后再测量。必要时,做双侧肢体血压对照测量。

(5)排除影响血压值的外界因素

1)选择血压计,袖带宽窄应符合标准,袖带太窄需要较高的空气压力才能阻断动脉血流,故测得血压值偏高;袖带过宽使大段血管受压,以致搏动音在达到袖带下缘之前已消失,故测出的血压偏低。

2)操作时袖带缠绕过松,或操作者视线低于水银柱(向上看),可致测得的血压偏高;袖带缠绕过紧,或操作者视线高于水银柱刻度(向下看),可使测得的血压偏低。

3)血压计本身造成的误差,水银不足则测得的血压偏低,汞柱上端通气小孔被阻塞,空气进出困难,可导致收缩压偏低,舒张压偏高。

4)患者情绪激动、吸烟、进食、膀胱充盈、手臂位置低于心脏水平时可使测得的数值偏高;手臂高于心脏水平可使测得的血压数值偏低。

【健康教育】

(1)向患者及其亲属解释血压的正常值及测量过程中的注意事项。

(2)教会患者正确使用血压计和测量血压,帮助患者创造在家中自测血压的条件,以便患者能够及时掌握自己血压的动态变化。

(3)教会患者正确判断降压效果,及时调整用药。

(4)指导患者采用合理的生活方式,提高自我保健能力。

第四节 呼吸的评估与护理

机体在新陈代谢过程中,需要不断地从外界环境中摄取氧气,并把自身产生的二氧化碳排出体外,这种机体与外界环境之间进行气体交换的过程,称为呼吸(respiration)。呼吸是机体维持新陈代谢和生命活动所必需的基本生理过程之一,一旦呼吸停止,生命也将终结。

一、正常呼吸及生理变化

(一)呼吸过程

呼吸的全过程由 3 个互相关联的环节组成(图 7-16)。

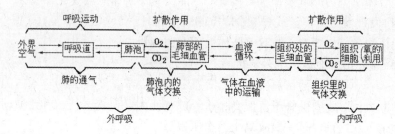

图 7-16 呼吸过程三环节

1. 外呼吸(external respiration) 也称肺呼吸。指外界环境与血液之间在肺部进行的气体交换,包括肺通气和肺换气两过程。

肺通气指通过呼吸运动使肺与外界环境之间的气体交换。实现肺通气的相关结构包括呼吸道、肺泡和胸廓等。呼吸道是气体进出的通道,肺泡是气体交换的场所,胸廓的节律性运动是实现肺通气的原动力。

肺换气指肺泡与血液之间的气体交换。其交换方式是通过分压差扩散,即气体从分压高处向分压低处扩散。如肺泡内氧分压高于静脉血氧分压,而二氧化碳分压则低于静脉血的二氧化碳分压。交换的结果静脉血变成动脉血,肺循环毛细血管的血液不断地从肺泡中获得氧,释放出二氧化碳。

2. 气体运输(gas transport) 通过血液循环将氧由肺运送到组织细胞,同时将二氧化碳由组织细胞运送到肺。

3. 内呼吸(internal respiration) 也称组织呼吸。即组织换气,指血液与组织细胞之间的气体交换。交换方式同肺换气,交换的结果动脉血变成静脉血,体循环毛细血管的血液不断地从组织中获得二氧化碳,释放出氧气。

(二)呼吸调节

1. 呼吸中枢 呼吸中枢是指中枢神经系统内产生和调节呼吸运动的神经细胞群,它们分布于脊髓、延髓、脑桥、间脑、大脑皮质等部位,在呼吸运动调节过程中,各级中枢发挥各自不同的作用,相互协调和制约。延髓和脑桥是产生基本呼吸节律性的部位,大脑皮质可随意控制呼吸运动。

2. 呼吸的反射性调节

(1)肺牵张反射:由肺的扩张和缩小所引起的吸气抑制和兴奋的反射,称肺牵张反射，又称黑-伯反射。即当肺扩张时可引起吸气动作的抑制而产生呼气；当肺缩小时可引起呼气动作的终止而产生吸气。它是一种负反馈调节机制。其生理意义是使吸气不致过长、过深，促使吸气转为呼气。它与脑桥呼吸调节中枢共同调节着呼吸的频率和深度。

（2）呼吸肌本体感受性反射：指呼吸肌本体感受器传入冲动引起的反射性呼吸变化。呼吸肌本体感受性反射参与正常呼吸运动的调节，尤在呼吸肌负荷增加时作用发挥更大，即呼吸肌负荷增加，呼吸运动也相应地增强。

（3）防御性呼吸反射：包括咳嗽反射（cough reflex）和喷嚏反射（sneeze reflex）。喉、气管和支气管黏膜上皮的感受器受到机械或化学刺激时，可引起咳嗽反射。鼻黏膜受到刺激时，可引起喷嚏反射。以达到排除呼吸道刺激物和异物的目的。因此，它们是对机体有保护作用的呼吸反射。

3. 呼吸的化学性调节　动脉血氧分压（PaO_2）、二氧化碳分压（$PaCO_2$）和氢离子浓度[H^+]的改变对呼吸运动的影响，称化学性调节。$PaCO_2$ 是调节呼吸运动中最重要的生理性化学因素。$PaCO_2$ 下降，出现呼吸运动减弱或暂停；$PaCO_2$ 升高，使呼吸运动加快，肺通气增加；若 $PaCO_2$ 超过一定水平，则抑制中枢神经系统活动，包括呼吸中枢，出现呼吸困难、头痛头晕、甚至昏迷，即二氧化碳麻醉。

当血液中 $PaCO_2$ 升高，[H^+]升高，PaO_2 降低时，刺激化学感受器，从而作用于呼吸中枢，引起呼吸的加深加快，维持 PaO_2、$PaCO_2$ 和[H^+]的相对稳定。其中 $PaCO_2$ 在呼吸调节过程中有很大的作用。$PaCO_2$ 对呼吸的调节是通过中枢及外周化学感受器两条途径实现的。[H^+]对呼吸的调节同 $PaCO_2$，[H^+]升高，导致呼吸加深加快，肺通气增加；[H^+]降低，呼吸受到抑制。PaO_2 是通过外周化学感受器对呼吸运动进行调节。

（三）正常呼吸及其生理变化

1. 正常呼吸　正常成人安静状态下呼吸频率为 16～18 次/min，节律规则，呼吸运动均匀无声且不费力（表7-5）。呼吸与脉搏的比例为1:4，男性及儿童以腹式呼吸为主，女性以胸式呼吸为主。

2. 生理变化

（1）年龄：年龄越小，呼吸频率越快。如新生儿呼吸约为 44 次/min。

（2）性别：同年龄的女性呼吸比男性稍快。

（3）活动：剧烈运动可使呼吸加深加快；休息和睡眠时呼吸减慢。

（4）情绪：强烈的情绪变化，如紧张、恐惧、愤怒、悲伤、害怕等刺激呼吸中枢，引起呼吸加快或屏气。

（5）血压：血压大幅度变动时，可以反射性影响呼吸，血压升高，呼吸减慢减弱；血压降低，呼吸加快加强。

(6)其他：环境温度升高，可使呼吸加深加快。

表 7 – 5　正常和异常呼吸

呼吸名称	呼　吸　形　态	特　点
正常呼吸	吸气　呼气	规则、平稳
呼吸增快		规则、快速
呼吸减慢		规则、缓慢
深度呼吸		深而大
潮式呼吸		潮水般起伏
间断呼吸		呼吸和呼吸暂停交替出现

二、异常呼吸的评估及护理

(一)异常呼吸的评估

1. 频率异常

(1)呼吸过速(tachypnea)：呼吸频率超过 24 次/min 称为呼吸增快，也称气促(表 7 – 5)。见于发热、疼痛、甲状腺功能亢进等。一般体温每升高 1℃，呼吸频率大约增加 3 次/min 或 4 次/min。

(2)呼吸过缓(bradypnea)：呼吸频率低于 12 次/min，称为呼吸减慢(表 7 – 5)。见于颅内压增高、巴比妥类药物中毒等。

2. 深度异常

(1)深度呼吸：又称库斯莫(Kussmaul's)呼吸，是一种深而规则的大呼吸(表 7 – 5)。见于糖尿病酮症酸中毒和尿毒症酸中毒等，以便排出较多的二氧化碳调节血中的酸碱平衡。

(2)浅快呼吸：是一种浅表而不规则的呼吸，有时呈叹息样。可见于呼吸肌麻痹、某些肺与胸膜疾病，也可见于濒死的患者。

3. 节律异常

（1）潮式呼吸：又称陈－施（Cheyne－Stokes）呼吸，是一种呼吸由浅慢逐渐变为深快，然后再由深快转为浅慢，再经一段呼吸暂停（5～30 s）后，又开始重复以上的周期性变化，其形态就如潮水起伏（表7－5）。潮式呼吸的周期可长达30 s至2 min。多见于中枢神经系统疾病，如脑炎、脑膜炎、颅内压增高及巴比妥类药物中毒。产生机制是由于呼吸中枢的兴奋性降低，只有当缺氧严重，二氧化碳积聚到一定程度，才能刺激呼吸中枢，使呼吸恢复或加强，当积聚的二氧化碳呼出后，呼吸中枢又失去有效的兴奋，呼吸又再次减弱继而暂停，从而形成了周期性变化。

（2）间断呼吸：又称毕奥（Biot's）呼吸。表现为有规律的呼吸几次后，突然停止呼吸，间隔一个短时间后又开始呼吸，如此反复交替（表7－5）。即呼吸和呼吸暂停现象交替出现。其产生机制同潮式呼吸，但比潮式呼吸更为严重，预后更为不良，常在临终前发生。

4. 声音异常

（1）蝉鸣样呼吸：表现为吸气时产生一种极高的似蝉鸣样音响，产生机制是由于声带附近阻塞，使空气吸入发生困难。常见于喉头水肿、喉头异物等。

（2）鼾声呼吸：表现为呼吸时发出一种粗大的鼾声，由于气管或支气管内有较多的分泌物积蓄所致。多见于昏迷患者。

5. 形态异常

（1）胸式呼吸减弱，腹式呼吸增强：正常女性以胸式呼吸为主。由于肺、胸膜或胸壁的疾病，如肺炎、胸膜炎、肋骨骨折、肋骨神经痛等产生剧烈的疼痛，均可使胸式呼吸减弱，腹式呼吸增强。

（2）腹式呼吸减弱，胸式呼吸增强：正常男性及儿童以腹式呼吸为主。如由于腹膜炎、大量腹水、肝脾极度肿大、腹腔内巨大肿瘤等，使膈肌下降受限，造成腹式呼吸减弱，胸式呼吸增强。

6. 呼吸困难　呼吸困难（dyspnea）是一个常见的症状及体征，患者主观上感到空气不足，客观上表现为呼吸费力，可出现发绀、鼻翼煽动、端坐呼吸，辅助呼吸肌参与呼吸活动，造成呼吸频率、深度、节律的异常。临床上可分为：

（1）吸气性呼吸困难：其特点是吸气显著困难，吸气时间延长，有明显的三凹症（吸气时胸骨上窝、锁骨上窝、肋间隙出现凹陷）。由于上呼吸道部分梗阻，气流不能顺利进入肺，吸气时呼吸肌收缩，肺内负压极度增高所致。常见于气管阻塞、气管异物、喉头水肿等。

（2）呼气性呼吸困难：其特点是呼气费力，呼气时间延长。由于下呼吸道部分梗阻，气流呼出不畅所致。常见于支气管哮喘、阻塞性肺气肿。

(3)混合性呼吸困难:其特点是吸气、呼气均感费力,呼吸频率增加。由于广泛性肺部病变使呼吸面积减少,影响换气功能所致。常见于重症肺炎、广泛性肺纤维化、大片肺不张、大量胸腔积液等。

(二)异常呼吸的护理

1.提供舒适环境　保持环境整洁、安静、舒适,室内空气流通、清新,温度、湿度适宜,有利于患者放松和休息。

2.加强观察　观察呼吸的频率、深度、节律、声音、形态有无异常;有无咳嗽、咳痰、咯血、发绀、呼吸困难及胸痛表现。观察药物的治疗效果和不良反应。

3.提供营养和水分　选择营养丰富、易于咀嚼和吞咽的食物,注意患者对水分的需要,记录24 h出入量。指导患者进餐不宜过饱,避免产气食物,以免膈肌上抬,影响呼吸。

4.吸氧　保持呼吸道通畅,必要时氧气吸入。

5.心理护理　维持良好的护患关系,稳定患者情绪,保持良好心态。

6.健康教育　戒烟限酒,减少对呼吸道黏膜的刺激;养成良好的生活方式;教会患者呼吸训练的方法,如噘嘴呼吸、腹式呼吸等。

三、呼吸的测量

【目的】

1.判断呼吸有无异常。

2.动态监测呼吸变化,了解患者呼吸功能情况。

3.协助诊断,为预防、治疗、康复、护理提供依据。

【操作前准备】

1.评估患者并解释

(1)评估患者:年龄、病情、治疗情况、心理状态及合作程度。

(2)向患者解释呼吸测量的目的、方法、注意事项。

2.患者准备

(1)了解呼吸测量的目的、方法、注意事项。

(2)体位舒适,情绪稳定,保持自然呼吸状态。

(3)测量前如有剧烈运动、情绪激动等,应休息20～30 min后再测量。

3.护士准备　衣帽整洁,修剪指甲,洗手,戴口罩。

4.用物准备

(1)治疗盘内备:表(有秒针)、记录本、笔。

(2)必要时备棉花。

5.环境准备　室温适宜、光线充足、环境安静。

【操作步骤】

1.核对　携带用物至患者床旁,核对患者床号、姓名。

2.体位　协助患者取舒适体位,精神放松。

3.方法　护士将手放在患者的诊脉部位似诊脉状,眼眼观察患者胸部或腹部的起伏(图7-17),避免引起患者的紧张。

4.观察　呼吸频率(一起一伏为1次呼吸)、深度、节律、音响、形态及有无呼吸困难。

5.计数　正常呼吸患者测30 s,乘以2,异常呼吸患者或婴儿应测1 min。

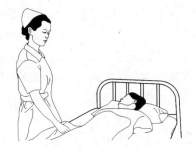

图7-17　呼吸测量

6.记录　将所测呼吸值记录在记录本上。

7.转记　洗手后将呼吸值转记到体温单上,呼吸曲线绘制见第16章。

【注意事项】

(1)呼吸受意识控制,因此测量呼吸前不必解释,在测量过程中尽量不使患者察觉,以免紧张,影响测量的准确性。

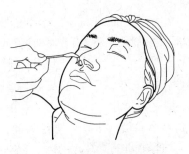

图7-18　危重患者呼吸测量

(2)危重患者呼吸微弱,可用少许棉花置于患者鼻孔前,观察棉花被吹动的次数,计时应1 min(图7-18)。

(3)测量呼吸时应对呼吸进行整体评估,在注意呼吸速率的同时还要注意患者呼吸时的姿势、节律、深度、声音、形态,呼气时是否有特殊气味,两侧胸部起伏是否对称,有无鼻翼煽动。

【健康教育】

(1)向患者及其亲属解释呼吸监测的重要性,学会正确测量呼吸的方法。

(2)指导患者精神放松,并使患者具有识别异常呼吸的判断能力。

(3)教会患者对异常呼吸进行自我护理。

四、促进呼吸功能的护理技术

（一）清除呼吸道分泌物的护理措施

1.有效咳嗽　咳嗽是一种防御性呼吸反射，可排出呼吸道内的异物、分泌物，具有清洁、保护和维护呼吸道通畅的作用。护理人员应进行指导，帮助患者学会有效的咳嗽。促进有效咳嗽的措施有：①患者改变姿势，使分泌物引流到大气道；②鼓励患者由鼻吸气，缩唇呼气，有利于引发咳嗽反射；③在病情许可情况下，增加患者的活动量，有助于痰液的松动；④双手稳定地按压胸壁下侧，在咳嗽时提供一个坚定的力量；⑤固定腹部，缓慢的深呼吸可刺激痰液松动。协助患者进行有效咳嗽的步骤为：患者取坐位或半坐位，屈膝，利用双手或枕头支托患者的胸、腹部（尤其对于有伤口的患者，应将双手压在伤口的两侧），患者深吸气后屏气 3 s，然后患者的胸腹肌收缩，用力做爆破性咳嗽，将痰咳出。

2.叩击（percussion）　用手叩打胸背部，借助振动，使分泌物松脱而排出体外。叩击的手法是：患者取坐位或侧卧位，操作者将手固定成背隆掌空状态，即手背隆起，手掌中空，手指弯曲，拇指紧靠示指，有节奏地自下而上，由外向内轻轻叩打（图 7－19）。边叩边鼓励患者咳嗽。注意不可在裸露的皮肤、肋骨上下、脊柱、乳房等部位扣打。

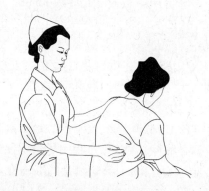

图 7－19　叩击

3.体位引流（postural drainage）　置患者于特殊体位，将肺与支气管所存积的分泌物，借助重力作用使其流入大气管并咳出体外，称体位引流。主要适用于支气管扩张、肺脓肿等大量脓痰者，可起到重要的治疗作用。对高血压、心力衰竭、高龄、极度衰弱等患者应禁忌。其实施要点：

（1）体位：患者患肺处于高位，其引流的支气管开口向下，便于分泌物顺体位引流而咳出。临床上应根据病变部位不同采取相应的体位进行引流。

（2）嘱患者间歇深呼吸并尽力咳痰，护理人员轻叩相应部位，提高引流效果。

（3）痰液黏稠不易引流时，可给予蒸气吸入、超声雾化吸入、祛痰药，有利排出痰液。

（4）时间与次数：每日 2～4 次，宜选择在空腹时进行。每次 15～30 min。

（5）监测：①患者的反应，如出现头晕、面色苍白、出冷汗、血压下降等，应停止引流。②引流液的色、质、量，并予以记录。如引流液大量涌出，应防止窒息。如引流液每日小于 30 min，可停止引流。拍打与体位引流后，随即进行深呼吸和咳嗽，有助于分泌物的排出。

4. 吸痰法（aspiration of sputum）　吸痰法是指经口、鼻腔、人工气道将呼吸道的分泌物吸出，以保持呼吸道通畅，预防吸入性肺炎、肺不张、窒息等并发症的一种方法。临床上主要用于年老体弱、危重、昏迷、麻醉未清醒前等各种原因引起的不能有效咳嗽者。

吸痰装置有中心吸引器、电动吸引器两种，它们利用负压吸引原理，连接导管吸出痰液。

各大医院均设中心负压装置，吸引器管道连接各病房床单位，使用时只需接上吸痰导管，开启开关，即可吸取，十分便利。

电动吸引器由马达、偏心轮、气体过滤器、压力表、安全瓶、储液瓶组成（图 7－20）。安全瓶和储瓶可储液 1000 mL，瓶塞上有两个玻璃管，并通过橡胶管相互连接。接通电源后马达带动偏心轮，从吸气孔吸出瓶内空气，并由排气孔排出，不断循环转动，使瓶内产生负压，将痰液吸出。

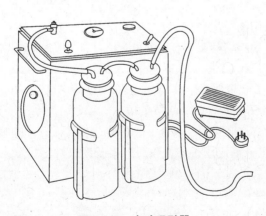

图 7－20　电动吸引器

在紧急状态下，可用注射器吸痰及口对口吸痰。前者用 50～100 mL 注射器连接导管进行抽吸；后者由操作者托起患者下颌，使其头后仰并捏住患者鼻孔，口对口吸出呼吸道分泌物，解除呼吸道梗阻症状。

【目的】

（1）清除呼吸道分泌物，保持呼吸道通畅。

（2）促进呼吸功能，改善肺通气。

（3）预防并发症发生。

【操作前准备】

1. 评估患者并解释

（1）评估患者年龄、病情、意识、治疗情况，有无将呼吸道分泌物排出的能力，心理状态及使用程度。

（2）向患者解释吸痰的目的、方法、注意事项及配合要点。

2. 患者准备

（1）了解吸痰者的目的、方法、注意事项及配合要点。

（2）体位舒适，情况稳定。

3. 护士准备　衣帽整洁，修剪指甲，洗手，戴口罩。

4. 用物准备　治疗碗内置已消毒的血管钳，无菌持物钳，无菌敷料缸内备纱布，剪刀，消毒液的挂瓶。盛有 0.9% 氯化钠溶液的有盖敷料缸，一次性 12 ~14 号消毒吸痰管数根（气管插管患者用直径为导管腔径的 1/2 ~2/3 大小的吸痰管），一次性手套，电动吸引器，中心负压吸痰时备负压装置 1 套（负压瓶、压力表、胶管），必要时备压舌板、开口器、舌钳及电源插板。

5. 环境准备　室温适宜、光线充足、环境安静。

【操作步骤】

1. 核对　携用物至患者床旁，核对患者床号、姓名。

2. 调节　电动吸引器吸痰：接通电源，打开开关，检查吸引器性能，调节负压，一般小儿 <40.0 kPa（300 mmHg），成人 40.0 ~53.3 kPa（300 ~400 mmHg）。中心吸引装置吸痰：压力表安装在负压接头上，连接负压瓶和压力表，检查管道、负压装置性能，调节负压。

3. 检查　检查患者口腔、鼻腔，取下活动义齿，若口腔吸痰有困难，可由鼻腔吸引，昏迷患者可用压舌板或张口器来帮助张口。

4. 体位　患者头部转向一侧，面向操作者。

5. 试吸　连接吸痰管，试吸少量 0.9% 氯化钠溶液，检查吸痰管是否通畅，同时润滑导前端。

6. 吸痰　一手返折吸痰导管末端，另一手用无菌血管钳（镊）持吸痰管前端，插入口咽部（10 ~15 cm），插管时不可有负压，以免引起呼吸道黏膜损伤，然后放松导管末端，先吸口咽部分泌物，再吸气管内分泌物，若给气管切开患者吸痰，应注意无菌操作，先吸气管切开处，再吸口（鼻）部。采取左右旋转并向上提管的手法，以利于呼吸道分泌物的充分吸引。

7. 抽吸 吸痰管退出时，用 0.9% 氯化钠溶液抽吸，以免分泌物堵塞吸痰导管。

8. 观察 观察气道是否通畅；患者的反应，如面色、呼吸、心率、血压等；吸出液的色、质、量。

9. 安置患者 拭净患者脸部分泌物，协助患者取舒适体位，整理床单位，使患者舒适。

10. 整理用物 重新消毒吸痰管或按一次性用物处理，将吸痰的玻璃管插入盛有消毒液的试管中浸泡。吸痰用物根据吸痰操作性质每班更换或每日更换 1~2 次。

11. 记录 洗手后记录。

【注意事项】

（1）吸痰前，检查电动吸引器性能是否良好，连接是否正确。

（2）严格执行无菌操作

1）需分别由鼻、口腔、气管插管或气管套管内吸痰时，应每一部位各用 1 根吸痰管，防止上呼吸道感染播散到下呼吸道。

2）气管切开患者所用治疗盘应保持无菌，每班更换 1 次；非气管切开患者吸痰用物每 24 h 更换 1 次。

3）吸引装置每人 1 套，不可共用，储液瓶和连接胶管应每日清洁和消毒。

4）吸痰管拟插入部分，即使戴手套的手也不可触及，应采用无接触技术，用血管钳夹持吸痰管。

5）注意口腔护理，保持口腔清洁，防止口腔内感染。

（3）吸痰动作要轻柔，防止损伤黏膜。

（4）避免缺氧

1）吸痰时，每次吸引时间不能超过 15 s。

2）每次吸痰前和两次抽吸之间，应给患者吸氧或让患者进行深呼吸后再吸，以免造成缺氧。

3）气管套管内吸痰时，所用的吸痰管，其外径不得超过套管口径的 1/2，以免阻塞呼吸道，加重缺氧。

（5）稀释痰液。痰液黏稠时，可使用超声雾化吸入或蒸汽吸入稀释痰液。

（6）若使用电动吸引器吸痰，使用时间不宜过久，连续使用不可超过 2 h。

（7）储液瓶内应先放入 100 mL 消毒液，瓶内吸入液应及时倾倒，不得超过 2/3 满度，以免液体吸入马达内损坏机器。

【健康教育】

（1）教会清醒患者吸痰时正确配合的方法，向患者和患者亲属讲解呼吸道疾病的预防保健知识。

（2）指导患者呼吸道有分泌物应及时清除，确保气道通畅，纠正缺氧。

（二）氧气疗法

氧气是生命活动所必需的物质，如果组织得不到足够的氧或不能充分利用氧，组织的代谢、功能、甚至形态结构都可能发生异常改变，这一过程称为缺氧。氧气疗法是指通过给氧，提高动脉血氧分压（PaO_2）和动脉血氧饱和度（SaO_2），增加动脉血氧含量（CaO_2），纠正各种原因造成的缺氧状态，促进组织的新陈代谢，维持机体生命活动的一种治疗方法。

1. 缺氧分类和氧气疗法的适应证

（1）低张性缺氧：主要特点为动脉血氧分压（PaO_2）降低，使动脉血氧含量（CaO_2）减少，组织供氧不足。由于吸入气体中氧分压过低，外呼吸功能障碍，静脉血分流入动脉引起。常见于高山病、慢性阻塞性肺疾病、先天性心脏病等。

（2）血液性缺氧：由于血红蛋白数量减少或性质改变，造成血氧含量降低或血红蛋白结合的氧不易释放所致。常见于贫血、一氧化碳中毒、高铁血红蛋白症等。

（3）循环性缺氧：由于组织血流量减少使组织供氧量减少所致。常见于休克、心力衰竭等。

（4）组织性缺氧：由于组织细胞利用氧异常所致。常见于氰化物中毒、大量放射线照射等。

以上4类缺氧中，低张性缺氧（除静脉血分流入动脉外）由于患者 PaO_2 和动脉血氧饱和度（SaO_2）明显低于正常，吸氧能提高 PaO_2、SaO_2、CaO_2，使组织供氧增加，因而疗效最好。对于心功能不全、心排血量严重下降、大量失血、严重贫血、一氧化碳中毒等，氧疗也有一定的治疗作用。

2. 缺氧程度判断　对缺氧程度的判断，除临床表现外，主要根据 PaO_2 和 SaO_2 作出，其不足之处是不能正确地反映组织缺氧状态。混合静脉血氧分压（PvO_2）可反映组织缺氧状态，正常值 5.18 ± 0.45 kPa（39 ± 3.4 mmHg），若低于 4.66 kPa（35 mmHg），可视为组织氧合障碍。

（1）轻度低氧血症：$PaO_2 > 6.67$ kPa（50 mmHg），$SaO_2 > 80\%$，无发绀，一般不需氧疗。如有呼吸困难，可给予低流量低浓度（氧流量 1 ~ 2 L/min）氧气。

（2）中度低氧血症：PaO_2 4 ~ 6.67kPa（30 ~ 50 mmHg），SaO_2 60% ~ 80%；有发绀、呼吸困难，需氧疗。氧流量一般为 2 ~ 4 L/min。

（3）重度低氧血症 $PaO_2 < 4$ kPa（30 mmHg），$SaO_2 < 60\%$；显著发绀、呼吸极度困难、出现三凹征，是氧疗的绝对适应证。氧流量一般为 4 ~ 6 L/min。

3.供氧装置 供氧装置有氧气筒及氧气压力表和管道氧气装置(中心供氧装置)两种。

(1)氧气筒及氧气表装置(图7-21)

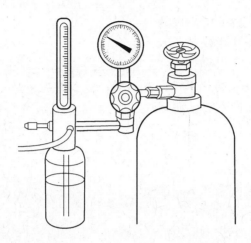

图7-21 氧气筒及氧气压力表装置

1)氧气筒:氧气筒是一圆柱形无缝钢筒,筒内可耐高压达14.7 MPa(150 kg/cm²)的氧,容纳氧气6000 L。氧气筒顶部有一总开关,控制氧气的进出。氧气筒颈部的侧面,有一气门与氧气表相连,是氧气筒中输出的途径。

2)氧气表:由压力表、减压器、流量表、湿化瓶及安全阀组成。压力表可测知氧气筒内的压力,以MPa(kg/cm²)表示。减压器是一种弹簧自动减压装置,将来自氧气筒内的压力减至2~3kg/cm²(0.2~0.3 MPa),使流量平稳,保证安全。流量表用来测量每分钟氧气的流出量,流量表内有浮标,从浮标上端平面所指的刻度,可知每分钟氧气的流出量。湿化瓶内装1/3~1/2蒸馏水或冷开水,通气管浸入水中,湿化瓶出口和鼻导管相连。安全阀的作用是当氧流量过大、压力过高时,安全阀内部活塞自行上推,过多的氧气由四周小孔流出,以确保安全。

3)装表法:氧气表装在氧气筒上,以备急用。方法是:将氧气筒置于氧气架上,打开总开关,使少量气体从气门处流出,随即迅速关上,达到避免灰尘吹入氧气表、清洁的目的。然后将氧气表稍向后倾置于氧气筒气门上,用手初步旋紧,再用扳手拧紧,使氧气表直立于氧气筒旁。接湿化瓶,检查氧气流出是否通畅,有无漏气,关紧流量开关,推至病房待用。因此装表法可简单归为"一吹(尘)、二上(表)、三紧(拧紧)、四查(检查)"。

4)氧气筒内的氧气供应时间可按下列公式计算:

$$可供应时间 = \frac{压力表压力 - 5(kg/cm^2) \times 氧气筒容积(L)}{1\ kg/cm^2 \times 氧流量(L/min) \times 60\ min}$$

5)氧气浓度与流量的关系:吸氧浓度(%) = 21 + 4 × 氧流量(L/min)

(2)氧气管道装置(中心供氧装置):医院氧气集中由供站负责供给,设管道至病房、门诊、急诊。供应站有总开关控制,各用氧单位配氧气表,打开流量表即可使用(图7-22)。此法迅速、方便。

4.氧疗方法

(1)鼻导管给氧法:有单侧鼻导管给氧法和双侧鼻导管给氧法两种。①单侧鼻导管给氧法:是将一根细氧气鼻导管插入一侧鼻孔,经鼻腔到达鼻咽部,末端连接氧气的供氧方法。鼻导管插入长度为

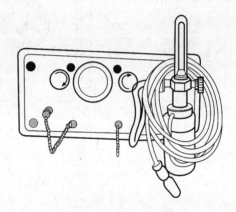

图7-22 中心供氧装置

鼻尖至耳垂的2/3(图7-23)。此法患者不易耐受。且导管对鼻腔产生压力而易被分泌物堵塞。因而目前不常用。②双侧鼻导管给氧法:是将双侧鼻导管插入鼻孔内约1 cm,导管环固定稳妥即可(图7-24)。此法比较简单,患者感觉比较舒适,容易接受,因而是目前临床上常用的给氧方法之一。

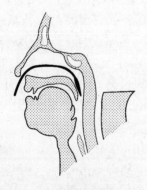

图7-23 单侧鼻导管插入长度

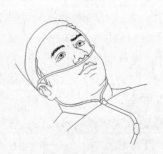

图7-24 双侧鼻导管插入长度

【目的】

1)纠正各种原因造成缺氧状态,提高动脉血氧分压(PaO_2)和动脉血氧饱和度(SaO_2),增加动脉血氧含量(CaO_2)。

2)促进组织的新陈代谢,维持机体生命活动。

【操作前准备】

1)评估患者并解释

① 评估患者:年龄、病情、意识、治疗情况;心理状态及合作程度。

② 向患者解释吸氧法的目的、方法、注意事项及配合要点。

2)患者准备

① 了解吸氧法的目的、方法、注意事项及配合要点。

② 体位舒适,情绪稳定,愿意配合。

3)护士准备:衣帽整洁,修剪指甲,洗手,戴口罩。

4)用物准备:管道氧气装置或氧气筒及氧气压力表装置一套(氧气筒、氧气表、流量表)、湿化瓶内盛有 $1/2 \sim 2/3$ 的无菌用水,有盖方盘内盛氧气导管、通气管、玻璃接头、鼻导管、无菌纱布,小药杯内盛凉开水,剪刀、弯盘、胶布、棉签、笔、输氧卡、安全别针、扳手。

5)环境准备:室温适宜、光线充足、环境安静、远离火源。

【操作步骤】双侧鼻导管给氧法步骤:

1)核对:携用物至患者床旁,核对患者床号、姓名。

2)清洁:将湿棉签清洁双侧鼻腔,检查鼻腔有无分泌物堵塞及异常。

3)连接:将鼻导管与湿化瓶的出口相连接。

4)调节氧流量 轻度缺氧 $1 \sim 2$ L/min,中度缺氧 $2 \sim 4$ L/min,重度缺氧 $4 \sim 6$ L/min,小儿 $1 \sim 2$ L/min。

5)湿润鼻导管 鼻导管前端放于小药杯冷开水中湿润,且可检查鼻导管是否通畅。

6)插管:将鼻导管插入患者双侧鼻孔 1 cm,动作轻柔,以免引起黏膜损伤。

7)固定:将导管环绕患者耳部向下放置,根据情况调整松紧度。

8)记录:缺氧时间、氧流量、患者反应。

9)观察:缺氧症状、实验室指标、氧气装置是否漏气及通畅、有无出现氧疗不良反应,有异常及时处理。

10)停止用氧:先取下鼻导管,防止操作不当,引起组织损伤。

11)安置患者:体位舒适,整理床单位。

12)卸表:关氧气筒总开关,放出余气后,关流量开关后卸表。卸表口诀:

一关(关总开关及流量开关)、二扶(扶压力表)、三松(松氧气筒气门与氧气表连接处)、四卸(卸表)。

13)用物处理:一次性用物消毒集中处理,湿化瓶等定期消毒更换,防止交叉感染。

14)记录:停止用氧时间及效果。

【注意事项】

1)用氧前,检查氧气装置有无漏气,是否通畅。

2)严格遵守操作规程,注意用氧安全,切实做好"四防",即"防震、防火、防热、防油"。氧气瓶搬运时要避免倾倒撞击。氧气筒应放阴凉处,周围严禁烟火及易燃品,至少距离明火5 m,距离暖气1 m,以防引起燃烧。氧气表及螺旋口勿上油,也不用带油的手装卸。

3)使用氧气时,应先调节流量后应用。停用氧气时,应先拔出导管,再关闭氧气开关。如需改变流量,先分离鼻导管与混化瓶连接处,调节好流量再接上。以免一旦开关出错,大量氧气进入呼吸道而损伤肺部组织。

4)常用湿化液有冷开水、蒸馏水。急性肺水肿用20%~30%乙醇,具有降低肺泡内泡沫的表面张力,使肺泡内泡沫破裂、消散,改善肺泡内气体交换,减轻缺氧症状的作用。

5)氧气筒内氧勿用尽,压力表至少要保留0.5 MPa(5 kg/cm^2),以免灰尘进入筒内,再充气时引起爆炸。

6)对未用完或已用尽的氧气筒,应分别悬挂"满"或"空"的标志,既便于及时调换,也便于急时搬运,提高抢救速度。

7)用氧过程中,应加强监测。

【健康教育】

1)向患者及其亲属解释氧疗的重要性。

2)指导正确使用氧疗的方法及注意事项。

3)积极宣传呼吸道疾病的预防保健知识。

(2)鼻塞法:鼻塞法是一种用塑料制成的球状物,鼻塞法是将鼻塞塞入一侧鼻孔鼻前庭内给氧的方法(图7-25)。此法刺激性小,患者较为舒适,且两侧鼻孔可交替使用。

(3)面罩法:将面罩置于患者的口鼻部供氧,氧气自下端输入,呼出的气体从面罩两侧孔排出(图7-26)。由于口、鼻部都能吸入氧气,效果较好。给氧时必须有足够的氧流量,一般需6~8 L/min。可用于病情较重,氧分压明显下降者。

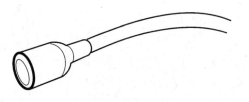

图 7 - 25　鼻塞给氧法

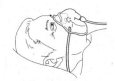

图 7 - 26　面罩给氧

（4）氧气头罩法：将患者头部置于头罩里，罩面上有多个孔，可以保持罩内一定的氧浓度、温度和湿度（图 7 - 27）。头罩与颈部之间要保持适当的空隙，防止二氧化碳潴留及重复吸入。此法主要用于小儿。

（5）氧气枕法：氧气枕是一长方形橡胶枕，枕的一角有一橡胶管，上有调节器可调节氧流量，氧气枕充入氧气，接上湿化瓶即可使用（图 7 - 28）。此法可用于家庭氧疗、危重患者的抢救或转运途中，以枕代替氧气装置。

5. 家庭供氧方法　随着便携式供氧装置的面世和家庭用氧源的发展，一些慢性呼吸系统疾病和持续低氧血症的患者可以在家中进行氧疗。家庭氧疗一般采用制氧器、小型氧气瓶及氧气枕等方法，对改善者的健康状况，提高他们的生活质量和运动耐力有显著疗效。

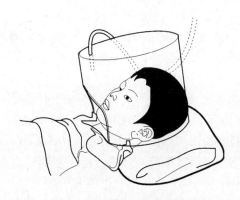

图 7 - 27　氧气头罩给氧法

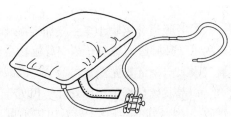

图 7 - 28　氧气枕给氧法

（1）氧立得：是一种便携式制氧器，于 1990 年问世。原理为制氧剂 A 和催化剂 B 在反应仓中与水产生化学反应制造出氧气。优点是：①制氧纯度高，完全符合医用标准，纯度 >99.0%；②供氧快：立用立得，方便快捷；③易操作：制氧器结构简单，易学易会；④好携带：制氧器小巧轻灵（加水后仅 500 g），便于携带。缺点是：维持时间短（一次反应制出氧气仅维持 20 min），因此患者如需反复用氧，要不断更换制剂。

（2）小型氧气瓶：小型瓶装医用氧，同医院用氧一样，天然纯氧。具有安全、小巧、经济、实用、方便等特点。有各种不同容量的氧气瓶，如 2 L、2.5 L、4 L、8 L、10 L、12 L、15 L 等。尤其适用于冠心病、肺心病、哮喘、支气管炎、肺气肿等慢性疾病患者的家庭氧疗。

6.氧疗过程监护

（1）缺氧症状：患者由烦躁不安变为安静、心率变慢、血压上升、呼吸平稳、皮肤红润湿暖、发绀消失，说明缺氧症状改善。

（2）实验室检查指标：可作为氧疗监护的客观指标。PaO_2（正常值 12.6 ~ 13.3 kPa 或 95 ~ 100 mmHg）、$PaCO_2$（正常值 4.7 ~ 5.0 kPa 或 35 ~ 45 mmHg）、SaO_2（正常值 95%）、PvO_2 等。

（3）氧气装置：有无漏气、是否通畅。

（4）氧疗的不良反应：当氧浓度高于 60%、持续时间超过 24 h，可能出现氧疗不良反应。常见的不良反应有：

1）氧中毒：其特点是肺实质的改变，主要症状是胸骨下不适、疼痛、灼热感，继而出现呼吸增快、恶心、呕吐、烦躁、干咳。预防措施是避免长时间、高浓度氧疗及经常做血气分析，动态观察氧疗的治疗效果。

2）肺不张：吸入高浓度氧气后，肺泡内氮气被大量置换，一旦支气管有阻塞时，其所属肺泡内的氧气被肺循环血液迅速吸收，引起吸入性肺不张。主要症状是烦躁，呼吸、心率增快，血压上升，继而出现呼吸困难、发绀、昏迷。预防措施有：鼓励患者作深呼吸，多咳嗽和经常改变卧位、姿势，防止分泌物阻塞。

3）呼吸道分泌物干燥：应加强湿化和雾化吸入。氧气是一种干燥气体，吸入后可导致呼吸道黏膜干燥，分泌物黏稠，不易咳出，且有损纤毛运动。因此，氧气吸入前一定要先湿化再吸入，以减轻刺激作用。

4）晶状体后纤维组织增生：仅见于新生儿，以早产儿多见。由于视网膜血管收缩、视网膜纤维化，最后出现不可逆转的失明，应控制氧浓度和吸氧时间。

5）呼吸抑制：见于Ⅱ型呼吸衰竭者（PaO_2 降低、$PaCO_2$ 增高），由于 $PaCO_2$ 长期处于高水平，呼吸中枢失去了对二氧化碳的敏感性，呼吸的调节主要依靠缺氧对周围化学感受器的刺激来维持，吸入高浓度氧，解除缺氧对呼吸的刺激作用，使呼吸中枢抑制加重，甚至呼吸停止。因此对Ⅱ型呼吸衰竭患者应给予低浓度、低流量（1 ~ 2 L/min）给氧，维持 PaO_2 在 8 kPa 即可。

（李春艳）

第八章　冷热疗法

冷热疗法是临床上常用的物理治疗方法。作为冷热疗法的执行者，护士应了解冷热疗法的效应，掌握正确的使用方法，观察患者的反应，且对治疗效果及时评价，以达到治疗的目的。

第一节　概　述

冷热疗法是通过高于或低于人体温度的物质作用于体表皮肤，达到局部和全身效果的一种治疗方法。在实施冷热疗法前应了解冷热疗法的有关知识，确保患者安全。

一、冷热疗法的概念

冷热疗法(cold and heat therapy)是利用低于或高于人体温度的物质作用于体表皮肤，通过神经传导引起皮肤和内脏器官血管的收缩和扩张，从而改变机体各系统体液循环和新陈代谢，达到治疗目的的方法。

人体皮肤分布着多种感受器，能产生各种感觉，如冷觉感受器(cold receptor)、温觉感受器(warm receptor)、痛觉感受器(pain receptor)等。冷觉感受器位于真皮上层，温觉感受器位于真皮下层。冷觉感受器比较集中于躯干上部和四肢，数量较温觉感受器多4～10倍。因此对刺激的反应冷比热敏感。当温觉感受器及冷觉感受器受到强烈刺激时，痛觉感受器也会兴奋，使机体产生疼痛。

当皮肤感受器感受温度或疼痛刺激后，神经末梢发出冲动，经过传入神经纤维传到大脑皮质感觉中枢，感觉中枢对冲动进行识别，再通过传出神经纤维发出指令，机体产生运动，所需时间仅百分之一秒。当刺激强烈时，神经冲动可不经过大脑，只通过脊髓反射使整个反射过程更迅速，以免机体受损。

二、冷、热疗法的效应

(一)生理效应

冷热应用使机体产生不同的生理效应，其效应是相对的，见表8-1。

表8-1 冷热疗法的生理效应

生理指标	生理效应	
	用热	用冷
血管舒张/收缩	舒张	收缩
细胞代谢率	增加	减少
需氧量	增加	减少
毛细血管通透性	增加	减少
血液黏滞度	降低	增加
血液流动速度	增快	减慢
淋巴流动速度	增快	减慢
结缔组织伸展性	增强	减弱
神经传导速度	增快	减慢
体温	上升	下降

(二)继发效应

继发效应指用冷或用热超过一定时间,产生与生理效应相反的作用,这种现象称为继发效应(secondary effect)。如热疗可使血管扩张,但持续用热30~45 min后,则血管收缩;同样持续用冷30~60 min后,则血管扩张,这是机体避免长时间用冷或用热对组织的损伤而引起的防御反应。因此,冷、热治疗应有适当的时间,以20~30 min为宜,如需反复使用,中间必须给予1 h的休息时间,让组织有一个复原过程,防止产生继发效应而抵消应有的生理效应。

三、影响冷热疗法效果的因素

(一)方式

无论是冷疗还是热疗,均有湿法和干法两种方式。冷热应用方式不同效果也不同。因为水是一种良好的导体,其传导能力及渗透力比空气强,所以同样的温度,湿冷、湿热的效果优于干冷、干热。在临床应用中应根据病变部位和治疗要求进行选择,同时注意防止冻伤、烫伤。

(二)部位

不同厚度的皮肤对冷热反应的效果不同。皮肤较厚的区域,如脚底、手心,对冷、热的耐受性大,效果也较差;而皮肤较薄的区域,如前臂内侧、颈部,对冷、热的敏感性强,效果比较好。不同深度的皮肤对冷热反应也不同。

皮肤浅层，冷觉感受器较温觉感受器浅表且数量也多，故浅层皮肤对冷较敏感。血液循环也能影响冷、热疗法的效果，血液循环良好的部位，可增强冷热应用的效果。因此，临床上为高热患者物理降温，将冰袋、冰囊放置在颈部、腋下、腹股沟等体表大血管流经处，以增加散热。

（三）时间

冷热应用的时间对治疗效果有直接影响，在一定时间内其效应是随着时间的增加而增强，以达到最大的治疗效果，一般冷热应用时间为 15～30 min。如果时间过长，则会产生继发效应而抵消治疗效应，甚至还可引起不良反应，如疼痛、皮肤苍白、冻伤、烫伤等，甚至造成组织细胞死亡。

（四）温度差

冷热疗法的温度与机体体表的温度相差越大，机体对冷热刺激的反应越强；反之，则越小。其次，环境温度也可影响冷热效应，如环境温度高于或等于身体温度时用热，传导散热被抑制，热效应会增强；而在干燥冷环境中用冷，散热会增加，冷效应会增强。

（五）面积

冷热疗法的效果与应用的面积大小有关。冷热应用面积较大，则冷热疗法的效果就较强；反之，则较弱。但须注意使用面积越大，患者的耐受性越差，且会引起全身反应，如大面积热疗法，导致广泛性周围血管扩张，血压下降，若血压急剧下降，患者容易发生晕厥；而大面积冷疗法，导致血管收缩，并且周围皮肤的血液分流至内脏血管，使患者血压升高。

（六）个体差异

年龄、性别、机体状况、精神状态、居住习惯、肤色等影响冷热治疗的效应。婴幼儿由于神经系统发育尚未完善，对冷、热的适应能力有限；而老年人由于其功能减退，对冷、热刺激反应的敏感性也随之降低，反应比较迟钝。对冷、热刺激女性较男性敏感。对昏迷、血液循环障碍、血管硬化、感觉迟钝等患者，因其对冷、热的敏感性降低，更要注意防止烫伤与冻伤。长期居住在热带地区者对热的耐受性较高，而长期居住寒冷地区者对冷的耐受性较高。浅肤色者比深肤色者对冷热的反应更敏感。

四、应用冷热疗法的禁忌

（一）冷疗法的禁忌

1. 局部血液循环障碍　冷疗可使局部血管收缩，继续加重血液循环障碍，导致组织缺血、缺氧而变性坏死，因此对休克、大面积受损、微循环明显障碍的患者，不宜用冷疗。

2.慢性炎症或深部有化脓病灶时　冷疗可使局部血流量减少,影响炎症吸收。

3.对冷过敏　对冷过敏的患者冷疗后可出现皮疹、关节疼痛、肌肉痉挛等现象。

4.冷疗的禁忌部位

(1)枕后、耳廓、阴囊处:用冷易引起冻伤。

(2)心前区:用冷可反射性引起心率减慢、心律不齐。

(3)腹部:用冷易引起腹痛、腹泻。

(4)足底:用冷可反射性引起末梢血管收缩,影响散热;还可引起一过性的冠状动脉收缩。

(二)热疗的禁忌

1.急腹症尚未明确诊断前　热疗虽能够减轻疼痛,但易掩盖病情真相,贻误诊断和治疗,有引发腹膜炎的危险。

2.面部危险三角区的感染化脓时　因面部危险三角区处血管丰富且无静脉瓣,又与颅内海绵窦相通,热疗可使该处血管扩张,血流增多,导致细菌和毒素进入血循环,使炎症扩散,造成严重的颅内感染和败血症。

3.各种脏器出血时　热疗可使局部血管扩张,增加脏器的血流量和血管通透性而加重出血。

4.软组织损伤的早期(48 h 内)　软组织损伤,如挫伤、扭伤或砸伤等早期忌用热疗。因热疗可促进局部血液循环,加重皮下出血、肿胀、疼痛。

5.其他

(1)心、肝、肾功能不全者:大面积热疗使皮肤血管扩张,减少对内脏器官的血液供应,加重病情。

(2)皮肤湿疹:热疗可加重皮肤受损,热疗也使患者增加痒感而不适。

(3)急性炎症:如牙龈炎、中耳炎、结膜炎,热疗可使局部温度升高,有利于细菌繁殖及分泌物增多,加重病情。

(4)孕妇:热疗可影响胎儿的生长。

(5)金属移植物部位:金属是热的良好导体,用热易造成烫伤。

(6)恶性病变部位:热疗可使正常与异常细胞加速新陈代谢而加重病情,同时又促进血液循环而使肿瘤扩散、转移。

(7)麻痹、感觉异常者慎用。

第二节　冷热疗法的应用

冷热疗法分为干法(干冷及干热)和湿法(湿冷及湿热)两大类。湿法和干法(用热)比较，湿热法具有穿透力强、不易使患者皮肤干燥、体液丢失较少，且患者的主观感觉较好等特点，而干热法具有保温时间较长、不会浸软皮肤、烫伤危险性较小及患者更易耐受等特点。在临床护理工作中，应了解冷热应用的特点，熟悉冷热疗法的目的、方法；确保患者安全有效地使用冷热疗法。

一、冷疗法

(一)目的

1.控制炎症扩散　冷可使局部血管收缩，局部血流减少、减慢，细胞的新陈代谢和细菌的活力降低，限制炎症的扩散。适用于炎症早期的患者。

2.减轻局部充血或出血　冷可使局部毛细血管收缩，血流量减少，血流速度减慢，通透性降低，从而减轻局部充血、出血。冷疗还可使血流减慢，血液的黏滞度增加，有利于血液凝固而控制出血。常用于局部软组织损伤的初期、扁桃体摘除术后、鼻出血的患者。

3.减轻疼痛　冷可抑制细胞的活动，减慢神经冲动的传导，降低神经末梢的敏感性而减轻疼痛；同时冷疗可使血管收缩，血管壁的通透性降低，渗出减少，从而减轻由于组织充血、肿胀而压迫神经末梢所引起的疼痛。临床上常用于急性损伤初期、牙痛、烫伤等患者。

4.降低体温　冷直接与皮肤接触，通过传导与蒸发的物理作用，来降低体温，使患者舒适。临床上常用于高热、中暑等患者。对脑外伤、脑缺氧患者，可利用局部或全身用冷，来降低脑细胞代谢，减少脑细胞需氧量，以利于脑细胞功能的恢复。

(二)方法

分为局部与全身冷疗法。局部冷疗法有冰袋、冰帽、冷湿敷等；全身冷疗法有温水拭浴、酒精拭浴等。

1.冰袋(ice bags)或冰囊(ice bags)的使用

【目的】　降温、止血、镇痛、消炎。

【操作前准备】

(1)评估患者并解释

1)评估患者：年龄、病情、体温、治疗情况、局部皮肤状况、活动能力和合作程度。

2）向患者解释使用冰袋的目的、方法、注意事项及配合要点。

（2）患者准备

1）了解冰袋使用的目的、方法、注意事项及配合要点。

2）体位舒适、愿意合作。

（3）护士自身准备：衣帽整洁，修剪指甲，洗手，戴口罩。

（4）用物准备

1）治疗盘内备：冰袋或冰囊（图8-1）、布套、毛巾。

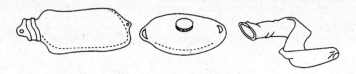

图8-1　冰袋、冰帽、冰囊

2）治疗盘外备：冰块、帆布袋、木槌、脸盆及冷水、勺。

（5）环境准备：室温适宜，酌情关闭门窗，避免对流风直吹患者。

【操作步骤】

（1）核对：携用物至患者床旁，核对患者床号、姓名。

（2）准备冰袋

1）备冰：将冰块装入帆布袋内，木槌敲碎成小块，放入盆内用水冲去棱角，以免棱角损坏冰袋而漏水，引起患者不适。

2）装袋：小冰块装袋约1/2满，便于冰袋与皮肤接触。

3）驱气：排出冰袋内空气，夹紧袋口，以免空气加速冰的融化。

4）检查：用毛巾擦干冰袋，倒提，检查冰袋有无破损、漏水。

5）加套：将冰袋装入布套，避免冰袋与患者皮肤直接接触。

（3）放置位置：高热降温置冰袋于前额、头顶部和体表大血管流经处（颈部两侧、腋窝、腹股沟等）；扁桃体摘除术后将冰囊置于颈前颌下（图8-2）。放置前额时，应将冰袋悬吊在支架上，以减轻局部压力，但冰袋必须与前额皮肤接触（图8-3）。

（4）放置时间：不超过30 min，以防产生继发效应。

（5）观察效果与反应：局部皮肤出现发紫、麻木感，则停止使用。

（6）用物处理：冰袋内冰水倒空，倒挂晾干，吹入少量空气，夹紧袋口备用；布袋送洗。

（7）记录：记录部位、时间、效果、反应，便于评价。

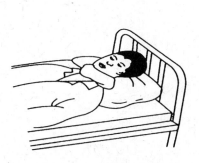

图8-2 颈部冷敷

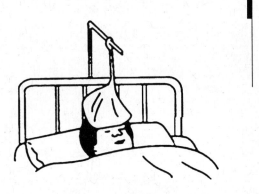

图8-3 冰袋使用法

【注意事项】

（1）随时观察、检查冰袋有无漏水，是否夹紧。冰块融化后应及时更换，保持布袋干燥。

（2）观察用冷部位局部情况，皮肤色泽，防止冻伤。倾听患者主诉，有异常立即停止用冷。

（3）如为降温，冰袋使用后30 min需测体温，当体温降至39℃以下，应取下冰袋，并在体温单上做好记录。

【健康教育】

（1）向患者及其亲属介绍使用冰袋的目的、作用及正确的使用方法。

（2）说明使用冰袋的注意事项及应达到的治疗效果。

2. 冰帽（ice caps）或冰槽（ice tanks）的使用

【目的】 头部降温，预防脑水肿。

【操作前准备】

（1）评估患者并解释

1）评估患者：年龄、病情、意识、治疗情况，头部状况，合作程度。

2）向患者解释使用冰帽的目的、方法。

（2）患者准备

1）了解冰帽使用的目的、方法、注意事项及配合要点。

2）体位舒适、愿意合作。

（3）护士自身准备：衣帽整洁，修剪指甲，洗手，戴口罩。

（4）用物准备：冰帽或冰槽（图8-4）、冰块、帆布袋、木槌、盆及冷水、勺、海绵、水桶、肛表。若冰槽降温，需备不脱脂棉球及凡士林纱布。

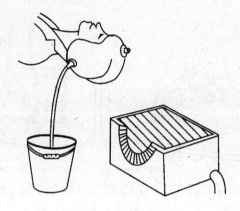

图 8－4　冰帽、冰槽

（5）环境准备：室温适宜，酌情关闭门窗。

【操作步骤】

（1）核对：携用物至患者床旁，核对患者床号、姓名。

（2）备冰（同冰袋法）。

（3）降温。

1）冰帽降温：头部置于冰帽中，后颈部、双耳郭垫海绵，防止枕后、外耳冻伤；排水管放水桶内。

2）冰槽降温：头部置于冰槽中，双耳塞不脱脂棉球，双眼覆盖凡士林纱布，防止冰水流入耳内，保护角膜。

（4）观察效果与反应：维持肛温在33℃左右，不低于30℃，以防心室纤颤等并发症出现。

（5）用物处理：冰帽处理同冰袋，冰槽将冰水倒空以备用。

（6）记录：记录时间、效果、反应，以便于评价。

【注意事项】

（1）观察冰帽有无破损、漏水，冰帽或冰槽内的冰块融化后，应及时更换或添加。

（2）用冷时间不得超过30 min，以防产生继发效应。

（3）加强观察，观察皮肤色泽，注意监测肛温，肛温不得低于30℃。

【健康教育】

（1）向患者及其亲属解释使用冰帽或冰槽的目的、作用、方法。

（2）说明使用冰帽或冰槽的注意事项及应达到的治疗效果。

3. 冷湿敷(cold moist compress)

【目的】　降温、止血、消炎、止痛。

【操作前准备】

(1)评估患者并解释

1)评估患者：年龄、病情、体温、治疗情况，局部皮肤状况，活动能力和合作程度。

2)向患者解释使用冷湿敷的目的、方法、注意事项及配合要点。

(2)患者准备

1)了解冷湿敷使用的目的、方法、注意事项及配合要点。

2)体位舒适、愿意合作。

(3)护士自身准备：衣帽整洁，修剪指甲，洗手，戴口罩。

(4)用物准备

1)治疗盘内备：长钳 2 把、敷布 2 块、凡士林、纱布、棉签、橡胶单、治疗巾。

2)治疗盘外备：盛放冰水的容器。必要时备屏风、换药用物。

(5)环境准备：室温适宜，酌情关闭门窗，必要时屏风遮挡。

【操作步骤】

(1)核对：携用物至患者床旁，核对患者床号、姓名。

(2)患处准备：暴露患处，垫橡胶单和治疗单于受敷部位下，受敷部位涂凡士林，上面盖一层纱布，保护皮肤及床单位，必要时屏风遮挡，维护患者隐私。

(3)冷敷

1)敷布浸入冰水中，长钳夹起拧至半干，敷布须浸透，拧至不滴水为度。

2)抖开折好(图 8 - 5)，敷于患处，若冷敷部位为开放性伤口，须按无菌技术处理伤口。

3)每 2～3 min 更换一次敷布，持续 15～20 min，确保冷敷效果，以防产生继发效应。

(4)观察：局部皮肤变化及患者反应。

(5)操作后处理

1)擦干冷敷部位，整理用物。

2)安置患者，整理床单位。

3)洗手，记录冷敷的部位、时间、效果、患者的反应等，以便于评价。

【注意事项】

(1)注意观察局部皮肤的变化及患者的全身反应。

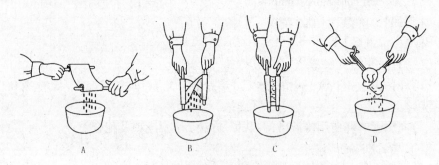

图 8-5 冷湿敷拧敷布法

(2)敷布浸泡需彻底,以不滴水为度,并及时更换敷布。

(3)若为降温,则使用冷湿敷 30 min 后应测量体温,并将体温记录在体温单上。

【健康教育】

(1)向患者及其亲属解释使用冷湿敷的目的、作用、方法。

(2)说明使用冷湿敷的注意事项及应达到的治疗效果。

4. 温水拭浴(tepid water sponge bath)**或乙醇拭浴**(alcohol sponge bath)

【目的】 为高热患者降温。

乙醇是一种挥发性的液体,拭浴时在皮肤上迅速蒸发,吸收和带走机体大量的热,而且乙醇又具有刺激皮肤血管扩张的作用,因而散热能力较强。

【操作前准备】

(1)评估患者并解释

1)评估患者:年龄、病情、体温、意识、治疗情况,有无乙醇过敏史,皮肤状况、活动能力、合作程度及心理反应。

2)向患者解释温水拭浴或乙醇拭浴的目的、方法、注意事项及配合要点。

(2)患者准备

1)了解温水拭浴或乙醇拭浴的目的、方法、注意事项及配合要点。

2)体位舒适、愿意合作,需要时排尿。

(3)护士自身准备:衣帽整洁,修剪指甲,洗手,戴口罩。

(4)用物准备

1)治疗盘内备:大毛巾、小毛巾、热水袋及布套、冰袋及布套。

2)治疗盘外备:脸盆内盛放 32℃ ~34℃ 温水至 2/3 满,或盛放 30℃ 的 25% ~35% 乙醇 200 ~300 mL。必要时备清洁衣裤一套、屏风、便器。

(5)环境准备:调节室温,关闭门窗,必要时围帘或屏风遮挡。

【操作步骤】

(1)核对：携用物至患者床旁，核对患者床号、姓名。

(2)松被、脱衣：松开床尾盖被，协助患者脱去上衣。

(3)置冰袋、热水袋：冰袋置头部，热水袋置足底。头部置冰袋，以协助降温，并防止拭浴时全身表皮血管收缩，引起头部充血而致头痛；热水袋置足底，以促进足底血管扩张，有利于散热，并使患者感到舒适。

(4)拭浴

1)方法：大毛巾垫擦拭部位下，小毛巾浸入温水或乙醇中，拧至半干，缠于手上成手套状，以离心方向拭浴，拭浴毕，用大毛巾擦干皮肤。

(2)顺序

①双上肢：患者取仰卧位，按顺序擦拭：

a. 颈外侧→上臂外侧→手背。

b. 侧胸→腋窝→上臂内侧→手心。

c. 以同法擦拭另一上肢。

②腰背部：患者取侧卧位，从颈下肩部→臀部，拭浴毕，穿好上衣。

③双下肢：患者取仰卧位，脱裤，拭浴毕穿好裤子。

a. 外侧：髋部→大腿外侧→足背。

b. 内侧：腹股沟→大腿内侧→内踝。

c. 后侧：臀下沟→大腿后侧→腘窝→足跟。

d. 以同法擦拭另一下肢。

(5)观察：有无出现寒战、面色苍白、脉搏、呼吸异常。

(6)操作后处理

1)拭浴毕，取下热水袋，整理床单位。

2)整理用物，洗手，记录。

3)拭浴后30 min测量体温，降温后体温记录在体温单上，如降温至39℃以下，应取下冰袋。

【注意事项】

(1)因全身用冷面积较大，拭浴过程中，注意观察局部皮肤情况及患者反应。

(2)胸前区、腹部、后颈、足底为拭浴的禁忌部位。

(3)擦至腋窝、肘部、腹股沟、腘窝等血管丰富处，应稍用力擦拭，并停留时间延长一些，以利于散热。

(4)新生儿及血液病高热患者禁用乙醇拭浴。

(5)一般拭浴时间为15～20 min，以免患者着凉。

【健康教育】

(1)向患者及其亲属解释全身降温的目的、作用、方法。

(2)说明全身降温应达到的治疗效果。

5.其他冷疗方法

(1)化学致冷袋(chemo refrigeration bag):可代替冰袋,维持时间2 h,具有方便、实用的特点。化学致冷袋有两种:一种是一次性的,它是将两种化学制剂分成两部分装在特制密封的聚乙烯塑料袋内,使用时将两种化学制剂充分混合后便可使用。在使用过程中,需观察有无破损、漏液现象,如有异常,需立即更换,以防损伤皮肤。另一种可反复使用,又称超级冷袋。它是内装凝胶或其他冰冻介质的冷袋,将其放入冰箱内4 h,其内容物由凝胶状态变为固态,使用时取出,在常温下吸热,又由固态变为凝胶状态(可逆过程),使用后,冷袋外壁用消毒液擦拭,置冰箱内,可再次使用。

(2)冰毯机(ice blanket machine):医用冰毯全身降温仪,简称冰毯机。分为单纯降温法和亚低温治疗法两种。前者用于高热患者,后者用于重型颅脑损伤患者。冰毯机是利用半导体制冷原理,将水箱内蒸馏水冷却后通过主机与冰毯内的水进行循环交换,促进与毯面接触的皮肤进行散热,达到降温目的。使用时,在毯面上覆盖中单,助患者脱去上衣,整个背部贴于冰毯上。冰毯机上连有肛温传感器,可设置肛温上、下限,根据肛温变化自动切换"制冷"开关,将肛温控制在设定范围。冰毯机使用过程中应注意监测肛温、传感器是否固定在肛门内,水槽内水量是否足够等。

二、热疗法

(一)目的

1.促进炎症的消散和局限 热疗使局部血管扩张,血流速度加快,利于组织中毒素、废物的排出;同时促进血液循环,加快新陈代谢,增加白细胞的吞噬能力,使机体局部或全身的抵抗力和修复力增强。因而炎症早期用热,可促进炎性渗出物的吸收与消散;炎症后期用热,可促进白细胞释放蛋白溶解酶,使炎症局限。

2.缓解疼痛 热疗可降低痛觉神经兴奋性,又可改善血液循环,加速致痛物质排出和炎性渗出物吸收,解除对神经末梢的刺激和压迫,因而可减轻疼痛。同时热疗可使肌肉、肌腱和韧带等组织松弛,增强结缔组织伸展性,增加关节的活动范围,减轻肌肉痉挛、僵硬,关节强直所致的疼痛。常用于腰肌劳损、肾绞痛、胃肠痉挛等患者。

3.减轻深部组织的充血 热疗可使局部血管扩张,体表血流量增多,因而相对减轻深部组织的充血。

4.保暖与舒适　热疗可使局部血管扩张，促进血液循环，将热带至全身，使体温升高，并使患者感到舒适。多用于年老体弱、早产儿、危重、末梢循环不良的患者。

(二)方法

热疗分为干热与湿热法。干热法有热水袋、红外线灯等。湿热法有热湿敷、热水坐浴、局部浸泡等。

1.热水袋(hot water bags)的使用

【目的】　保暖、解痉、镇痛、舒适。

【操作前准备】

(1)评估患者并解释

1)评估患者：年龄、病情、体温、意识治疗情况、局部皮肤状况、活动能力及合作程度。

2)向患者解释使用热水袋的目的、方法，注意事项及配合要点。

(2)患者准备

1)了解热水袋使用的目的、方法、注意事项及配合要点。

2)体位舒适、愿意合作。

(3)护士自身准备：衣帽整洁，修剪指甲，洗手，戴口罩。

(4)用物准备

1)治疗盘内备：热水袋及布套、水温计、毛巾。

2)治疗盘外备：水罐、热水。

(5)环境准备：调节室温，酌情关闭门窗，避免对流风直吹患者。

【操作步骤】

(1)核对：携用物至患者床旁，核对患者床号、姓名。

(2)调节水温：对成人水温控制在60℃~70℃，对于昏迷、老人、婴幼儿、感觉障碍、循环不良、麻醉未清醒等患者，水温应低于50℃。

(3)备热水袋

1)灌袋：放平热水袋、去塞、一手持袋口边缘，一手灌水，边灌边提高热水袋，使水不致溢出（图8-6）。灌水应1/2~2/3满，灌水过多会使热水袋膨胀变硬，柔软舒适感下降。

2)驱气：热水袋缓慢放平，排出袋内空气并拧紧塞子，以防影响热的传导。

3)检查：用毛巾擦干热水袋，倒提，检查热水袋有无破损，以防漏水。

4)加套：将热水袋装入布套，可避免热水袋与患者皮肤直接接触，增进舒适。

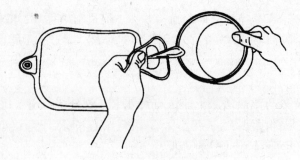

图 8-6　灌热水袋法

(4)放置：将热水袋放置所需部位，袋口朝身体外侧。

(5)时间：用热时间不超过 30 min，以防产生继发效应。

(6)观察：观察效果与反应，出现皮肤潮红、疼痛应停止使用，并在局部涂凡士林以保护皮肤。

(7)整理：用毕整理用物，安置患者，整理床单位。

(8)洗手、记录：记录使用的部位、时间、效果、患者反应，以便于评价。

【注意事项】

(1)经常检查热水袋有无破损，热水袋与塞子是否配套，以防漏水。

(2)炎症部位热敷时，热水袋应灌水 1/3 满，以免压力过大，引起疼痛。

(3)特殊患者使用热水袋，应再包一块大毛巾或放于两层毯子之间，以防烫伤。

(4)加强巡视，定期检查局部皮肤情况，如发现皮肤潮红，应立即停止使用，并在局部涂凡士林，可起保护皮肤的作用。

(5)严格执行交接班制度。

(6)热疗完毕，将热水袋倒空，倒挂晾干后，吹入少许气体，旋紧塞子存放阴凉处，以免两层橡胶粘连。

【健康教育】

(1)向患者及其亲属解释使用热水袋的目的、作用、方法。

(2)说明使用热水袋的注意事项及应达到的治疗效果。

2. 红外线灯的使用

【目的】　消炎、镇痛、解痉、促进创面干燥结痂、保护肉芽组织生长。

【操作前准备】

(1)评估患者并解释

1)评估患者：年龄、病情、意识、治疗情况、局部皮肤状况、活动能力及合作程度。

2）向患者解释使用红外线灯的目的、方法、注意事项及配合要点。

（2）患者准备

1）了解红外线灯使用的目的、方法、注意事项及配合要点。

2）体位舒适、愿意合作。

（3）护士自身准备：衣帽整洁，修剪指甲，洗手，戴口罩。

（4）用物准备：红外线灯或鹅颈灯。必要时备有色眼镜、屏风。

（5）环境准备：调节室温，酌情关闭门窗，必要时屏风遮挡。

【操作步骤】

（1）核对：携用物至患者床旁，核对患者床号、姓名。

（2）暴露：暴露患处，体位舒适，必要时屏风遮挡，以维护患者隐私。

（3）调节：调节灯距、温度，一般灯距为 30～50 cm（图 8 - 7），温热为宜（用手拭温），防止烫伤。

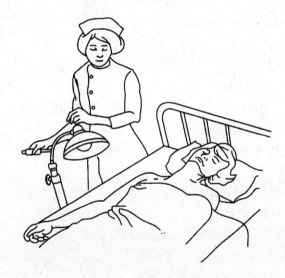

图 8 - 7　红外线灯的使用

（4）照射：每次照射时间 20～30 min，注意保护，前胸、面颈照射时应戴有色眼镜或用纱布遮盖眼部，以保护眼睛。

（5）观察：观察效果与反应，以防产生继发效应，观察有无过热、心慌、头晕感觉以及皮肤反应，皮肤出现桃红色的均匀红斑为合适，若皮肤出现紫红色，应停止照射，并涂凡士林以保护皮肤。

（6）整理：清理用物，整理床单位

（7）洗手、记录：记录使用部位、时间、效果、患者反应，以便于评价。

【注意事项】

（1）根据治疗部位选择不同功率的灯泡：胸、腹、腰、背 500 ~ 1000 W，手、足部 250 W（鹅颈灯 40 ~ 60 W）。

（2）由于眼内含有较多的液体，对红外线吸收较强，一定强度的红外线直接照射可引发白内障。因此前胸、面颈照射时，应戴有色眼镜或用纱布遮盖眼部。

（3）意识不清、局部感觉障碍、血液循环障碍、瘢痕者，治疗时应加大灯距，防止烫伤。

（4）红外线多次治疗后，治疗部位皮肤可出现网状红斑，色素沉着。

【健康教育】

（1）向患者及其亲属解释使用红外线灯的目的、作用、方法。

（2）说明使用红外线灯的注意事项及治疗效果。

3. 热湿敷（hot moist compress）

【目的】 解痉、消炎、消肿、止痛。

【操作前准备】

（1）评估患者并解释

1）评估患者：年龄、病情、治疗情况，局部皮肤、伤口状况，活动能力及合作程度。

2）向患者解释热湿敷的目的、方法、注意事项及配合要点。

（2）患者准备

1）了解热湿敷使用的目的、方法、注意事项及配合要点。

2）体位舒适、愿意合作。

（3）护士自身准备：衣帽整洁，修剪指甲，洗手，戴口罩。

（4）用物准备

1）治疗盘内备：长钳 2 把、敷布 2 块、凡士林、纱布、棉签、橡胶单、治疗巾垫、水温计。

2）治疗盘外备：热水瓶或电炉，脸盆内盛放热水。必要时备大毛巾、热水袋、屏风、换药用物。

（5）环境准备：调节室温，酌情关闭门窗，必要时屏风遮挡。

【操作步骤】

（1）核对：携用物至患者床旁，核对患者床号、姓名。

（2）患处准备：暴露患处，垫橡胶单和治疗单于受敷部位下，受敷部位涂凡士林，上盖一层纱布。

(3)湿热敷

1)敷布浸入水温为50℃～60℃热水中，用长钳拧敷布至不滴水为度，抖开敷布用手腕掌侧试温度，以不烫手为宜。

2)折叠敷布敷于患处，上盖棉垫，用热源或及时更换盆内热水维持水温，若患者感觉过热，可掀起敷布一角散热，若热敷部位有伤口，须按无菌技术处理伤口。

3)及时更换敷布，每3～5 min更换1次，热敷时间为15～20 min。

(4)观察：观察效果及反应，观察皮肤颜色，全身情况，以防烫伤。

(5)操作后处理

1)热敷完毕，用纱布擦净患处，整理用物。

2)安置患者，整理床单位。

3)洗手、记录：记录湿热敷部位、时间、效果及患者反应，以便于评价。

【注意事项】

(1)面部热湿敷的患者，敷后15 min方能外出，以防受凉感冒。

(2)热湿敷过程中，应注意观察局部皮肤状况，及时更换敷布，以保持适当温度。

(3)若患者热敷部位不禁忌压力，可用热水袋放置在敷布上再盖以大毛巾，以维持温度。

【健康教育】

(1)向患者及其亲属解释热湿敷的目的、作用、方法。

(2)说明热湿敷使用的注意事项及治疗效果。

4. 热水坐浴(hot site bath)

【目的】 消炎、消肿、止痛，用于会阴部、肛门疾病及手术后。

【操作前准备】

(1)评估患者并解释

1)评估患者：年龄、病情、治疗情况，局部皮肤、伤口状况，活动能力及合作程度。

2)向患者解释热水坐浴的目的、方法、注意事项及配合要点。

(2)患者准备

1)了解热水坐浴的目的、方法、注意事项及配合要点。

2)排尿、排便，并清洗局部皮肤。

(3)护士自身准备：衣帽整洁，修剪指甲，洗手，戴口罩。

(4)用物准备：坐浴椅、消毒坐浴盆、热水瓶、水温计、药液(遵医嘱)、毛巾、无菌纱布。必要时备屏风、换药用物。

(5)环境准备：调节室温，关闭门窗，必要时围帘或屏风遮挡。

【操作步骤】

(1)核对：携用物至患者床旁，核对患者床号、姓名。

(2)配药、调温：配置药液置于浴盆内 1/2 满，调节水温至 40℃ ~ 45℃，浴盆置于坐浴椅（图 8 - 8）。

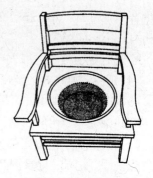

(3)暴露患处：围帘或屏风遮挡，协助排便，保护患者隐私，暴露患处，体位舒适。

(4)坐浴

1)协助患者取坐姿，便于操作，使患者舒适。

2)协助患者裤子脱至膝盖部，先用纱布蘸拭，待臀部皮肤适应水温后再坐入浴盆中。

图 8 - 8 坐浴椅

3)随时调节水温，添加热水时要注意安全，嘱患者偏离浴盆，以防烫伤。

4)坐浴时间 15 ~ 20 min。

(5)观察效果与反应，若出现面色苍白、脉搏加快、晕眩、软弱无力，应停止坐浴。

(6)操作后处理

1)坐浴毕用纱布擦干臀部，协助穿裤子，卧床休息。

2)根据伤口情况，按无菌操作进行换药，整理床单位，清理用物。

3)洗手，记录坐浴的时间、药液、效果、患者反应，以便于评价。

【注意事项】

(1)热水坐浴前先排尿、排便，因热水可刺激肛门、会阴部易引起排尿、排便反射。

(2)坐浴部位若有伤口，坐浴盆、溶液及用物必须无菌。坐浴后应用无菌技术处理伤口。

(3)女性患者经期、妊娠后期、产后 2 周内、阴道出血和盆腔急性炎症不宜坐浴，以免引起和加重感染。

(4)坐浴过程中，应注意患者安全，随时观察面色、脉搏、呼吸，倾听患者主诉，有异常应停止坐浴，让患者上床休息。

【健康教育】

(1)向患者及其亲属解释热水坐浴的目的、作用、方法。

(2)说明热水坐浴的注意事项及治疗效果。

5. 局部浸泡(portion soak)

【目的】 消炎、镇痛、清洁、消毒创口,用于手、足、前臂、小腿部感染。

【操作前准备】

(1)评估患者并解释

1)评估患者:病情、治疗情况,局部皮肤、伤口状况,活动能力及合作程度。

2)向患者解释温水浸泡的目的、方法、注意事项及配合要点。

(2)患者准备

1)了解温水浸泡的目的、方法、注意事项及配合要点。

2)坐姿舒适、愿意合作。

(3)护士自身准备:衣帽整洁,修剪指甲,洗手,戴口罩。

(4)用物准备

1)治疗盘内备:长镊子、纱布。

2)治疗盘外备:热水瓶、药液(遵医嘱)、浸泡盆(根据浸泡部位选用)。必要时备换药用物。

(5)环境准备:调节室温,酌情关闭门窗。

【操作步骤】

(1)核对:携用物至患者床旁,核对患者床号、姓名。

(2)配药、调温:配置药液置于浴盆内至1/2满,调节水温至40℃~45℃。

(3)浸泡 将需要浸泡的肢体慢慢放入盆中浸泡,必要时用长镊子夹纱布反复清洗创面(图8-9)。

(4)保持温度 随时添加热水,以维持所需温度。

(5)时间:浸泡持续时间30 min,以防发生继发效应。

(6)观察:观察效果与反应,局部皮肤有无发红、疼痛等。

(7)操作后处理

1)浸泡完毕,用纱布擦干浸泡部位,协助患者取舒适卧位。

2)有伤口的患者,按换药法处理伤口。

3)整理床单位,清理用物。

4)洗手,记录浸泡的时间、药液、效果、患者反应,以便于评价。

【注意事项】

(1)浸泡部位若有伤口,浸泡盆、药液及用物必须无菌;浸泡后应用无菌技术处理伤口。

(2)浸泡过程中,注意观察局部皮肤,倾听患者主诉。

(3)浸泡过程中,应随时添加热水或药液,以维持所需温度;添加热水时,应将患者肢体移出盆外,以防烫伤。

【健康教育】

(1)向患者及其亲属解释温水浸泡的目的、作用、方法。

(2)说明温水浸泡的注意事项及治疗效果。

6. 其他热疗方法

(1)化学加热袋(chemo warm up bags):化学加热袋是密封的塑料袋,内盛两种化

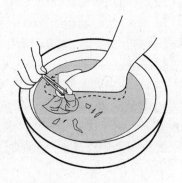

图8-9 温水浸泡

学物质,使用时,将化学物质充分混合,使袋内的两种化学物质发生反应而产热。化学物质反应初期热温不足,以后逐渐加热并有一高峰期,化学加热袋最高温度可达76℃,平均温度为56℃,可持续使用2 h左右。化学加热袋使用方法与热水袋相同,一定要加布套或包裹后使用。必要时可加双层包裹使用。

(2)电暖袋(electric warm up bags):电暖袋采用高级塑胶材料制成,内置高科技储能致热液为发热体,通过袋内液态半导体均匀加热储能,一般通电5~8 min后,达到70℃~75℃即自动断电。一般可持续暖手约2 h,暖被约10 h。充电时间及保温时间视周围环境温度决定,天冷可能会延长充电时间。电暖袋使用方法与普通热水袋相同,一定要加布套或包裹后使用。必要时可加双层包裹使用。

(贺　棋)

第九章 饮食与营养

饮食与营养(diet and nutrition)和健康与疾病有非常重要的关系。合理的饮食与营养可以保证机体正常生长发育，维持机体各种生理功能，促进组织修复，提高机体免疫力。而不良的饮食与营养可以引起人体各种营养物质失衡，甚至易导致各种疾病的产生。此外，当机体患病时，通过适当的途径给予患者均衡的饮食以及充足的营养也是促进患者康复的有效手段。因此，护理人员应掌握饮食与营养的相关知识，正确评估患者的营养需要、饮食习惯等，制定科学合理的饮食治疗计划，并采取适宜的供给途径实施饮食治疗计划，以促进患者尽快康复。

第一节 概 述

为了维持生命与健康、预防疾病及促进疾病康复，人体必须从食物中获取一定量的热能及营养素。护理人员只有掌握人体对营养的需要，饮食、营养与健康的关系以及与疾病痊愈的关系，才能够采取有效的措施，满足患者在疾病康复过程中的营养需求，从而达到恢复健康和促进健康的目的。

一、人体对营养的需要

(一)热能

热能(energy)是一切生物维持生命和生长发育及从事各种活动所必需的能量，由食物内的化学潜能转化而来。人体的主要热能来源是糖类，其次是脂肪、蛋白质，因此，这些物质又称为"热能营养素"。它们的产热量分别为：糖类 16.7 kJ/g(4 kcal/g)，脂肪 37.6 kJ/g(9 kcal/g)，蛋白质 16.7 kJ/g(4 kcal/g)。

人体对热能的需要量受年龄、性别、生理特点及劳动强度等因素的影响。根据中国营养学会的推荐标准，我国成年男子的热能供给量为 10.0 ~ 17.5 MJ/d，成年女子为 9.2 ~ 14.2 MJ/d。

(二)营养素

营养素(nutrient)是能够在生物体内被利用，具有供给能量、构成机体及调节和维持生理功能作用的物质。人体所需的营养素有 6 大类：蛋白质、脂肪、糖类、矿物质和微量元素、维生素和水。

蛋白质（protein）是一切生命的物质基础，由多种氨基酸组成，并含有碳、氢、氧、氮及少量的硫和磷，是人体氮的唯一来源。正常成人体内蛋白质占16%～19%，且始终处于不断地分解与合成的动态平衡中，从而达到机体组织蛋白不断地更新及组织不断修复的目的。

脂肪（fat）也称为脂类或脂质，在体内分解可产生大量热量，分为中性脂肪和类脂质。中性脂肪是由甘油和脂肪酸所组成，也称为甘油三酯。类脂质是溶于脂肪或脂肪溶剂的物质，包括磷脂、胆固醇及胆固醇酯等。根据化学结构的不同，脂肪中的脂肪酸又可分为饱和脂肪酸和不饱和脂肪酸。不饱和脂肪酸一般在体内不能合成，必须通过食物供给，称为必需脂肪酸。

糖类（也称碳水化合物）由碳、氢、氧3种元素组成。根据分子结构的不同，可分为单糖（如葡萄糖、果糖）、双糖（如麦芽糖、蔗糖、乳糖）及多糖（如淀粉、糖原、不能被人体吸收的纤维素与果胶等）。

膳食纤维一词在1970年以前的营养学中尚不曾出现，是一般不易被消化的食物营养素，属于碳水化合物，主要来自于植物的细胞壁，包含纤维素、半纤维素、树脂、果胶及木质素等。膳食纤维是健康饮食不可缺少的，纤维在保持消化系统健康上扮演着重要的角色，同时摄取足够的纤维也可以预防心血管疾病、癌症、糖尿病以及其他疾病。纤维可以清洁消化壁和增强消化功能，纤维同时可稀释和加速食物中的致癌物质和有毒物质的移除，保护脆弱的消化道和预防结肠癌。纤维可减缓消化速度和加快速排泄胆固醇，所以可让血液中的血糖和胆固醇控制在最理想的水平。膳食纤维主要来源于糙米和胚牙精米，以及玉米、小米、大麦、小麦皮（米糠）和麦粉（黑面包的材料）等杂粮；此外，根菜类和海藻类中食物纤维较多，如牛蒡、胡萝卜、四季豆、红豆、豌豆、薯类和裙带菜等。膳食纤维是植物性成分，植物性食物是膳食纤维的天然食物来源。膳食纤维在蔬菜水果、粗粮杂粮、豆类及菌藻类食物中含量丰富。

矿物质（minerals）也称无机盐，包括除碳、氢、氧、氮以外的体内各种元素，其中含量较多的有钙、镁、钾、钠、磷、氯、硫7种元素，称为常量元素。其他的元素含量甚微，如铁、铜、锌、锰、钴、钼、硒、铬、镍、锡、硅、氟、钒等，称为微量元素。

维生素（vitamin）是维护人体健康、促进生长发育和调节生理功能所必需的有机化合物。每一种维生素的生理功能因其化学结构不同而不同。维生素既不参与组织构成也不供给热量，但缺乏其中任何一种或几种，都将对整个机体代谢产生影响，甚至导致机体发生维生素缺乏性疾病。维生素在体内不能合成或合成较少，因此机体必须从食物中获得足量的各种维生素。维生素的种类很多，通常按溶解性将其分为水溶性和脂溶性两大类。

水(water)是人类生存所必需的物质,是人体组织中不可缺少的成分,有帮助血液流动,促进营养物质消化吸收等多种功能。

各种营养素的生理功能、主要来源及每日供给量见表9-1。

表9-1　各种营养素的功能、来源及供给

营养素	生理功能	主要来源	每日供给量
蛋白质	构成、更新及修复人体组织;构成人体内的酶、激素、抗体、血红蛋白等,以调节生理功能;维持血浆渗透压;提供热能	肉、蛋、乳及豆类	男性 90g,女性 80g,占总热能的 10%～14%
脂肪	提供及储存热能;构成身体组织;供给必需脂肪酸;促进脂溶性维生素的吸收;维持体温,保护脏器;增加饱腹感	动物性食品、食用油、坚果类等	50g,占总热能的 20%～25%
碳水化合物	提供热能;参与构成机体组织;保肝解毒;抗生酮作用	谷类和根茎类食品(如粮食和薯类),各种食糖(蔗糖、麦芽糖等)	占总热能的 60%～70%
矿物质			
钙	构成骨骼与牙齿的主要成分;调节心脏和神经的正常活动;维持肌肉紧张度;参与凝血过程;激活多种酶;降低毛细血管和细胞膜的通透性	奶及奶制品、海带、小虾米皮、芝麻酱、豆类、绿色蔬菜、骨粉、蛋壳粉	800 mg
磷	构成骨骼、牙齿、软组织的重要成分;促进物质活化;参与多种酶、辅酶的合成;调节能量释放;调节酸碱平衡	广泛存在于动、植物食品中	520～1200 mg
铁	组成血红蛋白与肌红蛋白,参与氧的运输;构成某些呼吸酶的重要成分,促进生物氧化还原反应	动物肝脏、动物全血、肉蛋类、豆类、绿色蔬菜	男性:12 mg;女性:18 mg
锌	促进机体发育和组织再生;参与构成多种酶;促进食欲;促进 VitA 的正常代谢和生理功能;促进性器官与性功能的正常发育;参与免疫过程	动物食品、海产品、奶、蛋、坚果类等	15 mg

243

续上表

营养素	生理功能	主要来源	每日供给量
碘	参与甲状腺素的合成	海产品、海盐	150 μg
维生素			
脂溶性维生素			
VitA	维持正常夜视功能；保持皮肤与黏膜的健康；增强机体免疫力；促进生长发育	动物肝脏、鱼肝油、奶制品、禽蛋类、有色蔬菜及水果等	800 μgRE（视黄醇当量）
VitD	调节钙磷代谢，促进钙磷吸收	海鱼及动物肝脏、蛋黄、奶油；体内转化	5 μg
VitE	抗氧化作用，保持红细胞完整性，改善微循环；参与 DNA、辅酶 Q_{10} 的合成	植物油、谷类、坚果类、绿叶蔬菜等	10 mg
VitK	合成凝血因子，促进血液凝固	肠内细菌合成；绿色蔬菜、肝脏	20 ~ 100 μg
水溶性维生素			
$VitB_1$	构成辅酶 TPP；参与糖代谢过程；影响某些氨基酸与脂肪的代谢；调节神经系统功能	动物内脏、肉类、豆类、花生、未过分精细加工的谷类	男性：1.4 mg；女性：1.3 mg
$VitB_2$	构成体内多种辅酶，参加人体内多种生物氧化过程；促进生长、维持健康；保持皮肤和黏膜完整性	动物内脏、禽蛋类、奶类、豆类、花生、新鲜绿叶蔬菜等	男性：1.4 mg；女性：1.2 mg
$VitB_6$	构成多种辅酶，参加物质代谢	畜禽肉及其内脏、鱼类等	代谢 1 g 蛋白质需 $VitB_6$ 0.02 mg
$VitB_{12}$	提高叶酸利用率；促进红细胞发育与成熟	动物内脏，肠道细菌能大量合成，吸收与胃黏膜分泌的内因子有关	$VitB_{12}$：2.4 μg
叶酸	促进红细胞生成	绿色蔬菜、动物内脏	叶酸：3.1 ng/kg

续上表

营养素	生理功能	主要来源	每日供给量
VitC	保护细胞膜，防治坏血病；促进铁吸收和利用；促进胶原、神经递质、抗体合成；参与胆固醇代谢	新鲜蔬菜和水果	60 mg
水	构成人体组织；调节体温；溶解并运送营养素和代谢产物；维持消化、吸收功能；润滑作用；直接参加体内氧化还原反应	饮用水、食物中水、体内代谢水	2～3L

注：表中营养素供给量采用中国营养学会 1988 年 10 月修订的"推荐的每日饮食中营养素供给量"成人中等劳动强度标准。

二、饮食、营养与健康的关系

食物是人类赖以生存的物质基础，合理的饮食及均衡的营养是维持健康的基本条件之一，不合理的饮食不利于健康。

（一）合理饮食与健康

合理的饮食对于维持及促进机体健康有非常重要的作用。

1.促进生长发育　营养素是维持生命活动的重要物质基础，对人体的发育起着决定性的作用。

2.构成机体组织　蛋白质是构成机体的重要成分；糖类参与构成神经组织；脂类参与构成细胞；维生素参与合成酶和辅酶；钙、磷是构成骨骼的主要成分。

3.提供能量　糖、蛋白质、脂肪在体内氧化可提供能量，供给机体进行各种生命活动。

4.调节机体功能　神经系统、内分泌系统及各种酶类共同调解人体的活动，这些调节系统也是由各种营养素构成的。另外，适量的蛋白质及矿物质中的各种离子对维持机体内环境的稳定也具有重要的调节作用。

（二）不合理饮食与健康

某些营养素的过多、过少或饮食不当都可能损害健康，并导致某些疾病的发生与发展。

1.营养不足　食物单调或短缺可造成营养缺乏性疾病，如缺铁性贫血、佝偻病等。

2.营养过剩 营养过剩可造成某些营养失调性疾病,如肥胖、心脑血管疾病、恶性肿瘤等。

3.饮食不当 多种因素,如食品处理不当、食品搁置过久、生熟食品交叉污染、暴饮暴食等均可引起一些食源性疾病,如胃肠炎。不卫生的饮食或食入有毒食物时可引起食物中毒。某些人对特定食物还可发生过敏反应。

(三)合理日常膳食

人们可通过平衡膳食、合理摄入营养物质来减少与膳食有关的疾病。在日常生活中应做到:食物多样,饥饱适当,油脂适量,粗细搭配,食盐限量,甜食少吃,饮食节制,三餐合理,活动与饮食平衡。为了帮助人们合理搭配日常膳食,美国最早于1992年设计了一个"食物指导金字塔",我国也根据中国居民膳食的特点提出了中国居民的"平衡膳食宝塔"(图9-1)。

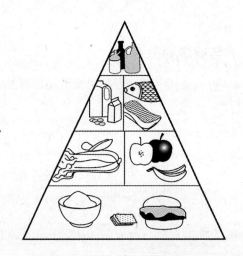

图9-1 中国居民"平衡膳食宝塔"

平衡膳食宝塔说明:

平衡膳食宝塔包含我们每天应吃的主要食物种类。谷类食物位居底层,每人每天应吃300~500 g;蔬菜和水果占据第二层,每天应吃400~500 g和100~200 g;鱼蛋肉每天应吃125~200 g;奶类和豆制品每天应吃100 g和50 g;塔尖是油脂类,每天不超过25 g。

宝塔建议的每类食物的摄入量一般是指食物的生重。各类食物的组成是根据全国营养调查中居民膳食的实际情况计算的,所以每一类食物的重量不是指某一种具体食物的重量。

三、饮食、营养与疾病痊愈的关系

人体患病时常有不同程度的代谢变化,需要特定的饮食及营养来辅助治疗疾病,促进康复。

（一）补充额外损失及消耗的营养素

疾病和创伤可引起代谢的改变、热能的过度消耗以及某些特定营养素的损失。若能及时、合理地调整营养素的摄入,补充足够的营养,则可减少机体内糖原分解及蛋白质的消耗,从而提高患者的抵抗力、促进创伤组织的修复及疾病的痊愈。

（二）辅助诊断及治疗疾病

特定的饮食能够辅助诊断或治疗某些疾病,促进疾病的痊愈,如隐血试验饮食可辅助诊断怀疑有消化道出血的疾病。对于某些疾病,饮食治疗已经成为重要的治疗手段之一,如控制热量的摄入可使肥胖患者体重减轻;增加营养可以纠正营养不良。调整食物组成,减少某种营养素的摄入量可以减轻特定脏器的负荷,如肾衰竭时控制钠盐的摄入可减轻肾脏的负担。控制某些营养成分的摄取可以控制某些疾病的发展,如1型糖尿病、高血压等。某些情况下还需要特殊的饮食营养支持,如胃肠内营养、胃肠外营养。根据疾病的病理生理特点,相应的饮食治疗方案和特定的饮食配方,可以增强机体抵抗力,促进组织修复和恢复代谢功能。

第二节　医院饮食

医院饮食可分为3大类:基本饮食、治疗饮食和试验饮食,分别适应不同病情的需要。

一、基本饮食

基本饮食(basic diets)包括普通饮食、软质饮食、半流质饮食和流质饮食4种,见表9-2。

二、治疗饮食

治疗饮食(therapeutic diets)是指在基本饮食的基础上,适当调节热能和营养素,以达到治疗或辅助治疗的目的,从而促进患者的康复。治疗饮食见表9-3。

表9-2 医院基本饮食

类别	适用范围	饮食原则	用法	可选食物
普通饮食（general diet）	消化功能正常；无饮食限制；体温正常；病情较轻或恢复期的患者	营养平衡；美观可口；易消化，无刺激的一般食物；与健康人饮食相似。对油煎、强烈调味品及易胀气食物应限制	每日总热量应达 9.50~10.88 MJ（2200~2600 kcal），蛋白质 70~90 g，脂肪 60~70 g，碳水化合物 450 g 左右，水分 2500 mL 左右；每日 3 餐，各餐按比例分配	一般食物都可采用
软质饮食（soft diet）	消化吸收功能差；咀嚼不便者；低热；消化道术后恢复期的患者	营养平衡；易消化、易咀嚼；食物碎、烂、软；少油炸、少油腻、少粗纤维及强烈刺激性调料	每日总热能为 9.20~10.04 MJ（2200~2400 kcal），蛋白质 60~80 g；每日 3~4 餐	软饭、面条、切碎煮熟的菜、肉等
半流质饮食（semi-liquid diet）	口腔及消化道疾病；中等发热；体弱；手术后患者	食物呈半流质；无刺激性；易咀嚼、吞咽和消化；纤维少，营养丰富；少食多餐。胃肠功能紊乱者禁用含纤维素或易引起胀气的食物；痢疾患者禁用牛奶、豆浆及过甜食物	每日总热能为 6.28~8.37 MJ（1500~2000 kcal），蛋白质 50~70 g；每日 5~6 餐	菜泥、肉末、粥、面条、鸡蛋羹、馄饨等
流质饮食（liquid diet）	口腔疾患、各种大手术后；急性消化道疾患；高热；病情危重、全身衰竭患者	食物呈液状，易吞咽、易消化，无刺激性；所含热量与营养素不足，只能短期使用；通常辅以肠外营养以补充热能和营养	每日总热能为 3.5~5.0 MJ（836~1195 kcal），蛋白质 40~50 g；每日 6~7 餐，每 2~3 h 一次，每次 200~300 mL	乳类、豆浆、米汤、稀藕粉、菜汁、果汁等

表9-3　医院治疗饮食

饮食种类	适用范围	饮食原则及用法
高热量饮食 (high calorie diet)	用于热能消耗较高的患者，如甲状腺功能亢进、结核、大面积烧伤、肝炎、胆道疾患、体重不足患者及产妇等	基本饮食基础上加餐2次，可进食牛奶、豆浆、鸡蛋、藕粉、蛋糕、巧克力及甜食等。总热量约为12.55 MJ/d(3000kcal/d)
高蛋白饮食 (high protein diet)	用于高代谢性疾病，如烧伤、结核、恶性肿瘤、贫血、甲状腺功能亢进、大手术后等患者；低蛋白血症患者；孕妇、乳母等	基本饮食基础上增加富含蛋白质的食物，尤其是优质蛋白。供给量为1.5~2.0g/(d·kg)，总量不超过120g/d。 总热量为10.46~12.55MJ/d(2500~3000kcal/d)
低蛋白饮食 (low protein diet)	用于限制蛋白摄入患者，如急性肾炎、尿毒症、肝昏迷等患者	限制蛋白质的摄入，成人饮食中蛋白质含量不超过40g/d，视病情可减至20~30g/d。为维持正常热量，应多补充蔬菜和含糖高的食物。肾功能不全者应摄入动物性蛋白，忌用豆制品；肝性脑病者应以植物性蛋白为主
低脂肪饮食 (low fat diet)	用于肝胆胰疾患、高脂血症、动脉硬化、冠心病、肥胖症及腹泻等患者	饮食清淡、少油，禁用肥肉、蛋黄、动物脑等；高脂血症及动脉硬化患者不必限制植物油(椰子油除外)；脂肪含量少于50g/d，肝胆胰病患者少于40g/d，尤其应限制动物脂肪的摄入
低胆固醇饮食 (low cholesterol diet)	用于高胆固醇血症、高脂血症、动脉硬化、高血压、冠心病等患者	胆固醇摄入量少于300 mg/d，禁用或少用含胆固醇高的食物，如动物内脏、脑、鱼子、蛋黄、肥肉、动物油等
低盐饮食 (low salt diet)	用于心脏病、急慢性肾炎、肝硬化腹水、重度高血压但水肿较轻患者	每日食盐量<2g，不包括食物内自然存在的氯化钠。禁用一切腌制食品，如咸菜、皮蛋、火腿、香肠、咸肉、虾米等

续上表

饮食种类	适用范围	饮食原则及用法
无盐低钠饮食 （non salt low sodium diet）	同低盐饮食，但一般用于水肿较重患者	无盐饮食除食物内自然含钠量外，烹调时不放食盐，饮食中含钠量 < 0.7g/d； 低钠饮食需控制摄入食品中自然存在的含钠量，一般应 < 0.5g/d； 二者均禁食腌制食品、含钠食物和药物，如油条、挂面、汽水、碳酸氢钠药物等
高纤维素饮食 （high cellulose diet）	用于便秘、肥胖症、高脂血症、糖尿病等患者	饮食中应多含食物纤维，如韭菜、芹菜、卷心菜、粗粮、豆类、竹笋等
少渣饮食 （low residue diet）	用于伤寒、痢疾、腹泻、肠炎、食管-胃底静脉曲张、咽喉部及消化道手术的患者	饮食中应少含食物纤维，不用强刺激调味品及坚硬、带碎骨的食物；肠道疾患少用油脂

糖尿病饮食：根据患者身高、体重、性别、年龄和具体病情计算出总热量：糖类占 50% ~60%，蛋白质占 15% ~20%，脂肪占 20% ~25%，按早餐 1/5，午餐、晚餐各 2/5 计算食谱。每餐均应含脂肪、蛋白质食物，多选用含纤维素高的食物，如粗粮饮食、未加工的豆类、蔬菜及水果等；禁食纯糖（如蜂蜜、蔗糖、巧克力、蛋糕等）；避免饮酒；减少油脂、调味清淡。

溃疡病饮食：选用能减少胃酸分泌、中和胃酸，维持胃肠上皮细胞的抗酸力并能恢复患者良好营养状态、无刺激易消化的饮食，应少量多餐。避免食用辛辣食物及饮用含咖啡因的饮料；避免饮酒及吸烟；进餐时应细嚼慢咽，避免进餐前后做剧烈运动。

三、试验饮食

试验饮食（test diets）是指在特定的时间内，通过对饮食内容的调整来协助诊断疾病和确保实验室检查结果正确性的一种饮食。试验饮食见表 9 - 4。

表9-4 医院试验饮食

饮食种类	适用范围	饮食原则及用法
隐血试验饮食	用于大便隐血试验的准备,以协助诊断有无消化道出血	试验前3 d起禁止食用易造成隐血试验假阳性结果的食物,如肉类、肝类、动物血、含铁丰富的药物或食物、绿色蔬菜等。可进食牛奶、豆制品、土豆、白菜、米饭、面条、馒头等;第4 d开始留取粪便做隐血试验
胆囊造影饮食	用于需行造影检查以诊断有无胆囊、胆管、肝胆管疾血的患者	检查前1日中午进食高脂肪餐,以刺激胆囊收缩和排空,有利于造影剂进入胆囊;晚餐进食无脂肪、低蛋白、高糖类的清淡饮食,以减少胆汁分泌;晚餐后服造影剂,禁食、禁水、禁烟至次日上午;检查当日早晨禁食;第一次摄X线片后,如胆囊显影良好,进食高脂肪餐(如油煎荷包蛋2只或高脂肪的方便餐),脂肪含量不低于50 g;半小时后第2次摄X线片观察胆囊收缩情况
肌酐试验饮食	用于协助检查、测定肾小球的滤过功能	试验期为3 d,试验期间禁食肉类、禽类、鱼类,忌饮茶和咖啡;全日主食在300 g以内,限制蛋白质的摄入(蛋白质供给量<40 g/d),以排除外源性肌酐的影响;蔬菜、水果、植物油不限,热量不足可添加藕粉或含糖的点心等;第3 d测尿肌酐清除率及血肌酐含量
尿浓缩功能试验饮食(干饮食)	用于检查肾小管的浓缩功能	试验期1 d,控制全天饮食中的水分,总量在500~600 mL;可进食含水分少的食物,如米饭、馒头、面包、炒鸡蛋、土豆、豆腐干等;避免使用过甜、过咸或含水量高的食物。蛋白质供给量1g/(kg·d)
甲状腺[131]I试验饮食	用于协助测定甲状腺功能	试验期为2周,试验期间禁用含碘食物,如海带、海蜇、紫菜、海参、虾、鱼、加碘食盐等;禁用碘做局部消毒。2周后作[131]I功能测定

第三节　营养状况的评估

营养评估是健康评估的重要组成部分。通过与患者及其亲属的密切接触，护士可以及时正确的检查患者营养状况、评估膳食组成、了解和掌握患者现存的或潜在的营养问题，这对于护士选择恰当的饮食治疗与护理方案、改善患者的营养状况及促进患者的康复具有重要的指导意义。

一、影响因素的评估

影响饮食与营养的因素有身体因素、心理因素及社会因素等。

（一）身体因素

1. 生理因素

（1）年龄：人在生长发育过程中的不同阶段对热能及营养素的需要量有所不同。婴幼儿生长速度快，需要高蛋白、高维生素、高矿物质及高热量饮食；母乳喂养的婴儿还需要补充 VitD、VitK、铁等营养素。幼儿及学龄前期儿童应确保摄入充足的脂肪酸，以满足大脑及神经系统的发育。青少年需摄入足够的蛋白质、维生素和微量元素如钙、铁、碘等。老年人新陈代谢慢，每日所需的热量减少，但对钙的需求增加。不同年龄阶段的患者对食物质地的选择也有差异，如婴幼儿咀嚼及消化功能尚未完善、老年人咀嚼及消化功能减退，应给予软质易消化食物。另外，不同年龄阶段的患者可有不同的饮食喜好。

（2）活动量：各种活动是能量代谢的主要因素，活动强度、工作性质、工作条件不同，热能消耗也不同。活动量大的个体对热能及营养素的需求大于活动量小的个体。

（3）特殊生理状况：处于妊娠期、哺乳期的女性对营养的需求显著增加，同时会有饮食习惯的改变。妊娠期女性摄入营养素的比例应均衡，同时需要增加蛋白质、铁、碘、叶酸的摄入量，在孕期的后 3 个月尤其要增加钙的摄入量。哺乳期女性在每日饮食的基础上需再加 500 kcal 热量，对蛋白质等物质的需要量增加到 65 g/d，同时应注意 B 族维生素及 VitC 的摄入。

2. 病理因素

（1）疾病及药物影响：许多疾病可影响患者对食物及营养的摄取、消化、吸收及代谢。口腔、胃肠道疾患可直接影响食物的摄取、消化和吸收。当患有高代谢性疾患如发热、烧伤、甲状腺功能亢进等或慢性消耗性疾病时，机体对热量的需求量较正常增加。伤口愈合与感染期间，患者对蛋白质的需求较大。若从尿液或引流液中流失大量的蛋白质、体液和电解质，患者则需要增加相应营养素的摄入。若某种原因引起患者味觉、嗅觉异常，可影响其食欲，导致营养摄入不足。若身体不适引起焦虑、悲哀等不良情绪，也可影响患者食欲。

患病后的用药也会影响患者的饮食及营养。有的药物可增进食欲，如盐酸赛庚啶、胰岛素、类固醇类药物等；有的药物可降低食欲，如非肠溶性红霉素、氯贝丁酯等；有的药物可影响营养素的吸收，如长期服用苯妥英钠可干扰叶酸和 VitC 的吸收、考来烯胺可阻止胆固醇的吸收、利尿药及抗酸药容易造成矿物质缺乏；有的药物可影响营养素的排泄，如异烟肼使 $VitB_6$ 排泄增加；有的药物可杀灭肠内正常菌群，使一些维生素的来源减少，如磺胺类药物可使 B 族维生素及 VitK 在肠内的合成发生障碍。

（2）食物过敏：某些人对特定的食物如牛奶、海产品等过敏，出现腹泻、哮喘、荨麻疹等过敏反应，影响营养的摄入和吸收。

（二）心理因素

一般情况下，焦虑、忧郁、恐惧、悲哀等不良情绪可引起交感神经兴奋，抑制胃肠道蠕动及消化液的分泌，使人食欲降低，引起进食过少、偏食、厌食等。愉快、轻松的心理状态则会促进食欲。有些患者在不正常的心理状态下有进食的欲望，如在孤独、焦虑时就想吃食物。

（三）社会因素

1. 经济状况　经济状况直接影响人们的购买力，影响人们对食物的选择，从而影响其营养状况。经济状况良好者应注意有无营养过剩，而经济状况较差者应防止营养不良。

2. 饮食习惯　每个人都会有自己的饮食习惯，包括食品的选择、烹调方法、饮食方式、饮食嗜好、进食时间等。饮食习惯受民族、宗教信仰、社会背景、文化习俗、地理位置、生活方式等的影响。不同民族及宗教信仰的人可能有不同的饮食禁忌，如佛教徒很少摄入动物性食物，可能会引起特定营养素的缺乏。我国有"东酸西辣，南甜北咸"的饮食特色，如东北喜食酸菜，其中含有较多的亚硝胺类物质，易发生消化系统肿瘤。现代高效率、快节奏的生活方式使食用快餐、速食食品的人越来越多。饮食习惯不佳，如偏食、吃零食等，可造成某些营养素的摄取量过多或过少，导致营养不平衡。嗜好饮酒者，长期大量饮酒可使食欲减退，导致营养不良。

3. 饮食环境　进食时周围的环境、餐具的洁净程度、食物的色、香、味等都会影响人们对食物的选择及摄入。

4. 营养知识　正确地理解和掌握营养知识有助于人们摄入平衡的饮食和营养。如果患者不了解营养素的每日需要量和食物的营养成分等基本知识，生活中存在关于饮食营养知识方面的误区，就可能出现不同程度的营养失调。

二、饮食状况的评估

（一）一般饮食形态

1.用餐时间长短　用餐时间过短会使咀嚼不充分，从而影响营养素的消化与吸收。

2.摄食种类及摄入量　食物种类繁多，不同食物中营养素的含量不同。应注意评估患者摄入食物的种类、数量及相互比例是否适宜，是否易被人体消化吸收。

3.其他　应注意评估患者的饮食规律，是否服用药物、补品并注意其种类、剂量、服用时间，有无食物过敏史、特殊喜好等。

（二）食欲

注意评估患者食欲有无改变，若有改变，注意查找、分析原因。

（三）影响因素

注意评估患者有无咀嚼不便、口腔疾患等可影响其饮食状况的因素。

三、身体状况的评估

（一）体格检查

通过对患者的外貌、皮肤、毛发、指甲、骨骼和肌肉等方面的评估可初步确定患者的营养状况，见表9-5。

表9-5　不同营养状况的身体征象

项目	营养良好	营养不良
外貌	发育良好、精神状态佳、有活力	消瘦、发育不良、缺乏兴趣、倦怠、疲劳
皮肤	皮肤有光泽、弹性良好	无光泽、干燥、弹性差、肤色过淡或过深
毛发	浓密、有光泽	缺乏自然光泽，干燥稀疏
指甲	粉色、坚实	粗糙、无光泽、易断裂
口唇	柔润、无裂口	肿胀、口角裂、口角炎症
肌肉和骨骼	肌肉结实、皮下脂肪丰满、有弹性、骨骼无畸形	肌肉松弛无力、皮下脂肪菲薄、肋间隙及锁骨上窝凹陷、肩胛骨和髂骨突出

（二）人体测量

人体测量的目的是通过个体的生长发育情况了解其营养状况。测量的项目包括身高、体重、头围、胸围、上臂围、小腿围及一些特定部位的皮褶厚度。其中最常用的是身高、体重、皮褶厚度和上臂围。

1. 身高、体重 身高和体重是综合反映生长发育及营养状况的最重要的指标。由于身高、体重除受营养因素影响外，还受遗传、种族等多方面因素影响，因此在评价营养状况时需要测量身高、体重并用测得的数值与人体正常值进行比较。测量出患者的身高、体重，然后按公式计算出标准体重，并计算实测体重占标准体重的百分数。百分数在 ±10% 之内为正常范围，增加 10% ~20% 为过重，超过 20% 为肥胖，减少 10% ~20% 为消瘦，低于 20% 为明显消瘦。

标准体重的计算公式：

我国常用的标准体重的计算公式为 Broca 公式的改良公式：

男性：标准体重（kg）＝ 身高（cm）－105

女性：标准体重（kg）＝ 身高（cm）－105－2.5，

实测体重占标准体重的百分数计算公式：

$$\frac{实测体重 - 标准体重}{标准体重} \times 100\%$$

近年来还采用体重和身高的比例来衡量体重是否正常，称为体重指数（BMI），即体重（kg）/［身高（m）］^{2} 的比值。按照 WHO 的标准，体重指数 ≥25 为超重，≥30 为肥胖，小于 18.5 为消瘦。亚洲标准为：≥23 为超重，≥25 为肥胖。中国标准为：≥24 为超重，≥28 为肥胖。

2. 皮褶厚度 又称皮下脂肪厚度，反映身体脂肪含量，对判断消瘦或肥胖有重要意义。WHO 推荐的常用测量部位有：肱三头肌部，即左上臂背侧中点上 2 cm 处；肩胛下部，即左侧肩胛角下方 2 cm 处；腹部，即距脐左侧 1 cm 处。测量时选用准确的皮褶计，测定 3 次取平均值。肱三头肌皮褶厚度最常用，其正常参考值为：男性 12.5 mm，女性 16.5 mm。所测数据可与同年龄的正常值相比较，较正常值少 35% ~40% 为重度消耗，减少 25% ~34% 为中度消耗，减少 24% 以下为轻度消耗。

3. 上臂围 上臂围是测量上臂中点位置的周长。可反映肌蛋白储存和消耗程度，是快速而简便的评价指标，也可反映热能代谢的情况。我国男性上臂围平均为 27.5 cm；测量值 >90% 标准值为营养正常，90% ~80% 为轻度营养不良，80% ~60% 为中度营养不良，<60% 为严重营养不良。

四、辅助检查的评估

生化检验可以测定人体内各种营养素水平，是评价人体营养状况的较客观指标，借此可以早期发现亚临床营养不足。常用方法有测量血、尿中某些营养素或排泄物中代谢产物的含量。如血、尿、粪常规检验，血清蛋白、血清转铁蛋白、血脂、血清钙的测定，电解质、pH 等的测定，亦可进行营养素耐量试验或负荷试验，或根据体内其他生化物质的检查间接推测营养素水平等。常用的检查包括血清蛋白质水平、氮平衡试验及免疫功能测定。

（一）血清蛋白质水平

血清蛋白质水平是指对身体脏器内蛋白质存储量的估计。血清蛋白质种类很多，包括血红蛋白、清蛋白、转铁蛋白等。血红蛋白低为缺铁性贫血的表现。清蛋白是临床上评价蛋白质营养状况的常用指标之一，变化较慢，正常值为35～55 g/L。测定血清转铁蛋白是反映内脏蛋白情况的一种检查方法，是评价蛋白质营养状况较敏感的一项指标，可用放射免疫法直接测定，也可通过测量总铁结合力推算，转铁蛋白 = 总铁结合力 ×0.8 − 43。

（二）氮平衡试验

常用于观察患者在营养治疗过程中的营养摄入是否足够，了解蛋白质分解代谢的情况。试验方法为：测定患者 24 h 摄入氮量与总氮丧失量的差值，负数表示负氮平衡。

（三）免疫功能测定

免疫功能不全是脏器蛋白质不足的另一指标，主要包括淋巴细胞总数及细胞免疫状态测定。淋巴细胞总数即周围血液中淋巴细胞总数（白细胞总数 × 淋巴细胞百分率）。细胞免疫状态测定时可用抗原如结核菌素、白假丝酵母菌抗原、腮腺炎病毒、链球菌激酶—链球菌脱氧核糖核苷酸、植物血凝素等各 0.1 mL 分别做皮内注射，24～48 h 后观察反应，风团直径大于 5 mm 者为阳性。营养不良的患者往往反应低下，皮肤风团直径小于 5 mm。皮肤试验中有两项阳性反应者，表示细胞免疫有反应性。

第四节　患者的一般饮食护理

根据对患者营养状况的评估，结合疾病的特点，护士可以为患者制定有针对性的营养计划，并根据计划对患者进行相应的饮食护理，可帮助患者摄入足量、合理的营养素，促进患者康复。

一、病区的饮食管理

患者入院后，由病房负责医生根据患者病情开出饮食医嘱，确定患者所需的饮食种类。护士根据医嘱填写入院饮食通知单，送交营养室，并填写在病区的饮食单上，同时在患者的床尾或床头注上相应标记，作为分发饮食的依据。

因病情需要需更改饮食时，如半流质饮食改为软质饮食、手术前需禁食或病愈出院需要停止饮食等，需由医生开出医嘱。护士按医嘱填写饮食更改通知单或饮食停止通知单，送交订餐人员或营养室，由其做出相应处理。

二、患者的饮食护理

(一)患者进食前的护理

1.饮食教育　由于饮食习惯不同或缺乏营养知识，患者可能对医院的某些饮食不理解，难以接受。护士应根据患者所需的饮食种类对患者进行解释和指导，说明意义，明确可选用和不宜选用的食物及进餐次数等，取得患者的配合。饮食指导时应尽量符合患者的饮食习惯，根据具体情况指导以帮助患者摄取合理的饮食，尽量用一些患者容易接受的食物代替限制的食物，使用替代的调味品或佐料，以使患者适应饮食习惯的改变。良好的饮食教育能使患者理解并愿意遵循饮食计划。

2.进食环境准备　舒适的进食环境可使患者心情愉快，增进食欲。患者进食的环境应以清洁、整齐、空气新鲜、气氛轻松愉快为原则。

(1)进食前暂停非紧急的治疗及护理工作。

(2)病室内如有病情危重的患者，应以屏风遮挡。

(3)整理床单位，收拾床旁桌椅及床上不需要的物品，去除不良气味，避免不良视觉效果，如饭前半小时开窗通风、移去便器等。对于病房内不能入厕的患者，饭前半小时协助其用便盆排尿或排便，使用后应及时撤除，开窗通风，防止因病室内残留不良气味而影响食欲。

(4)多人共同进餐可促进患者食欲。如条件允许，应鼓励患者在病区餐厅集体进餐，或鼓励同病室患者共同进餐。

3.患者准备　进食前患者感觉舒适会有利于患者的进食。因此，在进食前，护士应协助患者做好相应的准备工作。

(1)减少或去除各种引起不舒适的因素：疼痛患者餐前30 min给予适当的镇痛措施；高热者给予降温；敷料包扎固定过紧、过松者给予适当调整；因固定于特定的姿势引起疲劳时，应帮助患者更换卧位或在相应部位给予按摩；餐前对非急需的治疗、检查应暂停。

(2)改善患者的不良心理状态：对于焦虑、忧郁者给予心理指导；条件许可时，可允许家人陪伴患者进餐。

(3)协助患者洗手及清洁口腔：对病情严重的患者给予口腔护理，以促进食欲。

（4）协助患者采取舒适的进餐姿势：如病情允许，可协助患者下床进食；不便下床者，可安排坐位或半坐位，并于床上摆放小桌进餐；卧床患者可安排侧卧位或仰卧位（头转向一侧）并给予适当支托。

（5）征得患者同意后将治疗巾或餐巾围于患者胸前，以保持衣服和被单的清洁，并使患者做好进食准备。

（二）患者进食时的护理

1.及时分发食物　护士洗净双手，衣帽整洁。根据饮食单上的饮食要求协助配餐员及时热饭、热菜，准确无误地分发给每位患者。

2.鼓励并协助患者进食　患者进食期间护士应巡视患者，同时鼓励或协助患者进食。

（1）检查治疗饮食、试验饮食的实施情况，并适时给予督促，随时征求患者对饮食制作的意见，并及时向营养室反映。患者亲属带来的食物，需经护士检查，符合治疗护理原则的方可食用，必要时协助加热。

（2）进食期间，护士可及时地、有针对性地解答患者在饮食方面的问题，逐渐纠正其不良饮食习惯。

（3）鼓励卧床患者自行进食，并将食物、餐具等放在患者伸手可及的位置，必要时护士应给予帮助。

（4）对不能自行进食者，应根据患者的进食习惯如进食的次序与方法等耐心喂食，每次喂食的量及速度可按患者的情况和要求而定，不要催促患者，以便于其咀嚼和吞咽。进食的温度要适宜，防止烫伤。饭和菜、固体和液体食物应轮流喂食。进流质饮食者，可用吸管吸吮。

（5）对双目失明或眼睛被遮盖的患者，除遵守上述喂食要求外，应告诉患者喂食内容以增加其进食的兴趣。若患者要求自己进食，可按时钟平面图放置食物，并告知方向、食品名称，以利于患者按顺序摄取，如6点钟放饭，12点钟放汤，3点钟及9点钟放菜等。

（6）对禁食或限量饮食者，应告知患者原因，以取得配合，同时在床尾挂上标记，做好交接班。

（7）对于需要增加饮水量者，应向患者解释大量饮水的目的及重要性。督促患者在白天饮入一天总饮水量的3/4，以免夜间饮水过多，排尿次数增加而影响睡眠。患者无法一次大量饮水时，可少量多次饮水，并注意改变液体种类，以保证液体的摄入。

（8）对限制饮水量者，护理人员应向患者及其亲属说明限水的目的及饮水量，以取得合作。患者床边应有限水标记。若患者口干，可用湿棉球湿润口唇或滴水湿润口腔黏膜。口渴严重时若病情允许可采用含用冰块、酸梅等方法刺激唾液分泌而止渴。

3.特殊问题处理 在巡视患者时应及时处理进食过程中出现的特殊问题。

(1)恶心：若患者在进食过程中出现恶心，可鼓励其做深呼吸并暂时停止进食。

(2)呕吐：若患者发生呕吐，应及时给予帮助。将患者头偏向一侧，防止呕吐物进入气管内；给患者提供盛装呕吐物的容器；尽快清除呕吐物并及时更换被污染的被服等；开窗通风，去除室内不良气味；帮助患者漱口或给予口腔护理，以去除口腔异味；询问患者是否愿意继续进食，对不愿意继续进食者，可帮助其保存好剩下的食物待其愿意进食时给予；观察呕吐物的性质、颜色、量和气味等并做好记录。

(3)呛咳：告诉患者在进食过程中应细嚼慢咽，不要边进食边说话，以免发生呛咳。若患者发生呛咳，应帮助患者拍背；若异物进入喉部，应及时在腹部剑突下、肚脐上用手向上、向下推挤数次，使异物排出，防止发生窒息。

(三)患者进食后的护理

(1)及时撤去餐具，清理食物残渣，整理床单位，督促和协助患者饭后洗手、漱口或为患者做口腔护理，以保持餐后的清洁和舒适。

(2)餐后根据需要做好记录，如进食的种类、数量、患者进食过程中和进食后的反应等，以评价患者的进食是否满足营养需求。

(3)对暂需禁食或延迟进食的患者应做好交接班。

第五节 特殊饮食护理

对于病情危重、存在消化道功能障碍、不能经口或不愿经口进食的患者，为保证其营养素的摄取、消化、吸收，维持细胞的代谢，保持组织器官的结构与功能，调控免疫、内分泌等功能并修复组织，促进康复，临床上常根据患者的不同情况采用不同的特殊饮食护理，包括胃肠内营养和胃肠外营养。胃肠内营养(enteral nutrition，EN)是采用口服或管饲等方式经胃肠道提供能量及营养素的支持方式，其种类较多，可分为要素饮食、非要素饮食等。

一、管饲饮食

将导管插入胃肠道，给患者提供必需的食物、营养液、水及药物的方法称为管饲饮食 (tube feeding)，是临床中提供或补充营养的极为重要的方法之一。根据导管插入的途径，可分为：①口胃管，导管由口插入胃内；②鼻胃管，导管经鼻腔插入胃内；③鼻肠管，导管由鼻腔插入小肠；④胃造瘘管，导管经胃造瘘口插入胃内;⑤空肠造瘘管,导管经空肠造瘘口插至空肠内。本节主要以鼻胃管为例讲解管饲法的操作方法。

(一)鼻饲法

鼻饲法(nasogastric gavage)是将导管经鼻腔插入胃内,从管内灌注流质食物、水分和药物的方法。

【目的】 对下列不能自行经口进食患者以鼻胃管供给食物、水分和药物,以维持患者营养和治疗的需要。

(1)昏迷患者。

(2)口腔疾患或口腔手术后患者,上消化道肿瘤引起吞咽困难患者。

(3)不能张口的患者,如破伤风患者。

(4)其他患者,如早产儿、病情危重者、拒绝进食者等。

【操作前准备】

1.评估患者并解释 评估患者鼻孔是否通畅,向患者及其亲属解释操作目的、过程及操作中配合方法,以缓解患者紧张、恐惧心理。

2.患者准备 了解管饲饮食的目的、操作过程及注意事项,愿意配合,鼻孔通畅。

3.护士自身准备 衣帽整洁,修剪指甲,洗手,戴口罩。

4.用物准备

(1)无菌鼻饲包内备:治疗碗1个、镊子1把、止血钳1把、压舌板1个、纱布数块、胃管或硅胶管、50 mL注射器1副、治疗巾1块。

(2)治疗盘内备:液体石蜡、棉签、胶布、别针、夹子或橡皮圈、手电筒、听诊器、弯盘、鼻饲流食(38℃~40℃)、温开水适量(也可取患者饮水壶内的水)、水温计。按需准备漱口或口腔护理用物及松节油。

5.环境准备 环境清洁、无异味。

【操作步骤】

1.插管

(1)核对:携用物至患者床旁,核对患者姓名、床号,向患者解释操作目的、过程及配合方法。

(2)取体位:有义齿者取下义齿(取下义齿,防止脱落、误咽),能配合者取半坐位或坐位,无法坐起者取右侧卧位,昏迷患者取去枕平卧位,头向后仰(坐位有利于减轻患者咽反射,利于胃管插入;根据解剖原理,右侧卧位利于胃管插入头向后仰可避免胃管误入气管,见图10-2A)。

(3)保护床单位:将治疗巾围于患者颌下,弯盘放于便于取用处。

(4)鼻腔准备:观察鼻腔是否通畅,选择通畅一侧,用棉签清洁鼻腔。

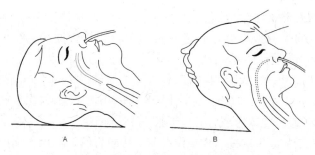

图 10 - 2 昏迷患者插胃管法

(5)标记胃管：打开鼻饲包，取出胃管，测量胃管插入的长度，并标记。插入长度一般为前额发际至胸骨剑突处或由鼻尖经耳垂至胸骨剑突处的距离，一般成人插入长度为 45 ~ 55 cm。

(6)润滑胃管：将少许液体石蜡油倒于纱布上，润滑胃管前端，可减少插入时的摩擦阻力。

(7)插入胃管

1)左手持纱布托住胃管，右手持镊子夹住胃管前端，沿选定侧鼻孔轻轻插入。

2)插入胃管 10 ~ 15 cm(咽喉部)时，根据患者具体情况进行插管。

①清醒患者：嘱患者做吞咽动作，顺势将胃管向前推进，至预定长度。吞咽动作可帮助胃管迅速进入食管，减轻患者不适，护士应随患者的吞咽动作插管。必要时，可让患者饮少量温开水。

②昏迷患者：左手将患者头托起，使下颌靠近胸骨柄，缓缓插入胃管至预定长度。下颌靠近胸骨柄可增大咽喉通道的弧度，便于胃管顺利通过会咽部(图 10 - 2B)。

若插管中出现恶心、呕吐，可暂停插管，并嘱患者做深呼吸，设法转移患者注意力，缓解紧张。

如胃管误入气管，应立即拔出胃管，休息片刻后重新插管；插入不畅时应检查口腔，了解胃管是否盘在口咽部，或将胃管抽出少许，再小心插入。

(8)确认：确认胃管是否在胃内的方法有：①在胃管末端连接注射器抽吸，能抽出胃液；②置听诊器于患者胃部，快速经胃管向胃内注入 10 mL 空气，听到气过水声；③将胃管末端置于盛水的治疗碗中，无气泡逸出。

(9)固定：确定胃管在胃内后，将胃管用胶布固定在鼻翼及颊部，防止胃管移动或滑出。

（10）灌注食物

1）连接注射器于胃管末端，抽吸见有胃液抽出，再注入少量温开水。每次灌注食物前应抽吸胃液以确定胃管在胃内及胃管是否通畅；温开水可润滑管腔，防止鼻饲液黏附于管壁。

2）缓慢注入鼻饲液或药液：每次鼻饲量不超过 200 mL，间隔时间大于 2 h，每次注入前应先用水温计测试温度，以 38℃ ~40℃ 为宜；每次抽吸鼻饲液后应反折胃管末端.避免灌入空气，引起腹胀。

3）鼻饲完毕后，再次注入少量温开水：冲净胃管，防止鼻饲液积存于管腔中变质造成胃肠炎或堵塞管腔。

（11）处理胃管末端：将胃管末端反折，用纱布包好，用橡皮筋扎紧或用夹子夹紧，用别针固定于大单、枕旁或患者衣领处，防止食物反流和胃管脱落。

（12）整理用物

1）协助患者清洁鼻孔、口腔，整理床单位，嘱患者维持原卧位 20 ~ 30 min，有助于防止呕吐。

2）洗净鼻饲用的注射器，放于治疗盘内，用纱布盖好备用。

（13）记录：洗手，记录鼻饲的时间，鼻饲物的种类、量，患者反应等。

2. 拔管　用于停止鼻饲或长期鼻饲需要更换胃管时长期鼻饲更换胃管，应晚间最后一次喂完食后拔管，次日晨再从另一侧鼻孔插入。

（1）拔管前准备：置弯盘于患者颔下，夹紧胃管末端以免拔管时管内液体反流入呼吸道，轻轻揭去固定的胶布。

（2）拔出胃管：用纱布包裹近鼻孔处的胃管，嘱患者深呼吸，在患者呼气时拔管，边拔边用纱布擦胃管。到咽喉处快速拔出以免管内残留液体滴入气管。

（3）整理用物

1）将胃管放入弯盘，移出患者视线。

2）清洁患者口鼻、面部，擦去胶布痕迹，协助患者漱口，采取舒适体位。

（4）记录：洗手，记录。

【注意事项】

（1）插管时动作应轻柔，避免损伤食管黏膜，尤其是通过食管的 3 个狭窄部位，即环状软骨水平处、平气管分叉处、食管通过膈肌处时。

（2）插入胃管 10 ~ 15 cm（咽喉部）时，若为清醒患者，嘱其做吞咽动作；若为昏迷患者，则用左手将其头部托起，使下颌靠近胸骨炳，以利于插管。

（3）插入胃管过程中如果患者出现呛咳、呼吸困难、发绀等，表明胃管误入气管，应立即拔出胃管。

(4)每次鼻饲前均应验证胃管在胃内，灌注流质食物前先用少量温开水冲洗喂管，鼻饲完之后，再注入少量温开水。

(5)鼻饲液温度应保持在38℃～40℃，避免过冷或过热；新鲜果汁与奶液应分别注入，防止产生凝块；药片应研碎溶解后注入。

(6)长期鼻饲者应每日进行口腔护理2次，并定期更换胃管，普通胃管每周更换1次；硅胶胃管每月更换1次。

(7)食管静脉曲张、食管梗阻、上消化道出血的患者禁忌使用鼻饲法。

【健康教育】

(1)向患者讲解管饲饮食的目的、操作过程，减轻患者焦虑。

(2)向患者讲解鼻饲液的温度、时间、量，胃管的冲洗、患者卧位等。

(3)向患者介绍更换胃管的知识。

(4)告知患者若鼻饲后有不适，应及时告知医护人员。

(二)肠内营养泵

肠内营养泵是一种肠内营养输注系统，是通过鼻胃管或鼻肠管连接泵管及其附件，以微电脑精确控制输注的速度、剂量、温度、输注总量等的一套完整、封闭、安全、方便的系统。应用于处于昏迷状态或需要准确控制营养输入的管饲饮食患者。该系统可以按照需要定时、定量对患者进行肠道营养液输入。达到维持患者生命、促进疾病及术后康复的目的。

肠内营养泵有以下功能：①可以根据要求设定输入营养液的总量、流速、温度等参数，并且在运行过程中可以任意修改；②根据指令，自动检测和控制营养液的流量和流速；根据所设定营养液的温度，自动检测和控制营养液的温度；③当营养液的温度、流量和流速出现异常时，发出报警信号；④动态显示已经输入营养液的数量、温度、流量和流速，便于随时查看。

肠内营养泵可能出现的问题有：①管道堵塞，多因营养液黏附管壁所致，应在持续滴注时每2～4 h用37℃左右的0.9%氯化钠溶液或温开水冲洗管道；

②营养泵报警，其原因除管道堵塞外，还可能是滴管内液面过高或过低、液体滴空、电源不足等，应排除报警原因使输注畅通；

③鼻胃(肠)管因质地较硬造成消化道穿孔或营养管插入深度不够及误置入气管，应严格遵守操作规程，同时应选用较柔软的鼻胃(肠)营养管。

二、要素饮食

要素饮食(elemental diets)是一种化学组成明确的精制食品，含有人体所必需的易于消化吸收的营养成分，与水混合后可以形成溶液或较为稳定的悬浮液。它的主要特点是无须经过消化过程即可直接被肠道吸收和利用，为人体提供热能及营养。适用于严重烧伤及创伤等高代谢、消化道瘘、手术前后需营养支持、非感染性严重腹泻、消化吸收不良、营养不良等患者。

（一）目的

要素饮食在临床营养治疗中可保证危重患者的能量及氨基酸等营养素的摄入，促进伤口愈合，改善患者营养状况，以达到治疗及辅助治疗的目的。

（二）分类

要素饮食根据治疗用途可分为营养治疗用和特殊治疗用两大类。营养治疗用要素饮食主要包含游离氨基酸、单糖、重要脂肪酸、维生素、无机盐类和微量元素等。特殊治疗用要素饮食主要针对不同疾病患者，增减相应营养素以达到治疗目的的一些特殊种类要素饮食，主要有适用于肝功能损害的高支链氨基酸低芳香族氨基酸要素饮食、适用于肾衰竭的以必需氨基酸为主的要素饮食、适用于苯丙酮尿症的低苯丙氨酸要素饮食等。这里主要介绍营养治疗用要素饮食。

（三）用法

根据患者的病情需要，将粉状要素饮食按比例添加水，配制成适宜浓度和剂量的要素饮食，可通过口服、鼻饲、经胃或空肠造瘘口滴注的方法供给患者。因要素饮食口感差口味欠佳，口服时患者不易耐受，故临床较少应用。若应用可在其中添加适量调味料。

管喂滴注要素饮食时一般有以下 3 种方式：

1. 分次注入　将配制好的要素饮食或现成制品用注射器通过鼻胃管注入胃内，每日 4~6 次，每次 250~400 mL。主要用于非危重，经鼻胃管或造瘘管行胃内喂养的患者。优点是操作方便，费用低廉。缺点是较易引起恶心、呕吐、腹胀、腹泻等胃肠道症状。

2. 间歇滴注　将配制好的要素饮食或现成制品放入有盖吊瓶内，经输注管缓慢注入，每日 4~6 次，每次 400~500 mL，每次输注持续时间 30~60 min，多数患者可耐受。

3. 连续滴注　装置与间歇滴注同，在 12~24 h 内持续滴入要素饮食，或用肠内营养泵保持恒定滴速，多用于经空肠喂养的危重患者。

（四）并发症

在患者应用过程中，可因营养制剂选择不当、配制不合理、营养液污染或护理不当等因素引起各种并发症。

1. 机械性并发症　与营养管的硬度、插入位置等有关，主要有鼻咽部和食管黏膜损伤、管道阻塞。

2. 感染性并发症　营养液误吸可导致吸入性肺炎；肠道造瘘患者的营养管

滑入腹腔可导致急性腹膜炎。

3.胃肠道并发症 患者可发生恶心、呕吐、腹胀、腹痛、便秘、腹泻等并发症。

4.代谢性并发症 有的患者可出现高血糖或水、电解质代谢紊乱。

（五）注意事项

（1）每一种要素饮食的具体营养成分、浓度、用量、滴入速度，应根据患者的具体病情，由临床医生、责任护士和营养师共同商议而定。

（2）应用原则一般是由低、少、慢开始，逐渐增加，待患者耐受后，再稳定配餐标准、用量和速度。

（3）配制要素饮食时，应严格执行无菌操作原则，所有配制用具均需消毒灭菌后使用。

（4）已配制好的溶液应放在4℃以下的冰箱内保存，防止被细菌污染。配制好的要素饮食，让保证于24 h内用完，防止放置时间过长而变质。

（5）要素饮食不能用高温蒸煮，但可适当加温，其口服温度一般为37℃左右，鼻饲及经造瘘口注入时的温度宜为41℃～42℃。可置一热水袋于输液管远端，保持温度，防止发生腹泻、腹痛、腹胀。

（6）要素饮食滴注前后都需用温开水或0.9%氯化钠溶液冲净管腔，以防食物积滞管腔而腐败变质。

（7）滴注过程中经常巡视患者，如出现恶心、呕吐、腹胀、腹泻等症状，应及时查明原因，按需要调整滴速、温度；反应严重者可暂停滴入。

（8）应用要素饮食期间需定期测量体重，并观察尿量、大便次数及性状，检查血糖、尿糖、血尿素氮、电解质、肝功能等指标。做好营养评估。

（9）停用要素饮食时需逐渐减量，骤停易引起低血糖反应。

（10）临床护士要加强与医生和营养师的联系，及时调整饮食，处理不良反应或并发症。

（11）要素饮食不能用于婴幼儿和消化道出血者；消化道瘘和短肠综合征患者宜先采用几天全胃肠外营养后逐渐过渡到要素饮食；糖尿病和胰腺疾病患者应慎用。

三、胃肠外营养

胃肠外营养（parenteral nutrition, PN）是按照患者的需要，通过周围静脉或中心静脉输入患者所需的全部能量及营养素，包括氨基酸、脂肪、各种维生素、电解质和微量元素的一种营养支持方法。

（一）目的

用于各种原因引起的不能从胃肠道摄入营养、胃肠道需要充分休息、消化吸收障碍以及存在超高代谢等的患者，保证热量及营养素的摄入，从而维持机体新陈代谢，促进患者康复。

（二）分类

根据补充营养的量，胃肠外营养可分为部分胃肠外营养（PPN）和全胃肠外营养（TPN）两种。根据应用途径不同。胃肠外营养可分为周围静脉营养和中心静脉营养。短期、部分营养支持或中心静脉置管困难时，可采用周围静脉营养；长期、全量补充营养时宜采取中心静脉营养。

（三）用法

胃肠外营养的输注方法主要有全营养混合液输注及单瓶输注两种。

1. 全营养混合液输注　即将每天所需的营养物质在无菌条件下按次序混合输入由聚合材料制成的输液袋或玻璃容器后再输注的方法。这种方法热氮比例平衡、多种营养素同时进入人体内而增加节氮效果；同时简化输液过程，节省时间；另外可减少污染并降低代谢性并发症的发生。

2. 单瓶输注　在无条件进行全营养混合液输注时，可单瓶输注。此方法由于各营养素非同步进入机体而造成营养素的浪费，另外易发生代谢性并发症。

（四）禁忌证

（1）胃肠道功能正常，能获得足量营养者。

（2）估计应用时间不超过 5 d。

（3）患者伴有严重水、电解质紊乱、酸碱失衡、出凝血功能紊乱或休克时应暂缓使用，待体内环境稳定后再考虑胃肠外营养。

（4）已进入临终期、不可逆昏迷等患者不宜应用胃肠外营养。

（五）并发症

在患者应用胃肠外营养的过程中，可能发生的并发症有：

1. 机械性并发症　在中心静脉置管时，可因患者体位不当、穿刺方向不正确等引起气胸、皮下气肿、血肿甚至神经损伤。若穿破静脉及胸膜，可发生血胸或液胸。输注过程中，若大量空气进入输注管道可发生空气栓塞，甚至死亡。

2. 感染性并发症　若置管时无菌操作不严格、营养液污染以及导管长期留置可引起穿刺部位感染、导管性脓毒症等感染性并发症。长期肠外营养也可发生肠源性感染。

3. 代谢性并发症　营养液输注速度、浓度不当或突然停用可引起糖代谢紊乱、肝功能损害。长期肠外营养也可引起肠黏膜萎缩、胆汁淤积等并发症。

（六）注意事项

（1）严格执行配制营养液及静脉穿刺过程中的无菌操作。

（2）配制好的营养液储存于4℃冰箱内备用，若存放超过24 h，则不宜使用。

（3）输液导管及输液袋每12～24 h更换1次；导管进入静脉处的敷料每24 h应更换1次。更换时严格无菌操作，注意观察局部皮肤有无异常征象。

（4）输液过程中加强巡视，注意输液是否通畅，开始时缓慢，逐渐增加滴速，保持输液速度均匀。一般成人首日输液速度60 mL/h，次日80 mL/h，第3日100 mL/h。输液浓度也应由较低浓度开始，逐渐增加。输液速度及浓度可根据患者年龄及耐受情况加以调节。

（5）输液过程中应防止液体中断或导管脱出，防止发生空气栓塞。

（6）静脉营养导管严禁输入其他液体、药物及血液，也不可在此处采集血标本或监测中心静脉压。

（7）使用前及使用过程中要对患者进行严密的实验室监测，每日记录出入液量，观察血常规、电解质、血糖、氧分压、血浆蛋白、尿糖、酮体及尿生化等情况，根据患者体内代谢的动态变化及时调整营养液配方。

（8）密切观察患者的临床表现，注意有无并发症的发生。若发现异常情况应及时与医生联系，配合处理。

（9）停用胃肠外营养时应提前在2～3 d内逐渐减量。

（陈　川）

第十章　排泄护理

　　排泄是机体将新陈代谢所产生的废物排出体外的生理活动过程，是人体的基本生理需要之一，也是维持生命的必要条件之一。人体排泄废物的途径有皮肤、呼吸道、消化道及泌尿道，其中消化道和泌尿道是主要的排泄途径。许多因素可以直接或间接地影响人体的排泄活动和形态，而每个个体的排泄形态及影响因素也不尽相同。因此，护士应掌握与排泄有关的护理知识和技术，帮助或指导人们维持正常的排尿、排便活动，满足其排泄的需要，使之获得最佳的健康和舒适状态。

第一节　排尿护理

　　排尿(micturition)是人的基本生理需要。机体在新陈代谢过程中所产生的废物由肾脏以尿的形式排出体外，同时调节水、电解质及酸碱平衡以维持人体内环境的相对平衡。在正常情况下，当膀胱内尿液达到一定量时，引起反射性排尿。当排尿功能发生障碍时，就会导致全身心的疾病。因此，护理人员在工作中要密切观察患者的排尿状态，了解患者身心的需要，帮助排尿异常的患者排除障碍，解决患者存在的排尿问题，维持泌尿系统的正常生理功能，提供舒适的护理措施，促进其身心健康。

一、排尿活动的评估

　　(一)与排尿有关的解剖与生理

　　泌尿系统是由肾脏、输尿管、膀胱及尿道组成，其功能对维持人体健康尤为重要。

　　1. 肾脏　　肾脏能调节水、电解质及酸碱平衡，维持人体内环境的相对稳定。肾脏是成对的实质性器官，位于脊柱两侧，第 12 胸椎和第 3 腰椎之间，贴于腹后壁，呈蚕豆状，右肾略低于左肾。肾脏的实质由 170 万 ~240 万个肾单位组成，每个肾单位包括肾小体和肾小管两部分。血液通过肾小球的滤过作用生成原尿，再通过肾小管和集合管的重呼吸和分泌作用产生终尿，经肾盂排向输尿管。肾脏的主要生理功能是产生尿液、排泄人体代谢的终末产物(如尿素、肌酐、尿酸等含氮物质)、过滤盐类、有毒物质和药物，同时调节水、电解质及酸碱平衡,从而维持人体内环境的相对稳定。此外,肾脏还有内分泌功能,可合成和分泌促红细胞生成素、前列腺素和激肽类物质等。

2.输尿管 输尿管为连接肾脏和膀胱的细长肌性管道,左右各一,成人输尿管全长 20～30 cm,有三个狭窄,分别位于起始部、跨骨盆入口缘和穿膀胱壁处。输尿管结石常嵌顿在这些狭窄处。输尿管的生理功能是通过输尿管平滑肌每分钟 1～5 次的蠕动刺激和重力作用,将尿液由肾脏输送至膀胱,此时尿液是无菌的。

3.膀胱 膀胱为储存尿液的有伸展性的囊状肌性器官,位于小骨盆内、耻骨联合的后方。其形状、大小、位置均随尿液充盈的程度而变化。膀胱空虚时,其顶部不超过耻骨联合上缘。充盈时膀胱体与顶部上升,腹膜随之上移,膀胱前壁与腹前壁相贴,因而可在耻骨上作膀胱的腹膜外手术或行耻骨上膀胱穿刺。膀胱的肌层由纵横交错的平滑肌组成,称为膀胱逼尿肌,排尿活动需靠此肌肉收缩来协助完成。一般膀胱内储存的尿液达到 300～500 mL 时,才会产生尿意。膀胱的主要生理功能是储存和排泄尿液。

4.尿道 尿道是尿液排出体外的通道,起自膀胱内称为尿道内口,末端直接开口于体表称为尿道外口。尿道内口周围有平滑肌环绕,形成膀胱括约肌(内括约肌),可随意志控制尿道的开闭。临床上将穿过尿生殖膈的尿道部分称为前尿道,未穿过的部分称为后尿道。男、女性尿道有很大差别。男性尿道长 18～20 cm,有三个狭窄,即尿道内口、膜部和尿道外口;两个弯曲,即耻骨下弯和耻骨前弯。耻骨下弯固定无变化,而耻骨前弯则随阴茎位置不同而变化,如将阴茎向上提起,耻骨前弯即可消失。女性尿道长 4～5 cm,较男生尿道短、直、粗,富于扩张性,尿道外口位于阴蒂下方,与阴道口、肛门相邻,比男性容易发生尿道感染。尿道的主要生理功能是将尿液从膀胱排出体外。男性尿道还与生殖系统有密切的关系。

5.排尿的生理 肾脏生成尿液是一个连续不断的过程,而膀胱的排尿则是间歇进行的。只有当尿液在膀胱内储存并达到一定量时,才能引起反射性的排尿,使尿液经尿道排出体外。排尿活动是一种受大脑皮质控制的反射活动。当膀胱内尿量充盈时(成人达 400～500 mL、儿童为 50～200 mL),膀胱壁的牵张感受器压力的刺激而兴奋,冲动沿盆神经传入脊髓骶段的排尿反射初级中枢(S2～S4);同时冲动也达到脑干(脑桥)和大脑皮质的排尿反射高级排尿中枢,而产生尿意。如果条件允许,排尿反射进行,冲动沿盆神经传出,引起膀胱逼尿肌收缩,尿道内括约肌松弛,尿液进入后尿道。尿液刺激尿道感受器,冲动沿阴部神经传至脊髓骶段初级排尿中枢,进一步加强排尿活动,使尿道外括肌松弛,尿液经尿道排出。在排尿时,腹肌、膈肌、尿道海绵体肌的收缩均有助于尿液的排出。如果环境不适宜，排尿反射将受到抑制。但小儿大脑发育不完善，对初级排尿中枢的控制能力较弱，所以小儿排尿次数多，且易发生夜间遗尿现象。

(二)排尿的评估内容

正常情况下，排尿受意识控制，无痛苦，无障碍，可自主随意进行。

1.尿量与次数 尿量是反映肾脏功能的重要指标之一。正常情况下成人每次尿量为200～400 mL，24 h 的尿量1000～2000 mL，平均在1500 mL左右。一般成人白天排尿3～5次，夜间0～1次。大量饮水或妊娠期尿量增多。

2.颜色 正常新鲜尿液呈淡黄色，是由于尿胆原和尿色素所致。尿的颜色可受饮食或药物的影响，如进食大量胡萝卜或服用核黄素，尿液呈深黄色。在病理情况下，尿的颜色可发生改变。

(1)血尿：尿液中含有红细胞为血尿。血尿颜色的深浅与尿液中所含红细胞量的多少有关，尿液中含红细胞多时呈洗肉水色，常见于急性肾小球肾炎、输尿管结石、泌尿系统肿瘤、结核及感染等。

(2)血红蛋白尿：主要是由于各种原因导致大量红细胞在血管内被破坏，血红蛋白经肾脏排出形成血红蛋白尿，一般尿液呈浓茶色、酱油样色。常见于血型不合所致的溶血、恶性疟疾和阵发性睡眠性血红蛋白尿。

(3)胆红素尿：尿液中含有胆红素为胆红素尿。一般尿液呈深黄色或黄褐色，振荡尿液后尿液也呈黄色。见于阻塞性黄疸和肝细胞性黄疸。

(4)乳糜尿：因尿液中含有淋巴液，故排出的尿液呈乳白色。见于丝虫病。

(5)脓尿：尿液为白色混浊，见于泌尿道感染。

3.透明度 正常新鲜尿液透明，放置后可出现微量絮状沉淀物，系黏蛋白、核蛋白、盐类及上皮细胞凝结而成。新鲜尿液发生混浊见于尿液含有大量尿盐时，尿液冷却后出现混浊，但加热、加酸或加碱后，尿盐溶解，尿液澄清。当泌尿系统感染时，尿液在加热、加酸或加碱后，其混浊度不变。蛋白尿不影响尿液的透明度，但振荡时可产生较多且不易消失的泡沫。

4.酸碱反应 正常人尿液呈弱酸性，pH 为4.5～7.5，平均值为6。饮食的种类可影响尿液的酸碱性，如进食大量蔬菜时，尿液可呈碱性；进食大量肉类时，尿液可呈酸性。

5.比重 成人在正常情况下，尿比重波动于1.015～1.025，一般比重与尿量成反比。若尿比重经常固定于1.010左右，提示肾功能严重障碍。

6.气味 正常尿液气味来自尿内的发挥性酸。尿液久置后，因尿素分解产生氨，故有氨臭味。当泌尿道有感染时新鲜尿也有氨臭味。糖尿病酮症酸中毒时，因尿中有丙酮，故有烂苹果气味。

（三）异常排尿的评估

1.多尿　多尿指 24 h 尿量超过 2500 mL。常见于糖尿病、尿崩症、急性肾功能不全（多尿期）等患者。糖尿病患者由于血糖浓度超过肾糖阈，大量葡萄糖从肾脏排出，引起渗透压增高而致多尿；尿崩症患者由于脑垂体后叶抗利尿激素分泌不足，使肾小管重吸收发生障碍，也表现为多尿。

2.少尿　少尿指 24 h 尿量少于 400 mL 或每小时尿量少于 17 mL 者。常见发热、液体摄入过少、休克等及体内血液循环不足，如心力衰竭、肾衰竭、肝衰竭等患者。

3.无尿或尿闭　无尿或尿闭指 24 h 尿量少于 100 mL 或 12 h 内无尿者。常见于严重休克、急性肾衰竭、药物中毒等患者。

4.膀胱刺激征　膀胱刺激征主要表现为每次尿量少，且伴有尿频、尿急、尿痛症状。单位时间内排尿次数增多称尿频，是由膀胱炎症或机械性刺激引起；患者突然有强烈的尿意，不能控制，需立即排尿称尿急，是由膀胱三角或后尿道的刺激，造成排尿反射活动特别强烈；排尿时膀胱区及尿道有疼痛感为尿痛，为病变或损伤区域受刺激所致。有膀胱刺激征时常伴有血尿，常见于膀胱及尿道感染的患者。

5.尿潴留　尿潴留指尿液大量存留在膀胱内而不能自主排出。当尿潴留时，膀胱容积可增至 3000～4000 mL，膀胱高度膨胀，可至脐部。患者主诉下腹胀痛，排尿困难。体检可见耻骨上膨隆扪及囊样包块，叩诊呈实音，有压痛。产生尿潴留的常见原因：

（1）机械性梗阻：膀胱颈部或尿道有梗阻性病变，如前列腺肥大或肿瘤压迫尿道，造成排尿受阻。

（2）动力性梗阻：由排尿功能障碍引起，而膀胱、尿道并无器质性梗阻病变，如外伤、疾病或使用麻醉剂所致脊髓初级排尿中枢障碍或抑制，不能形成排尿反射。

（3）其他原因：各种原因引起的不能用力排尿或不习惯卧床排尿，包括某些心理因素，如焦虑、窘迫等使得排尿不能及时进行。由于尿液存留过多，膀胱过度充盈，致使膀胱收缩无力，造成尿潴留。

6.尿失禁　尿失禁指排尿失去意识控制或不受意识控制，尿液不自主的流出。尿失禁可分为：

（1）真性尿失禁（完全性尿失禁）：即膀胱稍有一些存尿便会不自主的流出，膀胱处于空虚状态。主要由于脊髓初级排尿中枢与大脑皮质之间受损，如昏迷、截瘫。因排尿反射活动失去大脑皮质的控制，膀胱逼尿肌出现无抑制收缩；还见于因手术、分娩所致的膀胱括约肌损伤或支配括约肌的神经损伤，病变所致膀胱括约肌功能不良；膀胱与阴道之间有瘘道等原因。

(2)假性尿失禁(充溢性尿失禁)：即膀胱内储存部分尿液，当膀胱充盈达到一定压力时，即可不自主溢出少量尿液。但膀胱内压力降低时，排尿立即停止，但膀胱仍呈胀满状态而不能排空。主要是脊髓初级排尿中枢活动受抑制，当膀胱充满尿液，内压增高时，迫使少量尿液排出。

(3)压力性尿失禁(不完全性尿失禁)：即当咳嗽、打喷嚏或运动时腹肌收缩，腹内压增高，以致不由自主的排出少量尿液。主要原因是膀胱括约肌张力减低、骨盆底部肌肉及韧带松弛。多见于肥胖患者、中老年女性。

(四)影响排尿因素的评估

影响排便的主要因素有生理、心理、社会文化、饮食与活动、病理等方面，为了满足患者排便的需要，护理人员必须完整地收集资料，作出正确的评估，并提供合理有效的护理措施。

1. 生理因素

(1)年龄与性别：3岁以下的婴幼儿，因大脑发育不完全，排尿不受意识控制。老年人因膀胱肌肉张力减弱，有尿频症状，老年男性常因前列腺肥大增生压迫尿道而引起滴尿和排尿困难，孕期妇女可因子宫增大压迫膀胱而使排尿次数增多。

(2)个人排尿习惯：大多数人在潜意识里会建立一些排尿时间的习惯，多数人习惯起床或睡前排尿。儿童期的排尿训练对成年后的排尿形态也有影响。排尿的姿势、时间是否充裕和环境是否合适也会影响排尿的完成。

2. 心理因素　心理因素对正常排尿有很大的影响。当个人处于过度的情绪紧张、恐惧、焦虑等状态时可引起尿频、尿急，有时也会抑制排尿而出现尿潴留。排尿还受暗示的影响，如让尿潴留患者听流水声或用温水冲洗会阴可诱导排尿。

3. 饮食饮水与气候　大量饮水或进食含水分多的食物可使尿量增加，茶、酒类饮料和咖啡有利尿作用；食用含水量多的水果、蔬菜等可增加液体摄入量，使尿量增多。钠盐含量多的饮料或食物可致机体水钠潴留，使尿量减少。夏季炎热，身体出汗量大，体内水分减少，血浆晶体渗透压升高，可引起抗利尿激素分泌增多，促进肾脏的重吸收功能，导致尿液浓缩和尿量减少；冬季寒冷，身体外周血管收缩，循环血量增加，体内水分相对增加，反射性地抑制抗利尿激素的分泌，而使尿量增加。

4. 环境因素　排尿应该选择隐蔽的场所进行。但个体在缺乏隐蔽的环境中，就会产生许多压力而影响正常的排尿。

5. 治疗及检查　外科手术及外伤易致失血、失液，若补液不足，机体处于脱水状态,则尿量减少。手术中使用麻醉剂会导致尿潴留,某些药物如利尿药可阻碍肾小管的重吸收作用而使尿量增加。止痛药、镇静药因影响神经传导也可干扰排尿。当输尿管、膀胱尿道肌肉损伤而失去功能时,则不能控制排尿,出现尿失禁或尿潴留。

6. 疾病　神经系统的损伤和病变会使排尿反射的神经传导和排尿的意识控制障碍,出现尿失禁;肾脏的病变会使尿液的生成障碍,出现少尿或无尿;泌尿系统的肿瘤、结石或狭窄也可导致排尿障碍,出现尿潴留;前列腺肥大的老年患者可引起滴尿和排尿困难。

7. 其他　妇女在妊娠时,可因子宫增大压迫膀胱致使排尿次数增多。在月经周期中排尿形态也有改变,行经前,大多数妇女有液体潴留、尿量减少的现象,行经开始,尿量增加。老年人因膀胱肌肉张力减弱,出现尿频。老年男性前列腺肥大压迫尿道,可出现排尿困难。婴儿因大脑发育不完善,其排尿是反射作用所产生,不受意识控制,2～3岁后才能自我控制。

二、排尿异常的护理

(一)尿潴留患者的护理

1. 心理护理　针对患者心理,给予解释和安慰,消除焦虑和紧张情绪。

2. 提供隐蔽的排尿环境　关闭门窗,用屏风遮挡,以保护患者自尊;适当调整治疗和护理时间,使患者安心排尿。

3. 调整姿势和体位　病情许可应协助患者以习惯姿势排尿,如扶患者坐起或抬高上身。对于绝对卧床休息或某些手术患者,应事先有计划地训练床上排尿,以免因不适应排尿姿势的改变而导致尿潴留,增加患者痛苦。

4. 诱导排尿　利用某些条件反射诱导排尿,如听流水声或用温水冲洗会阴部。

5. 热敷和按摩　按摩、热敷患者下腹部,可解除肌肉紧张,促进排尿。如果患者病情允许,可用手按压下腹部膀胱区协助排尿。但切记不可强力按压,以防膀胱破裂。

6. 药物或针灸治疗　必要时根据医嘱肌内注射卡巴胆碱等药物,亦可针刺中极、曲骨、三阴交穴或艾灸关元、中极穴等方法,刺激排尿。

7. 健康教育　向患者解释维持正常排尿的重要性,指导患者合理运动,自我松弛训练,养成定时排尿的习惯。

8. 导尿　经上述处理无效时遵医嘱行导尿术。

(二)尿失禁患者的护理

1. 心理护理　任何原因造成的尿失禁都会给患者造成莫大的心理压力和

自卑情绪，护士应理解、尊重、开导和鼓励患者，热情提供必要的帮助，以消除患者紧张、羞涩、焦虑、自卑情绪，积极配合治疗和护理。

2. 皮肤护理　保持会阴部皮肤清洁干燥，经常用温水清洗，勤换衣裤、床单、尿垫等。根据皮肤情况，定时按摩受压部位，防止压疮的发生。

3. 外部引流　必要时应用接尿装置接取尿液，女患者可用女式尿壶紧贴外阴接取尿液，男患者可用尿壶接尿，也可用阴茎套连接集尿袋，接取尿液，但此法不宜长期使用。每天要定时取下阴茎套和尿壶，清洗会阴部和阴茎，并暴露于空气中；同时评估会阴部和阴茎皮肤有无红肿、破损。长期尿失禁患者，必要时用留置导尿管引流，可持续导尿或定时放尿，锻炼膀胱壁肌肉张力，重建膀胱储存尿液的功能。

4. 室内环境　定时开窗通风换气，去除不良气味，保持空气清新。

5. 重建正常的排尿功能

(1)训练膀胱功能：向患者和其亲属说明膀胱功能训练的目的、方法和所需时间，以取得患者和其亲属的配合。安排排尿时间，定时使用便器，建立规则的排尿习惯，初起白天每隔 1~2 h 使用便器 1 次，夜间每隔 4 h 使用便器 1 次，以后逐渐延长间隔时间，以促进排尿功能的恢复。使用便器时，用手按压膀胱，协助排尿。

(2)训练肌肉力量：指导患者进行盆底肌肉收缩和放松练习，以增强控制排尿的能力。具体方法是患者取立、坐或卧位，试做排尿(或排便)动作，先慢慢收紧盆底肌肉，再慢慢放松，每次 10 s 左右，连续 10 遍，每日进行 5~10 次，以不觉疲乏为宜。病情许可时，鼓励患者做抬腿运动或下床运动，以增加腹部肌肉张力。

(3)摄入适当的液体：在病情允许的情况下，指导患者每日日间摄入液体 2000~3000 mL，以促进排尿反射，预防泌尿道感染。入睡前限制饮水，减少夜间尿量，以免影响患者睡眠。

6. 导尿术　对长期尿失禁的患者可行导尿术留置导尿，避免尿液浸渍皮肤，发生皮肤破溃。

三、与排尿有关的护理技术

(一)导尿术

导尿术(catheterization)是指在严格无菌操作下，用无菌导尿管经尿道插入膀胱引流出尿液的方法。导尿技术很容易发生医源性感染，因操作不当导致膀胱、尿道黏膜的损伤、导尿物品被污染或导尿过程中违反无菌原则等均可导致泌尿系感染。因此为患者导尿时必须严格遵守无菌技术操作原则。

【目的】

(1)为尿潴留患者引流出尿液,减轻痛苦。

(2)协助临床诊断,如留取无菌尿标本作细菌培养,测量膀胱容量、压力及残余尿量;进行尿道或膀胱造影等。

(3)治疗膀胱和尿道的疾病,如为膀胱肿瘤患者进行化疗等。

【操作前准备】

1.评估患者并解释

(1)核对医嘱:操作前核对医嘱,了解导尿目的。

(2)患者评估:患者病情、意识状态、诊断及治疗情况,会阴部皮肤黏膜情况,膀胱的充盈度,排尿习惯,心理状态,自理能力,合作程度等。

(3)向患者解释导尿的目的和过程。

2.患者准备 患者及其亲属了解导尿的目的、意义、过程和注意事项,学会配合操作。根据能力清洁外阴。

3.护士准备 着装整洁,修剪指甲,洗手,戴口罩。

4.环境准备 酌情关闭门窗,遮挡患者,保持合适的室温和光线。

5.用物准备

(1)外阴消毒包:内有治疗碗1个、弯盘1个、大棉球10余个、止血钳或镊子2把、纱布2块、一次性手套1副。

(2)无菌导尿包:内有治疗碗1个、弯盘1个、导尿管2根(成人选10~12号,小儿选8~10号。若用一次性的导尿管则不需先放入包内灭菌,应在操作前临时放入)、小药杯盛消毒棉球数个、石蜡油棉球瓶1个、止血钳2把、孔巾1条、纱布数块、有盖标本瓶1个。以上物品均需经过灭菌处理。临床上多用一次性导尿管和导尿包。

(3)其他:消毒剂、无菌持物钳和容器1套、无菌手套1副、一次性垫巾、根据室温准备浴巾或棉被、便器及便器布,根据需要另备屏风。男患者需备无菌纱布罐。以上物品需经过消毒或灭菌处理。留尿标本者需填好检验申请单。

(4)检查无菌物品的灭菌日期、指示胶带是否变黑;检查一次性无菌物品的生产日期、有效期、包装是否漏气;查对消毒剂的生产日期、有效期、适用范围、浓度及注意事项等。

【操作步骤】

1.女患者导尿法 女性尿道长3~5 cm,较男性尿道短而直,富于扩张性,尿道外口位于阴蒂下方,阴道口上方,呈矢状裂,比男性容易发生尿道感染。

(1)携用物至床旁,核对后,向患者解释导尿目的,以取得合作。

(2)嘱患者清洁外阴,对不能自理的患者由护士帮助进行会阴冲洗。

（3）协助患者脱去对侧裤腿，盖于近侧腿上，盖浴巾或棉被于对侧腿上。患者取仰卧屈膝位，两腿自然分开，暴露外阴，垫一次性垫巾于臀下。注意保护患者的隐私。

（4）打开外阴消毒包，倒消毒液，左手戴手套，弯盘置于近会阴处，治疗碗置于弯盘后，右手持血管钳夹取棉球，进行初步消毒。初步消毒的原则是：自上而下，由外向内。消毒顺序是：先阴阜、大阴唇，左手分开大阴唇消毒小阴唇和尿道口，最后一个棉球消毒尿道口至肛门。每个棉球只用一次，用过的棉球放于弯盘内。初次消毒完毕，去除外阴消毒用物，脱下手套。

（5）在患者两腿之间打开导尿包，倒消毒液于药杯内，浸湿棉球。将一次性导尿管按无菌操作要求取出放于导尿包内。戴无菌手套，铺孔巾，使孔巾和包布内层形成一个无菌区。按操作顺序摆放物品，弯盘置孔巾口旁，选择合适的导尿管，润滑导尿管前端放好备用。

（6）以左手拇指、示指分开并固定小阴唇，右手持止血钳夹消毒棉球再次消毒。再次消毒的原则是：自上而下，由内向外。消毒顺序是：尿道口、两侧小阴唇、尿道口，每个棉球只用一次，用过的棉球放于弯盘内。右手撤除弯盘，再将治疗碗置于孔巾口旁。

（7）左手继续固定小阴唇不动，右手用另一止血钳持无菌导尿管对准尿道口轻轻插入尿道 4~6 cm，见尿后再插入 1~2 cm，松开左手固定导尿管，将尿液引入治疗碗内（图 10-1）。

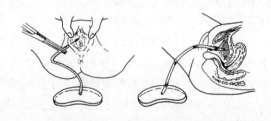

图 10-1　女患者插入导尿管法

（8）如需作尿培养，用无菌试管接取中段尿 5 mL，盖好瓶盖，放置合适处。

（9）治疗碗内尿液及时倾倒，用血管钳夹住导尿管末端，将尿液倒入便盆内。导尿过程中注意询问患者的感觉，观察患者的反应。

（10）导尿毕，轻轻拔出导尿管，撤去孔巾，擦净外阴，撤去患者臀下的垫巾。协助患者穿裤，整理床单元，清理用物。

（11）根据需要测量尿量，标本送检。脱去手套，洗手，记录。

2. 男性患者导尿法　男性尿道长 18~20 mL，有 3 个狭窄，即尿道内口、膜部和尿道外口；两个弯曲，即耻骨下弯和耻骨前弯。耻骨下弯固定，而耻骨前弯则随阴茎位置不同而变化，如将阴茎向上提起，耻骨前弯即可消失。

（1）携用物至床旁，核对床号、姓名，向患者解释。

（2）协助患者取正确的体位，松开床尾盖被，帮助患者脱去对侧裤脚，盖于近侧腿上并盖上浴巾，对侧腿用盖被遮盖。协助患者取仰卧位，两腿自然分开，暴露外阴。垫一次性垫巾或橡胶单或治疗巾于臀下，弯盘置于床尾。

（4）打开外阴消毒包，倒消毒液浸湿棉球，弯盘置于近外阴处，治疗碗置于弯盘后。左手戴手套，右手持血管钳夹取棉球，进行初步消毒。初步消毒的顺序是：阴阜、阴茎背侧、阴茎腹侧和侧面、阴囊（图10-2）；左手用无菌纱布裹住阴茎后推包皮，暴露尿道口，自尿道口旋转向外，擦拭消毒尿道口、阴茎头及冠状沟（图10-3），每个棉球限用一次，用过的棉球放于弯盘内。消毒完毕，去除消毒用物，脱下手套。

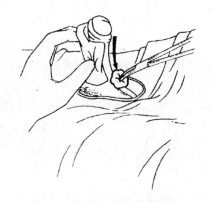

图10-2　消毒阴茎周围及阴囊

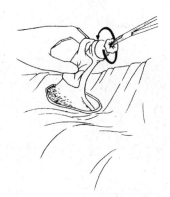

图10-3　自尿道口向外旋转消毒

（5）在患者两腿之间打开导尿包，倒消毒液于药杯内，浸湿棉球。将一次性导尿管按无菌操作要求取出放于导尿包内。戴无菌手套，铺孔巾，使孔巾和包布内层形成一个无菌区。按操作顺序摆放物品，弯盘放于孔巾口旁，选择合适的导尿管，润滑导尿管前端放好备用。

（6）再次消毒，左手持无菌纱布包住阴茎，后推包皮露出尿道口，右手持止血钳夹消毒液棉球，再次自尿道口螺旋向外消毒尿道口、阴茎头、冠状沟，每个棉球只用一次，用过的棉球放于弯盘内。右手撤除弯盘，再将治疗碗置于孔巾口旁。

（7）左手持无菌纱布包住并提起阴茎，使之与腹壁成60°角，以利插管（图10-4）。

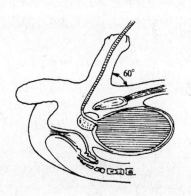

图10-4　男患者插入导尿管法

嘱患者张口呼吸,换另一止血钳持无菌导尿管对准尿道口轻轻插入尿道20~22 cm,见尿液流出后再插入2 cm,将尿液引入治疗碗内。若插管遇到阻力,可稍等片刻,嘱患者做深呼吸,再缓缓插入,切忌用力过大增加患者痛苦,甚至造成损伤。

(8)其余同女患者导尿术。

【注意事项】

(1)严格执行无菌技术操作规程,预防泌尿系感染。

(2)操作前要做好解释和沟通,操作时要注意遮挡患者,保护患者的自尊和隐私,防止着凉。

(3)选择光滑和粗细适宜的导尿管,导尿管一旦污染或拔出均不得再使用。为女性患者插管时如导尿管误入阴道,应另换无菌导尿管重新插管。

(4)插入和拔出导尿管时,动作要轻,以免损伤尿道黏膜。男性尿道有3个狭窄处,插管时会略有阻力,当插管受阻时应稍停片刻,嘱患者深呼吸,再缓慢插入,切忌用力过猛而损伤尿道。

(5)对膀胱高度膨胀且又极度虚弱的患者,第一次放尿量不可超过1000 mL,以防大量放尿,导致腹腔内压突然降低,大量血液滞留于腹腔血管内,造成血压下降而虚脱;亦可因膀胱内突然减压,导致膀胱黏膜急剧充血,引起血尿。

【健康教育】

(1)向患者及其亲属讲解导尿的目的和意义。

(2)教会患者如何配合操作,减少污染。

(3)介绍疾病相关的健康知识。

(二)导尿管留置术

导尿管留置术(retention catheterization)指导尿后,将导尿管保留在膀胱内,以引流尿液的方法,可避免反复插管引起泌尿道损伤和感染。

【目的】

(1)抢救危重、休克患者时正确记录每小时尿量、测量尿比重,以密切观察病情变化。

(2)盆腔手术前留置导尿管,使膀胱持续保持空虚,避免术中误伤膀胱。

(3)某些泌尿系统疾病手术后留置导尿管,便于引流和冲洗,并减轻手术切口的张力,促进切口的愈合。

(4)为尿失禁或会阴部有伤口的患者引流尿液,保持会阴部的清洁干燥,预防压疮。

(5)对尿失禁患者进行膀胱功能的训练。

【操作前准备】

1.评估患者并解释　了解患者病情、临床诊断、导尿的目的、意识状态、生命体征、合作程度、心理状况、生活自理能力、会阴部黏膜情况及膀胱的充盈度。向患者解释导尿及留置导尿管的目的和过程。

2.患者准备　患者及其亲属了解留置导尿的目的、过程和注意事项，主动配合。对不能自理者，协助其清洗外阴。

3.环境准备　关闭门窗，调节室温，光线充足，屏风遮挡。

4.护士准备　着装整洁，洗手，戴口罩，戴手套，掌握沟通交流技巧。

5.用物准备　同导尿术。另备：无菌双管带气囊导尿管（16～18号）1根、10 mL无菌注射器1副、无菌0.9%氯化钠溶液10～20 mL、无菌集尿袋1个、别针1个。若使用的普通导尿管还需备宽胶布和备皮用物，目前临床上已少用。

【操作步骤】

(1)同导尿术：待尿液引流完后倒尿，夹住导尿管末端，撤除孔巾。

(2)固定导尿管

1)普通导尿管胶布固定法：若使用的普通导尿管，导尿前剃去阴毛，便于胶布固定。

女性：用宽4 cm，长12 cm的胶布的一端剪成3条，长约胶布的2/3。将未剪的一端贴于阴阜上，撕开3条的中间1条贴于导尿管上，其余两条分别交叉贴在对侧大阴唇上（图10－5）。

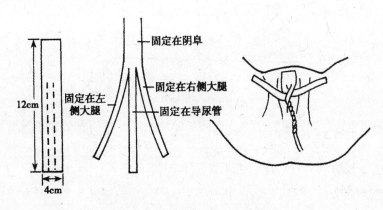

图10－5　女患者留置导尿管固定法

男性：用宽2 cm，长12 cm的胶布，在一端的1/3处两侧各剪一个小口，折叠成无胶面，制成单翼蝶形胶布2块，固定于阴茎两侧，再用条状胶布以大半环形加固蝶形胶布，在距尿道口 1 cm 处用胶布环形固定蝶形胶布的折叠端于导尿管上(图 10 − 6)。

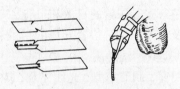

图 10 − 6 男患者留置导尿管固定法

2)双腔气囊导尿管固定法：若使用的双腔气囊导尿管，插入导尿管后，见尿再插入 5 ~ 7 cm。根据导尿管上注明的气体容积，向气囊内注入 5 ~ 10 mL 无菌 0.9% 氯化钠溶液，轻拉导尿管有阻力感，证实导尿管已固定于膀胱内(图 10 − 7)。双腔气囊导尿管膨胀的气囊不能卡在尿道内口，以免气囊压迫膀胱壁，造成黏膜的损伤。

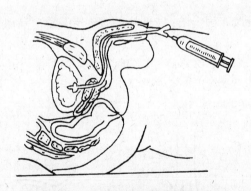

图 10 − 7 双腔气囊导尿管固定法

(3)固定后，将导尿管末端与无菌集尿袋相连。再用别针将引流管固定在床单上，开放导尿管。注意：集尿袋妥善固定在低于膀胱的高度，引流管留出足够长度，以防翻身时牵拉而使导尿管脱出(图 10 − 8)。

(4)擦净外阴，撤去患者臀下的垫巾，取舒适的卧位，整理床单元，清理用物。

(5)洗手、做好记录。

【注意事项】

(1)双腔气囊导尿管膨胀的气囊不能卡在尿道内口，以免气囊压迫膀胱壁，

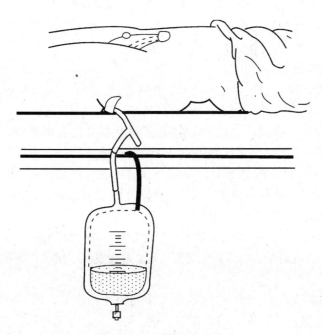

图 10-8 集尿袋的固定法

造成黏膜的损伤。

(2)女患者留置尿管采用普通导尿管时,操作前应剃去阴毛,便于胶布固定。

(3)男患者留置导尿管采用胶布加固蝶形胶布时,不得作环形固定以免影响阴茎的血液循环,导致阴茎充血、水肿甚至坏死。

【健康教育】

(1)患者及其亲属了解留置导尿的目的和操作方法,多饮水适当运动对预防泌尿道感染的重要性。护士操作前做好解释和介绍,并鼓励其主动参与护理。

(2)鼓励患者每天多饮水,尿量应维持在 2000 mL 以上,产生自然冲洗尿路的作用,减少尿路感染的机会。

(3)注意保持引流通畅,避免导尿管受压、扭曲、堵塞等导致泌尿系的感染。

(4)嘱咐患者离床活动时,应用胶布将导尿管远端固定在大腿上,以防导尿管脱出。集尿袋不得超过膀胱高度并避免挤压,防止尿液反流,导致感染发生。

【留置导尿管患者的护理】

(1)向患者及家属解释留置导尿管的目的、重要性及护理方法,使其能主动配合护理,预防泌尿道感染。

(2)防止泌尿道逆行感染

1)保持集尿袋及引流管位置低于耻骨联合,防止尿液反流。每日定时更换集尿袋一次,及时排空集尿袋,并记录尿量。

2)保持尿道口清洁,女患者用消毒液棉球擦拭外阴及尿道口,男患者用消毒液棉球擦拭尿道口、阴茎头及包皮,每天1~2次。

3)一般每周更换导尿管一次,硅胶导尿管可酌情延长更换时间。

4)患者离床活动或做检查时,应将导尿管固定于大腿上,防止脱出;集尿袋不得超过膀胱高度,防止尿液逆流。

5)如病情允许,应鼓励患者多饮水,达到自行冲洗膀胱的作用。

(3)保持引流通畅,引流管应妥善放置,避免受压、扭曲、堵塞等导致引流不畅。

(4)长期持续引流患者,拔管前可采用间歇性夹管方式训练膀胱的反射功能。夹闭的导尿管一般每3~4 h开放一次,使膀胱定时充盈和排空,促进膀胱功能的恢复。

(5)长期留置导尿管的患者,易发生泌尿系感染和结石。护士应倾听患者的主诉,观察尿液的变化,每周查尿常规1次,必要时留尿标本做细菌培养。若发现尿液混浊、沉淀或出现结晶,应及时进行膀胱冲洗。

(三)膀胱冲洗术

膀胱冲洗术(bladder irrigation)是采用三通导尿管,将灌洗溶液灌入膀胱内,再利用虹吸原理将罐入的液体引流出来的方法。

【目的】

(1)对留置导尿管的患者,保持尿液引流通畅。

(2)清除膀胱内血凝块、细菌等异物,预防感染。

(3)治疗某些膀胱疾病,如膀胱炎、膀胱肿瘤等。

【操作前准备】

1.评估患者并解释

(1)核对医嘱:对床号、姓名,冲洗液名、剂量、浓度、用法等。

(2)患者评估:了解患者的病情、意识状态、治疗情况、心理状态、合作程度等。

(3)向患者解释操作目的和过程。

2.患者准备　患者及其亲属了解膀胱冲洗的目的、过程和注意事项,配合操作的方法。

3.环境准备　酌情关闭门窗，调节室温，屏风遮挡。

4.护士准备　着装整洁，修剪指甲、洗手，戴口罩。

5.用物准备

(1)导尿管留置用物1套。

(2)无菌膀胱冲洗器1套、血管钳1把、开瓶器、输液调节器、输液架、输液瓶套。

(3)遵医嘱准备冲洗溶液，常用的有：0.9%氯化钠溶液、0.02%呋喃西林溶液、3%硼酸溶液、0.1%新霉素溶液。冲洗液温度为38℃～40℃，以防冷刺激膀胱。若为前列腺肥大摘除术后患者，用4℃的0.9%氯化钠溶液灌洗。

【操作步骤】

(1)携用物至床旁，核对床号、姓名，向患者解释膀胱冲洗目的和配合要点。

(2)按留置导尿管法插入、固定导尿管。

(3)排空膀胱后夹住导尿管。

(4)连接冲洗装置。

1)用开瓶器启开冲洗液瓶铝盖中心部分，常规消毒瓶塞，打开膀胱冲洗装置，将冲洗导管针头插入瓶塞，将冲洗液瓶倒挂于输液架上，排气后用血管钳夹闭导管。

2)分开导尿管与集尿袋引流管接头连接处，分别消毒导尿管口和引流管接头，将导尿管和引流管与"Y"形管的两个分管相连接，"Y"形管的主管与冲洗导管相连(图10-9)。

(5)夹闭引流管，开放冲洗管，使溶液滴入膀胱，待患者有尿意或滴入200～300 mL后夹闭冲洗管，打开引流管，将冲洗液完全引流出来，再夹住引流管。如此反复冲洗，在冲洗过程中，常询问患者感受，观察患者反应及引流液性状。

(6)冲洗完毕，取下冲洗管，消毒导尿管口和引流管接头并连接。

(7)清洁外阴，检查尿管固定情况，协助患者取舒适卧位，整理床单元，清理用物。

(8)洗手，记录冲洗量、引流量、引流液性质。

【注意事项】

(1)严格无菌操作，防止医源性感染。

(2)冲洗时，注意观察引流液性状，出现鲜血、导管堵塞或患者感到剧痛不适等情况，应立即停止冲洗，报告医生。

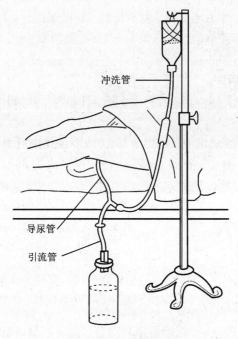

冲洗管

导尿管

引流管

图 10 - 9　膀胱冲洗术

（3）密闭式膀胱冲洗时，瓶内液体距床面约 60 cm，滴速一般为 60~80 滴/min，不宜过快，以防患者尿意强烈，膀胱收缩，迫使冲洗液从导尿管侧溢出尿道外。

（4）如系滴入治疗用药，须在膀胱内保留 30 min 后再引流出体外。

（5）每天冲洗 3~4 次，每次冲洗量 500~1000 mL。

【健康教育】

（1）鼓励患者及其亲属主动配合操作，向他们详细解释膀胱冲洗的目的、护理方法及饮水的重要性。

（2）鼓励患者每天饮水量维持在 2000 mL 左右，以产生足够的尿量冲洗尿路达到预防感染发生的目的。

第二节　排便护理

排便是人的基本生理需要之一，粪便的性质与形状可以反映整个消化系统的功能状况。很多因素可造成排便功能障碍，给患者带来痛苦。因此护士通过对患者排便活动及粪便的观察，可以及早发现和鉴别消化道疾患，有助于采取相应的护理措施，并协助医生诊断和治疗患者。护士应尊重和同情患者，给予指导和帮助。

一、排便活动的评估

（一）与排便有关的解剖与生理

1. 大肠的解剖 人体参与排便运动的主要器官是大肠。大肠自回盲瓣延伸到肛门，长 1.5 ~ 1.8 m，直径约 5 cm。起自回肠末端，止于肛门，分盲肠、结肠、直肠和肛管 4 个部分。

（1）盲肠：盲肠为大肠与小肠的衔接部分，位于右髂窝内，是大肠的起始段，长 6 ~ 8 cm，左接回肠，上续升结肠，其内有回盲瓣，此瓣既可控制回肠内容物进入盲肠的速度，又能在一定的程度上阻止大肠内容物的逆流。

（2）结肠：结肠分为升结肠、横结肠、降结肠和乙状结肠，围绕在小肠周围。

（3）直肠：位于盆腔后部，起自乙状结肠，全长约 16 cm，在矢状位上有两个弯曲，骶曲和会阴曲。会阴曲是直肠绕过尾骨尖形成的凸向前方的弯曲，骶曲是直肠在骶尾骨前面下降形成的凸向后方的弯曲。

（4）肛管：上接直肠，下端止于肛门，长约 4 cm，为肛门内外括约肌包绕。肛管的环形平滑肌增厚，形成肛门内括约肌，有协助排便作用；肛门内括约肌的外周有由骨骼肌构成的肛门外括约肌，有控制排便的作用。

2. 大肠的生理功能

（1）吸收水分、维生素和电解质。

（2）分泌碱性黏液，具有润滑粪便、保护肠黏膜的作用。

（3）利用肠内细菌合成维生素。

（4）储存和排泄粪便。

3. 大肠的运动与排便 大肠的运动少而缓慢，其运动形式有以下 3 种。

（1）袋状往返运动：是空腹时最常见的一种运动形式，主要是由环形肌规律收缩引起使结肠袋中内容物向前后两个方向作短距离移动，并不向前推进。

（2）分节或多袋推进运动：是进食后较多见的一种运动形式，由一个结肠袋或一段结肠收缩推移肠内容物至下一段结肠。

（3）集团蠕动：是一种行进很快，向前推进距离很长的强烈蠕动。蠕动对排便起重要作用。由一些稳定的收缩波组成，波前面的肌肉舒张，波后面的肌肉则保持收缩状态，使肠管闭合排空。集团蠕动开始于横结肠，强烈的蠕动波可将大肠内容物从横结肠推至乙状结肠和直肠。此蠕动每天发生 3 ~ 4 次，最常发生在早餐后的60 min内。它是由两种反射刺激引起：胃－结肠反射和十二指肠－结肠反射，此反射对于肠道排泄和训练排便习惯有重要意义。

（4）排便生理：粪便经排便反射活动排出体外。粪便进入直肠后，刺激直肠壁内的感受器，冲动经传入神经到达脊髓腰骶部初级排便中枢，再上行到大脑皮质，引起便意和排便反射，大脑皮质能随意控制排便活动，发出下行冲动，可使降结肠、乙状结肠和直肠收缩，肛门内外括约肌松弛，粪便排出体外。另外，通过支配腹肌和膈肌的神经使腹肌和膈肌也收缩，腹内压增加，共同促进粪便排出体外。排便活动受大脑皮质的控制，意识可以加强或抑制排便。个体通过一段时间的排便训练后，便可以自主地控制排便。

（二）排便的评估内容

1. 量与次数　一般成人每天排便1～3次，平均每次量150～300 g，进食细粮及肉食为主者粪便细而量少；进食粗粮，尤其大量蔬菜者粪便量大。婴幼儿每天排便3～5次。成人排便每天超过3次或每周少于3次，应视为排便异常，如腹泻、便秘。

2. 形状与软硬度　正常粪便为成形软便。当消化不良或患急性肠炎时，粪便呈稀便或水样便；当便秘时，粪便干结坚硬，有时呈栗子样；直肠、肛门狭窄或部分肠梗阻时，粪便常呈扁条形或带状。

3. 颜色　正常粪便因含胆色素，呈黄褐色或棕黄色，婴儿的粪便呈金黄色或黄色。粪便的颜色，随摄入食物量及种类而变化，也可受药物影响。如食用大量绿叶蔬菜，粪便呈暗绿色；摄入动物血、肝类食物或服含铁剂的药物，粪便呈无光样黑色。如果粪便颜色改变与上述情况无关，表示消化系统有病理变化存在。如上消化道出血粪便呈漆黑光亮的柏油样便，下消化道出血粪便呈暗红色，胆道完全阻塞时粪便呈陶土色，阿米巴痢疾或肠套叠可出现果酱样便，排便后有鲜血滴出者多见于肛裂或痔疮出血，白色"米泔水"样便见于霍乱、副霍乱。

4. 气味　正常粪便由于蛋白质经细菌分解发酵而产生臭味。下消化道溃疡、恶性肿瘤患者粪便呈腐败臭，消化不良者呈酸臭味，上消化道出血者呈腥臭味。

5. 内容物　粪便内容物主要为食物残渣、脱落的大肠上皮细胞、细菌以及机体代谢后的废物。粪便中含极少量黏液，肉眼不易查出。粪便中含有大量的黏液则常见于肠炎，伴有脓血者见于痢疾、直肠癌。肠道寄生虫感染的患者粪便中可见蛔虫、蛲虫、绦虫节片等。

（三）影响排便因素的评估

1. 生理因素

（1）年龄：3岁以下的婴幼儿，神经肌肉系统发育不全，因而不能控制排便。老年人随年龄增加，可因腹壁肌肉张力下降，胃肠蠕动减慢，肛门括约肌松弛等导致肠道控制能力下降而出现排便功能的异常。

（2）个人习惯：当某些生活习惯如固定的排便时间，固定的便具、排便姿势、排便时从事某些阅读等环境的改变无法维持时，可能影响正常的排便。每日定时排便有助于养成规律的排便习惯。

2. 心理因素 心理因素是影响排便的重要因素。精神抑郁时身体活动、肠蠕动减少可能导致便秘。而精神紧张、焦虑可导致迷走神经兴奋，肠蠕动增加而引起吸收不良、腹泻。

3. 饮食 均衡的饮食与足量的液体摄入是维持正常排便的重要因素。富含纤维素的饮食可提供必要的粪便容积，加速食糜通过肠道，减少水分在大肠内的吸收，使大便柔软而易于排出。每日摄入足量液体，可以液化肠内容物使食物能顺利通过肠道。如果摄食量过少，食物中缺少纤维或摄入水分不足时，无法产生足够的粪便容积和液化食糜，食糜通过回肠速度减慢、时间延长，水分的再吸收增加，导致粪便变硬、排便减少而发生便秘。

4. 活动 活动可维持肌肉的张力，刺激肠道蠕动，有助于维持正常的排便功能。各种原因所致长期卧床、缺乏活动的患者，可因腹部或盆底肌肉张力减退而导致排便困难。

5. 社会文化因素 社会的文化教育影响个人的排便观念和习惯。大多数的社会文化都接受排便是个人隐私的观念。当个体因健康问题需要医务人员和他人协助解决排便问题因而丧失隐私权时，个体就可能压抑排便的需要而造成排便功能异常。

6. 疾病因素 肠道本身的疾病或身体其他系统的病变均可影响正常排便。如大肠癌、结肠炎可使排便次数增加；脊髓损伤、脑卒中等可致排便失禁。

7. 药物 有些药物能治疗或预防便秘和腹泻，如缓泻药可刺激肠蠕动，减少肠道水分吸收，促进排便；但长时间服用抗生素，可抑制肠道正常菌群而导致腹泻；麻醉药或止痛药，可使肠运动能力减弱而导致便秘。

8. 治疗和检查 某些治疗和检查会影响个体的排便活动，如腹部、肛门部手术，因为肠壁肌肉的暂时麻痹或伤口疼痛而造成排便困难；胃肠 X 线检查常需灌肠或服用钡剂，也可影响排便。

（四）异常排便的评估与护理

1. 便秘

（1）概念：便秘（constipation）指排便次数比正常减少，排出过于干硬的粪便，且排便不畅、困难。患者表现腹胀、腹痛、食欲不佳、消化不良、粪便干硬，触诊腹部可触及较硬实的包块。便秘在某些情况下可能给患者带来危险，如心脏病患者用力排便时可能诱发心绞痛和心肌梗死。

（2）原因

1）饮食不当：食物中纤维量和水分摄入不足。

2）排便习惯不良：常抑制便意，长期卧床，缺乏活动。

3）药物影响：某些药物的不合理应用，滥用缓泻剂、栓剂等导致正常排便反射消失。

4）疾病影响：某些器质性病变，神经系统功能障碍。

5）手术：各类直肠、肛门手术。

6）心理因素：情绪低落、意志消沉等。

（3）便秘患者的护理

1）心理护理：根据患者情况，给予解释、指导，以稳定患者情绪，消除其紧张心理。

2）提供排便环境：为患者提供单独隐蔽的环境及充裕的排便时间。如排便时遮挡患者，拉上床帘或用屏风遮挡，避开查房、治疗、护理和进餐时间，以消除紧张情绪，利于排便。排便后适当通风。

3）选择适当姿势：最好采取坐位或蹲位。如在床上用便盆时，可视情况将床头抬高，利于重力作用增加腹内压促进排便。病情允许时让患者在床边或入厕排便。对手术患者，在手术前应有计划地训练其在床上使用便器。

4）按摩腹部：排便时用手沿升结、横结肠、降结肠的顺序做环行按摩，以刺激肠蠕动，增加腹内压，促进排便。

5）遵医嘱使用缓泻剂：根据患者及病情选用缓泻剂，慢性便秘的患者可选用蓖麻油、番泻叶、酚酞（果导）、大黄等接触性泻剂，对于老人、儿童应选择温和的泻剂。长期使用或滥用缓泻剂可产生依赖，导致慢性便秘的发生。

6）采用简易通便剂：简易通便剂有开塞露、甘油栓等，其作用机制是软化粪便，润滑肠壁、刺激肠蠕动，以促进排便。

7）灌肠：如果以上方法无效时可遵医嘱灌肠。

8）健康教育：①定时排便：指导患者选择适合自己的排便时间，养成定时排便的习惯。②饮食指导：建立合理的食谱，多食用含纤维素多的食物，如韭菜、芹菜、卷心菜、粗粮、豆类、竹笋和水果等。多饮水，每日清晨起床后饮一杯温开水，病情允许可每日饮水不少于 2000 mL。③适当运动：鼓励患者参加力所能及的体力活动，如散步、打太极拳等，卧床患者可进行床上运动。指导患者进行增强腹肌和盆底部肌肉的锻炼。④充足的休息和睡眠：以减轻压力，放松心情，保持正常的消化功能。⑤简易通便剂：教会患者及其亲属使用简易通便剂的方法，但应注意长期使用缓泻剂、简易通便剂或灌肠，可使机体失去正常排便功能,造成慢性便秘。

2. 粪便嵌塞

(1)概念:粪便嵌塞(fecal impaction)指粪便持久滞留堆积在直肠内,坚硬不能排出。患者肛门处有少量液化的粪便渗出,尽管患者反复有排便冲动,却不能排出粪便。常伴有食欲差、腹部胀痛、直肠肛门疼痛等症状,直肠指检可触及粪块。见于难以缓解的慢性便秘者。

(2)原因:便秘未能及时解除,粪便滞留在直肠内,水分被持续吸收,使粪块变得又多又硬不能排出而发生粪便嵌塞。

(3)粪便嵌塞患者的护理

1)早期可使用栓剂、口服缓泻剂来润肠通便。

2)必要时先行油类保留灌肠,2~3 h后再做清洁灌肠。

3)灌肠无效者可采取人工取便。具体方法为:操作者戴手套,示指涂润滑油后轻轻插入患者直肠内,注意触到硬物时感觉大小、硬度,然后机械地破碎粪块慢慢取出。操作时应注意动作轻柔,避免损伤直肠黏膜。心脏病、脊椎受损者用人工取便时易刺激其迷走神经,须慎重使用。若患者出现心悸、头昏时须立刻停止。

4)向患者及其亲属讲解排便的相关知识,指导患者安排合理膳食,协助患者建立并维持正常的排便习惯,防止便秘的发生。

3. 腹泻

(1)概念:腹泻(diarrhea)指排便次数增多,粪便稀薄而不成形,甚至水样便。患者伴腹痛、肠痉挛、疲乏、恶心、呕吐、肠鸣音亢进、有急于排便的需要和难以控制的感觉。短时的腹泻可以帮助机体排出刺激物和有害物质,是一种保护性反应。但持续严重的腹泻,可致水、电解质和酸碱平衡紊乱。长期腹泻者还会因机体无法吸收营养物质而导致营养不良。

(2)原因:饮食不当(如食物不洁,进食过冷、过油腻的食物或食物过敏),胃肠功能紊乱,药物作用,情绪紧张、焦虑等。

(3)腹泻患者的护理

1)去除病因:如肠道感染者,应遵医嘱给予抗生素治疗。

2)休息:根据病情酌情休息或卧床休息,以减少体力消耗,注意腹部保暖。对不能自理的患者应及时给予便器。

3)饮食护理:鼓励多饮水,给予清淡流质或半流质饮食,避免油腻、辛辣、高纤维素食物。腹泻严重者,应暂禁食。

4)防治水和电解质紊乱:按医嘱给予止泻药,口服补盐液或静脉输液等,以免出现水、电解质紊乱。

5)皮肤护理：保持肛周皮肤的清洁和干燥，每次便后用软纸轻擦肛门，温水清洗，必要时肛门周围涂油膏，以保护局部皮肤。

6)病情观察：观察记录粪便的性质、颜色及次数等，并报告医生，必要时留取标本送检。病情危重者，注意生命体征的变化。如疑为传染病则按肠道隔离原则护理。

7)心理护理：根据患者情况，给予合理的安慰和解释，主动关心、帮助患者，协助做好清洁卫生，使其身心舒适。

8)健康教育：向患者讲解有关腹泻的知识，指导患者注意饮食卫生，养成良好的卫生习惯。

9)消毒隔离：疑似传染性疾病，应按隔离原则处理。

4. 排便失禁

(1)概念：排便失禁(fecal incontinence)指肛门括约肌不受意识的控制而不自主地排便。

(2)原因：神经肌肉系统的病变或损伤，如瘫痪、胃肠道疾患、意识障碍、情绪失调等。

(3)排便失禁患者的护理

1)心理护理：排便失禁的患者心情紧张而窘迫，常感到自卑和自尊丧失。护士应给予心理安慰与支持，帮助其树立信心，配合治疗和护理。

2)皮肤护理：床上铺橡胶单和中单或一次性尿布，发现有粪便污染及时更换。每次便后用温水清洗肛门周围及臀部皮肤，保持皮肤清洁干燥，并涂润肤霜、油膏，以保护局部皮肤。注意观察骶尾部皮肤变化，定时按摩受压部位，预防压疮的发生。

3)重建排便能力：了解患者排便时间和规律，观察患者排便反应，定时给便盆，以帮助建立排便反射；与医生协调定时应用导泻栓剂或灌肠，以刺激定时排便。

4)环境清洁：保持床褥、衣服清洁，及时更换污染衣裤、床单、被套，定时开窗通风，除去不良气味。

5)健康教育：在病情允许的情况下，指导患者摄入足够的液体；教会患者进行肛门括约肌及盆底部肌肉收缩锻炼，以利于肛门括约肌恢复控制能力。方法是：患者取立、坐或卧位，试做排便动作，先慢慢收缩肌肉，然后再慢慢放松，每次 10 s 左右，连续 10 遍，每日 5~10 次，以患者感觉不疲乏为宜。

5. 肠胀气

(1)概念：肠胀气(flatulence)指肠胃道内有过量气体积聚，不能排出。患者腹部膨隆、腹胀、痉挛性疼痛、嗝逆。腹部叩诊呈鼓音。一般情况下，胃肠道内的气体只有 150 mL 左右。胃内的气体可通过口腔嗝出，肠道内的气体部分在小肠被吸收，其余的可通过肛门排出，不会产生不适。

（2）原因：食入过多产气性食物，吞入大量空气，肠蠕动减少，肠道梗阻及肠道手术后。

（3）肠胀气患者的护理

1）心理护理：向患者解释出现肠胀气的原因、治疗及护理方法，以缓解患者紧张情绪。

2）调整饮食：指导患者养成细嚼慢咽的好习惯；进易消化的食物，勿食用产气食物或饮料，如豆类、油炸食物、碳酸饮料等。

3）适当活动：鼓励患者进行适当活动，如病情允许可下床活动，卧床患者可做床上活动或变换体位。

4）按摩：可在腹部进行热敷或按摩、针刺疗法。

5）必要时遵医嘱给予肛管排气或药物治疗。

6. 排便改道

（1）概念：排便改道（defecation reroute）是指因疾病治疗的需要，将肠道的一部分外置于腹部表面，在腹壁建立暂时性或永久性的人工肠造口，以排泄粪便，也称人造肛门。排便改道分暂时性和永久性两种。暂时性肠造口是指原有肛门被保存，建立暂时性的人工造口，使末端的肠道得以恢复，然后安全地实行肠道重接手术恢复原来的肛门功能。永久性肠造口是指原有肛门不可能被保留或已失去功能，建立一个永久性的人工肛门来替代它，伴随患者终身。最常见的肠造口有回肠造口和结肠造口，造口的位置决定了粪便的性质。回肠造口的粪便呈液态，并持续地从造口排泄出来，而结肠造口的粪便呈固态成形。

（2）评估：对排便改道的患者要重点评估造口处粪便流出的频率、粪便的特性、造口处有无红肿和炎症、使用器具的类型和控制造口功能的方式等。

（3）排便改道患者的护理

1）造口及皮肤护理：每次更换结肠袋时应洗净排泄物，并指导患者用清水或中性肥皂清洗造口周围皮肤，保持造口处引流彻底，周围皮肤清洁干燥。

2）适时更换造口袋：回肠造口往往不能控制排便，会不时有液态粪便流出，造口袋必须经常排空、清洗和更换。结肠造口粪便是成形的，通常每日排便 1~2 次，无需时常更换造口袋。一次性造口袋一般可使用 7 d，但有流出物漏至周围皮肤时，需立即更换。

3）心理护理：肠造口可造成患者严重的体像改变，粪便的渗出和难以控制的排便，以及难闻的气味都可以使患者自尊下降，因此，护士应注重给患者情感支持。

4)健康教育:指导患者选择和使用合适型号的造口袋;教会患者肠造口的自我护理,指导患者以灌洗造口来建立肠道排泄规律;给予饮食指导,帮助患者保持适当的饮食习惯和在规定的时间进食,从而控制排便的适当时间。

二、与排便有关的护理技术

灌肠法(enema)是将一定量的溶液通过肛管,由肛门经直肠灌入结肠,以帮助患者排便、排气或由肠道供给药物,达到确定诊断和治疗的一种护理操作技术。根据灌肠的目的可分为不保留灌肠和保留灌肠,根据灌入溶液量的多少又可将不保留灌肠分为大量不保留灌肠和小量不保留灌肠。

(一)大量不保留灌肠法

【目的】

(1)软化和清除粪便,驱除肠内积气。

(2)清洁肠道,为某些手术、检查和分娩做准备。

(3)稀释并清除肠道内有害物质,以减轻中毒。

(4)为高热患者降温。

【禁忌证】 妊娠、急腹症、严重心血管疾病、消化道出血患者禁忌做大量不保留灌肠。

【操作前准备】

1.评估患者并解释

(1)核对医嘱:对床号、姓名,了解灌肠目的。

(2)患者评估:病情、诊断、治疗情况,排便情况,生活自理能力,心理状态,肛门周围皮肤、黏膜情况等。

(3)向患者解释操作的目的和方法、注意事项和配合要点。

2.患者准备 了解灌肠的目的、方法和注意事项,主动配合操作。

3.环境准备 关门窗、拉上床帘或屏风遮挡,保护患者的隐私。保持合适的室温,光线充足或足够的照明。

4.护士准备 着装整洁,洗手,戴口罩。

5.用物准备

(1)灌肠筒1套(橡胶管全长约120 cm、玻璃接管)或一次性灌肠袋、肛管、弯盘、血管钳、石蜡油、棉签、卫生纸、水温计、量杯、一次性手套、一次性垫巾、治疗卡。根据需要备屏风、输液架、便盆和便盆巾。

(2)常用0.1%～0.2%肥皂水、0.9%氯化钠溶液、温开水。成人每次用量为500～1000 mL,小儿用量为200～500 mL。液体温度39℃～41℃,降温时用28℃～32℃,中暑时用4℃等渗冰盐水。

【操作步骤】

(1)携用物至床旁,核对床号、姓名,向患者解释,以取得配合。协助患者排尿。

(2)协助患者取左侧卧位,双膝屈曲,脱裤至膝部,臀部移至床边,将橡胶单和治疗巾(或一次性垫巾)垫于臀下,弯盘置臀边。不能自我控制排便的患者可取仰卧位,臀下垫便盆。盖好被子。

(3)挂灌肠筒于输液架上,液面距肛门40~60 cm(图10-10)。

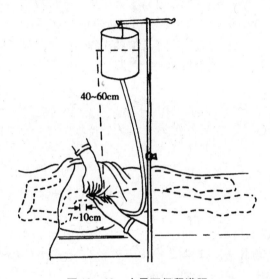

40~60cm

7~10cm

图10-10　大量不保留灌肠

(4)戴手套,润滑肛管前端,连接肛管与灌肠筒,排尽管内气体,夹紧橡胶管。

(5)左手分开患者臀部,显露肛门,右手将肛管轻轻插入直肠7~10 cm,如插管时遇阻力,嘱患者张口深呼吸,稍等片刻后再插。固定肛管,松开止血钳,使溶液缓缓流入。

(6)观察灌肠筒内液面下降情况和患者反应,如液面流入受阻,可稍移动或挤捏肛管。如患者感觉腹胀或有便意,可降低灌肠筒高度以减慢溶液流速,并嘱患者张口呼吸,以放松腹部肌肉,减轻腹压。如患者出现面色苍白、脉速、出冷汗、心慌气促、剧烈腹痛时,应立即停止灌肠,迅速通知医生给予处理。

(7)待溶液灌完时夹管,拔出肛管放入套有黄色塑料袋的污物桶内,擦净肛门。

(8)协助患者取舒适的卧位,嘱其尽可能保留5~10 min后排便,以利粪便软化。排便后取出橡胶单及治疗巾(或一次性垫巾),安置患者,整理床单位,清理用物,开窗通风。

(9)观察大便性质、颜色、量,必要时留取标本送验。

(10)脱下手套,洗手,取下口罩。在当天体温单的大便栏内做好记录,用"E"表示,灌肠后排便 1 次为 1/E,灌肠后未排便为 0/E;并按医嘱处理要求在医嘱内做好记录。

(11)询问患者的感受,根据患者情况进行健康教育。

【注意事项】

(1)保护患者的隐私,尽量少暴露患者,防止受凉。

(2)选择合适的灌肠溶液,注意溶液的温度、浓度、压力和量。肝性脑病患者禁用肥皂水灌肠,以减少氨的产生与吸收;充血性心力衰竭或水钠潴留的患者禁用 0.9% 氯化钠溶液灌肠;为伤寒患者灌肠液量不得超过 500 mL,压力要低(即灌肠筒内液面不得高于肛门 30 cm)。

(3)降温灌肠应保留 30 分钟后再排出,排便后 30 分钟再测体温,并作记录。

(4)密切观察患者病情变化。如发现脉速、面色苍白、出冷汗、剧烈腹痛、心慌气急等应立即停止并及时联系医生,采取急救措施。

【健康教育】

(1)向患者及其亲属耐心讲解维持正常排便习惯的重要性。

(2)指导患者及其亲属保持健康的生活习惯和生活方式以维持正常排便。

(3)指导患者掌握灌肠操作时的配合要点与方法。

(二)小量不保留灌肠法

【目的】 软化粪便,解除便秘;排除肠道内积气,减轻腹胀。

【适应证】 常用于腹部及盆腔手术后,以及保胎孕妇、危重患者、小儿、年老体弱患者等。

【操作前准备】

1. 评估患者并解释 评估患者病情、意识状态、生命体征、排便情况、患者肛周皮肤黏膜情况、患者的心理状态,对灌肠目的、操作过程和注意事项的理解与合作程度。向患者解释操作目的和过程。

2. 患者准备 了解灌肠的目的、方法和注意事项,并配合操作。灌肠前排尿。

3. 环境准备 关闭门窗,用屏风遮挡患者。

4. 护士准备 着装整洁,洗手、修剪指甲、戴口罩,掌握沟通交流技巧。

5.用物准备

(1)治疗车上层备：注洗器或一次性灌肠袋或小容量灌肠筒、肛管、量杯、弯盘、血管钳、石蜡油、棉签、卫生纸、水温计、温开水 5～10 mL，一次性手套、一次性垫巾、治疗卡。

(2)治疗车下层备：便盆和便盆巾。

(3)常用溶液："1、2、3"溶液(50% 硫酸镁 30 mL、甘油 60 mL、温开水 90 mL)。甘油或液体石蜡 50 mL 加等量温开水。溶液温度为 38℃。

(4)其他：根据需要备屏风、输液架。

【操作步骤】

(1)携用物至床旁，核对床号、姓名，向患者解释，以取得配合。

(2)协助患者取左侧卧位，臀部移至床边，将一次性垫巾垫于臀下，弯盘置臀边。

(3)戴手套，润滑肛管前端，用注洗器抽吸溶液，连接肛管，排气夹管(图 10－11)。

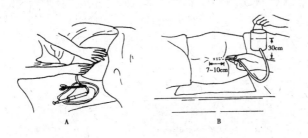

图 10－11　小量不保留灌肠

(4)左手分开患者臀部，显露肛门，右手将肛管轻轻插入直肠 7～10 cm。固定肛管，松开止血钳，缓缓流入溶液。如用小容量灌肠筒，则液面距肛门应低于 30 cm，以利于灌肠液的保留。

(5)药液灌毕，再注入温开水 5～10 mL，将肛管末端抬高，使溶液全部注入，然后反折肛管，轻轻拔出，放入污物桶内，擦净肛门。

(6)协助患者取舒适卧位，尽可能保留 10～20 min 后再排便。

(7)观察大便性状，必要时留标本送检。

(8)安置患者，整理床单位，清理用物，开窗通风。

(9)脱下手套，洗手，取下口罩，记录。询问患者的感受，根据患者情况进行健康教育。

【注意事项】

(1)正确选择灌肠溶液，每次灌肠液量不能超过 200 mL。灌肠时插管深度为 7 ~ 10 cm。压力宜低，灌肠液注入的速度不得过快。

(2)每次抽吸灌肠液时应反折肛管尾段，防止空气进入肠道，引起腹胀。

【健康教育】 同大量不保留灌肠。

(三)保留灌肠法

保留灌肠法是将药液灌入到直肠或结肠内，通过肠黏膜吸收达到治疗的目的。

【目的】 常用于镇静、催眠和治疗肠道感染。

【禁忌证】 对肛门、直肠、结肠等手术后及大便失禁的患者，不宜做保留灌肠。

【操作前准备】

1.评估患者并解释 患者病情、意识状态、临床诊断、生命体征、排便情况、患者肛周皮肤黏膜情况、患者的心理状态、对灌肠了解与配合能力。向患者解释灌肠的目的、操作的程序和配合要点。

2.患者准备 了解灌肠的目的、方法和注意事项。排尽大小便，并配合操作。

3.环境准备 关闭门窗，用屏风遮挡患者。

4.护士准备 着装整洁，洗手，修剪指甲、戴口罩，掌握沟通交流技巧。

5.用物准备

(1)小容量灌肠筒或注洗器、细肛管(20 号以下)、量杯(内盛灌肠液)、温开水、润滑油、棉签、止血钳、一次性手套、弯盘、卫生纸、橡胶单和治疗巾(或一次性垫巾)、抬高臀部用的小枕、水温计、便盆和便盆巾。

(2)遵医嘱准备药物的种类及剂量，一般药量不超过 200 mL，温度为 39℃ ~41℃。镇静、催眠用 10% 水合氯醛，治疗肠道感染用 2% 的小檗碱、0.5% ~ 1% 新霉素及其他抗生素。

【操作步骤】

(1)核对床号、姓名，向患者解释。

(2)协助患者排便、排尿，以减轻腹压、清洁肠道，便于药物的保留和吸收。

(3)根据病情选择不同体位，慢性细菌性痢疾患者取左侧卧位，因病变多在乙状结肠和直肠;阿米巴痢疾患者取右侧卧位，因病变多见于回盲部。

(4)协助患者脱裤至膝部，双腿屈膝，臀部移至床边，用小垫枕将臀部抬高 10 cm，以利于药物保留。将橡胶单和治疗巾(或一次性垫巾)垫于臀下，弯盘置臀边。

（5）戴手套，润滑肛管前端，用注洗器吸取灌肠药液，连接肛管，排气后夹紧。

（6）左手分开臀部，露出肛门，右手持肛管轻轻插入直肠 10～15 cm，固定肛管，松开止血钳，缓缓注入药液。如用小容量灌肠筒，则液面距肛门应低于 30 cm，以利于药液保留。药液注入完毕，再注入温开水 5～10 mL。

（7）抬高肛管尾端，使管内溶液全部注完，反折拔出肛管，擦净肛门。

（8）取下小垫枕、橡胶单和治疗巾，协助患者取舒适的卧位，尽可能保留 1 h 以上，以使药物充分吸收。

（9）安置患者，整理床单位，清理用物。

（10）取下手套，洗手，取下口罩，在治疗卡和医嘱上按医嘱处理方法做好记录。询问患者的感受，根据患者情况进行健康教育。

【注意事项】

（1）灌肠前了解病变部位，以便选用适当的卧位和插入肛管的深度。

（2）为提高疗效，灌肠前嘱患者先排便，选择肛管要细，插入要深，液量要少，压力要低，以利于有效保留药液，使肠黏膜充分吸收。

（3）肠道抗感染以晚上睡眠前灌肠为宜，因为此时活动减少，药液易于保留吸收，达到治疗的目的。

（4）肛门、直肠、结肠手术后及排便失禁患者，不宜做保留灌肠。

【健康教育】　向患者及其亲属讲解有关疾病的知识和保留灌肠的方法、正确配合治疗。

（四）清洁灌肠法

清洁灌肠是反复多次进行大量不保留灌肠的方法。

【目的】

（1）彻底清除滞留在结肠内的粪便，为直肠、结肠检查和手术做肠道准备。

（2）协助排除体内毒素。

【操作前准备】　同"大量不保留灌肠"。

【操作步骤】　同"大量不保留灌肠"，第一次用肥皂水灌肠，排便后，再用 0.9% 氯化钠溶液灌肠，至排出液清洁无粪块为止。

【注意事项】　灌肠时压力要低，液面距肛门不超过 40 cm；每次灌肠后应让患者休息片刻；禁忌用清水反复灌洗，以防水、电解质紊乱。

（五）口服高渗溶液清洁肠道法

【目的】　通过口服高渗溶液，在肠道内形成高渗环境，使肠道内水分大量增加，从而软化粪便，刺激肠蠕动，加速排便，达到清洁肠道的目的。适用于直肠、结肠检查和手术前肠道准备。

【操作前准备】

1. 核对医嘱　核对床号、姓名,了解口服高渗溶液的目的。

2. 评估患者　病情、治疗情况,排便情况,生活自理能力,心理状态等。

3. 用物准备　不能自行入厕排便者给予便盆;常用溶液有甘露醇、硫酸镁。

【操作步骤】

1. 甘露醇法　患者术前 3 d 进半流质饮食,术前 1 d 进流质饮食,术前 1 d 14:00～16:00 口服甘露醇溶液 1500 mL(20% 甘露醇 500 mL + 5% 葡萄糖 1000 mL 混匀)。一般服用后 15～20 min 即反复自行排便。

2. 硫酸镁法　患者术前 3 d 进半流质饮食,每晚口服 50% 硫酸镁 10～30 mL。术前 1 d 进流质饮食,术前 1 d 14:00～16:00,口服 25% 硫酸镁 200 mL(50% 硫酸镁 100 mL + 5% 葡萄糖 100 mL)后再口服温开水 1000 mL。一般服后 15～30 min 即可反复自行排便,2～3 h 内可排便 2～5 次。

护士应观察患者的一般情况,注意排便次数及粪便性质,确定是否达到清洁肠道的目的并做好记录。

(六)简易通便法

【目的】　简易通便术是采用简便经济有效的措施,协助患者解除便秘。适用于老年、体弱及久病卧床的便秘患者。

【操作前准备】

1. 评估患者并解释　患者病情、排便情况、自理能力及合作程度。解释操作目的。

2. 患者准备　了解简易通便的目的、操作方法和注意事项,主动配合。

2. 环境准备　关闭门窗,用屏风遮挡患者。

3. 护士准备　着装整洁,洗手,戴口罩,戴手套。

4. 用物准备　常用通便剂有开塞露、甘油栓和肥皂栓。开塞露由 50% 甘油或小量山梨醇制成,装于密闭的塑料胶壳内,用量成人 20 mL,小儿 10 mL。甘油栓是由甘油和明胶制成,呈圆锥形。肥皂栓是将普通肥皂削成底部直径 1 cm,长 3～4 cm 圆锥形。其他用物有卫生纸、剪刀,必要时备便盆。

【操作步骤】

(1)核对床号、姓名,向患者解释操作目的。

(2)患者取左侧卧位,脱裤至膝部,露出肛门,戴手套,置入通便剂。

1)开塞露:将顶端剪去先挤出药液少许起润滑作用,将开塞露的前端轻轻插入肛门后,将药液全部挤入直肠内(图 10 - 12),嘱患者保留 5～10 min 后排便。

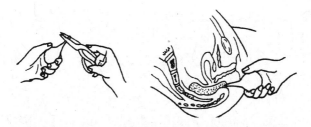

图 10 – 12　开塞露简易通便法

2)甘油栓：戴手套，一手捏住栓剂较粗的一端(底部)，将尖端轻轻插入肛门至直肠内 6～7 cm(图 10 – 13)，用纱布抵住肛门口轻揉数分钟，嘱患者尽量保留栓剂。

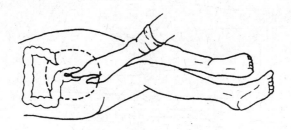

图 10 – 13　甘油栓通便法

3)肥皂栓：戴手套，将肥皂栓蘸热水润滑后插入肛门(方法同甘油栓通便法)。如有肛门黏膜溃疡、肛裂及肛门剧烈疼痛者，则不宜使用肥皂栓通便。

(3)整理记录：协助患者穿好裤子，整理床单位和用物，观察通便情况并记录。

(七)肛管排气法

【目的】

肛管排气是将肛管从肛门插入直肠，排除肠腔内积气，减轻腹胀。

【操作前准备】

1.评估患者与解释　患者的病情、临床诊断、意识状态、心理状况、理解配合能力。向患者解释肛管排气的目的、操作程序和配合要点。

2.患者准备　了解肛管排气的目的、操作过程和注意事项，主动配合。

3.环境准备　关闭门窗，调节室温，屏风遮挡。

4.护士准备　着装整洁，洗手，修剪指甲、戴口罩。

5.用物准备　治疗盘内置肛管、玻璃接管、橡胶管、玻璃瓶(内盛水 3/4 满)、瓶口系带、润滑油、棉签、胶布、清洁手套、弯盘、卫生纸,另备屏风。

【操作步骤】

1.核对、解释　携用物至床旁,核对床号、姓名,向患者解释肛管排气的目的、操作程序和配合要点。

2.患者体位　协助患者左侧卧位,脱裤至膝部,露出肛门。

3.连接排气装置　将瓶系于床边,橡胶管一端插入水中,另一端与肛管连接。

4.润滑插管　戴手套,润滑肛管前端,嘱患者张口呼吸,轻轻插入直肠 15 ~18 cm,用胶布交叉固定于臀部,橡胶管留出足够长度后固定于床单上(图 10 -14)。

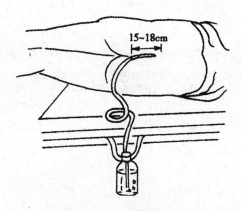

15~18cm

图 10 - 14　肛管排气法

5.留管观察　保留肛管,观察排气情况,如排气不畅,可帮助患者转换体位、按摩腹部。

6.拔管　拔出肛管,清洁肛门,协助患者取舒适的体位,并询问患者腹胀有无减轻。

7.整理记录　整理床单位,清理用物,取下手套,洗手,记录。

【注意事项】　保留肛管时间一般不超过 20 min,长时间留置肛管,会导致肛门括约肌松弛,必要时可隔 2~3 h 后再重复插管排气。

【健康教育】　向患者及其亲属讲解避免腹胀的方法,如增加活动、正确选择饮食类型等。解释肛管排气的意义,指导患者保持健康的生活习惯。

(杨　丽)

第十一章 给 药

药物在预防、诊断和治疗疾病中起着重要作用。给药（administering medication），即药物治疗，是一种最常用的治疗方法。护士既是给药的直接执行者，又是患者安全用药的监护者。为了保证准确、安全、有效地给药，护士必须了解常用药物的药理学知识，熟练掌握正确给药的方法，并运用护理程序实施护理，使药物达到最佳的治疗效果。

第一节 给药的基本知识

在执行给药的过程中，护士不仅要熟悉药物的药理知识，还必须掌握给药的基本知识，能对患者进行全面的给药护理，最大限度地发挥药物的治疗作用。

一、药物的种类、领取和保管

（一）药物的种类

根据药物性质和作用途径的不同分为：

1. 内服药 有溶液、合剂、片剂、酊剂、粉剂、胶囊、丸剂、散剂及纸型等。

2. 注射药 有水剂、油剂、混悬剂、结晶、粉剂。

3. 外用药 有软膏、溶液、酊剂、粉剂、搽剂、洗剂、滴剂、栓剂、涂膜剂等。

4. 新剂型 有粘贴敷片、植入慢溶药片、胰岛素泵等。

（二）药物的领取

药物的领取各医院规定不一，一般如下：

1. 病室内常用药物 病区设有药柜，存放一定基数的常用药物，由专人负责，按期根据消耗量填写领药本，到药房领取补充。

2. 患者使用的贵重药或特殊药物 凭医生处方领取。

3. 剧毒药和麻醉药 病室有固定基数，用后凭医生处方领回补充。

目前大部分医院已实行电子计算机联网管理。从医嘱开出、医嘱处理到药物计价、登账、药品的消耗结算等均经计算机处理，比较方便。

（三）药物的保管

（1）药柜：应放在通风、干燥、光线明亮处，避免阳光直射，保持清洁，专人负责。

（2）药品放置：药品应按内服、外用、注射、剧毒等分类放置，并按有效期的先后有计划地使用，以免失效。剧毒麻醉药应有明显标记，加锁保管，专人负责，专本登记，班班交接。

（3）药瓶应有明显标签：注明药品名称（中、英文对照）、剂量、浓度。内服药用蓝边标签、外用药用红边标签，剧毒麻醉药用黑边标签，标签脱落或辨认不清时应及时处理。

（4）药品如有沉淀、浑浊、异味、变色、潮解、霉变等，应立即停止使用。

（5）各类药物根据不同性质，妥善保存。

1）易挥发、潮解、风化的药物，如乙醇、过氧乙酸、酵母片、糖衣片等，须装瓶、盖紧。

2）遇热易破坏的生物制品和抗生素等，如疫苗、免疫球蛋白、抗毒血清、青霉素皮试液等应根据其性质和对储藏条件的要求，分别置于干燥阴凉（约20℃）处或冷藏于2℃~10℃处保存。

3）易氧化和遇光易变质的药物，如维生素C、氨茶碱、盐酸肾上腺素等用有色密闭瓶或放在黑纸遮光的纸盒内，置于阴凉处。

4）易燃、易爆的药物，如环氧乙烷、乙醚、乙醇等应单独存放，密闭瓶盖存放于阴凉低温处，远离明火，以防意外。

（6）个人专用的特种药物，应注明床号、姓名，并单独存放。

二、给药的原则

给药原则是一切用药的总则，给药中必须严格遵守。

（一）按医嘱要求准确给药

给药是一种非独立性的护理操作，因此，给药中护士必须严格按医嘱执行，不得擅自更改，对有疑问的医嘱，应了解清楚后方可给药，避免盲目执行。

（二）严格执行查对制度

严格执行查对制度，杜绝差错，做到"三查七对"。

三查：操作前、操作中、操作后查。

七对：对床号、姓名、药名、浓度、剂量、方法、时间。

此外，还应检查药物的质量，对疑有变质或超过有效期的药物，应立即停止使用。

（三）严格执行操作规程

准确掌握给药剂量、浓度、方法和时间。备好的药品应及时分发或使用，避免放置过久药效降低或污染。给药前向患者解释，以取得合作，并予相应的用药指导，提高自我合理用药的能力。

（四）观察用药后反应

注意观察药物疗效和不良反应，某些药物易引起过敏或毒副反应较大的应加强观察，做好记录。对易发生过敏反应的药物，使用前应了解过敏史，必要时做过敏试验，使用中加强观察。

三、给药的途径

给药的途径根据药物的性质、剂型、机体对药物的吸收情况及治疗需要而决定。常用的给药途径有口服、舌下含化、吸入、外敷、直肠给药、注射（皮内、皮下、肌内、静脉、动脉注射）等。除动、静脉注射药液直接进入血液循环外，其他药物均有一个吸收过程，吸收速率依次为：吸入＞舌下含化＞直肠给药＞肌内注射＞皮下注射＞口服＞外敷。

四、给药的次数与时间

给药次数和时间取决于药物的半衰期，以维持有效血药浓度和发挥最大药效为最佳选择，同时考虑药物的特性及人体的生理节奏。医院常用外文缩写及给药时间安排见表11－1、表11－2

表11－1　医院常用外文缩写与中文译意

拉丁或英文缩写	中文译意	拉丁或英文缩写	中文译意
comp	复方	gtt	滴
am	上午	mg	毫克
pm	下午	mL	毫升
12n	中午12时	q6h	每6小时1次
12 mn	午夜12时	q4h	每4小时1次
qd	每日1次	po	口服
bid	每日2次	H	皮下注射
tid	每日3次	ID	皮内注射
qid	每日4次	IM/im	肌内注射

拉丁或英文缩写	中文译意	拉丁或英文缩写	中文译意
qn	每晚 1 次	IV/iv	静脉注射
qh	每小时 1 次	ivgtt/iv by drip	静脉滴注
prn	需要时（长期医嘱）	ac	饭前
sos	需要时（限用一次，12h 内有效）	pc	饭后
st	立即	hs	临睡时
g	克	DC	停止

表 11 - 2　医院常用给药时间及安排

外文缩写	中文意译	时间安排	外文缩写	中文意译	时间安排
qd	每日 1 次	8am	qn	每晚 1 次	8pm
bid	每日 2 次	8am 4pm	qh	每 1 小时 1 次	6am 7am 8am 9am…
tid	每日 3 次	8am 12n 4pm	q2h	每 2 小时 1 次	6am 8am 10am 12am…
qid	每日 4 次	8am 12n 4pm 8pm	q3h	每 3 小时 1 次	6am 9am 12n 3pm…
qod	隔日 1 次	周一、三、五/周二、四、六	q4h	每 4 小时 1 次	8am 12n 4pm 8pm…
biw	每周 2 次	周一、四/周二、五/周三、六	q6h	每 6 小时 1 次	8am 2pm 8pm 2am…
qm	每晨 1 次	6am	sos	必要时	限用 1 次，12 小时内有效

五、影响药物作用的因素

为了保证合理、安全的给药，充分发挥药物的预防、治疗、诊断作用，而避免不良反应，应了解药物疗效的发挥受多种因素的影响，我们要了解这些影响因素的作用规律，以便采取恰当的护理措施，更好地发挥药物的作用，减少不良反应的发生，最大程度地发挥药物的疗效。

（一）药物方面

主要与药物的用量、剂型、给药途径以及是否联合用药等有关。

1. 药物用量　药物在使用中具有特定的量效关系，药物只有达到一定的剂量，才能产生一定的效应，在一定范围内剂量增加效应也增加，但是效应的增加是有限度的，达到最大效应后，剂量再增加不但效应不再增加，而且可能会使毒性增加，但是如果剂量不足，没有达到一定的血药浓度，那么药物则不能发生疗效。所以准确的剂量，是药物起效的关键，在给药时要注意把握。

2. 药物剂型　剂型影响药物在体内的代谢过程，决定药物的吸收量和速度，从而影响药物作用的快慢和强弱。例如：一般水溶性的制剂比油剂、混悬液或固体剂型吸收快。

3. 给药途径　根据患者和药物两方面的因素，确定给药途径，依据患者的疾病特点、身体状况、治疗的目的选择给药的方法。例如：患者发生过敏性休克，这就需要选用快速有效的给药方法，皮下注射或静脉注射法。

另外，不同的给药途径也可以影响药物吸收的量和速度，吸收速度由快到慢比较，有着一定的顺序，如吸入 > 舌下含化 > 直肠给药 > 肌内注射 > 皮下注射 > 口服 > 外敷。

有些药物给药途径不同，产生的效果亦不同。例如：如硫酸镁口服产生导泻和利胆作用，注射给药则产生镇静和降压作用。

所以，在给药过程中，要根据病情、药物的理化性质、剂量和作用目的选择给药途径。

(二)机体方面

1. 生理因素

(1)年龄与体重

1)年龄因素：老年人由于机体各系统的衰老，代谢能力下降，使药物难以以正常代谢速度排出体外，因而易使药物在体内堆积，造成中毒；另一方面吸收能力差，也使药物疗效难以发挥。婴幼儿的肝、肾功能发育不完善，代谢、降解、排泄功能较低，也影响药物的作用。

2)体重：一般来说，药物用量与体重呈正比，体重大，用量也大。但儿童与老人由于其机体的功能和代谢的特殊性，用药则不同。小儿的神经系统、内分泌系统及许多脏器发育尚不完善，而新陈代谢又很旺盛。如：小儿对影响水盐代谢、酸碱平衡的药物较为敏感，用利尿药后容易出现严重的血钾及血钠降低。老年人器官尤其是肝肾功能降低，影响药物的代谢、排泄，因而对药物的耐受性降低。所以根据《中华人民共和国药典》(1995年版，二部)所列老幼剂量折算表，对14岁以下的儿童及60岁以上的老人用药剂量，应以成人剂量为参考，酌情减量。

(2)性别：男女性别不同对药物的反应无明显差别。只是女性在用药时要考虑其生理特殊性，如月经期、妊娠期、哺乳期等。例如在月经期和妊娠期，子宫对泻药、刺激性较强的药物及子宫收缩药较敏感，易造成月经过多、早产和流产。另外，某些药物可能会造成畸胎，如阿司匹林、四环素类、氢氯噻嗪类利尿药等。还有一些药物可通过胎盘进入胎儿体内，或经乳腺排泌进入婴儿体内引起中毒，因此妇女在妊娠及哺乳期要慎重用药。

2. 病理状态 在不同病理状态下，药物作用可表现不同。如解热镇痛药能使发热者体温降低，但对正常体温则无明显影响。

另外，肝、肾是消除药物的重要器官。肝实质细胞受损可导致某些药物代谢酶减少。如苯巴比妥、洋地黄毒苷等主要在肝脏代谢的药物，在使用时必须减量、慎用或禁用。肾功能受损时，主要经肾脏消除的药物半衰期延长，药物蓄积可致中毒，如氨基糖苷类抗生素、头孢唑啉等，应减量或避免使用。

（三）饮食方面

饮食与药物在体内可相互作用，对药物的作用可产生一定的影响。

1. 促进药物吸收、增强疗效 如酸性食物可增加铁剂的溶解度，促进铁的吸收。

2. 干扰药物吸收、降低疗效 如补充钙剂时不宜同时吃菠菜，因为菠菜中含有大量的草酸，与钙结合形成草酸钙，影响疗效。维生素 C 与牛奶同时服用，可形成结块，影响吸收。

六、药源性疾病与安全给药

用药必须安全，否则不但不能发挥药效，还会引发药物不良反应和药源性疾病，严重的能致人死亡。药源性疾病（drug induced diseases，DIDs）就是在预防、诊断、治疗或调节生理功能过程中，出现的与用药相关的人体功能异常或组织损伤所引起的一系列临床症状。例如一些抗生素类药物，使用不当时，可损害人体的肾脏、肝脏、视听神经等；一些利尿药可造成低钾血症；一些安眠药则可造成人对该类药的依赖性等。即便是中药，这种情况仍然存在。由此可见，用药治病时，用药剂量、服用间隔时间等方面一定要遵医嘱，不可自作主张、随心所欲地服用，否则会造成严重后果。

药源性疾病的预防措施如下。

（一）充分重视药物作用的两重性

（1）充分认识到药物不单纯是治疗的一种手段，也可能是一种致病的因素。

（2）用药过程中要严密观察药物反应，以便及时调整剂量或调换治疗药物。

（二）做到合理用药

（1）选药要有明确的指征：选药不仅要有适应证，还要排除禁忌证。

（2）要有目的地联合用药：考虑最少品种的药物达到治疗目的，注意药物之间的联合作用可能引起的不良反应。

（3）根据所选药物的药理作用特点，制定合理的用药方案。

(4)应用新药须熟悉有关的基础药效动力学与药代动力学知识,切忌盲目使用。

(三)加强药品生产与使用过程的监督

1.新药研制过程的毒理学监督 国务院颁发了《中华人民共和国药品管理法实施条例》,明确规定任何一种新药在作为商品投入市场前均应经过新药审批。新药系指我国未生产过的药品;已生产的药品但增加新的适应证、改变给药途径和改变剂型者。一个新药的研究,要包括对工艺路线、质量标准、临床前药理和临床研究等内容进行评价。

2.新药上市后的安全性监督

(1)对新产品毒性继续观察,发现原先没有预料到的新的不良反应,同时包括对老药的质量监测和再评价。

(2)加强对医院等用药单位进行经常的系统的药物不良反应的调查和分析。

第二节 口服给药法

口服给药法(administering oral medications)是最常用、最方便又较安全的给药方法,药物经口服后被胃肠道吸收入血液循环,可起到局部或全身预防、治疗等作用。但口服给药吸收慢,故不适于急救,对意识不清、呕吐不止、禁食等患者也不宜用此法给药。

【目的】 协助患者遵医嘱安全、正确地服下药物,以减轻症状、治疗疾病、维持正常生理功能、协助诊断、预防疾病。

【操作前准备】

1.评估患者并解释

(1)了解患者病情、治疗情况、生命体征、意识状态、自理能力和合作程度;有无禁食、呕吐、鼻饲等;用药史、过敏史;有无喝咖啡、茶等习惯;是否了解用药的相关知识;是否对药物有依赖等情况。

(2)向患者解释用药的目的和服药注意事项。

2.患者准备 能明确用药的目的及方法,并能主动配合。

3.护士自身准备 衣帽整洁,洗手,戴口罩。

4.用物准备 小药卡、药盘、药杯、药匙、量杯、滴管、研钵、湿纱布、包药纸、饮水管、治疗巾、水壶(内盛温开水)。

5.药物准备 认真检查药物的质量、批号、有效期、颜色,有无沉淀、浑浊、絮状物等。

6.环境准备　环境清洁、光线明亮,温度适宜,用物放置整齐。

【操作步骤】

1.备药

(1)核对药卡与服药本,按床号顺序将小药卡插入药盘内,放好药杯。

(2)对照服药卡上的床号、姓名、药名、浓度、剂量、时间进行配药。

(3)根据药物剂型的不同,采取不同的配药方法。

1)固体药:一手取药瓶,瓶签朝向自己,另一手用药匙取出所需药量,放入药杯。

2)液体药:摇匀药液,打开瓶盖,使其内面向上放置;一手持量杯,拇指置于所需刻度,并使其刻度与视线平;为防止倒药时沾污瓶签,另一手将药瓶有标签的一面向上,倒药液至所需刻度处(图11-1);将药液倒入药杯,用湿纱布擦净瓶口,放药瓶回原处。若需更换药液品种时,应洗净量杯,以免更换药液时发生化学变化。

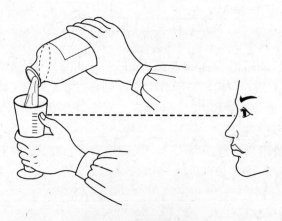

图11-1　量取药液方法

3)油剂、按滴计算的药液或药量不足1 mL的药液:先在药杯内倒入少许温开水,再用滴管吸取药液,滴入药杯,以免药液附着杯壁而影响剂量。

4)配药完毕,将物品归还原处,并根据服药本重新核对一遍,再由另一护士查对一遍,确认无误后,盖上治疗巾。

2.发药

(1)洗手,携带服药本,备温开水,送药至患者床前。

(2)核对床号、姓名、药名、剂量、浓度、时间、方法。并向患者或患者亲属解释用药的目的及注意事项。

（3）协助患者取舒适体位，协助患者服药，确认服下后方可离开。危重者及不能自行服药者应喂服；鼻饲者须将药物碾碎，用水溶解后，从胃管注入，再以少量温开水冲净胃管。

（4）服药后，收回药杯，先浸泡消毒，后冲洗清洁（盛油剂的药杯，先用纸擦净再作初步消毒，再消毒备用）。一次性药杯经集中消毒处理后销毁，并清洁药盘。

（5）洗手并记录。

【注意事项】

（1）严格执行"三查七对"。

（2）发药前须请另一护士再次核对，以确保准确无误。

（3）发药前了解患者有关情况：如遇特殊检查或手术须禁食者，暂不发药，并做好交班；如患者突然呕吐，应查明情况，再行处理；如患者不在，应将药物带回保管，适时再发或交班。

（4）确认无误后再发药；同一患者的药物应一次性取出药盘，不同患者的药物不可同时取出，以免发生差错。

（5）若患者提出疑问，应重新核对，确认无误后给予解释，再给患者服下。

（6）按药物性质进行正确指导和观察。

1）服强心甙类药物前应先测脉率（心率）及心律，脉率低于 60 次/min 或节律不齐时应暂停服用，并告知医生。

2）对牙齿有腐蚀作用或使牙齿染色的药物，如酸剂、铁剂，服用时应避免与牙齿直接接触，可用吸水管吸入，服用后及时漱口。

3）止咳糖浆对呼吸道黏膜起安抚作用，服后不宜立即饮水，以免冲淡药液，降低疗效。若同时服用多种药物，应最后服止咳糖浆。

4）服用磺胺类药物后宜多饮水，以免因尿液不足而致磺胺结晶析出，引起肾小管堵塞。

5）健胃及增进食欲的药物，宜饭前服；对胃黏膜有刺激的药物宜饭后服，使药物与食物混合，减少对胃黏膜的刺激。

（7）随时观察患者服药后的反应，若有异常，及时与医生联系，酌情处理并记录。

【健康教育】 解释用药的目的和注意事项，指导服药相关知识，对于慢性病患者和出院后需继续服药的患者，应特别强调遵医嘱按时、正确服药的重要性。

第三节　注射给药法

注射法(administering injection)是将无菌药液或生物制剂注入体内的方法。注射给药法的特点是药物吸收快,血药浓度迅速提高,适用于因各种原因不宜口服给药的患者。但注射给药会造成组织一定程度的损伤,可引起疼痛及潜在并发症的发生。此外,因药物吸收快,某些药物的不良反应出现迅速,处理相对困难,故使用时应加强观察。

一、注射原则

(一)严格遵守无菌操作原则

(1)环境清洁,光线明亮。

(2)注射前护士必须洗手、戴口罩,保持衣帽整洁。

(3)注射部位进行常规消毒,并保持其无菌。

皮肤常规消毒方法:用棉签蘸取碘酊,以注射点为中心由内向外螺旋式旋转涂擦,直径在5 cm以上,待干后,用75%乙醇以同法脱碘,待乙醇挥发后方可注射;或用0.5%碘伏以同法涂擦消毒两遍,无须脱碘。

(4)注射器的活塞、乳头和针头的针梗、针尖必须保持无菌。

(二)严格执行查对制度

做好"三查七对",仔细检查药液质量,如发现药液变质、变色、浑浊、沉淀、过期或安瓿有裂痕等现象,不可应用。同时注射几种药时,应注意药物的配伍禁忌。

(三)选择合适的注射器和针头

根据药物剂量、黏稠度和刺激性的强弱选择注射器和针头。注射器应完整无损、无漏气;针头锐利、无钩、不弯曲,型号合适;注射器和针头衔接紧密。一次性注射器要检查有效时间及包装是否密封。

(四)选择合适的注射部位

注射部位应避开神经、血管处(动、静脉注射除外)。不可在炎症、瘢痕、硬结、皮肤破损处进针。对需长期注射的患者,应经常更换注射部位。

(五)严格执行消毒隔离制度

注射时做到一人一针、一人一止血带、一人一棉垫。所用物品须先浸泡消毒,再处理。对一次性物品应按规定处理,不可随意丢弃。

(六)现配现用注射药液

药液按规定注射时间临时抽取,即时注射,谨防药物效价降低或被污染。

（七）注射前排尽空气

注射前必须排尽注射器内空气，以防气体进入血管形成栓塞。排气时，防止药液浪费。

（八）检查回血

进针后，注射药液前，抽动注射器活塞，检查有无回血。动、静脉注射必须见有回血方可注入药物。皮下、肌内注射如有回血，须拔出针头重新进针，而不可注入药物，以免药液进入血管。

（九）掌握合适的进针角度和深度

（1）各种注射法分别有不同的进针角度和深度要求(图 11 – 2)。

（2）进针时不可将针梗全部刺入注射部位，以防不慎断针时增加处理的难度。

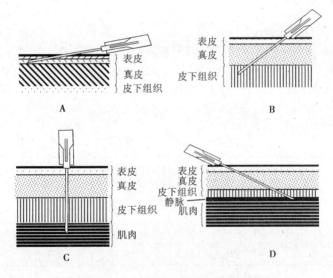

图 11 – 2 各种注射法的进针深度

A. 皮内注射；B. 皮下注射；C. 肌内注射；D. 静脉注射

（十）应用无痛注射技术

（1）解除患者思想顾虑，分散其注意力。

（2）取合适体位，使肌肉放松，易于进针。

（3）注射时做到"二快一慢"，即进针、拔针快，推药慢；推药速度要均匀。

（4）注射刺激性较强的药物，选用细长针头，进针要深；如需同时注射多种药物，应先注刺激性较弱的药物，再注射刺激性强的药物，同时注意药物配伍禁忌。

二、注射前准备

(一)用物准备

1.注射盘内放

(1)皮肤消毒液(2%碘酊与75%乙醇,或0.5%碘伏)。

(2)无菌持物钳(浸泡于消毒溶液瓶内或盛放于灭菌后的干燥容器内)。

(3)砂轮、无菌棉签、弯盘、启瓶器,静脉注射时加止血带和治疗巾。

2.注射器和针头　注射器由空筒和活塞组成:空筒前端为乳头,空筒上有刻度,活塞后部为活塞轴、活塞柄;针头由针尖、针梗和针栓三部分组成(图11-3);注射器规格和针头型号有多种(表11-3)。

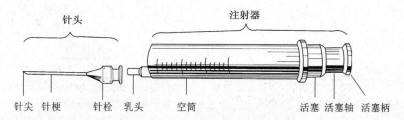

图11-3　注射器和针头的构造

表11-3　注射器规格和针头型号

注射器规格	针头型号	主要用途
1 mL	4 号半	皮内注射、注射小剂量药液
1 mL、2 mL	5～6 号	皮下注射
2 mL、5 mL	6～7 号	肌内注射、静脉采血
5 mL、10 mL、20 mL、30 mL、50 mL、100 mL	6～9 号	静脉注射、静脉采血

3.注射药液　按医嘱准备。

(二)药液抽吸法

1.抽吸前准备　抽吸前护士洗手、戴口罩,按医嘱准备药液,认真查对药名、浓度、剂量、药物的质量及有效期。

2.正确抽吸药液

(1)自安瓿内吸取药液法

1)消毒及折断安瓿:将安瓿尖端药液弹至体部,常规消毒安瓿颈部,用砂轮在安瓿颈部划一锯痕,然后重新消毒,拭去细屑,用小纱布按往颈部,折断安瓿。

2)抽吸药液：持注射器，将针头斜面向下置入安瓿内的液面下，持活塞柄，抽动活塞，进行吸药。吸药时不得用手握住活塞，只能持活塞柄，吸毕，将安瓿套在针头上备用(图11－4、图11－5)。

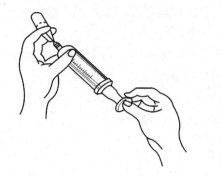

图11－4 自小安瓿内吸取药液　　图11－5 自大安瓿内吸取药液

(2)自密封瓶内吸药法

1)除去铝盖中心部分，常规消毒瓶塞，待干。

2)注射器内吸入与所需药液等量的空气，将针头插入瓶内，注入所需药液的等量空气，以增加瓶内压力，避免形成负压，倒转药瓶及注射器，使针头在液面下，吸取所需药量，再以示指固定针栓，拔出针头(图11－6)。

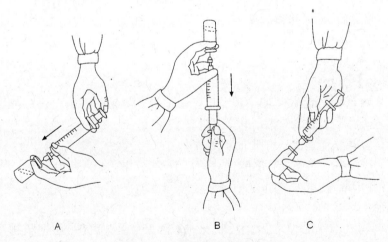

　　　　A　　　　　　　　　　B　　　　　　　　C

图11－6 自密封瓶内吸取药液

A. 向密封瓶内注入与所需药液等量的空气；B. 倒转药瓶，使针头在液面下，吸取药液至所需量；C. 以示指固定针栓，拔出针头

3. 排尽空气

(1)注射器乳头居中：将针头垂直向上，轻拉活塞，使针头中药液流入注射器，并使气泡集中于乳头口，轻推活塞，驱出气体。

(2)注射器乳头偏向一侧：排气时，使注射器乳头向上倾斜，使气泡集中于乳头根部，驱出气体。

4. 保持无菌　排气毕，将安瓿或药瓶套在针头上，也可套针帽，但须将药瓶或安瓿放于一边，再次核对后放入无菌巾内待用。

5. 注意事项

(1)针头不可触及安瓿外口，针尖斜面向下，有利于吸药。

(2)严格执行查对制度及无菌操作原则。

(3)抽药时，不可用手握住活塞，以免污染药液。

(4)油剂可稍加温或双手对搓药瓶(药液易被热破坏者除外)后，用稍粗针头吸取。

三、常用注射法

(一)皮内注射法

皮内注射法(intradermic injection, ID)是将少量药液或生物制品注射于表皮和真皮之间的方法。

【目的】

(1)进行药物过敏试验，以观察有无过敏反应。

(2)预防接种。

(3)局部麻醉的起始步骤。

【部位】

1. 皮内试验　前臂掌侧下段，该处皮肤较薄，易于注射，且易辨认局部反应。

2. 预防接种　上臂三角肌下缘。

3. 局部麻醉　实施局部麻醉处。

【操作前准备】

1. 评估患者并解释

(1)评估：①患者病情及治疗状况；②患者的意识状态、心理状态及合作程度；③注射部位皮肤是否完整；④用药目的及对药物的反应，既往用药史与过敏史；⑤患者对用药相关知识的了解及其程度；⑥有无药物依赖及不遵医嘱的情况。

(2)向患者解释皮内注射的目的、方法、注意事项及配合要点。

2.患者准备 明确皮内注射的目的、方法、注意事项及配合要点,能主动有效配合。取舒适体位并暴露注射部位。

3.护士自身准备 衣帽整洁,洗手,戴口罩。

4.用物准备

(1)注射盘内放1 mL注射器、4号半针头、注射卡及药液、75%乙醇溶液。

(2)如为药物过敏试验,另备0.1%盐酸肾上腺素和注射器。

5.环境准备 注射环境清洁,空气新鲜。

【操作步骤】

(1)按医嘱抽吸药液。

(2)携用物至患者床旁,核对患者床号、姓名并解释。如为药物过敏试验,应详细询问有无过敏史,如对需要注射的药液有过敏史,则不能作皮试,应和医生取得联系,更换其他药物后再作试验。

(3)正确选择注射部位,以75%乙醇消毒皮肤。

(4)再次核对药液,排尽空气。

(5)一手绷紧局部皮肤,一手持注射器,针头斜面向上,与皮肤呈5°角刺入皮内。待针头斜面完全进入皮内后,放平注射器,固定针栓,注入药液,药量要准确,使局部隆起呈半球状皮丘,皮肤变白,毛孔变大(图11-7)。

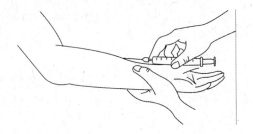

图11-7 皮内注射

(6)注射完毕,迅速拔出针头,勿按揉针眼,再次核对。

(7)整理患者床单位,协助患者取舒适体位;正确处理一次性物品,洗手。

(8)如为药物过敏试验,15~20 min后观察局部反应,作出正确判断并记录观察时间。

(9)如需作对照试验,用另一注射器和针头,在另一前臂的相同部位,注入0.1 mL等渗盐水15~20 min后,对照观察反应。

【注意事项】

(1)严格执行查对制度和无菌操作原则。

(2)做皮试前,详细询问用药史、过敏史,如患者对需要注射的药物有过敏史,则不可作皮试,应与医生联系,更换其他药物。

(3)注入的剂量要准确;不得两种皮试液同时进行,以免影响判断。

（4）忌用碘酊、碘伏消毒，进针角度不宜过大，以免影响对局部反应的观察。

（5）为患者做药物过敏试验前，要备好急救药品。

（6）注射完毕应嘱咐患者勿用手按揉注射部位，以免影响结果的观察。不得擅自离开。

（7）药物过敏试验结果如为阳性反应，告知患者或其亲属，不能再用该种药物，并记录在病历上。

【健康教育】

（1）给患者做药物过敏试验后，嘱患者勿离开病室（或注射室），等待护士，于 15～20 min 后观察结果。同时告知患者，如有不适应立即通知护理人员，以便及时处理。

（2）指导患者拔针后勿揉擦局部，以免影响结果的观察

（二）皮下注射法

皮下注射法（hypodermic injection，H）是将小量药液或生物制剂注入皮下组织的方法。

【目的】

（1）需迅速达到药效、不能或不宜经口服给药时采用。如胰岛素口服在胃肠道内易被消化酶破坏，失去作用，而皮下注射迅速被吸收。

（2）局部麻醉用药。

（3）预防接种。

【部位】　常选用上臂三角肌下缘、两侧腹壁、后背、大腿前侧和外侧（图11-8）。

【操作前准备】

1. 评估患者并解释

（1）评估患者：①病情及治疗状况；②患者的意识状态及合作程度；③注射部位皮肤及皮下组织是否完整，有无瘢痕、硬结；④患者对用药相关知识的了解及其程度；对药物治疗的态度及心理反应；有无药物依赖及不遵医嘱的情况；⑤用药目的及对药物的反应，既往用药史与过敏史。

（2）向患者解释皮下注射的目的、方法、注意事项、药物的作用及配合要点。

2. 患者准备

（1）了解皮下注射的目的、方法、注意事项、药物的作用及配合要点。

（2）取舒适体位并暴露注射部位。

3. 护士自身准备　衣帽整洁，洗手，戴口罩。

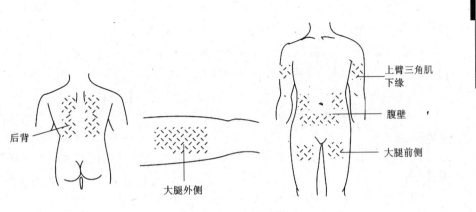

图 11 -8 皮下注射部位

4.用物准备 注射盘内备 1~2 mL 无菌注射器、5 号半~6 号针头、注射卡及药液、皮肤消毒液(2% 碘酊与 75% 乙醇,或 0.5% 碘伏)。

【操作步骤】

(1)按医嘱抽吸药液。

(2)携用物至患者处,核对并解释。

(3)选择注射部位,常规消毒皮肤、待干。

(4)再次核对,排尽空气,备好干棉签。

(5)左手绷紧局部皮肤,右手持注射器,以示指固定针栓,针头斜面向上,与皮肤呈 30° ~40°,过瘦者可捏起注射部位皮肤,迅速刺入针头的 2/3,左手抽吸无回血,即可缓慢推注药液(图 11 -9)。

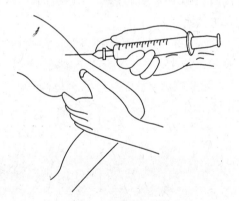

图 11 -9 皮下注射

(6)注射完毕,用消毒棉签轻按针刺处,快速拔针。

(7)再一次核对,安置患者,整理床单位,清理用物,洗手,记录。

【注意事项】

(1)严格执行查对制度和无菌操作原则。

(2)对皮肤有刺激的药物一般不作皮下注射。

(3)注射前详细询问用药史。

(4)过于消瘦者可捏起局部组织,适当减小穿刺角度,进针角度不宜超过45°,以免刺入肌层。

【健康教育】 长期注射者,让患者了解建立轮流交替注射部位的计划,经常更换注射部位,以促进药物的充分吸收。

(三)肌内注射法

肌内注射法(intramuscular injection,IM)是将一定量药液注入肌肉组织的方法。

【目的】 用于不宜口服或静脉注射,且要求比皮下注射更迅速发生疗效的患者。

【部位】 一般选择肌肉丰厚且距大血管、大神经较远处。其中最常用的部位为臀大肌,其次为臀中肌、臀小肌、股外侧肌及上臂三角肌。

1. 臀大肌注射定位法 臀大肌起自髂后上棘与尾骨尖之间,肌纤维平行向外下方止于股骨上部。坐骨神经起自骶丛神经,自梨状肌下孔出骨盆至臀部,在臀大肌深部,约在坐骨结节与大转子之间中点处下降至股部,其体表投影为自大转子尖至坐骨结节中点向下至腘窝。注射时注意避免损伤坐骨神经。定位方法有两种:

(1)十字法:从臀裂顶点向左或向右侧划一水平线,然后从髂嵴最高点作一垂线,将一侧臀部分为四个象限,其外上象限并避开内角为注射区。

(2)联线法:从髂前上棘至尾骨作一连线,其外上三分之一处为注射部位(图11-10)。

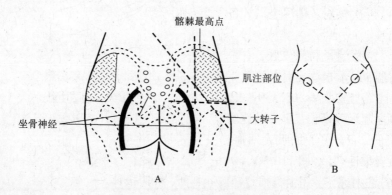

图11-10 臀大肌注射定位法
A. 十字法;B. 联线法

2.臀中肌、臀小肌注射定位法

(1)以示指尖和中指尖分别置于髂前上棘和髂嵴下缘处,这样髂嵴、示指、中指便构成一个三角形，注射部位在示指与中指间构成的角内（图 11 - 11）。此处血管、神经较少，且脂肪组织也较薄，故被广泛使用。

（2）以髂前上棘外侧三横指处（以患者自体手指宽度为标准）。

3. 股外侧肌注射部位 大腿中段外侧，一般成人取髋关节下 10 cm 至膝关节上 10 cm 的范围。此区大血管、神经干很少通过，且注射范围较广，可供多次注射。尤适用于 2 岁以下儿童。

4. 上臂三角肌注射定位法 为上臂外侧，自肩峰下 2～3 横指处（图 11 - 12），此处肌肉分布较薄，只能作少剂量注射。

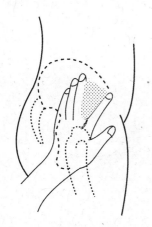

图 11 - 11　臀中肌、臀小肌注射定位法

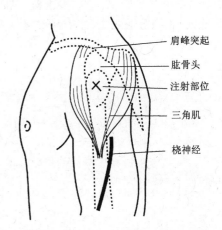

肩峰突起
肱骨头
注射部位
三角肌
桡神经

图 11 - 12　上臂三角肌注射定位法

【操作前准备】

1. 评估患者并解释

（1）评估患者：①病情及治疗状况；②意识状态及合作程度；③局部注射部位皮肤是否完整，有无瘢痕、硬结；④患者对用药相关知识的了解及其程度；⑤对药物治疗的态度及心理反应。

（2）向患者解释肌内注射的目的、方法、注意事项、药物的作用及配合要点。患者取左侧或右侧卧位，下腿弯曲上腿伸直。

2. 患者准备 明确肌内注射的目的、部位及注意事项，能主动有效配合。

3. 护士自身准备 衣帽整洁，洗手、戴口罩。

4. 用物准备 注射盘内盛 2～5 mL 无菌注射器、6～7 号针头、注射卡及药液、皮肤消毒液（2% 碘酊与 75% 乙醇，或 0.5% 碘伏）。

【操作步骤】

（1）按医嘱吸取药液、核对。

(2)携用物至患者处,核对并解释。

(3)协助患者取合适体位,臀部肌内注射时为使局部肌肉放松,可取以下体位:①侧卧位:上腿伸直,下腿稍弯曲;②俯卧位:足尖相对,足跟分开;③仰卧位:适用于危重患者,不宜翻身的患者;④坐位:身体重心偏向非注射一侧。

(4)定注射部位,常规消毒皮肤,待干。

(5)再次核对,排尽空气,备好干棉签。

(6)左手拇、示指绷紧局部皮肤,右手用握毛笔法持注射器,中指固定针栓,将针头与皮肤呈90°,快速刺入肌肉内,一般进针2.5~3 cm(消瘦者及儿童酌减),约针梗的2/3。松开左手,抽动活塞,如无回血,固定针头,缓慢注入药物(图11-13)。

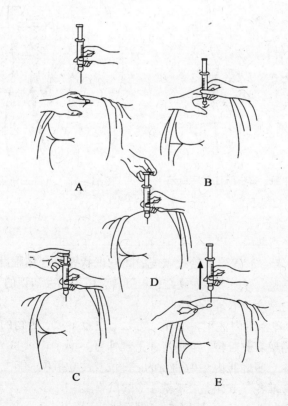

图11-13 肌内注射步骤

A. 绷紧皮肤;B. 垂直进针;C. 抽取回血;

D. 推注药液;E. 快速拔针

7)注射毕以消毒棉签轻压进针点,快速拔针,按压片刻。以不渗血液为止,再次核对。清理用物,归还原处。

(8)安置患者,整理床单位,清理一次性用物,洗手,记录。

【注意事项】

(1)严格执行查对制度和无菌操作原则。

(2)对2岁以下婴幼儿不宜选用臀大肌注射,因其臀大肌尚未发育好,注射时有损伤坐骨神经的危险。

(3)对需长期注射者,应交替更换注射部位,并用细长针头,以避免或减少硬结的发生。

(4)切勿将针头全部刺入,以防针梗从根部衔接处折断,难以取出;若针头折断,应嘱患者保持原位不动,固定局部组织,以防断针移位,并尽快用无菌血管钳夹住断端取出;如断端全部埋入肌肉,则请外科医生处理。

(5)长期多次注射引起局部硬结时,可采用热敷、理疗等方法处理。

(6)两种药物同时注射时,注意配伍禁忌。

【健康教育】

(1)臀部肌内注射时,应使臀部肌肉放松,以减轻疼痛与不适。

(2)对因长期多次注射出现局部硬结的患者,教给其局部热敷的方法。

(四)静脉注射法

静脉注射法(intravenous injection,IV)是自静脉注入无菌药液的方法。

【目的】

(1)用于药物不宜口服、皮下、肌内注射时,或需迅速发生药效时。

(2)注入药物作某些诊断性检查,如由静脉注入造影剂。

(3)静脉营养治疗。

【部位】

1.四肢浅静脉　常用肘部浅静脉(贵要静脉、正中静脉、头静脉)及腕部、手背、足背部浅静脉(图11-14)。

2.头皮静脉　小儿头皮静脉极为丰富,分支甚多,互相沟通交错成网且静脉表浅易见,易于固定,方便患儿肢体活动。故患儿静脉注射多采用头皮静脉,有颞浅静脉、额静脉、耳后静脉及枕静脉(图11-15)。使用时需注意与头皮动脉鉴别(表11-4)。

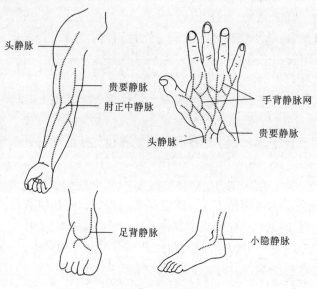

图 11-14　四肢浅静脉

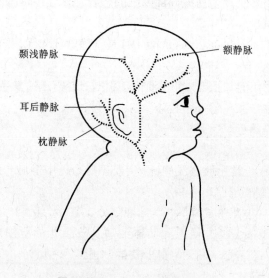

图 11-15　小儿头皮静脉分布

表 11-4　头皮动脉与静脉的鉴别

特　征	头皮静脉	头皮动脉
颜色	微蓝	淡红或与皮肤同色
搏动	无	有
管壁	薄、易压瘪	厚、不易压瘪
血流方向	多向心	多离心
血液颜色	暗红	鲜红
注药	阻力小	阻力大，局部血管树枝状突起，颜色苍白，患儿疼痛、尖叫

3. 股静脉　股静脉位于股三角区。在髂前上棘和耻骨结节联线的中点为股动脉定位，股动脉内侧0.5 cm为股静脉，股静脉位于股神经和股动脉的内侧（图11-16）。

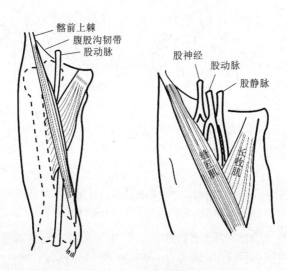

图 11-16　股静脉解剖位置

【操作前准备】

1. 评估患者并解释

（1）评估患者：病情及治疗状况；患者的意识状态及合作程度。注射部位皮肤是否完整及静脉情况。用药目的及药物的反应，既往用药史与过敏史。患者对用药相关知识的了解及其程度；对药物治疗的态度及心理反应；有无药物依赖及不遵医嘱的情况。

（2）向患者解释静脉注射的目的、方法、注意事项、药物的作用及配合要点。

2. 患者准备　明确静脉注射的目的、部位及注意事项，能主动有效配合。

3. 护士自身准备　衣帽整洁，洗手、戴口罩。

4. 用物准备　注射盘内盛无菌注射器（根据药液量选用），6～9号针头或头皮针，止血带，无菌纱布、注射用小枕、胶布、注射卡及药液。

【操作步骤】

1. 四肢浅静脉注射

（1）严格按医嘱备药，加药时做到剂量准确，无污染。

（2）携用物至患者处，核对，向患者说明操作的目的。

（3）选择合适静脉，以手指探明静脉走向及深浅，在穿刺部位的下方垫小枕。

（4）在穿刺部位上方（近心端）约6 cm处扎紧止血带，常规消毒皮肤，待干，嘱患者握拳。

（5）再次核对，排尽空气，以左手拇指绷紧静脉下端皮肤，使其固定，右手持注射器，示指固定针栓，针头斜面向上，与皮肤呈15°～30°角自静脉上方或侧方刺入皮下，再沿静脉走向潜行刺入静脉（图11－17）。

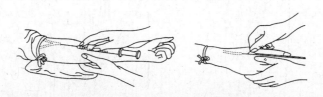

图11－17　静脉注射进针法

（6）见回血，可再顺静脉进针少许，松开止血带，嘱患者松拳，固定针头（如为头皮针，用胶布固定），缓慢注入药液（图11－18）。

（7）注射毕，将干棉签置于穿刺点及上方，快速拔出针头，按压片刻。

（8）再次核对，安置患者，取舒适体位，清理一次性用物，洗手，记录。

2. 小儿头皮静脉注射　需由助手固定患儿头部，术者左手拇、示指固定静脉两端，右手持头皮针小翼，沿静脉向心方向平行刺入，见回血后推药少许，如无异常，用胶布固定针头，缓慢推注药液。

3. 股静脉注射

（1）协助患者取仰卧位，下肢伸直略外展外旋，常规消毒局部皮肤并消毒术者左手示指和中指。

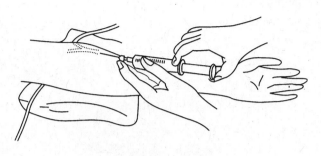

图 11 – 18　静脉注射推药法

(2)用左手示指于腹股沟扪及股动脉搏动最明显部位加以固定,右手持注射器,在股动脉内侧 0.5 cm 处垂直或呈 45° 刺入,抽动活塞见有暗红色血,提示针头已进入股静脉,固定针头,注入药液。

(3)注射毕,拔出针头,局部用无菌纱布加压止血 3 ~ 5 min,胶布固定,继续观察有无出血,无异常方可离开。

【注意事项】

(1)严格执行查对制度和无菌操作原则。

(2)选择粗、直、弹性好、易于固定的静脉,避开关节和静脉瓣。

(3)对需长期注射者,应有计划地由小到大、由远心端到近心端选择静脉。

(4)穿刺时应沉着,切勿乱刺,一旦出现局部血肿,立即拔出针头,按压局部:股静脉按压 3 ~ 5 min,股动脉按压 5 ~ 10 min,直至无出血为止。

(5)根据患者年龄、病情及药物性质,掌握注射药物的速度,并随时听取患者主诉,观察局部情况及病情变化。

(6)注射过程中注意约束患儿,防止其抓拽注射局部。

(7)小儿头皮静脉注射取仰卧位或侧卧位,必要时剃去注射部位毛发。

(8)有出血倾向者不宜采用股静脉注射。

【静脉注射失败的常见原因】

1.穿刺过少　穿刺后可见回血,松止血带后再抽无回血,推注药液局部隆起疼痛。原因是针头刺入静脉过少,针头滑出血管,药液注入皮下。

2.穿刺过浅　抽吸虽有回血,推注药液局部即隆起并感疼痛,可能为针头斜面仅部分刺入静脉,部分留在皮下。

3.穿刺较深　斜面一半穿破对侧血管壁,抽吸有回血,推注少量药液,局部可无隆起,但因部分药液溢出至深层组织,患者有痛感。

4.穿刺过深　穿破对侧血管壁,抽吸无回血。

【特殊患者的静脉穿刺要点】

1.肥胖患者　肥胖者皮下脂肪厚，静脉较深，难以辨认，但较固定，注射时，在摸清血管走向后由静脉上方正面刺入，进针角度稍加大(30°~40°角)。

2.水肿患者　可沿静脉解剖位置，用手压迫局部，以暂时驱散皮下水分，使静脉充分显露后再行穿刺。

3.脱水患者　因血管充盈不良、穿刺困难，可作局部热敷、按摩，待血管充盈后再穿刺。

4.老年患者　老人皮下脂肪较少，皮肤松弛，静脉易滑动且脆性较大，针头难以刺入或易穿破血管对侧。注射时，可用手指分别固定穿刺段静脉上下两端，再直接刺入皮下及血管。

第四节　雾化吸入法

雾化吸入法(Inhalation)是将药液以气雾状喷出，由呼吸道吸入以达到治疗的目的。由于吸入给药具有局部及全身的疗效，并且有奏效快、剂量小、不良反应少等优点，故临床上应用广泛。

一、目的

(一)控制呼吸道感染

消除炎症，减轻呼吸道黏膜水肿，稀释痰液，帮助祛痰。常用于咽喉炎、支气管扩张、肺炎、肺脓肿、肺结核等患者。

(二)改善通气功能

解除支气管痉挛，保持呼吸道通畅。常用于支气管哮喘等患者。

(三)湿化气道

常用于呼吸道湿化不足、痰液黏稠、气道不畅者，也作为气管切开术后常规治疗手段。

(四)预防呼吸道感染

常用于胸部手术前后的患者。

二、常用药物及作用

(一)抗生素类药

控制呼吸道感染，消除炎症，常用庆大霉素、卡那霉素等抗生素。

(二)平喘类药

解除支气管痉挛，常用氨茶碱、舒喘灵等。

（三）祛痰类药

稀释痰液，帮助祛痰，常用糜蛋白酶等。

（四）糖皮质激素类药

减轻呼吸道黏膜水肿，常用地塞米松等。

三、常用方法

（一）超声雾化吸入法

超声雾化吸入法是应用超声波声能，将药液变成细微的气雾，再由呼吸道吸入的方法。其雾量大小可以调节，雾滴小而均匀，药液可随深而慢的吸气到达终末支气管和肺泡。

【构造和原理】

1. 构造　①超声波发生器：通电后可输出高频电能，其面板上有电源和雾量调节开关、指示灯及定时器；②水槽与晶体换能器：水槽盛冷蒸馏水，其底部有一晶体换能器，接受发生器输出的高频电能，将其转化为超声波声能；③雾化罐与透声膜：雾化罐盛药液，其底部是一螺纹管和半透明的透声膜，声能可透过此膜与罐内药液作用，产生雾滴喷出；④螺纹管和口含嘴（或面罩）（图11-19）。

2. 原理　超声波发生器通电后输出的高频电能通过水槽底部

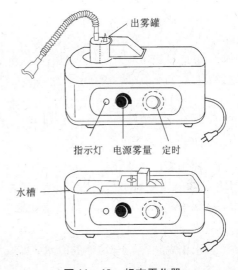

图 11-19　超声雾化器

晶体换能器转换为超声波声能，声能震动并透过雾化罐底部的透声膜作用于罐内的药液，使药液表面张力破坏而成为细微滴雾，通过导管随患者的深吸气进入呼吸道。

【操作前准备】

1. 评估患者并解释　评估患者目前的病情与治疗情况、意识状态、呼吸道通气情况以及口腔局部黏膜情况。患者对超声波雾化吸入治疗的了解和认识的程度，有无紧张、焦虑等心理反应。向患者解释超声波雾化吸入法的目的、方法、注意事项及配合要点。

2.患者准备　能明确雾化吸入的治疗目的及相关注意事项，并做好充分准备，清洁漱口。

3.护士准备　衣帽整洁，洗手、戴口罩。

4.用物准备　超声波雾化吸入器1套，水温计，弯盘，药液，冷蒸馏水。

5.环境准备　治疗环境清洁，温度适宜。

【操作步骤】

(1)连接雾化器主件与附件，水槽内加冷蒸馏水，水量视不同类型的雾化器而定，要求浸没雾化罐底部的透声膜。

(2)将药液用0.9%氯化钠溶液稀释至30～50 mL倒入雾化罐内，检查无漏水后，将雾化罐放入水槽，盖紧水槽盖。

(3)携用物至患者床旁，核对并向患者做好解释工作。

(4)协助患者取舒适卧位，接通电源，打开电源开关(指示灯亮)，预热3～5 min，调整定时开关至所需时间，打开雾化开关，调节雾量，将口含嘴放入患者口中(也可用面罩)，指导患者做深呼吸。

(5)治疗毕，取下口含嘴，关雾化开关，再关电源开关。擦干患者面部，协助其取舒适卧位，整理床单位及用物，倒出水槽内的水，擦干水槽，将口含嘴、雾化罐、螺纹管浸泡消毒，再洗净晾干备用。

【注意事项】

(1)使用前检查雾化器各部件是否完好，有无松动、脱落等异常情况。水槽和雾化罐内切忌加温水或热水，水槽内无水时不可开机，以免损坏机器。

(2)水槽底部的晶体换能器和雾化罐底部的透声膜薄而脆，易破碎，操作中注意不要损坏。

(3)水槽内须保持有足够的冷水，如发现水温超过50℃或水量不足，应关机，更换或加入冷蒸馏水。

(4)一般每次定时15～20 min。连续使用雾化器时，中间需间隔30 min左右，以延长使用寿命。

【健康教育】

(1)向患者介绍作用原理、正确的使用方法。

(2)教给患者深呼吸的方法、用深呼吸配合雾化的方法。

(二)氧气雾化吸入法

【原理】　借助氧气高速气流，使药液形成雾状，随吸气进入呼吸道的方法(图11-20)。

【操作前准备】

1.评估患者并解释　评估患者目前的病情与治疗情况、意识状态、呼吸道通气情况以及口腔局部黏膜情况。患者对氧气雾化吸入治疗的了解和认识的程度，有无紧张、焦虑等心理反应。向患者解释氧气雾化吸入法的目的、方法、注意事项及配合要点。

2.患者准备　能明确氧气雾化吸入的治疗目的及相关注意事项，并做好充分准备，清洁漱口。

3.护士准备　衣帽整洁，洗手、戴口罩。

4.用物准备　氧气雾化吸入器、氧气装置1套、弯盘、药液。

5.环境准备　治疗环境清洁，温度适宜，无热源火源。

【操作步骤】

(1)遵医嘱将药液稀释至5 mL，注入雾化器的药杯内。

(2)携用物至患者床旁，核对并向患者做好解释工作。

(3)连接雾化器的接气口于氧气装置的橡皮管口，调节氧气流量至6~8 L/min

(4)指导患者手持雾化器，将口含嘴放入口中，紧闭嘴唇深吸气，用鼻呼气，如此反复，直至药液吸完为止。

(5)取出雾化器，关闭氧气开关，协助清洁口腔，整理床单位，清理用物。

【注意事项】

(1)使用前检查雾化器连接是否完好，有无漏气。

(2)氧气湿化瓶内勿放水，以免液体进入雾化吸入器内使药液稀释。

(3)操作中，严禁接触烟火和易燃品。

(4)一次性雾化吸入器用后按规定处理。

【健康教育】

(1)向患者介绍作用原理、正确的使用方法。

(2)教给患者深呼吸的方法、用深呼吸配合雾化的方法。

(三)压缩雾化吸入法

【原理】　压缩雾化吸入法是利用压缩空气将药液变成细微气雾，使药液直接被吸入呼吸道的治疗方法(图11-20)。

【操作前准备】

1.评估患者并解释

(1)患者目前的病情与治疗情况、意识状态、呼吸道通气情况以及口腔局部黏膜情况。

(2)患者对压缩雾化吸入治疗的了解和认识的程度，有无紧张、焦虑等心理反应。

(3)向患者解释压缩雾化吸入法的目的、方法、注意事项及配合要点。

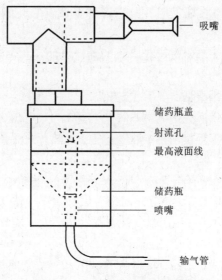

图 11 - 20 射流式氧气雾化器

2.患者准备 能明确压缩雾化吸入的治疗目的及相关注意事项,并做好充分准备,清洁漱口。

3.护士自身准备 衣帽整洁,洗手、戴口罩。

4.用物准备 压缩雾化器 1 套,弯盘、药液。

5.环境准备 治疗环境清洁,温度适宜。

【操作步骤】

(1)检查并连接雾化器。

(2)将槽内加冷蒸馏水至浸没雾化罐底的透声膜。

(3)将药液用生理盐水稀释至 30~50 mL 倒入雾化罐内,将雾化罐放入水槽。

(4)携用物至患者处,核对并向患者做好解释工作。

(5)接通电源,打开电源开关,打开雾化开关,调节雾量,将口含嘴放入患者口中,指导患者做深呼吸。

(6)治疗毕,取下口含嘴,关雾化开关,再关电源开关。

(7)用完后清毒,洗净晾干。

【注意事项】

(1)使用前检查雾化器连接是否完好,有无漏气。

(2)为防止医院内感染,雾化器应由患者单独使用。

(3)定期用消毒水溶液浸泡消毒设备。

【健康教育】

(1)向患者介绍作用原理、正确的使用方法。

(2)教给患者深呼吸的方法、用深呼吸配合雾化的方法。

（四）手压式雾化吸入法

【原理】

是将药液置于有适当的抛射剂制成的送雾器中，由于送雾器内腔为高压，将其倒置，用拇指按压顶部时，其内的阀门即打开，药液便从喷嘴喷出(图11 -21)。

【操作前准备】

1.评估患者并解释

(1)患者目前的病情与治疗情况、意识状态、呼吸道通气情况以及口腔局部黏膜情况。

(2)患者对手压式雾化吸入治疗的了解和认识的程度，有无紧张、焦虑等心理反应。

(3)解释同超声波雾化吸入法。

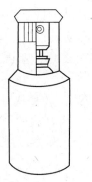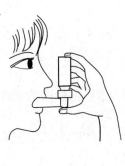

图 11 - 21　手压式雾化器及吸入法

2.患者准备　了解手压式雾化器的使用方法，并清洁漱口。

3.护士准备　衣帽整洁，洗手、戴口罩。

4.用物准备　手压式雾化器 1 套。

5.环境准备　治疗环境清洁，温度适宜。

【操作步骤】

(1)取下保护盖，充分摇匀，将接口端放入双唇间，平静吸气。

(2)在吸气开始时，按压气雾瓶顶部，使之喷药，随着深呼吸的动作，药物经口缓慢吸入。尽可能长地屏住呼吸，然后呼气。反复1~2次，间隔时间不少于3~4 h，喷雾剂使用后放在阴凉处保存。

【注意事项】

(1)喷雾器使用后应放置阴凉处保存，外壳定期清洁。

(2)尽可能长地屏住呼吸，然后呼气。

(3)每次1~2喷，两次使用间隔时间不少于3~4 h。

【健康教育】

(1)指导患者或其亲属正确使用手压式雾化吸入器给药方法。

(2)教会患者评价疗效,当疗效不满意时,不随意增加或减少用量或缩短用药间隔时间,以免加重不良反应。

(3)帮助患者分析并解释引起呼吸道痉挛的原因和诱因,指导其选择适宜的运动,预防呼吸道感染。

第五节 药物过敏试验法

药物过敏反应是指有特异体质的患者使用某种药物后产生的不良反应,它与药物的剂量无关。药物过敏反应的发病率不高。主要有两种形式:一种是在用药当时就发生,称为即发反应;另一种是潜伏半个小时甚至几天后才发生,称为迟发反应。轻则表现为皮疹、哮喘、发热;重则发生休克,甚至可危及生命。

为了防止过敏反应的发生,在使用某些药物前,除须详细询问用药史、过敏史、家族史外,还须做药物过敏试验。在做过敏试验的过程中,要准确配制药液,严格掌握操作方法,认真观察反应,正确判断结果,并做好急救准备。

一、青霉素过敏试验及过敏反应的处理

青霉素是目前常用的抗生素之一,具有疗效高、毒性低,但较易发生过敏反应的特点。

对青霉素过敏的人接触该药后,无论年龄、性别、给药途径(注射、口服、外用等)、剂量和制剂(钾盐、钠盐、长效、半合成青霉素等)均可发生过敏反应。因此,在使用各种剂型的青霉素制剂前,必须先做过敏试验,试验结果为阴性后方可用药。

(一)过敏反应的原因

青霉素过敏反应是抗原和抗体在致敏细胞上相互作用而引起。青霉素 G 本身与其所含的高分子聚合体(6-氨基青霉烷酸)、青霉素的降解产物(青霉烯酸、青霉噻唑酸)作为半抗原进入人体后与蛋白质或多肽分子结合而形成全抗原,使 T 淋巴细胞致敏,从而作用于 B 淋巴细胞的分化增殖,使 B 淋巴细胞转变为浆母细胞和浆细胞,而产生相应的抗体 IgE,IgE 粘附于某些组织,如皮肤、鼻、咽、声带、支气管黏膜下微血管周围的肥大细胞上及血液中的嗜碱性粒细胞表面,使机体处于致敏状态。当人体再次接触该抗原时,抗原即与肥大细胞和嗜碱性粒细胞表面的 IgE 结合,导致细胞破裂,释放组胺、慢反应物质、

缓激肽等血管活性物质，这些物质分别作用于效应器官，使平滑肌收缩，毛细血管扩张及通透性增高，从而产生一系列过敏反应的临床表现。

(二)过敏试验方法

1.皮内试验液的配制 皮内试验液以每毫升含 200～500U 的皮内试验液为标准，注入剂量为 0.1 mL(20～50U)，具体配制如下：

(1)以青霉素 1 瓶(80 万 U)为例，注入 0.9% 氯化钠溶液 4 mL，则每 mL 含 20 万 U。

(2)取上液 0.1 mL 加 0.9% 氯化钠溶液至 1 mL，每毫升含 2 万 U。

(3)取上液 0.1 mL 加 0.9% 氯化钠溶液至 1 mL，每毫升含 2000U。

(4)取上液 0.1 mL 或 0.25 mL 加 0.9% 氯化钠溶液至 1 mL，每毫升含 200U 或 500U，每次配制时均需将溶液混匀。

2.试验方法 取青霉素皮试液 0.1 mL(含 20～50 U)作皮内注射，20 min 后观察，判断试验结果。

3.结果判断

(1)阴性：皮丘无改变，周围不红肿，无红晕，无自觉症状。

(2)阳性：局部皮丘隆起，并出现红晕硬块，直径大于 1 cm，或红晕周围有伪足，痒感，严重时可出现过敏性休克。

如试验结果为阳性，则禁用青霉素，并在体温单、医嘱单、病历卡、床头卡、门诊卡、注射卡上醒目地标明"青霉素阳性"，同时告知患者及其亲属。

(三)过敏反应的临床表现

1.过敏性休克 可发生于用药后数秒钟、数分钟内或半小时后，也有极少数患者发生于连续用药的过程中。一般在做青霉素过敏试验过程中或注射药液后呈闪电式发生。主要表现：

(1)呼吸道阻塞症状：由于喉头水肿、支气管痉挛、肺水肿引起，表现为胸闷、气促、哮喘与呼吸困难，伴濒死感。

(2)循环衰竭症状：由于周围血管扩张，导致有效循环血容量不足，表现为面色苍白、冷汗、发绀、脉细弱、血压下降、烦躁不安等。

(3)中枢神经系统症状：因脑组织缺氧所致，表现为头晕眼花、面部及四肢麻木、意识丧失、抽搐、大小便失禁等。

2.血清病型反应 一般在用药后 7～12 d 内发生，临床表现与血清病相似，属Ⅲ型变态反应，可见发热，荨麻疹，关节肿痛，淋巴结肿大，腹痛，皮肤发痒等。

3.器官或组织的过敏反应

(1)皮肤过敏反应：主要有瘙痒、荨麻疹，严重者发生剥脱性皮炎。

（2）呼吸道过敏反应：可引起哮喘或促发原有的哮喘发作。

（3）消化系统过敏反应：可引起过敏性紫癜，以腹痛和便血为主要症状。

（四）过敏性休克的处理

（1）就地抢救：立即停药，协助患者平卧，报告医生，注意保暖，针刺人中。

（2）立即皮下注射0.1%盐酸肾上腺素1 mL，小儿剂量酌减，如症状不缓解，可每隔半小时皮下或静脉注射0.5 mL，直至脱离危险期，此药是抢救过敏性休克的首选药物，它具有收缩血管、增加外周阻力、兴奋心肌、增加心排血量及松弛支气管平滑肌的作用。

（3）给予氧气吸入，改善缺氧症状。当呼吸受抑制时，应立即进行口对口呼吸，并肌内注射尼可刹米或洛贝林等呼吸兴奋药。喉头水肿影响呼吸时，应立即准备气管插管或配合施行气管切开术。

（4）根据医嘱给予地塞米松5～10 mg静脉注射或用氢化可的松200 mg加入5%或10%葡萄糖液500 mL静脉滴注；应用抗组胺类药物，如肌内注射盐酸异丙嗪5～50 mg或苯海拉明40 mg。

（5）静脉滴注10%葡萄糖溶液或平衡溶液扩充血容量。如血压仍不回升，可按医嘱给予升压药物，如多巴胺、间羟胺等。

（6）若发生呼吸心脏骤停，立即进行复苏抢救，如行胸外心脏按压，气管内插管等急救措施。

（7）密切观察病情，详细记录患者体温、脉搏、呼吸、血压、尿量及其他临床变化。

（五）注意事项

（1）试验前详细询问患者的用药史、过敏史和家族过敏史。

（2）凡首次用药，停药3 d后再用者，以及更换药物批号，均须按常规做过敏试验。

（3）皮肤试验液必须新鲜配制，皮试液浓度与注射剂量要准确。

（4）青霉素过敏试验或注射前均应做好急救的准备工作（备好盐酸肾上腺素和注射器等）。

（5）严密观察患者，首次注射后须观察30 min以防迟缓反应的发生。注意局部和全身反应，倾听患者主诉。

（6）试验结果阳性者禁止使用青霉素，同时报告医生，在医嘱单、病历、床头卡上醒目地注明青霉素过敏试验阳性反应，并告知患者及其亲属。

二、头孢菌素类药物过敏试验法

头孢菌素类药物是一类高效、低毒、广谱的抗生素,因可致过敏反应,故用药前需做皮肤过敏试验。此外,应注意头孢菌素类药物和青霉素之间可呈现不完全的交叉过敏反应,对青霉素类过敏者有 10% ~ 30% 对头孢菌素过敏,而对头孢菌素过敏者绝大多数对青霉素过敏。

（一）方法

以先锋霉素Ⅵ 0.5 g 为例,配置成皮试液每毫升含 500 μg 的 0.9% 氯化钠溶液溶液为标准,注入剂量为 0.1 mL(含先锋霉素 50 μg),具体配制如下:

(1)注入 2 mL 0.9% 氯化钠溶液溶解先锋霉素Ⅵ,摇匀,每毫升含先锋霉素Ⅵ 250 mg。

(2)取上液 0.2 mL,加 0.9% 氯化钠溶液至 1 mL,摇匀,则每毫升含先锋霉素Ⅵ 50 mg。

(3)取上液 0.1 mL,加 0.9% 氯化钠溶液至 1 mL,摇匀,则每毫升含先锋霉素Ⅵ 5 mg。

(4)取上液 0.1 mL,加 0.9% 氯化钠溶液至 1 mL,摇匀,则每毫升含先锋霉素Ⅵ 500 μg。

试验方法按皮内注射法要求,在患者前臂掌侧下端注入先锋霉素Ⅵ试验液后观察结果并记录。其余同青霉素。

（二）注意事项

(1)过敏试验前应详细询问患者的用药史、药物过敏史和家族过敏史。

(2)凡初次用药、停药 3 d 后再用,以及更换批号时,均须按常规做过敏试验。

(3)皮肤试验液必须临用时配制,浓度与剂量必须准确。

(4)严密观察患者的反应。

(5)皮肤试验结果阳性者不可使用头孢菌素类药物,应及时报告医生,同时在体温单、病历、医嘱单、床头卡和注射薄上加以注明,并将结果告知患者及其亲属。

有关皮试的评估、准备、结果的判断以及过敏反应的处理,参见青霉素皮内试验有关内容。

三、链霉素过敏试验

链霉素的不良反应除过敏反应外还有中毒反应,也容易引起过敏性休克,其发生率仅次于青霉素,但病死率较青霉素高,其原因除过敏因素外,还与高敏体质及中毒因素有关。因此，应引起重视。

（一）皮试液的配制

以皮内试验液 2500 U/mL 的链霉素 0.9% 氯化钠溶液为标准，皮内试验的剂量 0.1 mL（250 U）。具体配制如下：

（1）链霉素 1 瓶为 1 g（100 万 U），用 0.9% 氯化钠溶液 3.5 mL 溶解成 4 mL，每毫升含 0.25 g（25 万 U）。

（2）取上液 0.1 mL 加 0.9% 氯化钠溶液至 1 mL，每毫升含 2.5 万 U。

（3）取上液 0.1 mL 加 0.9% 氯化钠溶液至 1 mL，每毫升含 2500U。

（二）试验方法

取链霉素试验液 0.1 mL（含 250U）作皮内注射，20 min 后判断结果。

（三）试验结果判断

同青霉素过敏试验。

（四）过敏反应的临床表现

（1）同青霉素过敏反应，但较少见。

（2）伴有全身麻木、肌肉无力、抽搐、眩晕、耳鸣、耳聋等毒性反应。

链霉素的毒性反应比过敏反应更常见、更严重，因链霉素可与 Ca^{2+} 络合，使链霉素的毒性症状减轻或消失，故处理时可同时应用钙剂。

（五）过敏反应的急救措施

（1）同青霉素。

（2）抽搐时给予 10% 葡萄糖酸钙 10 mL 静脉缓慢推注，小儿酌情减量。

（3）肌肉无力、呼吸困难者按医嘱给予新斯的明 0.5～1 mg 皮下注射，必要时予 0.25 mg 静脉注射。

四、破伤风抗毒素过敏试验

破伤风抗毒素（TAT）是一种免疫马血清，对人体是异种蛋白，具有抗原性，注射后也容易出现过敏反应。因此，在用药前须作过敏试验，曾用过破伤风抗毒素超过 1 周者，如再使用，还须重作皮内试验。

（一）皮试液的配制

取每支 1 mL 含 1500U 的破伤风抗毒素药液 0.1 mL，加 0.9% 氯化钠溶液稀释至 1 mL（即 150U）。

（二）试验方法

取破伤风抗毒素试验液 0.1 mL（含 15U）作皮内注射，20 min 后判断试验结果。

（三）试验结果判断

1. 阴性 局部无红肿，全身无异常反应。

2. 阳性 局部反应为皮丘红肿、硬结直径大于 1.5 cm，红晕范围直径超过 4 cm，有时出现伪足、痒感。全身过敏反应、血清病型反应与青霉素过敏反应类似。若试验结果不能肯定时，应做对照试验，确定为阴性者，将余液 0.9 mL 作肌内注射。若试验证实为阳性反应，但病情需要，须用脱敏注射法。

（四）脱敏注射法

1. 机制 以少量抗原，在一定时间内多次消耗体内的抗体，导致全耗，从而达到脱敏目的。

2. 原则 少量多次，逐渐增加。施行脱敏注射前，可应用苯海拉明等抗组织胺药物，以减少反应发生。

3. 方法 即给过敏者分多次小剂量注射药液（表 11-5），每隔 20 min 注射 1 次，每次注射后均须密切观察。在脱敏注射过程中如发现患者有全身反应，如气促、发绀、荨麻疹及过敏性休克时，应立即停止注射，并迅速处理。如反应轻微，待消退后，酌情将剂量减少，注射次数增加，使其顺利注入所需的全量。

表 11-5 破伤风抗毒素脱敏注射法

次 数	TAT	0.9%氯化钠溶液	注射法
1	0.1 mL	0.9 mL	IM
2	0.2 mL	0.8 mL	IM
3	0.3 mL	0.7 mL	IM
4	余量	加至 1 mL	IM

（五）过敏反应的急救措施

同青霉素过敏反应。

五、普鲁卡因过敏试验

凡首次应用普鲁卡因或注射普鲁卡因青霉素者均需做过敏试验。

（一）试验方法

取 0.25%普鲁卡因常溶液 0.1 mL 作皮内注射，20 min 后判断试验结果。

（二）试验结果判断

同青霉素。

六、碘过敏试验

临床上常用碘化物造影剂作肾脏、胆囊、膀胱、支气管、心血管、脑血管造影。此类药物可发生过敏反应，在造影前 1~2 d 须先做过敏试验，阴性者，方可作碘造影检查。

（一）试验方法

1. 口服法　口服 5%~10% 碘化钾 5 mL，每日 3 次，共 3 d，观察结果。

2. 皮内注射法　取碘造影剂 0.1 mL 作皮内注射，20 min 后判断试验结果。

3. 静脉注射法　取碘造影剂 1 mL（30% 泛影葡胺），于静脉内缓慢注射，5~10 min 后判断试验结果。

（二）试验结果判断

1. 口服　有口麻、头晕、心慌、恶心、呕吐、荨麻疹等症状为阳性。

2. 皮内注射　局部有红、肿、硬块，直径超过 1 cm 为阳性。

3. 静脉注射　有血压、脉搏、呼吸及面色等改变为阳性。

少数患者过敏试验阴性，但在注射碘造影剂时发生过敏反应，故在造影时仍需要备好急救药品，处理同青霉素。

第六节　局部给药

一、滴药法

滴药法包括滴眼药法、滴耳药法和滴鼻药法 3 种局部用药法，其具体方法详见《眼耳鼻喉科护理学》相关章节。

二、插入法

（一）直肠栓剂给药法

【目的】

（1）直肠插入甘油栓，软化粪便，以利排出。

（2）栓剂中有效成分被直肠黏膜吸收，而产生全身治疗作用，如小儿用的解热镇痛药栓剂。

【操作前准备】

1. 评估患者并解释

（1）患者目前病情和治疗情况、意识状况及配合程度、肛门及肛周皮肤情况。

(2)有无紧张、焦虑、害羞等情况。

(3)向患者解释用药目的和用药后需平卧的时间。

2.患者准备 取侧卧位,膝部弯曲,暴露出肛门括约肌。

3.护士准备 衣帽整洁,洗手、戴口罩。

4.用物准备 直肠栓剂,指套或手套,手纸。

5.环境准备 必要时用屏风遮挡,拉好窗帘。

【操作步骤】

(1)核对解释,让患者明确用药的作用和方法。

(2)戴上指套或手套。

(3)嘱患者张口深呼吸,尽量放松。

(4)将栓剂插入肛门,并用示指将栓剂沿直肠壁朝脐部方向送入6~7 cm(图11-22)。

(5)置入栓剂后,患者保持侧卧位15 min,以防药物栓剂滑脱或融化后渗出肛门外。

【注意事项】

(1)嘱患者张口深呼吸。

(2)栓剂置入后保持侧卧位。

【健康教育】 教会患者自行操作的方法,说明在置入药物后至少平卧15 min 的目的。

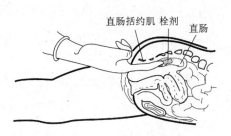

直肠括约肌 栓剂 直肠

图11-22 直肠栓剂插入法

(二)阴道栓剂给药法

【目的】 自阴道插入栓剂,以起到局部治疗的作用。

【操作前准备】

1.评估患者并解释

(1)患者目前病情和治疗情况、阴道黏膜情况。

(2)有无紧张、焦虑、害羞等心理反应。

(3)向患者解释用药目的和用药后需平卧时间。

2.患者准备 取仰卧位,双腿分开,屈膝仰卧于检查床上,支起双腿。

3.护士准备 衣帽整洁,洗手、戴口罩。

4.用物准备 阴道栓剂、栓剂置入器或手套、卫生棉垫。

5.环境准备 拉好围帘或用屏风遮挡患者。

【操作步骤】

(1)核对、解释。

（2）利用置入器或戴上手套将阴道栓剂沿阴道下后方向轻轻送入 5 cm，达阴道穹窿（图 11 - 23）。

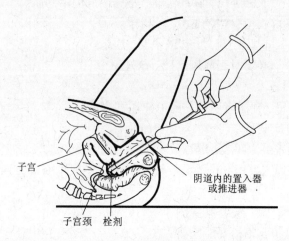

子宫

阴道内的置入器或推进器

子宫颈　栓剂

图 11 - 23　阴道栓剂插入法

（3）嘱患者至少平卧 15 min，以利药物吸收，让药物分布至阴道组织。

（4）为避免药物或阴道渗出物弄污内裤，可使用卫生棉垫。

【注意事项】

（1）不可用棉条以免吸收药物，妨碍渗出物引流。

（2）指导患者在治疗期间避免性交。

【健康教育】

（1）嘱患者在置入药物后，至少平卧 15 min。

（2）指导患者在治疗期间避免性生活。

（3）教会患者自行操作的方法。

三、皮肤给药

将药物直接涂于皮肤，以起到局部治疗作用的一种用药法。在临床应用的皮肤用药的剂型有多种，如溶液、油膏、粉剂、糊剂等。护理人员不仅要掌握有关用药的原则，还需指导患者正确使用的方法，以便取得最佳的疗效。

【目的】　将药物直接涂于皮肤，达到治疗局部皮肤病的目的。

【操作前准备】

1.评估患者并解释

（1）全身及局部皮肤的完整性等。

（2）患者对治疗的态度，各种心理反应及需求。

（3）向患者解释用药目的和相应剂型用药的注意点。

2. 患者准备　根据需要取合适体位，暴露局部。必要时用围帘遮挡。

3. 护士准备　衣帽整洁，洗手、戴口罩。

4. 用物准备　皮肤用药、棉签、弯盘，需要时备清洁皮肤用物。

5. 环境准备　清洁、温度适宜、无刺激物。

【操作步骤】

（1）涂搽药物前先用温水与中性肥皂清洁皮肤，如皮炎则只用清水清洁即可，如无皮肤破损可指导患者自理。

（2）根据药物的不同剂型，采用不同的护理方法。

1）溶液剂：一般为非挥发性药物的水溶液，如硼酸溶液、利凡诺溶液，有清洁、收敛、消炎等作用，主要用于急性皮炎伴有大量渗液或脓液者。方法如下：用塑料布或橡皮单垫于患部下面，用钳子夹持蘸湿药液的棉球洗抹患部，至清洁后用干棉球抹干即可，溶液亦可用于湿敷。

2）糊剂：系含有多量粉末的半固体制剂。如氧化锌糊、甲紫糊。有保护皮损、吸收渗液和消炎等作用。适用于亚急性皮炎，有少量渗液或轻度糜烂者。用法：用棉签将药糊直接涂于患处，药糊不宜涂得太厚，如皮损有糜烂面或少量渗液时，应先将糊剂涂在纱布上，然后贴在皮损处，外加包扎。

3）软膏：药物与适宜基质制成有适当稠度的膏状制剂。如硼酸软膏、硫磺软膏。具有保护、润滑和软化痂皮等作用。一般用于慢性增厚性皮损。用法：用搽药棒或棉签将软膏涂于患处，不必过厚，如为角化过度的皮损，应略加摩擦，除用于溃疡或大片糜烂皮损外，一般不需包扎。

4）乳膏剂：药物与乳剂型基质制成的软膏。如樟脑霜，具有止痒、消除轻度炎症的作用。方法：用棉签将乳膏剂涂于患处，禁用于渗出较多的急性皮炎。

5）酊剂：药物用规定浓度的乙醇浸出或溶解而制成的澄清液体制剂为酊剂，如碘酊具有杀菌、消毒、止痒等作用。适用于慢性皮肤患者的苔藓样变。方法：用棉签蘸药涂于患处，注意因药物有刺激性，不宜用于有糜烂面的急性皮炎、黏膜以及眼、口的周围。

6）粉剂：一种或数种药物的极细粉末均匀混合制成的干燥粉末样制剂。如滑石粉、痱子粉等。能起到干燥、保护皮肤的作用。适用于急性或亚急性皮炎而无糜烂渗液的皮损、压疮水泡形成期。方法：将药粉均匀地扑撒在皮损上。注意粉剂多次应用后常有粉块形成，可用温 0.9% 氯化钠溶液湿润后除去。

【注意事项】

(1)观察用药后局部皮肤反应情况,尤其注意对小儿和老年患者的观察。

(2)了解患者对局部用药处的主观感觉,并有针对性地做好解释工作。

(3)动态地评价用药效果,并实施提高用药效果的措施。

【健康教育】 说明用药的目的,在了解患者对用药顾虑的基础上进行有针对性的解释,强调相应剂型用药的注意点。

四、舌下用药

舌下给药是将药物通过舌下含化,经口腔黏膜毛细血管吸收,以迅速发挥药效的一种方法。是目前抢救心绞痛患者最常用的一种给药方法。

【目的】 使药物迅速发挥作用,避免胃肠刺激。

【操作前准备】

1.评估患者并解释 评估患者病情和治疗情况、用药史、意识状况、心理反应及配合程度。向患者解释舌下用药的目的、方法、注意事项。

2.患者准备 能明确药物治疗的目的及含服方法。

3.护士准备 衣帽整洁,洗手、戴口罩。

4.用物准备 药物、药匙等。

5.环境准备 整洁、安静,光线柔和。

【操作步骤】

让患者取合适体位,将药片放入舌下含化。让其自行溶解,不得嚼碎吞下。

【注意事项】

放于舌下,不要咀嚼。

(刘丽华)

第十二章　静脉输液和输血法

　　静脉输液与输血是临床上用于纠正人体水、电解质及酸碱平衡失调，恢复内环境稳定并为此维持人体正常生理功能的重要治疗措施。正常情况下，人体内水、电解质、酸碱度均保持在恒定的范围内，以维持机体内环境的相对平衡状态，保证机体正常的生理功能。但在疾病和创伤时，水、电解质及酸碱平衡会发生紊乱。通过静脉输液与输血，可以迅速、有效地补充机体丧失的体液和电解质，增加血容量，改善微循环，维持血压。此外，通过静脉输注药物，还可以达到治疗疾病的目的。因此，护理人员必须熟练掌握有关输液、输血的理论知识和操作技能，以便在治疗疾病、保证患者安全和挽救患者生命过程中发挥积极、有效的作用。

第一节　静脉输液法

　　静脉输液(intravenous infusion)是利用大气压和液体静压形成的输液系统内压高于人体静脉压的原理，将一定量的无菌溶液或药物直接滴入静脉的治疗方法。护理人员的主要职责是遵医嘱建立静脉通道，监测输液过程，输液完毕后的处理。同时，还要了解治疗目的、输入药物的种类和作用、预期效果、可能发生的不良反应及处理方法。

一、静脉输液的目的、常用溶液、补液原则

（一）静脉输液的目的

1. 补充水、电解质，维持酸碱平衡　常用于各种原因所致的失水、酸碱平衡紊乱或不能进食者，如腹泻、剧烈呕吐、大手术后。

2. 增加血容量，维持血压，改善微循环　如用于严重烧伤、大出血、休克等。

3. 输入药物，治疗疾病　用于中毒、各种感染、脑及各种组织水肿等。

4. 补充营养、供给能量、促进组织修复　用于慢性消耗性疾病、昏迷、口腔疾病和胃肠道吸收障碍等。

（二）常用溶液

1. 晶体溶液　晶体溶液的特点是分子小，在血管内停留时间短，对维持细

胞内外水分的相对平衡,纠正体内电解质失调的效果显著。常用的晶体溶液包括:

(1)葡萄糖溶液:用于补充热量和水分,防止酮体产生,减少蛋白消耗及促进钾离子进入细胞内,常用作静脉给药的载体和稀释剂。常用溶液有5%葡萄糖溶液和10%葡萄糖溶液。

(2)等渗电解质溶液:用于补充电解质和水分,维持机体体液容量和渗透压平衡。常用溶液为0.9%氯化钠溶液、复方氯化钠溶液(林格氏等渗溶液)、5%葡萄糖氯化钠溶液。

(3)碱性溶液:用于纠正酸中毒,维持酸碱平衡。常用的溶液有5%碳酸氢钠溶液、11.2%乳酸钠溶液。

(4)高渗溶液:用于利尿脱水,迅速提高血浆渗透压,回收组织水分进入血管内,消除水肿;可降低颅内压,改善中枢神经系统的功能。常用溶液有20%甘露醇、25%山梨醇、25%~50%葡萄糖溶液。

2. 胶体溶液　胶体溶液的分子量大,在血管内停留时间长,能有效维持血浆胶体渗透压,改善微循环,增加血容量,提高血压。

(1)右旋糖酐溶液:为水溶性多糖类高分子聚合物。临床常用的有中分子右旋糖酐、低分子右旋糖酐。中分子右旋糖酐有提高血浆胶体渗透压和扩充血容量的作用。低分子右旋糖酐能降低血液的黏稠度,改善微循环,预防或消除血管内红细胞聚集和血栓形成。

(2)羟乙基淀粉(706代血浆):作用与低分子右旋糖酐相似。羟乙基淀粉能增加循环血量及心排血量,扩容效果好,在体内停留的时间较右旋糖酐长,过敏反应少,急性大出血时可与全血共用。

(3)浓缩白蛋白注射液:可有效维持血浆胶体渗透压,补充蛋白质,减轻组织水肿。

(4)水解蛋白注射液:用以补充蛋白质,纠正低蛋白血症,促进组织修复。

3. 静脉高营养液　凡不能经消化道吸收营养或营养摄入不足者都可用静脉插管输注高营养液的方法来维持营养的供给。静脉高营养液能供给患者高热量,维持正氮平衡,补充各种维生素和矿物质。主要成分有氨基酸、脂肪酸、维生素、矿物质、高浓度葡萄糖或右旋糖酐以及水分。

(三)补液原则

1. 先晶后胶、先盐后糖　胶体溶液分子量大,扩容作用较晶体溶液持久,所以首先补充晶体溶液,查明情况后再补充胶体溶液。葡萄糖溶液中糖经体内代谢后成为低渗液,扩容作用相对减弱。

2. 先快后慢　为及时纠正体液失衡,早期输液速度宜快,病情平稳后逐步减慢。根据药物的性质、患者的病情、年龄、心肺功能调节输液速度，一般在开始4~8 h内输入液体总量的1/3~1/2，余量在24~48 h内补充。

3. 宁少勿多　一般先补充丢失量，然后继续补液直到水、电解质和酸碱失衡完全纠正。测定每小时尿量和尿比重，作为估计补液量是否足够的指标。每小时尿量30~40 mL，比重在1.018，表示补液量合适。

4. 补钾四不宜　静脉补钾时应注意不宜过早，见尿补钾；不宜过浓，浓度不超过0.3%；不宜过快，成人30~40 gtt/min；不宜过多，成人每日总量不超过5 g，小儿每日0.1~0.3 g/kg。

二、常用输液部位

输液时应根据患者的年龄、体位、神志、健康状态、病程长短、溶液种类、输液时间长短、静脉情况或即将进行的手术部位等情况来选择穿刺部位。常用的输液部位包括：

1. 周围浅静脉　周围浅静脉是指分布于肢体末端的皮下静脉。上肢常用的浅静脉有肘正中静脉、头静脉、贵要静脉、手背静脉网。手背静脉网是成人患者输液的首选部位；肘正中静脉、贵要静脉和头静脉还可以用来采集血标本、静脉推注药液或作为经外周中心静脉插管(PICC)的穿刺部位。

下肢常用的浅静脉有大隐静脉、小隐静脉和足背静脉网，但下肢的浅静脉一般不作为输液的首选静脉，因为下肢静脉静脉瓣较丰富，容易形成血栓。小儿常用足背静脉网，但成人不主张足背静脉，因其容易引起血栓性静脉炎。

2. 头皮静脉　由于头皮静脉分布较多，互相沟通，交错成网，且表浅易见，不易滑动，便于固定，因此，常用于小儿的静脉输液。较大的头皮静脉有颞浅静脉、额静脉、枕静脉和耳后静脉。

3. 锁骨下静脉和颈外静脉　常用于进行中心静脉插管。需要长期持续输液或需要静脉高营养的患者多选择此静脉。将导管从锁骨下静脉或颈外静脉插入，远端留置在右心房上方的上腔静脉内。

三、常用静脉输液法

静脉输液法根据注射部位不同分周围静脉输液法、头皮静脉输液法、颈外静脉输液法、锁骨下静脉输液法、外周静脉置入中心静脉导管。周围静脉输液法是选用远离心脏的四肢浅静脉进行穿刺输液，一般成人多选此部位。静脉输液法还可分为密闭式静脉输液和开放式静脉输液两种，前者液体置于原装的密封瓶或袋中进行静脉输液，后者将原装的密封瓶中的液体倒于开放式输液瓶中进行静脉输液，故污染机会较密闭式静脉输液增加，目前较少使用。下面以密闭式静脉输液为例介绍周围静脉输液法。

（一）周围静脉输液法

【目的】 同"静脉输液的目的"。

【操作前准备】

1.评估患者并解释

（1）评估患者：评估患者的病情、年龄、心肺功能和输液部位的皮肤、静脉的走向、深浅、活动度、充盈度、静脉壁弹性及心理状态。

（2）向患者解释输液的目的、方法、注意事项及配合要点。

2.患者准备

（1）了解静脉输液的目的、方法、注意事项及配合要点。

（2）输液前排尿排便。

（3）取舒适卧位。

3.护士准备 衣帽整洁，洗手、戴口罩。

4.用物准备 常用无菌物品有输液溶液及药物（按医嘱准备）、输液器、10～50 mL注射器及针头（加药用）、持物钳、纱布、皮肤消毒剂、输液胶贴（胶布）、棉签，静脉留置时备静脉留置针、敷贴、透明胶、封管液（0.9%氯化钠溶液或稀释肝素溶液）、5 mL注射器。其他物品有止血带、弯盘、小枕、输液架、网套、砂轮、启瓶器、笔、输液卡，必要时备夹板、绷带。

5.环境准备 清洁、光线充足，符合无菌操作要求。

【操作步骤】

1.核对检查 核对输液卡，药物的名称、浓度、剂量、有效期、质量、瓶盖有无松动、瓶身有无裂痕等。检查一次性无菌物品的质量、批号、有效期，包装是否完整。检查其他无菌物品是否符合要求。

2.填写输液卡

3.加药 打开输液瓶盖的中心部分，套上瓶套，常规消毒瓶塞，按医嘱加入药液。再次核对无误后在输液卡上签上加药时间并签名。

若使用开放式输液瓶，应除去液体瓶盖，倒少量无菌溶液冲洗瓶口和输液管后，倒入所需液体入输液瓶内。用注射器抽好药，取下针头，在离输液瓶口1 cm处注入药物并摇匀（不可接触瓶口，以免针头脱落入输液瓶内造成污染），盖好瓶盖。

4.插输液器 再次检查输液器后取出，将输液管和通气管的针头同时全部插入瓶塞，关闭调节器。

5.再次核对 备齐用物至患者床旁，核对床头卡和患者，向患者解释，嘱其排尿。

6.排气　备输液胶贴(胶布)，再次查对药物，将输液瓶挂于输液架上，固定通气管。取下输液管，将墨菲氏滴管倒置后打开调节器，使溶液滴入滴管内，等管内液面达1/2～2/3时，迅速放正滴管，使液体下降至排尽导管和针头内的空气，关上调节器(图12-1)。

7.选择穿刺部位并消毒　协助患者取舒适的卧位，选择合适的血管，穿刺部位下垫小枕，在穿刺点上方10～15 cm处扎止血带，常规消毒穿刺部位皮肤，待干。

8.再次核对　做好操作中的查对。

9.静脉穿刺并固定　再次查对药物和排气，嘱患者握拳，取下护针套，按静脉注射法穿刺，见回血后再将针头平行推进少许，松止血带，并嘱患者松开拳头，打开调节

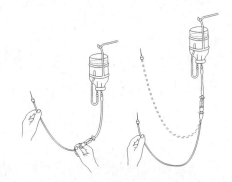

图12-1　静脉输液排气法

器，见液体点滴通畅、穿刺部位无肿胀时用输液胶贴固定(图12-2)，必要时用夹板固定；取出止血带及小枕。

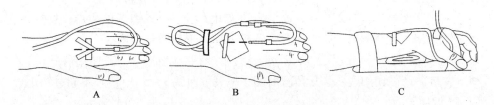

A　　　　　　　　　　B　　　　　　　　　　C

图12-2　胶布固定法

10.调节滴速　根据药物的性质、患者病情、年龄以及心、肺、肾功能状况调节输液速度。成人一般40～60 gtt/min，小儿根据不同年龄调节滴速或遵医嘱，一般20～40 gtt/min。对心、肺、肾功能不良，年老体弱，婴幼儿以及输入刺激性较强的药物、含钾药物、高渗性药物、血管活性药物时输液速度宜慢；对严重脱水、血容量不足、心肺功能良好者输液速度可适当加快。

11.记录、交待注意事项　再次核对患者和药物后在输液卡上记录输液时间、滴速，签全名后挂于输液架上；帮助患者卧于舒适卧位，洗手，取口罩，向患者或其亲属交待注意事项，将呼叫器置于患者易取处。

12. 巡视观察　输液过程中加强巡视，倾听患者主诉，观察患者输液的滴速、余液量，有无输液反应，穿刺部位有无肿胀，及时发现和处理输液故障。

13. 更换溶液　需要连续输液时，核对药物后打开输液瓶盖的中心部分，常规消毒瓶塞，从输完的溶液瓶中拔出输液管及通气管插入添加的溶液瓶中，检查滴管液面高度是否合适、输液管中有无气泡，待点滴通畅后在输液卡上签执行时间及全名。

14. 拔针　输液完毕，揭开输液胶贴，关闭调节器，用无菌棉签或无菌纱布按压静脉进针点（靠近穿刺处）拔针，按压片刻至不出血，帮助患者取舒适卧位，整理床单位，记录。

15. 整理与消毒　用物分类、集中消毒处理，医疗废物分类置于防渗漏、密闭的容器内或黄色塑料袋中，针头放置在防穿透的专用包装物中。洗手，取下口罩。

16. 健康教育　根据患者情况进行健康教育。

【注意事项】

(1)根据医嘱严格执行查对制度和无菌操作，防止感染，杜绝差错事故的发生。

(2)需长期输液者应注意保护和合理使用静脉，一般从远端小静脉开始。

(3)根据病情，遵医嘱有计划地安排输液顺序。如需加入药物，应注意药物的配伍禁忌，刺激性强的药物应确保针头在血管内再加药物。

(4)输液过程中加强巡视，观察病情变化，耐心听取患者的主诉，及时排除输液故障及处理输液反应，防止空气进入血管形成空气栓塞。

(5)持续输液24 h以上者，需每天更换输液瓶和输液管。若使用静脉留置针，要按照产品使用说明掌握留置时间，一般可保留3～5 d，最多不超过7 d。

【健康教育】

(1)向患者说明年龄、病情及药物性质是决定输液速度的主要因素，嘱患者不可自行随意调节输液滴速，以免发生意外。

(2)向患者介绍常见输液反应的症状及防治方法，告知患者一旦出现输液反应表现应及时使用呼叫器。

(3)对于需要长期输液的患者，护士应做好患者的心理护理，消除其焦虑和厌烦情绪。

(二)颈外静脉、锁骨下静脉置管输液法

颈外静脉属颈部最大的浅静脉，由下颌后静脉和耳后静脉汇合形成，在下颌角后方垂直下降，越过胸锁乳突肌后缘，于锁骨上方穿过深筋膜，最后汇入锁骨下静脉，其行径表浅、位置固定、易于穿刺。锁骨下静脉自第一肋外缘处续腋静脉，位于锁骨后下方，向内至胸锁关节后方与颈内静脉汇合成无名静脉，左右无名静脉汇合成上腔静脉入右心房。此静脉较粗大，成人的管腔直径可达 2 cm，位置虽不很浅表，但常处于充盈状态。这类静脉适用于需长期输液而周围静脉不宜穿刺者，周围循环衰竭而需测中心静脉压者以及长期静脉内滴注高浓度、刺激性强的药物或行静脉内高营养治疗的患者。

【目的】

(1)需长期输液而周围静脉不易穿刺的患者。

(2)长期静脉内滴注高浓度或刺激性的药物，或行静脉内高营养治疗。

(3)测中心静脉压。

【操作前准备】

1. 评估患者并解释

(1)评估患者：评估患者的病情、年龄、意识状态及营养状况等；心理状态及配合程度；穿刺部位的皮肤、血管状况及肢体活动度；普鲁卡因过敏史。

(2)向患者解释颈外静脉/锁骨下静脉穿刺置管输液法的目的、方法、注意事项及配合要点。

2. 患者准备

(1)了解颈外静脉/锁骨下静脉穿刺置管输液法的目的、方法、注意事项及配合要点。

(2)做普鲁卡因过敏试验。

(3)输液前排尿或排便

3. 护士自身准备　衣帽整洁，修剪指甲，洗手，戴口罩。

4. 用物准备

(1)同周围静脉输液法。

(2)另加1%普鲁卡因注射液，无菌手套1副，无菌敷贴1张，0.9%氯化钠溶液10 mL，无菌穿刺包[带内芯穿刺针、导丝、扩张器、静脉导管（硅胶管）、5 mL与10 mL注射器各1副、6号平针头、剪刀、镊子、尖刀片、针、线、纱布数块、洞巾、弯盘等]。0.4%枸橼酸钠生理盐水、射水枪、无菌肝素帽、0.5%肝素、1%甲紫。

5. 环境准备　整洁、安静、舒适、安全。

【操作步骤】

1. 同周围静脉输液法 1～6

2. 取体位　协助患者去枕平卧，头偏向对侧，肩下垫薄枕，使患者头低肩高，充分暴露穿刺部位。①颈外静脉穿刺，取下颌角与锁骨上缘中点连线的上1/3处颈外静脉外缘为穿刺点。不可过高或过低，过高因靠近下颌角妨碍操作，过低易损伤锁骨下胸膜及肺尖(图12-3)。②锁骨下静脉穿刺,胸锁乳突肌外侧缘与锁骨上缘所形成的夹角的平分线上,距顶点0.5~1 cm处(图12-4)。

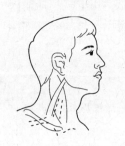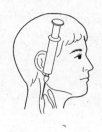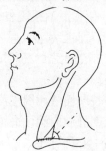

图12-3 颈外静脉穿刺定位法及进针方向   **图12-4 锁骨下静脉穿刺点定位法**

3.消毒 选择穿刺点并做好标记,常规消毒注射部位皮肤,打开无菌穿刺包,戴手套,铺洞巾。

4.局麻 操作者站床头,取5 mL注射器,由助手配合抽取1%普鲁卡因注射液5 mL在穿刺部位行局部浸润麻醉。

5.穿刺

(1)颈外静脉:用10 mL注射器吸满0.9%氯化钠溶液,以平针头连接静脉导管排尽空气备用。选择穿刺针,左手绷紧穿刺部位皮肤,助手手指按压颈静脉三角处使静脉充盈,先用尖刀片在穿刺点上刺破皮肤作引导,再持穿刺针与皮肤呈45°进针,入皮后改为25°沿颈外静脉方向向心刺入。见回血后抽出穿刺针内芯,用左手拇指按住针孔,右手持备好的静脉导管及与其连接的10 mL注射器,将静脉导管快速由针孔插入约10 cm,插管时助手配合持注射器,缓慢注入0.9%氯化钠溶液,同时抽回血观察导管是否在血管内。确定导管在血管内后,压住穿刺针尖端,取下注射器,退出穿刺针。再一次抽回血,注入0.9%氯化钠溶液,检查导管是否在血管内,确定无误后移去洞巾,接备好的液体。

(2)锁骨下静脉:准备好射水枪(图12-5)及硅胶管,抽0.4%枸橼酸钠生理盐水,连接穿刺针头。右手持针指向胸锁关节与皮肤呈30°~40°刺入,边进针边抽回血,当针尖通过胸锁筋膜时有一落空感,继续按试穿方向与深度刺入,见回血后固定穿刺针,插入金属导丝,然后退出穿刺针,留下金属导丝。扩张器沿导丝扩张皮肤及皮下组织,将静脉导管以旋转方式送入,深度为12~15 cm,退出导丝。移去洞巾,接备好的液体。

6.固定 经皮肤缝扎固定好导管,用75%乙醇溶液再次消毒穿刺部位,将无菌敷贴覆盖在穿刺点。

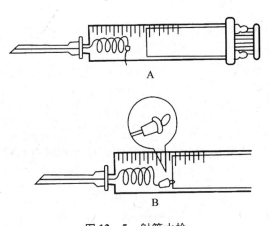

图 12-5　射管水枪

A. 有孔水枪；B. 无孔水枪

7. 调节滴速，记录，交待注意事项、巡视观察等　同周围静脉输液法。

8. 暂停输液　用 0.5% 肝素或 0.4% 枸橼酸钠生理盐水 2 mL 封管，取无菌肝素帽封住导管末端，外用无菌纱布包裹，固定于耳下颈部。每天常规消毒穿刺点，更换穿刺点敷料，观察局部皮肤有无红肿；用 0.5% 过氧乙酸溶液擦拭导管外端，更换导管外纱布。

9. 再次输液　如需再次输液，取下无菌肝素帽，消毒导管末端，接上输液装置。

10. 拔管　停止输液时揭开无菌敷贴，导管末端接上注射器，边吸边拔管，用乙醇棉球消毒，用无菌小纱布覆盖，按压穿刺点数分钟，防止空气进入静脉或出血。

11. 整理与消毒，根据患者情况进行健康教育　同周围静脉输液法。

【注意事项】

(1) 严格执行无菌操作及查对制度，预防感染及差错事故的发生。

(2) 仔细选择穿刺点。穿刺点的位置不可过高或过低，过高因近下颌角而妨碍操作，过低则易损伤锁骨下胸膜及肺尖而导致气胸。

(3) 输液过程中加强巡视，如发现硅胶管内有回血，应及时用 0.4% 的枸橼酸钠生理盐水冲注，以免血块阻塞硅胶管。

(4) 防止硅胶管内发生凝血，每天暂停输液时，用 0.4% 枸橼酸钠生理盐水 1~2 mL 或肝素稀释液 2 mL 进行封管。如发现硅胶管内有凝血，应用注射器将凝血块抽出，切忌将凝血块推入血管造成栓塞。

(5)穿刺点上的敷料应每日更换，潮湿后要立即更换，并按正确的方法进行消毒。更换敷料时应注意观察局部的皮肤有无红肿，一旦出现红、肿、热、痛等炎症表现，应做好相应的抗炎处理。

(6)锁骨下穿刺置管使用射管时，一定要用手压住水枪圆孔处及硅胶管末端，以免硅胶管全部射入体内。另外，射管时推注水枪活塞应迅速，使水枪内压力猛增而射出硅管，如果缓慢推注，即使水枪内的液体注完，仍不能射出硅胶管。

(7)插管过程动作要轻柔，防止盲目插入导致导管在血管内打折，或导管过硬刺破血管发生意外。

【健康教育】

(1)教育患者注意穿刺部位的保护，一旦穿刺部位的敷料潮湿，应立即通知医务人员及时更换处理。

(2)教育患者不要过度牵拉硅胶管，以免造成硅胶管脱出。

(3)做好患者的心理疏导工作，减轻患者的焦虑、紧张心理。

(三)PICC 置管输液法

外周静脉置入中心静脉导管(peripherally inserted central catheter，PICC)系指由外周静脉(贵要静脉、肘正中静脉或头静脉)穿刺插管，其尖端定位于上腔静脉的导管。1929 年德国医生 Forss mann 将一根 65 cm 长的导管插入自身肘静脉并置入右心房，但由于导管质地硬、管径粗，静脉血栓发生快，而未能得到推广。20 世纪 80 年代中期，美国、德国开发出小口径的硅胶导管，使该技术逐步在临床应用，20 世纪 90 年代开始广泛使用。PICC 由生物相容性好的聚胺酯或硅胶材料制成，质地柔软，穿刺容易，并发症发生率低，留置时间长，已成为长期静脉输液的一种安全的方法。

【目的】

(1)需长期输液而周围静脉不易穿刺的患者。

(2)长期静脉内滴注高浓度或刺激性的药物，或行静脉内高营养治疗。

【操作前准备】

1.评估患者并解释

(1)评估患者：评估患者的病情、年龄、意识状态及营养状况等；心理状态及配合程度；穿刺部位的皮肤、血管状况及肢体活动度。

(2)向患者解释 PICC 的目的、方法、注意事项及配合要点。

2.患者准备

(1)了解 PICC 的目的、方法、注意事项及配合要点。

(2)输液前排尿或排便。

3. 护士自身准备　衣帽整洁，修剪指甲，洗手，戴口罩。

4. 用物准备

(1) PICC 的选择。在满足治疗需要的前提下，选择型号最小、最细的导管。因为较粗的导管易堵塞血管或引起静脉炎，成人通常选用 4Fr、5Fr 导管。

(2) PICC 穿刺包(导管、可撕裂套管针、透明敷料贴、胶带、孔巾、10 mL 注射器、纱布、止血带、治疗巾、镊子、剪刀、乙醇棉签、皮肤保护剂、碘酒棉签)、两副无菌手套、肝素帽、1∶2000 肝素液、0.9%氯化钠溶液。

5. 环境准备　整洁、安静、舒适、安全。

【操作步骤】

(1) 操作前洗手，戴口罩。

(2) 穿刺前向患者解释置管的目的及注意事项，消除患者顾虑，以取得患者配合。

(3) 患者摆放好体位，选择合适的导管和血管。患者体位为穿刺侧手臂外展 90°，与肩水平。

(4) 测量置入导管的长度，在包外层有测量尺、说明书、止血带。上腔静脉测量法：从预穿刺点到右胸锁关节再垂直向下至胸骨右缘第 3 肋间隙；锁骨下静脉测量法：从预穿刺点沿静脉走向到胸骨切迹，再减去 2 cm。

(5) 开包，将肝素帽放在无菌区内，戴手套，治疗巾垫在患者手臂下。注意无菌操作，避免污染。

(6) 以穿刺点为中心，消毒皮肤。一般以肘下 2 横指为穿刺点，消毒范围以穿刺点为中心，直径 10 cm。

(7) 更换手套，铺孔巾及另一治疗巾，避免污染。

(8) 注射器分别抽取 0.9%氯化钠溶液及肝素盐水，并分开放置。

(9) 0.9%氯化钠溶液冲洗导管，润滑亲水性导丝，使其易于撤出。

(10) 剥开导管保护套至所需部位，撤出导丝，比所测量长度短 1 cm，剪去多余的导管，不要剪到导丝，以免损坏导管。

(11) 助手扎止血带。距离穿刺部位 6 cm 以上，松紧适宜，止血带下能放进两手指为宜。

(12) 取出可撕裂套管针，去掉保护套，转动针芯，以 20°~40°的角度在血管上方进针，见回血后即降低角度再进 0.2~0.5 cm，退针芯少许，松止血带。

(13) 将套管推入血管，左手中指或环指压迫套管上方 1 cm 处的血管，拇指和示指固定导引套管，抽出穿刺针。

(14) 用镊子夹住导管或用手持保护套送导管，边送边撕开保护套。

(15) 导管送入 10~15 cm 时，在导引套管的上方用手指压迫固定导管，将导引套管撤出并远离穿刺点。

(16)捏住双翼将导引套管撕裂。

(17)继续送导管，导管送至皮肤参考线，送管时动作轻柔，缓慢送入，不可强行送管；遇有阻力时应暂缓送入，查找原因，调整体位或导管角度后再轻轻送入；在导管到达腋静脉时嘱患者将头转向穿刺侧，下颌靠近肩部，避免导管进入颈外静脉；送管过程中严密观察患者的病情，有无心律失常，面色、呼吸、脉搏有无改变。

(18)左手固定圆盘，使导管与静脉成一直线，轻轻撤出导丝。

(19)用0.9%氯化钠溶液注射器抽回血，冲洗导管，压力不可过大。

(20)接肝素帽，用肝素盐水正压封管。

(21)撤治疗巾，撤开洞巾，妥善固定导管，防止导管脱出。

(22)用乙醇消毒穿刺点及周围皮肤，注意洗净血迹，防止感染，便于固定。

(23)将导管呈S形，用第1条胶带固定圆盘，不要在导管上贴胶布，以免损坏导管的强度和导管的完整性。

(24)穿刺点周围涂上皮肤保护剂，注意不能触及穿刺点。

(25)在穿刺点的上方放一块纱布以吸收渗血，纱布不要盖住穿刺点。

(26)用敷料贴盖住穿刺点导管及圆盘，下端对其圆盘，敷料贴不要超过圆盘转子。

(27)第2条胶带在圆盘远侧交叉固定导管并压住透明敷料，用第3条胶布再固定，必要时可用圆盘上的小孔缝合，但不能在导管上缝合。

(28)X线定位确定导管，导管尖端应位于上腔静脉下1/3处，或在右心房上方2～3 cm处，而且平行于上腔静脉壁。

(29)做好记录，包括置入时间、导管型号、置入长度、X线检查结果。

【注意事项】

(1)选择大小合适的穿刺导管。严格无菌操作技术，避免感染。

(2)插管过程动作要轻柔，防止盲目插入导致导管在血管内打折，或导管过硬刺破血管发生意外。

(3)保证进针部位皮肤清洁干燥，穿刺后第1个24 h更换敷料1次，以后每3 d更换1次，敷料不粘或污染时及时更换，注意无菌操作。

(4)更换敷料时，注意不要损伤导管，揭敷料时，应顺导管方向向上撕，以免导管脱出。敷料固定要牢固，避免导管滑脱。

(5)肝素帽或无针正压接头每周更换1～2次。

(6)穿刺侧肢体不能剧烈活动。

(7)保持通道通畅，定时检查流速及导管接口是否安全，输液毕，用稀释肝素液正压封管。

(8)静脉推药时，压力不可过高，速度不可过快，以免管内压力过高而损坏导管。

(9)注意观察穿刺局部有无红肿，倾听患者的主诉。若出现不明原因的高热，在排除其他部位感染后，应考虑为导管感染，立即拔管，并做血培养及导管培养。

(10)拔管时应轻缓，不要用力过度，并检查导管是否完整，确定导管有无残留，导管尖端常规送细菌培养。拔管后24 h内要用无菌敷料覆盖伤口，以免发生拔管后静脉炎。

(11)穿刺完成后固定时采取S形固定。

【健康教育】

(1)教育患者注意穿刺部位的保护，一旦穿刺部位的敷料潮湿，应立即通知医务人员即使更换处理。

(2)教育患者不要过度牵拉穿刺导管，以免造成硅胶管脱出。

(3)做好患者的心理疏导工作，减轻患者的焦虑、紧张心理。

(四)静脉留置针输液法

静脉留置针又称套管针，是头皮针的换代产品。套管由四聚氟乙烯制成，牢固、富有弹性，和血管的相容性好，无刺激性，可在血管中保存较长时间。由针头部和肝素帽两部分组成，临床上使用类型很多，常见有Y型、加药口型、蝴蝶型、笔杆型、小蝶型等。

1.针头部　为软硅胶管后接硬塑料回血室，软硅胶管内为不锈钢针芯，针芯尖端突出于软硅胶管。

2.肝素帽　前端是硬塑接头，后端有橡胶帽封闭，帽中有管道可与针头相连，可容纳肝素液。

【目的】　在静脉输液、输血等技术操作中应用静脉留置针能保护血管，避免反复穿刺对患者造成痛苦；随时保持通畅的静脉通道，便于急救和给药。适用于长期输液或输注药液、年老体弱、血管穿刺困难的患者。

【操作前准备】

1.同周围静脉输液法。

2.另备静脉留置针1套、输液固定贴膜1块、无菌手套、肝素及0.9%氯化钠溶液、2 mL或5 mL无菌注射器。

【操作步骤】

(1)同周围静脉输液法1~6。

(2)连接留置针与输液器：打开静脉留置针及肝素帽外包装，手持外包装将肝素帽接头对接在留置针的侧面，将输液器连接于肝素帽接头上。

（3）排气：打开调节器，将套管针内的气体排于弯盘中，关闭调节器，将留置针放回留置针盒内。

（4）穿刺、固定：戴手套，取出导管针，去除针套（图12－6），转动针芯使针头斜面向上。将已备好的静脉输液器的头皮针刺入肝素帽内，排尽空气，关闭输液器开关。左手绷紧皮肤，右手拇指、示指持针翼与皮肤呈15°～30°进针，有回血后降低穿刺角度，顺静脉走向再将留置针推进0.2～0.5 cm。退出针芯大约0.5 cm，手持针翼将软硅胶管全部送入静脉内，嘱患者松拳，松止血带，打开调速器开关。抽出针芯，连接肝素帽或者正压接头，用专用敷贴固定导管针（图12－7），在敷贴上注明留置日期和时间，固定肝素帽。一般留置针可保留3～5 d。

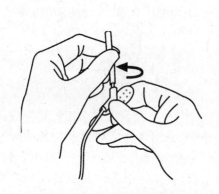

图12－6 旋转松动外套管

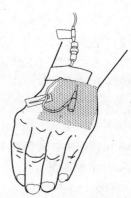

图12－7 静脉留置针固定法

（5）脱手套，再次查对，在输液卡上记录时间、滴速并签名。调节输液速度，协助患者卧于舒适体位，按注射法处理用物、洗手。向患者交待注意事项，根据情况进行健康教育。

（6）封管：暂停输液时，拔出输液器针头，常规消毒肝素帽胶塞，用注射器向肝素帽内注入封管液，边推注封管液边退针，直至针头完全退出，用夹子将留置针硅胶管夹好。常用封管液有无菌0.9%氯化钠溶液，每次5～10 mL，维持6～8 h；稀释的肝素溶液，每毫升0.9%氯化钠溶液含10～100U肝素，用量2～5 mL，维持12 h。

（7）再次输液

1）常规消毒肝素帽胶塞，松开夹子，将抽有0.9%氯化钠溶液的注射器针头刺入肝素帽内，先抽回血，再推注5～10 mL0.9%氯化钠溶液冲管。

2）将输液器头皮针刺入肝素帽内，打开调节器调节滴速再次输液。

　　3）观察穿刺部位有无红肿，在完整敷料表面沿导管走向触摸有无触痛。

　　(8)拔管：停止输液时，先撕开小胶布，再解开无菌透明敷贴，将无菌棉签置于穿刺点前方，迅速拔出留置针，并按压穿刺点至不出血。整理用物，记录。

【注意事项】

　　(1)严格执行无菌技术操作规程和查对制度。

　　(2)密切观察患者生命体征的变化及局部情况。每次输液前后，均应检查穿刺部位及静脉走行方向有无红肿，并询问患者有无疼痛与不适。如有异常，应及时拔除导管并作相应处理。对仍需输液者应更换肢体另行穿刺。

　　(3)对使用静脉留置针的肢体应妥善固定，尽量减少肢体的活动，避免被水沾湿。能下地活动的患者，静脉留置针避免保留于下肢，以免由于重力作用造成回血，堵塞导管。

　　(4)每次输液前先抽回血，再用无菌的0.9%氯化钠溶液冲洗导管。如无回血，冲洗有阻力时，应考虑留置针导管堵塞，此时应拔出静脉留置针，切记不能用注射器用力推注，以免将凝固的血栓推进血管，造成栓塞。

【健康教育】　同周围静脉输液法。

　　(四)输液泵使用法

　　输液泵(infusion pump)是机械或电子的控制装置，它通过作用于输液导管达到控制输液速度的目的(图12-8)。

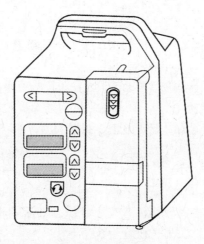

图12-8　输液泵

【目的】　用于需要严格控制输液量和药物量时，如升压药物，抗心律失常药物，婴幼儿静脉输液或静脉麻醉等。

【操作前准备】同周围静脉输液法，另备输液泵装置 1 套，电源插座。

【操作步骤】

(1)查对、贴输液卡、加药、备输液器、解释、排气：同周围静脉输液法 1 ~ 6。

(2)将输液泵安装到输液架上，并放置在床旁安稳的位置上。打开泵门，将输液管安装于输液泵的管道槽中，关闭泵门。将红外线感光器连接到输液器上，接好电源。开电源开关，待机器自检后，设置输液总量和输液速度。

(3)备好胶布，常规消毒皮肤，待干，进行静脉穿刺(同周围静脉输液法)。

(4)见回血后按输液泵的"开始/停止"键，开始输液，固定穿刺针。

(5)再次查对后记录。助患者卧于舒适的卧位，整理床单位，清理用物。洗手，交代注意事项，根据情况进行健康教育。

(6)终止输液时，再次按压"开始/停止"键，停止输液；再按压"开关"键，关闭输液泵，打开泵门，取出输液管。

【注意事项】

(1)使用前应了解输液泵的工作原理，熟练掌握其使用方法。

(2)输液泵放置在稳妥的地方，并告知患者和其亲属不要随意搬动，以免发生意外。

(3)注意经常巡视，告知患者输液肢体不要剧烈活动，如需下床，应按呼叫器与护理人员联系；如输液泵报警，应查明原因，及时处理。

【健康教育】

(1)告知患者，在护士不在场的情况下，一旦输液泵出现报警，应及时打信号灯求助，一边及时处理出现的问题。

(2)患者及其亲属不要随意搬动输液泵，防止输液泵电源线因牵拉而脱落。

(3)告知患者不要剧烈活动，防止输液管道被牵拉脱出。

(4)告知患者，输液泵内有蓄电池，如需入厕，可以打信号灯请护士帮忙暂停拔掉电源线，返回后再重新插好。

(五)常见输液故障与处理

1.溶液不滴

(1)针头滑出血管外：液体注入皮下组织，患者局部有肿胀、疼痛、无回血，应拔针后，换无菌针头另选血管重新穿刺。

(2)针头斜面紧贴血管壁：液体输入不畅，患者局部无肿胀、疼痛，调整针头位置抽有回血，应调整针头位置或适当改变肢体位置，直到滴注通畅为止。

(3)针头阻塞：患者局部不肿胀、无疼痛，折叠或夹住墨菲氏滴管下输液管，挤压近针头端的输液管时有阻力感，且无回血，应更换无菌针头重新穿刺，切忌强行挤压导管或冲洗针头。

（4）压力过低：由于患者周围循环不良或输液瓶位置过低导致滴液缓慢，患者局部无肿胀、疼痛，抽有回血。处理方法是抬高输液瓶位置或降低注射部位肢体的位置。

（5）静脉痉挛：滴液不畅常因穿刺部位受寒冷或药物刺激引起，患者局部不肿胀、可无疼痛、抽有回血，可以进行局部热敷。

2.墨菲氏滴管内液面过高

（1）滴管侧壁无调节孔时，可将输液瓶取下，倾斜输液瓶，使插入瓶内的针头露出液面，保持溶液缓缓下降至墨菲氏滴管的1/2～1/3时，再将瓶挂于输液架上继续进行滴注。

（2）滴管侧壁有调节孔时，先夹住滴管上端的输液管，再打开调节孔，保持溶液缓缓下降至墨菲氏滴管的1/2～1/3时，关闭调节孔，松开滴管上端的输液管即可。

3.墨菲氏滴管内液面过低　折叠或夹紧滴管下端输液管，同时挤压墨菲氏滴管，使液体流入至滴管的1/2～1/3即可。

4.墨菲氏滴管内液面自行下降　若输液过程中墨菲氏滴管内液面自行下降，应检查滴管上端的输液管和滴管有无漏气或裂隙，必要时更换输液管。

（六）输液速度与时间的计算方法

在输液的过程中，每毫升溶液的滴数称为该输液器的滴系数（gtt/mL）。目前常用的静脉输液器的滴系数有10、15、20三种型号。静脉滴注的速度和时间可按照下列公式进行计算。

（1）已知每分钟滴数与液体总量，计算输液所需时间：

$$输液时间（min）=\frac{液体总量（mL）\times 点滴系数}{每分钟滴数}$$

（2）已知液体总量与计划所需时间，计算每分钟滴数：

$$每分钟滴数（gtt）=\frac{液体总量（mL）\times 点滴滴数}{输液时间（min）}$$

四、输液微粒污染的防护

输液微粒（infusion particle）是指输入液体中的非代谢性颗粒杂质，其直径一般为1～15 μm，少数可达50～300 μm。输入溶液中微粒的多少决定着液体的透明度，因此，可由此判断液体的质量。输液微粒污染指在输液的过程中，将输液微粒带入人体，对人体造成严重危害的过程。常见输液剂中的微粒有橡胶塞屑、炭粒、碳酸钙、氧化锌、粘土、纸屑、纤维素、玻璃屑、细菌、药物微晶等。根据《中华人民共和国药典》规定，每毫升输液剂中直径 >10 μm 的不溶微粒不能超过 20 个，直径 >25 μm 的不溶微粒不能超过 2 个。

（一）输液微粒的来源

（1）药物生产制作工艺不完善，混入异物与微粒，如水、空气、原材料的污染等。

（2）盛装药物的容器不洁净或容器内壁和橡胶管受药物浸泡时间过长，腐蚀剥脱形成微粒。

（3）输液器及加药用的注射器不洁净。

（4）输液前准备工作中的污染，如输液环境不洁净，切割安瓿、开瓶塞未除尘除屑，反复穿刺溶液瓶橡胶塞致橡胶塞碎裂等。

（二）输液微粒污染对人体的危害

微粒进入人体，其危害是严重而持久的，主要取决于微粒的大小、形状、化学性质以及阻塞人体血管的部位、血运阻断的程度和人体对微粒的反应等。肺、脑、肝及肾脏等是最容易被微粒损害的部位。输液微粒污染对人体的危害包括：

（1）直接堵塞血管，造成局部血管栓塞、供血不足、组织缺血、缺氧甚至坏死。

（2）由于红细胞聚集在微粒上，形成血栓，引起血管栓塞和静脉炎。

（3）微粒本身是抗原，可引起过敏反应和血小板减少症。

（4）微粒作为异物进入肺毛细血管，可引起巨噬细胞增殖，包围微粒，造成肺内肉芽肿。肺、脑、肝和肾等脏器最易受微粒阻塞损害。

（5）微粒刺激组织而产生炎症或形成肿块。

（三）防护措施

1. 把好制剂生产的各个环节关　药物制剂环境应保持空气纯净，安装空气净化装置，防止空气中悬浮尘粒与细菌污染。工作人员要穿工作服、工作鞋、戴口罩，必要时戴手套。选用优质溶剂与注射用水，采用先进技术，提高检验技术，确保药液质量。

2. 严格输液操作规程

（1）选用含终端滤过器的密闭式一次性医用塑料输液（血）器，可有效防止任何污染途径污染的输液微粒，是解决微粒危害的理想措施。

（2）严格无菌技术操作，保持输液操作中的空气净化。在超净工作台进行输液前准备；对监护病房、手术室、产房、婴儿室等应进行空气消毒，或安装空气净化装置，有条件的医院在一般病室内也应安装空气净化装置，减少病原微生物和尘埃的数量，使输液环境洁净。

(3)正确抽吸药液,正确配药,严防微粒污染。正确切割玻璃安瓿,切割痕长应小于颈段的1/4周,割痕越长,玻璃碎屑越多;在开启安瓿前,用70%乙醇棉签擦拭颈段,减少微粒污染。切忌用镊子等物品敲开安瓿,以免安瓿局部产生玻璃碎屑和脱落砂粒。抽吸药液的注射器不能反复多次使用,因使用次数越多,微粒的数量也越多。配液的针头越大,药液中的胶屑也越大。

(4)严格检查输入液体质量、透明度、溶液瓶有无裂痕、瓶盖有无松动和有效期等。

(5)输入药液应现用现配,避免污染。

五、常见输液反应与护理

(一)发热反应(fever reaction)

1.原因 发热反应常因输入致热物质,多由于输液瓶清洁灭菌不彻底,输入的溶液或药物制品不纯、消毒保存不良,输液器消毒不严或被污染,输液过程中未能严格执行无菌操作等。

2.临床表现 发热反应多发生于输液后数分钟至1 h,患者表现为发冷、寒战和发热。轻者体温在38℃左右,停止输液数小时内可自行恢复正常;重者初起寒战,继之高热,体温可达41℃,伴恶心、呕吐、头痛、脉速等症状。

3.护理措施

(1)预防:严格检查药液质量、输液用具的包装及灭菌有效期,严格执行无菌操作。

(2)处理

1)反应轻者减慢滴注速度,密切观察体温变化;重者立即停止输液,及时与医生联系。

2)密切观察生命体征,寒战时保暖,高热时给予物理降温。

3)按医嘱给予抗过敏药物或激素治疗。

4)保留余液和输液器,必要时送检验室做微生物培养。

(二)循环负荷过重(circulatory overload reaction)

循环负荷过重反应也称为急性肺水肿。

1.原因

(1)输液速度过快,短时间内输入过多液体,使循环血容量急剧增加,心脏负荷过重引起。

(2)患者原有心肺功能不良,多见于急性左心功能不全者。

2.临床表现 患者突然出现呼吸急促、胸闷、面色苍白、出冷汗、心前区有压迫感或疼痛、咳嗽、咳粉红色泡沫样痰,严重时痰液从口、鼻腔涌出,听诊两肺布满湿啰音，心律快且节律不齐。

3.护理措施

(1)预防：输液过程中，密切观察患者情况，注意控制输液的速度和输液量，尤其对老人、儿童及心、肺功能不良患者更需慎重。

(2)处理

1)立即停止输液，及时与医生联系进行紧急处理。病情允许协助患者取端坐卧位，两腿下垂，以减少下肢静脉回流，减轻心脏负担。

2)给予高流量氧气吸入(氧流量为6~8 L/min)，使肺泡内压力增高，减少肺泡内毛细血管渗出液的产生。同时，在湿化瓶内盛20%~30%乙醇进行湿化氧气，因乙醇能降低肺泡内泡沫的表面张力，使泡沫破裂消散，改善气体交换，减轻缺氧症状。

3)遵医嘱给予镇静、平喘、强心、利尿和扩血管药物，以稳定患者紧张情绪，扩张周围血管，加速液体排出，减少回心血量，减轻心脏负荷。

4)必要时进行四肢轮流结扎，即用止血带或血压计袖带作适当加压，以阻断静脉血流，但动脉血流仍通畅。每隔5~10 min轮流放松一侧肢体上的止血带，可有效地减少静脉回心血量，待症状缓解后，逐步解除止血带。

5)静脉放血200~300 mL也是一种有效减少回心血量的最直接的方法，但应慎重，贫血者禁忌采用。

(三)静脉炎(phlebitis)

1.原因　主要是由于长期输入高浓度、刺激性较强的药液，或静脉内长时间放置刺激性大的塑料管，引起局部静脉壁的化学性炎症反应；也可由于输液过程中，未严格执行无菌操作而导致局部静脉的感染。

2.临床表现　沿静脉走向出现条索状红线，局部组织发红、肿胀、灼热、疼痛，有时伴畏寒、发热等全身症状。

3.护理措施

(1)预防：严格执行无菌操作，对血管壁有刺激性的药物应充分稀释后应用，并减慢滴注速度、防止药物溢出血管外；同时，有计划地更换注射部位，以保护静脉。

(2)处理

1)停止在该部位输液，患肢抬高并制动，局部用95%的乙醇或50%硫酸镁行湿敷(早期冷敷，晚期热敷)，每日2次，每次20 min。

2)超短波理疗，每日1次，每次10~20 min。

3)中药治疗，将如意金黄散加醋调成糊状，局部外敷，每日2次，具有清热、止痛、消肿的作用。

4)如合并感染，根据医嘱用抗生素治疗。

（四）空气栓塞（air embolism）

1.原因　输液时空气未排尽，输液管连接不紧密，有漏气；或由于加压输液、输血时无人守护，连续输液添加液体不及时或液体输完后未及时拔针使空气进入静脉；拔出较粗的、近胸腔的深静脉导管后，穿刺点封闭不严密等。

进入静脉的空气形成气栓，随血流经右心房到右心室，如空气量少，则可被右心室压入肺动脉，并分散至肺小动脉内，最后经毛细血管吸收，对身体损害较小；如空气量大，则空气在右心室内阻塞肺动脉入口，形成空气栓塞，使血流不能进入肺内（图12-9），气体交换发生障碍，则可引起严重缺氧，甚至立即死亡。

2.临床表现　患者感到胸部异常不适，胸骨后疼痛，有濒死感，随即出现呼吸困难和严重发绀。听诊心前区可闻及响亮的、持续的"水泡音"。心电图呈现心肌缺血和急性肺源性心脏病的改变。

3.护理措施

（1）预防：输液前认真检查输液器的质量并排尽输液管内空气；输液过程中加强巡视，发现故障及时处理，加压输液时应专人守护；输液完毕应及时拔针或更换液体。拔除较粗、近胸腔的深静脉导管时，必须严密封闭穿刺点。

（2）处理

1)患者出现上述症状，应立即置左侧头低足高位，此体位在吸气时可增加胸内压力，以减少空气进入静脉，同时可使肺动脉的位置低于右心室下部，气泡则向上飘移到右心室，避开肺动脉入口（图12-10）。由于心脏收缩与舒张将空气混成泡沫，分次小量进入肺动脉内，逐渐被吸收。

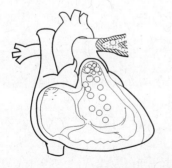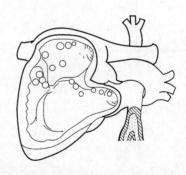

图12-9　空气在右心室内阻塞肺动脉口　　　　图12-10　置患者于左侧卧位

2）给予高流量氧气吸入，提高患者血氧浓度，纠正缺氧。

3）有条件者可通过中心静脉导管抽出空气。

4）严密观察病情，如有异常积极配合抢救。

第二节　静脉输血

静脉输血（intravenous blood transfusion）是指将全血或成分血如血浆、红细胞、白细胞或血小板等通过静脉输入体内的方法。输血是临床急救和治疗疾病的重要措施之一，在临床上广泛应用。操作过程中要求护士严格执行查对制度，严密监测输血反应。

近年来，输血理论与技术发展迅速，无论是在血液的保存与管理、血液成分的分离，还是在献血员的检测以及检测器材的改进等方面，都取得了明显的进步，为临床安全、有效、节约用血提供了保障。

一、输血的目的、适应证与禁忌证

（一）输血的目的

（1）补充血容量，增加有效循环血量，提升血压。

（2）补充红细胞，促进血液携氧能力，纠正贫血。

（3）补充抗体和补体，增加机体抵抗力，提高抗感染的能力。

（4）补充血浆蛋白，维持胶体渗透压，减少组织渗出和水肿，保证有效循环血量。

（5）补充各种凝血因子和血小板，改善凝血功能，有助于止血。

（二）输血的适应证

1.出血　正常成人的血液总量男性约占体重的8%，女性约占体重的7%，成人若一次出血在500 mL（约为血液总量10%）以内不需输血，大量出血超过1000 mL者应及时输血。

2.贫血、低蛋白血症　血液系统疾病引起的严重贫血及某些慢性消耗性疾病的患者。

3.严重感染　如小儿烧伤创面严重感染，输入同型新鲜血浆以补充抗体和补体，提高抗感染的能力。

4.各种出血性疾病导致的凝血机制障碍　如血友病。

5.其他　如一氧化碳中毒、溶血性输血反应、重症新生儿溶血病等。

（三）输血的禁忌证

急性肺水肿、肺栓塞、充血性心力衰竭、恶性高血压、真性红细胞增多症等应禁忌输血，肾功能不全的患者输血时应慎重。

二、血液制品种类及临床应用

(一)全血

全血指将血液采集后未经任何改变，而保存备用的血液。血液可分为新鲜血和库存血两类。

1. 新鲜血　指在常用抗凝保养液中4℃环境下保存1周内的血液。它基本保留了血液的原有成分。适用于血液病患者，可以补充各种红细胞、凝血因子和血小板。

2. 库存血　库存血保存在(4±2)℃的冰箱内，有效期2~3周，适用于各种原因所致的大失血。库存血随保存时间延长会出现下列变化：白细胞、血小板和凝血酶原等成分破坏增多；由于细胞破坏，细胞内钾离子外溢，血液中钾离子浓度增高；葡萄糖分解，乳酸增高，酸性增加。故大量输库血时，可引起酸中毒和高钾血症。

(二)成分血

1. 成分输血的定义　成分输血(component transfusion)是指输入血液的某种成分。它是根据患者的需要，使用血液分离技术，将新鲜血液快速分离成各种成分，然后根据患者需要，输入一种或多种成分。由于患者很少需要输入血液的所有成分，因此只输入其身体所需的血液成分是十分有意义的。

2. 成分输血的优点　成分输血具有疗效好、不良反应小、一血多用，节约血液资源、针对性强，以及便于保存和运输等优点。成分输血是目前临床常用的输血类型。

3. 成分输血的种类及临床应用

(1)红细胞：输入红细胞增强运氧能力。

1)浓缩红细胞：是新鲜血经离心或沉淀去除血浆后的剩余部分，保存在(4±2)℃的冰箱内，有效期21~35 d(因保养液成分不同而有差异)。适用于：①各种急性失血的输血；②各种慢性贫血；③高钾血症，肝、肾、心功能障碍者；④小儿、老年人。

2)少白细胞红细胞：采用过滤或洗涤法除去白细胞，保存在(4±2)℃环境中，有效期同库存血。适用于：①由于输血产生白细胞抗体，引起发热等输血不良反应的患者；②防止产生白细胞抗体的输血(如器官移植的患者)。

3)洗涤红细胞：全血经离心去除血浆和白细胞，用无菌0.9%氯化钠溶液洗涤3~4次，最后加150 mL 0.9%氯化钠溶液悬浮。保存在(4±2)℃环境中有效期为24 h。适用于：①对血浆蛋白有过敏反应的贫血患者；②自身免疫性溶血性贫血患者;③阵发性睡眠性血红蛋白尿;④高钾血症及肝肾功能障碍者。需做主侧配血试验。

4)红细胞悬液:全血离心后除去血浆,加入适量红细胞添加剂后制成。保存温度和保存期同浓缩红细胞。

5)冰冻红细胞:去除血浆的红细胞加甘油保护剂,在 $-80℃$ 保存,保存期10年,解冻后洗涤去甘油,加入100 mL 无菌 0.9% 氯化钠溶液或红细胞添加剂或原血浆。保存在 $(4±2)℃$ 环境中保存期为 24 h。适用于①对血浆蛋白有过敏反应的贫血患者;②稀有血型患者输血;③新生儿溶血病换血;④自身输血。加原血浆悬浮红细胞要做交叉配血试验,加 0.9% 氯化钠溶液悬浮只做主侧配血试验。

(2)白细胞:输入白细胞提高机体抗感染能力。机器单采浓缩白细胞悬液(GRANS)采用细胞分离机单采技术,由单个供血者循环血液中采集。保存在 $(4±2)℃$ 环境中保存期为 48 h。适用于中性粒细胞低于 $0.5×10^9/L$,并发细菌感染,抗生素治疗 48 h 无效者。

(3)血小板浓缩悬液:输入血小板浓缩悬液达到止血作用。保存在 $(22±2)℃$(轻振荡)环境中,保存期为 24 h(普通袋)或 5 d(专用袋制备)。适用于:①血小板减少所致的出血;②血小板功能障碍所致的出血。需一次足量输注。

(4)血浆:补充血浆以达到补充凝血因子和血浆蛋白、扩充血容量的目的。血浆有4种:

1)新鲜液体血浆(FLP):FLP 含有新鲜血液中全部凝血因子,在 $(4±2)℃$ 环境中保存期为 24 h。适用于:①凝血因子缺乏的患者;②大面积烧伤、创伤的患者。

2)新鲜冰冻血浆(FFP):FFP 含有全部凝血因子,在 $-20℃$ 以下环境中保存期为 1 年。适用于:①补充凝血因子;②大面积创伤、烧伤。使用前在 $37℃$ 的温水中融化。

3)普通冰冻血浆(FP):FFP 保存 1 年后即为普通冰冻血浆,在 $-20℃$ 以下保存期为 4 年。适用于:①稳定的凝血因子缺乏,如Ⅱ、Ⅶ、Ⅸ、Ⅹ因子缺乏;②手术、外伤、烧伤、肠梗阻等大出血或血浆大量丢失。

4)冷沉淀血浆(Cryo):冷沉淀每袋由 200 mL 血浆制成,在 $-20℃$ 以下保存期为 1 年。适用于:①甲型血友病;②血管性血友病(vWD);③纤维蛋白原缺乏症。

(5)其他血液制品:①白蛋白液:用于低蛋白血症患者。②纤维蛋白原:用于纤维蛋白原缺乏症,弥散性血管内凝血(DIC)者。③抗血友病球蛋白浓缩剂:用于血友病患者。

（三）自体输血

自体输血避免了抗原抗体反应所致的溶血、发热和过敏反应，对一时无法获得同型血的患者也是唯一血源。

1. 自体输血种类与要求

（1）术前预存自体血：术前一定时间采集患者自身的血液放入血库，在低温下进行保存，在手术期间输用。只要患者身体一般情况好，血红蛋白 >110 g/L 或红细胞压积 >0.33，行择期手术，患者签字同意，都适合储存式自身输血。按相应的血液储存条件，手术前 3～5 周开始采集血液。每次采血不超过 500 mL（或自身血溶量的 10%），两次采血间隔不少于 3 d。在采血前后可给患者铁剂、维生素 C 及叶酸（有条件的可应用重组人红细胞生成素）等治疗。

血红蛋白 <100 g/L 的患者及有细菌性感染的患者不能采集自身血。对冠心病、严重主动脉瓣狭窄等心脑血管疾病及重症患者慎用。

（2）术前稀释血液回输：术前稀释血液回输一般在麻醉后、手术主要出血步骤开始前，抽取患者一定量血液在室温下保存备用，同时输入胶体液或等渗晶体液补充血容量，使血液适度稀释，降低红细胞压积，使手术出血时血液的有形成分丢失减少，然后根据术中失血及患者情况将自身血回输给患者。

患者身体一般情况好，血红蛋白 ≥110 g/L（红细胞压积 ≥0.33），估计术中有大量失血，可以考虑进行术前稀释血液回输；手术降低血液黏滞度，改善微循环灌流时，也可采用。血液稀释，使红细胞压积不低于 0.25。术中必须密切监测血压、脉搏、血氧饱和度、红细胞压积、尿量的变化，必要时监测患者中心静脉压。下列患者不宜进行血液稀释：血红蛋白 <100 g/L、低蛋白血症、凝血功能障碍、静脉输液通路不畅及不具备监护条件的。

（3）回收式自身输血：血液回收是指用血液回收装置，将患者体腔积血、手术失血及术后引流血液进行回收、抗凝、滤过、洗涤等处理，然后回输给患者。血液回收必须采用合格的设备，回收处理的血必须达到一定的质量标准。体外循环后的机器余血应尽可能回输给患者。

回收血禁忌证：血液流出血管外超过 6 h，怀疑流出的血液被胃肠道内容物、细菌、羊水等污染或流出的血液中含有癌细胞、严重溶血者。

2. 自体输血的注意事项

（1）自身储血的采血量应根据患者耐受性及手术需要综合考虑。有些行自身储血的患者术前可能存在不同程度的贫血，术中应予以重视。

（2）适当的血液稀释后动脉氧含量降低，但充分的氧气供给不会受到影响，主要代偿机制是输出量和组织氧摄取率增加。术前稀释血液回输（ANH）还可降低血液黏滞度，使组织灌注改善，纤维蛋白原和血小板的浓度与红细胞压积平行性降低，只要红细胞压积 > 0.20，凝血不会受到影响。与自身储血相比，ANH 方法简单、耗费低；有些不适合自身储血的患者，在麻醉医生严密监护下，可以安全地进行 ANH；疑有菌血症的患者不能进行自身储血，而 ANH 不会造成细菌在血液内繁殖；肿瘤手术不宜进行血液回收，但可以应用 ANH。

(3)回收的血液虽然是自身血，但血管内的血与自身储存的血仍有差别。血液回收有多种技术方法，其质量高低取决于对回收血的处理好坏，处理不当的回收血输入体内会造成严重的后果。目前先进的血液回收装置已达到全自动化程度，按程度自动过滤、分离、洗涤红细胞。如出血过快来不及洗涤，也可直接回输未洗涤的抗凝血液。

(4)术前自身储血、术前稀释血液回输及血液回收可以联合应用。

三、输血原则

(1)输血前必须做血型鉴定及交叉配血试验。

(2)无论输全血或输成分血，均应采用同型血。

(3)在紧急情况下，如无同型血，则可用"O"型血输给他人，"AB"型血者可接受其他血型的血，但直接交叉配血试验不应有凝集，而间接交叉配血试验可有凝集。因为输入的量少，输入的血清的抗体可被受血者体内大量的血浆稀释，而不足以引起受血者的红细胞凝集，故不出现反应。因此，在这种特殊情况下，必须一次少量输入，最多不超过 400 mL 血液为宜，且要放慢输入速度，并严密观察。

(4)患者如果需要再次输血，必须重做交叉配血，以排除机体已产生抗体。

四、血型及交叉配血试验

(一)血型与红细胞凝集

血型(blood group)通常是指红细胞膜上特异性抗原的类型。若将血型不相容的两个人的血液滴在载玻片上并使之混合，则红细胞凝集成簇，这种现象称为红细胞凝集(agglutination)。在补体的作用下，凝集的红细胞破裂，发生溶血。当输入与患者血型不相容的血液时，血管内则也可以发生红细胞凝集和溶血反应，甚至可危及患者生命。

红细胞凝集的实质是抗原－抗体反应。由于红细胞膜上的特异性抗原(一些特异蛋白质或糖脂)能促使红细胞凝集，在凝血反应中起抗原作用，故又称为凝集原(agglutinogen)。而能与红细胞膜上的凝集原起反应的特异性抗体则称为凝集素(agglutinin)。凝集素为 γ－球蛋白，存在于血浆中。

根据红细胞所含的凝集原不同，可将人的血型分成不同类型。迄今为止，世界上已经发现了 25 个不同的红细胞血型系统，而与临床关系最为密切的是 ABO 血型系统和 Rh 血型系统。

1. ABO 血型系统　人的红细胞膜上含有 A、B 两种凝集原，根据红细胞膜上所含凝集原的不同，可将人的血液分为 A、B、AB、O 四型。不同血型的人的血清中含有不同的抗体，但不会含有与自身红细胞抗原相应的抗体（表 12-1）。

表 12-1　ABO 血型系统

血型	红细胞膜上的抗原（凝集原）	血清中的抗体（凝集素）
A	A	抗 B
B	B	抗 A
AB	A、B	无
O	无	抗 A + 抗 B

血型系统的抗体包括天然抗体和免疫性抗体两类。ABO 血型系统存在天然抗体。新生儿的血液尚无 ABO 血型系统的抗体，出生后 2~8 个月开始产生，8~10 岁时达高峰。天然抗体多属 IgM，分子量大，不能通过胎盘。因此，血型与胎儿血型不合的孕妇，体内的天然 ABO 血型抗体一般不能通过胎盘到达胎儿体内，不能使胎儿的红细胞发生凝集破坏。免疫性抗体是机体接受了自身所不存在的红细胞抗原的刺激而产生的。免疫性抗体属于 IgG 抗体，分子量小，能够通过胎盘进入胎儿体内。因此，若母体过去因外源性 A 或 B 抗原进入体内产生免疫性抗体，则血型与胎儿 ABO 血型不合的孕妇可因母体内免疫性血型抗体进入胎儿体内而引起胎儿红细胞破坏，发生新生儿溶血。

2. Rh 血型系统

(1) Rh 血型系统的抗原与分型：人类红细胞除了含有 A、B 抗原外，还有 C、c、D、d、E、e 6 种抗原，称之为 Rh 抗原。Rh 抗原只存在于红细胞上。因 D 抗原的抗原性最强，故其临床意义最重要。医学上通常将红细胞膜上含有 D 抗原者称为 Rh 阳性，反之，称之为 Rh 阴性。

(2) Rh 血型系统的分布：在我国各族人群中，汉族和其他大部分民族的人 Rh 阳性者约占 99%，仅 1% 为 Rh 阴性者。在有些民族人群中，Rh 阴性者较多，如塔塔尔族为 15.8%，苗族为 12.3%，布依族和乌兹别克族为 8.7%。因此在这些民族居住区，Rh 血型的问题应受到特别重视。

(3) Rh 血型特点及临床意义：与 ABC 血型系统不同，人的血清中不存在抗 Rh 的天然抗体，只有当 Rh 阴性者在接受了 Rh 阳性者的血液后，才通过体液性免疫产生抗 Rh 的免疫性抗体，且在输血后 2～4 个月血清中抗 Rh 的抗体水平达到高峰。因此，Rh 阴性的受血者第一次接受 Rh 阳性血液的输血后，一般不产生明显的输血反应，但在第二次或多次在输入 Rh 阳性的血液时，即可发生抗原-抗体反应，输入的红细胞会被破坏而发生溶血。

　　Rh 血型系统与 ABO 血型系统的另一个不同点是抗体的特性。Rh 系统的抗体主要是 IgG，其分子小，能通过胎盘。所以当 Rh 阴性的孕妇怀有 Rh 阳性的胎儿时，Rh 阳性胎儿的少量红细胞或 D 抗原可以进入母体，刺激母体产生免疫性抗体，主要是抗 D 抗体，这种抗体可以透过胎盘进入胎儿的血液，使胎儿的红细胞发生溶血，造成新生儿溶血性贫血，严重者可导致胎儿死亡。由于通常只有在妊娠末期或分娩时才有足量的胎儿红细胞进入母体，而母体血液中的抗体的浓度是缓慢增加的，因此 Rh 阴性母体怀有第一胎 Rh 阳性的胎儿时，一般很少发生新生儿溶血现象；但在第二次妊娠时，母体内的抗 D 抗体可进入胎儿体内，引起新生儿溶血。

　　(二)血型鉴定和交叉配血试验

　　为了避免输入不相容的红细胞，供血者与受血者之间必须进行血型鉴定和交叉配血试验。血型鉴定主要是鉴定 ABO 血型和 Rh 血型，交叉配血试验是检验其他次要的抗原与其相应抗体的反应情况。

　　1. 血型鉴定

　　(1)ABO 血型鉴定：通常是采用已知的抗 A、抗 B 血清来检测红细胞膜上的抗原，并确定血型(表 12-2)。

表 12-2　ABO 血型鉴定

血型	与抗 A 血清的反应(凝集)	与抗 B 血清的反应(凝集)
A	+	-
B	-	+
AB	+	+
O	-	-

　　ABO 血型也可以采用正常人的 A 型和 B 型红细胞作为指示红细胞，检查血清中的抗体来确定血型。

　　(2)Rh 血型鉴定：Rh 血型主要是用抗 D 血清来鉴定，若受检者的红细胞遇抗 D 血清后发生凝集，则受检者为 Rh 阳性；反之，为 Rh 阴性。

　　2. 交叉配血试验　为了确保输血安全，输血前除做血型鉴定外，还必须做交叉配血试验(cross - matching test)，即使在 ABO 血型系统相同的人之间也不例外。交叉配血试验包括两个方面：直接交叉配血试验和间接交叉配血试验。

(1)直接交叉配血试验：受血者血清和供血者红细胞进行配合试验，检查受血者血清中有无破坏供血者红细胞的抗体。检查结果要求绝对不可以有凝集或溶血现象。

(2)间接交叉配血试验：用供血者的血清与受血者的红细胞进行配合试验，检查供血者血清中有无破坏受血者红细胞的抗体。

如果直接交叉和间接交叉试验结果都没有凝集反应，即交叉配血试验阴性，为配血相合，可以进行输血。

五、静脉输血法

静脉输血法有直接输血法和间接输血法。直接输血法是将供血者的血液抽出后，立即通过静脉注射的方式直接输给患者，适用于无库血而患者又急需输血时，以及婴幼儿的少量输血。间接输血法是将抽出的供血者的血液，按静脉输液法输给患者，此法在临床上常用。

(一)输血前准备

1. 输血申请

决定输血治疗前，医生应填写《临床输血申请单》并向患者或其亲属说明输同种异体血的不良反应和经血传播疾病的可能性，征得患者或亲属的同意，并在《输血治疗同意书》上签字。无亲属签字的无自主意识患者的紧急输血，应报医院职能部门或主管领导同意、备案，并记入病历。

2. 受血者血样采集与送检

(1)取血标本：医生开出输血医嘱后，护士持输血申请单和贴好标签的试管，当面核对患者姓名、性别、年龄、住院号、病室/门诊、床号、血型和诊断后，采集血标本 2 mL(抗凝管)。

(2)送检：由医护人员或专门人员将受血者血样与输血申请单送交输血科(血库)，双方进行逐项核对。

3. 交叉配血

(1)输血科逐项核对输血申请单、受血者和供血者血样，复查受血者和供血者血型，正确无误时可进行交叉配血。

(2)供血者血袋包装袋上应标明血站的名称及其许可证号，献血者的姓名、血型、血液品种、采血日期及时间、有效期及时间、血袋编号、储存条件。

(3)凡输注全血、红细胞、白细胞、血小板者，应做血型和交叉配血试验。输注血浆只做血型鉴定，要求献血者与受血者 ABO 血型相同或相容。

4. 取血

(1)配血合格后，由护士到输血科(血库)取血。

(2)取血与发血的双方必须共同做好"三查""八对"。三查：有效期、血液质量(即保存血的外观)、输血装置是否完好。八对：床号、姓名、门急诊/病室、住院号、血袋号、血型、交叉配血试验结果、血液的种类和血量。准确无误时，双方共同签字后方可取出。

血液质量：肉眼观察库存全血一般分两层，上层为淡黄色血浆，下层为暗红色的血细胞，两层边界清楚，无凝块、无溶血、无黄疸、无气泡及重度乳糜出现，储血容器无破损。

凡血袋及血液有下列情形之一者，一律不得发出：标签破损；血袋有破损、漏血；血液中有明显凝块；血浆呈乳糜状或暗灰色；血浆中有明显气泡、絮状物或粗大颗粒；未摇动时血浆层与红细胞的界面不清或交界面上出现溶血；红细胞层呈紫红色；过期或其他须查证的情况。

5. 取血后

(1)血液发出后不得退回，受血者和供血者的血样保存于2℃ ~6℃冰箱，至少7 d，以便对输血不良反应追查原因。

(2)血液制品从血库取出后勿加温，以免血浆蛋白凝固变性；勿剧烈震荡，以免红细胞大量破坏而引起溶血。取回的血液制品应在室温下放置15 ~20 min后再输入，一般应在4 h内输完。

6. 核对　输血前，需与另一个护士再次进行核对，确定无误并检查血液无凝块后方可输血。

(二)输血法

【目的】　详见输血的目的。

【操作前准备】

1. 评估患者并解释

(1)评估患者：患者的病情、治疗情况；患者血型、输血史及过敏史；患者心理状态及对输血相关知识的了解程度；穿刺处皮肤及静脉情况。

(2)向患者解释输血的目的、方法、注意事项及配合要点。

2. 患者准备

(1)了解输血的目的、方法、注意事项和配合要点。

(2)采血标本以验血型和做交叉配血试验。

(3)签署知情同意书。

(4)排空大小便，采取舒适卧位。

3. 护士自身准备　衣帽整洁、修剪指甲、洗手、戴口罩。

4.用物准备

(1)直接输血法:在静脉注射的基础上,加50 mL 无菌注射器(数量根据输血量准备)、3.8%枸橼酸钠溶液(每50 mL 血液中加3.8%枸橼酸钠溶液5 mL)、血压计袖带。

(2)间接输血法:在周围静脉输液法的基础上,加一次性输血器、0.9%氯化钠溶液、按医嘱备血液或血液制品。

5.环境准备　整洁、安静、舒适、安全。

【操作步骤】

1.直接输血法

(1)护士洗手,戴口罩,备齐用物携至床前。

(2)根据医嘱,认真核对患者的床号、供血者及患者姓名、血型、交叉配血试验结果,做好供血者及患者的解释工作,以取得合作。

(3)协助供血者及患者分别取仰卧位,并露出一侧手臂。选择粗大静脉(多选肘正中静脉),将血压计袖带在供血者上臂缠好,充好气并维持压力在100 mmHg 左右,以阻断静脉血通过。

(4)常规消毒穿刺部位皮肤,按静脉穿刺法取供血者的静脉血,立即按静脉注射法直接输给患者。操作时需要三人合作,一人采血,一人传递,另一人输血,如此连续进行。在连续采血时,不必拔出针头,只需更换注射器,并在更换时放松血压计袖带,用手指压住静脉前端,以减少出血。

(5)输血过程中,应注意从供血者静脉内抽血不可过急过快,向患者静脉内推注血液也不可过快,并随时观察供血者和患者的情况,倾听其主诉。

(6)输血结束,拔出针头,用无菌纱布覆盖针眼,压迫片刻至不出血为止。

(7)安置患者及供血者,整理床单位,清理用物,洗手并记录。

2.间接输血法

(1)再次检查核对:输血前由两名护士核对交叉配血报告单及血袋标签各项内容,检查血袋有无破损渗漏,血液颜色是否正常,准确无误方可输血。输血时,由两名护士带病历共同到患者床旁核对患者姓名、性别、年龄、住院号、门急诊/病室、床号、血型等,确认与配血报告相符。

(2)建立静脉通路:使用输血器,按静脉输液法建立静脉通道,先输入少量0.9%氯化钠溶液。

(3)摇匀血液:以手腕旋转动作将血袋内的血液轻轻摇匀,但要避免剧烈震荡,以免红细胞破坏。

(4)连接储血袋输血:打开储血袋封口,常规消毒输血接口处胶管,将输血器的针头从等渗盐水瓶拔出插入输血接口,将储血袋挂于输液架上。

(5)调节输血速度：开始输血速度宜慢，不超过 20 gtt/min，观察 10～15 min 无输血反应，再根据年龄与病情调节滴速。一般成人 40～60 gtt/min，儿童酌减。

(6)操作后处理：撤去治疗巾，取出止血带和小垫枕，整理床单位，协助患者取舒适卧位；将呼叫器放于患者易取处，整理用物，洗手。

(7)记录：再次核对无误后记录输血的时间、滴入速度、签名。向患者及亲属交待注意事项。

(8)观察输血后反应：在输血过程中经常巡视患者，观察输血后反应。对有输血反应的应逐项填写患者输血反应回报单，并返还输血科(血库)保存。输血科(血库)每月统计上报医务处(科)。

(9)续血时的处理：如果需要输入 2 袋以上的血液时，应在上一袋血液即将滴尽时，常规消毒 0.9% 氯化钠溶液瓶塞，然后将针头从储血袋中拔出，插入 0.9% 氯化钠溶液瓶中，输入少量 0.9% 氯化钠溶液，然后再按与第一袋相同的方法连接血袋继续输血。

(10)血液输完后，再继续输入少量等渗盐水，待输血管内血液输完后拔针。

(11)整理与消毒：将血袋送回输血科(血库)至少保存 24 h，24 h 后患者无输血反应再放入有黄色标记的污物袋中集中焚化处理。护士将交叉配血报告单贴在病历中。其他同注射法。

【注意事项】

(1)严格执行查对制度和无菌技术操作，输血时必须经两人查对方可输入。

(2)禁止同时采集两个患者的血标本，以免出现差错。

(3)输血前、后应输入少量 0.9% 氯化钠溶液。连续输入不同供血者的血液，前一袋血输尽后，输入少量 0.9% 氯化钠溶液冲洗输血器，再接下一袋血继续输注，以免发生溶血反应。

(4)取回的血液应在 30 min 内输入，不得自行储血，不能将血液加温，血液内不得随意加入其他药物，如钙剂、酸性或碱性药物、高渗或低渗溶液，以防血液制品变质，出现血液凝集或溶血。

(5)输血过程中加强巡视，注意倾听患者主诉，观察有无输血反应。如发现严重反应，必须立即停止输血，及时通知医生，并保留余血以备检查、分析原因。

(6)加压输血时，必须有专人看护，以防血液输完导致空气栓塞。

【健康教育】

(1)向患者说明输血速度调节的依据，告知患者勿擅自调节滴数。

（2）向患者介绍常见输血反应的症状和防治方法。并告知患者，一旦出现不适症状，应及时使用呼叫器。

（3）向患者介绍输血的适应证和禁忌证。

（4）向患者介绍有关血型的知识及做血型鉴定及交叉配血试验的意义。

六、输血反应与护理

输血是具有一定危险性的治疗措施，会引起输血反应，严重者可以危及患者生命。因此，为了保证患者的安全，在输血过程中，护士必须严密观察患者，及时发现输血反应的征状，并积极采取有效的措施处理各种输血反应。

（一）发热反应

发热反应是输血中最常见的反应，多发生在输血过程中或输血后 1~2 h 内。

1. 原因

（1）血液、保养液、血袋或输血器被致热源污染。

（2）输血时无菌操作不严而造成污染。

（3）多次输血后，受血者血液中产生白细胞抗体和血小板抗体，当再次输血时，受血者体内产生的抗体与供血者的白细胞和血小板发生免疫反应。

2. 临床表现　畏寒、寒战，高热（体温可达38℃~41℃），伴有头痛、恶心、呕吐、皮肤潮红、肌肉酸痛等症状。轻者 1~2 h 即可缓解，体温逐渐降至正常，严重者可出现呼吸困难、血压下降，甚至昏迷。

3. 护理措施

（1）预防：严格管理血库保养液和输血用具，有效清除致热源；输血过程中严格执行无菌操作，防止污染。

（2）处理：①反应轻者减慢输血速度，症状可自行缓解；②反应严重者立即停止输血，给予0.9%氯化钠溶液静脉滴注，以维持静脉通路，密切观察生命体征；③对症处理；④按医嘱给抗过敏药、退热药或肾上腺皮质激素；⑤保留余血及输血器等，以便查明原因。

（二）过敏反应

1. 原因

（1）患者为过敏体质，对某些物质易发生过敏反应。输入血液中的异体蛋白质与患者机体的蛋白质结合形成全抗原而使机体致敏。

（2）输入的血液中含有致敏物质，如供血者在献血前用过可致敏的药物或食物，使输入血液中含致敏物质。

（3）患者接受多次输血后，血浆中产生过敏性抗体，当再次输血时，抗原抗体相互作用发生过敏反应。

（4）供血者的变态反应性抗体输入患者体内，一旦与相应的抗原作用就发生过敏反应。

2. 临床表现　多数患者发生在数分钟后，也可以在输血过程中或结束后发生。轻者出现皮肤瘙痒、荨麻疹、轻度血管性水肿（表现为眼睑、口唇水肿）；重者因喉头水肿出现呼吸困难，两肺闻及哮鸣音，甚至发生过敏性休克。

3. 护理措施

（1）预防：①勿选用有过敏史的供血者；②供血者在采血前4 h内不宜吃高蛋白和高脂肪食物，宜用少量清淡饮食或糖水；③对有过敏史的患者，输血前根据医嘱给予抗过敏药物；④正确管理血液和血液制品。

（2）处理：①轻者减慢输血速度，给予抗过敏药物，继续观察。重者立即停止输血，保持静脉通路，输入无菌0.9% 氯化钠溶液。②根据医嘱给予0.1% 盐酸肾上腺素0.5～1 mL皮下注射，应用抗过敏药物和激素，如异丙嗪、氢化可的松、地塞米松等。③监测生命体征。④出现呼吸困难时，给予氧气吸入；喉头水肿严重时，配合气管插管或切开术；如发生过敏性休克，立即协助抗休克治疗。⑤保留余血及输血器等，以便查明原因。

（三）溶血反应

溶血反应是指受血者或供血者的红细胞发生异常破坏或溶解，引起一系列临床症状，是最严重的输血反应。

1. 原因

（1）输入异型血：由于供血者、受血者血型不符所致，多因ABO血型不相容引起。

（2）输入变质血：输血前红细胞已破坏并出现溶血，如血液储存过久、保存不当、温度过高或过低、剧烈振荡、加入其他药物或被细菌污染等。

（4）Rh因子所致溶血：Rh阴性者首次输入Rh阳性血液不会发生溶血反应，但在输血2～3周后体内就会产生抗Rh阳性的抗体。当再次接受Rh阳性血液时可发生溶血反应。可在输血后几小时至几天后发生，反应发生慢并且少见。

2. 症状与体征　一旦发生，速度快，后果严重。一般患者在输入血液10～15 mL时发生，可分为3阶段。

（1）开始阶段：红细胞凝集成团，堵塞部分小血管，出现头部胀痛、面色潮红、心前区压迫感、腰背部剧烈疼痛、四肢麻木等表现。

（2）中间阶段：红细胞溶解，释放大量血红蛋白进入血浆，出现黄疸和血红蛋白尿。同时伴有寒战、高热、呼吸急促和血压下降等症状。

（3）最后阶段：肾小管因大量血红蛋白遇酸性物质结晶被阻塞，同时因抗原抗体作用导致肾小管内皮细胞缺血缺氧而坏死脱落，加重肾小管阻塞，出现少尿、无尿、氮质血症等急性肾衰竭的表现，严重者可致死亡。

3．护理措施

（1）预防：①严格执行查对制度及操作规程；②严格执行血液保存规则，不用变质血液；③认真做好血型鉴定和交叉配血试验，杜绝差错。

（2）处理：①立即停止输血，报告医生进行紧急处理，保留余血。②核对检查，并重新采集患者血标本重做血型鉴定和交叉配血试验；遵医嘱测血浆游离血红蛋白含量、血清胆红素含量、血常规、尿常规及尿血红蛋白等。③维持静脉输液，遵医嘱给予升压药和其他药物治疗。④遵医嘱口服或静脉滴注碳酸氢钠，以碱化尿液，防止或减少血红蛋白结晶阻塞肾小管。⑤双侧腰部封闭，或用热水袋热敷双侧肾区，防止肾血管痉挛。⑥密切观察生命体征和尿量，并记录。对少尿、无尿者，按急性肾衰竭护理。如出现休克症状，立即配合抗休克抢救。⑦安慰患者，以缓解其恐惧和焦虑。给予氧气输入。

（四）与大量输血有关的反应

大量输血是指 24 h 内紧急输血量大于或相当于患者的血液总量。常见的与大量输血有关的反应有循环负荷过重、出血倾向、枸橼酸钠中毒反应、酸中毒和高钾血症等。

1．循环负荷过重　即肺水肿，其原因、临床表现、护理措施同输液反应。

2．出血倾向

（1）原因：由于长期反复输入库存血或短时间大量输入库存血引起。因为库存血中血小板基本已被破坏，凝血因子不足以及输入过多枸橼酸钠等，引起凝血功能障碍，导致出血。

（2）临床表现：在输血过程中或输血后，患者伤口渗血，皮肤、黏膜瘀点或瘀斑，牙龈出血，穿刺点出血，严重者出现血尿。

（3）护理措施：①预防：如大量输库存血，应间隔输入新鲜血、血小板浓缩悬液或凝血因子。②严密观察患者出血倾向，注意皮肤、黏膜及伤口有无出血，同时注意观察患者生命体征、意识状态的改变。

3．枸橼酸钠中毒

（1）原因：库存血中含有枸橼酸钠，随患者静脉输血而进入体内，正常情况下枸橼酸钠在肝脏内很快代谢，因此血液输入缓慢不引起中毒；当大量输入库存血时，进入体内的枸橼酸钠也过量，如果患者肝功能不全，枸橼酸钠未完全氧化，即可与血中游离钙结合，使血钙下降，导致凝血功能障碍、毛细血管张力降低、血管收缩不良、心肌收缩无力等。

（2）临床表现：患者出现手足抽搐、血压下降、心率缓慢、心电图 Q－T 间期延长、心室纤维颤动，甚至心脏骤停。血浆酸碱失衡，pH 低于 7.35。

（3）护理措施：①预防：每输入库存血 1000 mL 以上时，常规静脉注射 10% 葡萄糖酸钙或氯化钙 10 mL，以补充钙离子；②严密观察病情变化及患者输血后的反应。

（五）其他反应

1.空气栓塞　其原因、临床表现、护理措施同输液反应。

2.输血传播的疾病　供血者的某些疾病通过静脉输血传染给患者，如病毒性肝炎（主要是乙型肝炎和丙型肝炎）、疟疾、艾滋病、梅毒、巨细胞病毒或 EB 病毒等。因此，严格管理血液制品，筛选供血源，把握采血、储血和输血操作的各个环节，严禁非法采血、买卖血液，是保证患者输血安全的关键。

3.细菌污染反应　任何环节不遵守无菌操作规则，均可导致血液被细菌污染。

（易　霞）

第十三章　标本采集法

在临床护理工作中，经常要采集患者的排泄物、分泌物、呕吐物、血液、体液等标本送验，旨在通过实验室的检查方法来鉴定病原，了解疾病的性质及病情的进展情况。随着现代医学的发展，检验的项目日益增多，检验的方法更加科学，仪器的灵敏度越来越高，对标本采集方法的要求越来越严。为了保证检验结果的准确性，护士不仅要明确各项检验的目的和临床意义，掌握各种标本采集的方法、数量及时间，而且还要根据标本的特点，注意保存和运送，否则将严重影响检验结果的准确性而延误诊断和治疗。

第一节　概　述

一、标本采集的意义

标本(specimen)是指采取患者少许的血液、排泄物(尿、粪)、分泌物(痰、鼻分泌物)、呕吐物、体液(胸水、腹水)和脱落细胞(食管、阴道脱落细胞)等样品，经物理、化学和生物学的实验室技术和方法对其进行检验，作为判断患者有无异常存在的依据。标本检验在一定程度上反映出机体正常的生理现象和病理改变。临床常见标本包括血标本、尿标本、粪标本、痰标本、分泌物培养标本。

标本采集意义包括：①协助诊断疾病；②制定治疗措施；③推测病程进展；④观察病情变化。标本检验结果的正确与否直接影响疾病的诊断和治疗，而化验结果的正确与否又与标本采集(specimen collection)质量密切相关。所以，掌握正确的标本采集方法是极为重要的，它也是护理人员应该掌握的基本知识和基本技能之一。

二、标本采集的原则

在采集各种检验标本时，应遵循以下基本原则。

(一)按照医嘱采集标本

采集各种标本均应按医嘱执行。医生填写检验申请单，要字迹清楚，目的明确，并应签字。护士对检验申请单有疑问时，应及时核准、核实后方可执行。

（二）采集前做好充分准备

（1）采集标本前应明确检验项目、检验目的、选择采集的方法、采集标本量及注意事项。

（2）向患者作好解释工作，以取得合作。

（3）根据检验目的准备好物品，选择适当容器，在容器外面必须贴上标签，注明患者的科室、病床号、姓名、住院号、检查目的和送检日期。

（4）护士操作前做好自身准备，如衣帽整齐，修剪指甲，洗手，戴口罩，戴手套等。

（三）严格执行查对制度

查对是保证标本采集无误的重要环节。采集前应认真查对医嘱，核对申请项目，患者姓名、病床号、科室、住院号等。采集完毕及送检前应再次查对。

（四）正确采集标本

为了保证送检标本的质量，必须掌握正确的采集方法。

（1）各种标本的采集方法、采集量、采集时间及采集容器要正确。

（2）凡采集培养标本，须放入无菌培养瓶内，采集时严格执行无菌操作，不可混入防腐剂、消毒剂及其他药物，采集时间应在使用抗生素之前，如已使用，应停药 3 d 再采集。

（3）凡能直接干扰检验的药物和食物，在采集标本前应停止使用，以免影响检验结果的判定。

（五）及时送检

标本采集后应及时送检，不应放置过久，以避免标本被污染或变质影响检验结果。特殊标本还应注明采集时间。

第二节　各种标本采集方法

一、血标本采集法

血液由血浆和血细胞两部分组成，在体内通过循环系统与全身各个组织器官密切联系，与机体各组织间发生物质交换，并且参与机体的各项功能活动，对维持机体的新陈代谢、功能调节和内、外环境平衡起着重要作用。在病理情况下，血液系统疾病除了直接累及血液外，也可以影响全身组织器官，而组织器官的病变也可直接或间接地引起血液成分改变。故血液检查是判断体内各种功能及异常变化的最重要指标之一，是临床最常用的检验项目，它不仅可反映血液系统本身的病变，也可为协助诊断疾病、判断患者病情进展程度以及治疗疾病提供参考。

血液标本分3类：全血标本、血清标本、血培养标本。全血标本用作血常规检查、血沉和测定血液中某些物质的含量，如肌酐、尿素氮、尿酸、肌酸、血氨、血糖；血清标本用于测定血清酶、脂类、肝功能、电解质等；血培养标本则用于查找血液中的病原菌。动脉血标本常用于作动脉血液气体分析。

（一）毛细血管采血法

用于血常规检查。由于该采血方法目前均由检验人员执行，具体方法从略。

（二）静脉采血法

【目的】 协助临床诊断疾病，为临床治疗提供依据。

【操作前准备】

1.评估患者并解释 评估的内容包括患者局部血管情况、意识、心理状态、理解与合作程度，并告知患者血标本采集目的及注意事项，使其做好相关准备。

2.患者准备 了解抽血目的、方法、注意事项及配合要点。

3.护士准备 护士应着装整洁，必要时戴橡胶手套，掌握沟通交流技巧。

4.用物准备 2%碘酊、70%乙醇、棉签、弯盘、止血带、5～10 mL一次性无菌注射器(7号以上针头)；选择规定标本容器或真空采血器，并贴好标签。

5.环境准备 清洁、明亮。

【操作步骤】

1.注射器采血法

(1)携用物至床边，核对床号、姓名，向患者解释以取得合作。

(2)选择合适静脉、穿刺点，在穿刺点上方约6 cm处系止血带，用2%碘酊、70%乙醇消毒皮肤，嘱患者握拳使静脉充盈。

(3)按静脉穿刺法穿刺静脉，见回血后，抽动活塞，抽取所需血量，注意抽血速度不宜过快，以免产生大量泡沫或溶血。

(4)抽血毕，松开止血带，嘱患者松拳，用干棉签按压穿刺点，迅速拔针，嘱患者按压穿刺点1～2 min。

(5)立即取下针头，使血液顺管壁缓慢注入已选择好的标本容器。如为血清标本，则避免震荡；如为全血标本，则立即轻轻旋转试管，使血液和抗凝剂充分混匀，防止血液凝固，如为血培养标本，需严格执行无菌操作技术。

(6)整理床单位，清理用物，将标本连同化验单及时送检。

2.真空采血器采血法 此法利用医学检验使用的真空采血器进行采血，整个采血过程无血液外溢和污染，无容器之间的转移，减少了溶血现象，使检验结果更加真实，同时能避免对医护人员的感染和患者血标本间的交叉污染。

自动真空采血器(图13-1)的采血针为双向针，一端为头皮针头式，刺入静脉，另一端以密封橡皮套包裹，插入真空试管，根据不同检验项目，预制了准确的真空量和添加剂，采血时在负压作用下血液自动流入试管内。标准真空采血管采用国际通用的头盖和标签颜色，显示采血管内添加剂的种类和检验用途(表13-1)。

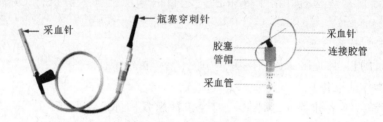

图 13-1　自动真空采血器

表 13-1　采血管头盖颜色与内含添加剂的种类和检验用途

管帽	添加剂	检查项目	采血量
鲜红色	无添加剂 促凝剂	血清生化(肝功能、肾功能、心肌酶、淀粉酶等)、电解质(血清钾、钠、氯、钙、磷等)、甲状腺功能，药物检测，艾滋病检测，肿瘤标志物检测，血清免疫学检测	2 mL 3 mL 4 mL 5 mL
浅蓝色	3.2%柠檬酸钠 3.8%柠檬酸钠	纤溶系统检测	1.8 mL 2.7 mL 3.6 mL 4.5 mL

管帽	添加剂	检查项目	采血量
黑色	3.2%柠檬酸钠 3.8%柠檬酸钠	血沉检测	1.6 mL 2.4 mL 3.2 mL
绿色	肝素锂 肝素钠	急诊生化、血浆生化、血液流变学	2 mL 3 mL 4 mL 5 mL
紫色	EDTA－2K EDTA－3K EDTA－2Na	血常规(红细胞、白细胞、血小板、白细胞分类、血红蛋白、红细胞压积)	2 mL 3 mL 4 mL 5 mL
浅灰色	氟化钠＋草酸钾	血糖检测	2 mL

3.动脉采血法

(1)携用物至床边，核对床号、姓名，向患者解释以取得合作。

(2)选择桡动脉或股动脉穿刺，用2%碘酊、70%乙醇消毒皮肤。

(3)操作者戴无菌手套，用左手示指与中指摸到动脉搏动并予固定，右手持注射器,在两指间垂直或与动脉走向呈40°角刺入动脉,见有鲜红色回血,立即固定不动,快速抽取所需血液量。

(4)抽血毕,迅速拔出针头,用无菌纱布加压止血5~10 min。

(5)立即将针头斜面刺入软木塞,以隔绝空气。

(6)整理床单位,清理用物,将标本连同化验单立即送检。

【注意事项】

(1)严防溶血,抽血时须用干燥注射器,针头宜大(7号以上),抽血速度不宜太快,同时还要注意避免剧烈的震荡。

(2)采集全血标本,血液和抗凝剂一定要充分混匀,防止血液凝固。

(3)采集血标本作生化检验,应在患者空腹时采取,此时血液的各种化学成分处于相对恒定状态,检验结果较正确。因此,应事先通知患者,避免因进食而影响检验结果。

(4)根据不同的检验目的选择标本容器,并注意抗凝剂种类和采血量。一般血培养取血5 mL,亚急性细菌性心内膜炎患者,为提高培养阳性率,采血量为10~15 mL。

(5)严禁在输液、输血的针头处抽取血标本,以免影响检验结果,应在对侧肢体采集。

(6)同时抽取几项检验血标本,一般注入容器的顺序为:血培养瓶－抗凝瓶－干燥试管,动作应迅速准确。

【健康教育】

(1)向患者或其亲属说明采集血液标本的目的和配合要求。

(2)向患者或其亲属说明空腹采血的意义、压迫止血的时间等。

二、尿标本采集法

尿液是由血液经肾小球滤过,肾小管和集合管的重吸收、排泻、分泌产生的终末代谢产物,尿液的组成和性状不仅与泌尿系统疾病直接相关,而且受机体各系统功能状态的影响,反映机体的代谢状况。临床上常采集尿标本作物理、化学、细菌学等检查,以了解病情,协助诊断和观察疗效。

尿标本分为3种:常规标本、培养标本和12h或24 h标本。

【目的】

1.常规标本　检查尿液的色泽、透明度、比重、蛋白、糖、细胞和管型等。

2.12 h或24 h标本　作尿生化检查,如测定尿中钠、钾、氯、肌酐、肌酸、尿糖定量、17－羟类固醇、17－酮类固醇等;浓缩检查结核分枝杆菌或作尿蛋白定量检查。

3.培养标本 查找尿液中的病原体。

【操作前准备】

1.评估患者并解释 评估的内容包括患者排尿情况、意识、心理状况、理解与合作程度,指导患者正确收集尿标本及告知注意事项。

2.患者准备 了解留尿标本的目的、方法、注意事项及配合要点。

3.护士准备 护士应着装整洁,掌握沟通交流技巧。

4.用物准备 常规标本备容量在 100 mL 以上的清洁容器 1 个,12 h 或 24 h 尿标本备清洁带盖的大口容器 1 个(容量为 3000 ~ 5000 mL),培养标本备无菌试管、试管夹、酒精灯及火柴,必要时备外阴冲洗及导尿用物 1 套(见导尿术),标本容器贴好标签。

5.环境准备 关好门窗,屏风遮挡。

【操作步骤】

1.常规标本采集法 携用物至床旁,核对床号、姓名,向患者解释,嘱患者将晨起第一次尿留于标本容器内,测定尿比重时留 100 mL,其余检验留取 30 mL 即可。因晨尿浓度较高,未受饮食的影响,故检查结果准确。

2.12 h 或 24 h 尿标本采集法 携用物至床旁,核对床号、姓名,向患者解释,指导患者于晨 7 时排空膀胱后开始留尿,将 7 am 后至次晨 7 am 的小便全部收集在广口容器内。若留 12 h 尿,则晚 7 时排空膀胱,将 7 pm 后至次晨 7 am 的小便全部留在广口容器内。为避免尿液久放变质,可在尿中加防腐剂(表 13 - 2)。

表 13 - 2 常用防腐剂的作用及用法

剂名	机 制	应用举例
40%甲醛	固定尿中有机成分,防腐	爱迪氏计数 100 mL 尿中加 0.5 mL;24 h 尿液中加 5 ~ 10 mL
甲苯	可形成一薄膜覆盖尿液表面,防止细菌污染,以保持尿液的化学成分不变	尿蛋白定量、尿糖定性加入数滴;测定尿中钾、钠、氯、肌酐、肌酸等须加入 10 mL
浓盐酸	使尿液在酸性环境中,能防止尿中激素被氧化。防腐	17 - 羟类固醇与 17 - 酮类固醇等检查,24 h 尿中加 5 ~ 10 mL

3.尿培养标本采集法 可通过导尿术或留取中段尿法采集未被污染的尿标本。

(1)使用导尿术留取尿培养标本(见导尿术)。

(2)留取中段尿法:携用物至床旁,核对床号、姓名,向患者解释。按导尿法清洁、消毒外阴部及尿道口,嘱患者自行排尿,护士用试管夹夹住无菌试管,弃去前段尿液,留取中段尿 5～10 mL,留尿前后均应将无菌试管口及棉塞在酒精灯焰上消毒,盖紧棉塞,防止污染。操作完毕,协助患者穿裤,整理用物,及时送验。

【注意事项】

(1)女患者在月经期不宜留取尿标本。避免阴道分泌物、包皮垢、粪便、清洁剂、粉剂、油类等各种物质污染尿液。

(2)尿培养标本采集时严格无菌操作,以免污染尿液。采集中段尿时,必须在膀胱充盈情况下进行。尿内勿混入消毒液,以免产生抑菌作用而影响检验结果。

(3)采集 12 h 或 24 h 尿标本时,集尿器应放在阴凉处,做好交接班,以督促患者正确留取尿标本。如选用防腐剂为甲苯,应在第一次尿液倒入之后再加入,使之形成薄膜覆盖在尿液表面。

(4)做早孕诊断试验应留晨尿。

【健康教育】

(1)根据检验目的不同向患者介绍尿标本留取的方法及注意事项。

(2)为了确保检验结果的准确性,教会患者留取尿标本的方法。

(3)提供安全、隐蔽的环境,消除紧张情绪。

三、粪便标本采集法

正常粪便是由已消化和未消化的食物残渣、消化道分泌物、大量细菌和水分组成。粪便标本的检验结果有助于评估患者的消化系统功能,协助诊断、治疗疾病。根据不同的检验目的,其标本的留取方法不同,且与检验结果密切相关。

粪便标本分 4 种:常规标本、细菌培养标本、隐血标本和寄生虫或虫卵标本。

【目的】

1.常规标本　检查粪便的颜色、性状、有无脓血、寄生虫卵等。

2.隐血标本　检查粪便内肉眼不能察见的微量血液。

3.寄生虫与虫卵标本　检查寄生虫成虫、幼虫及虫卵计数、浓缩集卵、钩蚴孵化、日本血吸虫毛蚴孵化等。

4.培养标本　检查粪便中的病原体。

【操作前准备】

1.评估患者并解释 评估的内容包括患者排便情况、意识、心理状况、理解与合作程度,指导患者正确收集粪便标本及告知注意事项。

2.患者准备 了解留粪便标本的目的、方法、注意事项及配合要点。

3.护士准备 护士应着装整洁,掌握沟通交流技巧。

4.用物准备 常规标本备蜡纸盒、竹签;培养标本备消毒便盆、无菌棉签;检查寄生虫及虫卵标本备带盖的便器,蜡纸盒,竹签。将化验单副联贴于蜡纸盒上,注明科室、床号、患者姓名等。

5.环境准备 关好门窗,屏风遮挡。

【操作步骤】

1.常规标本采集法

(1)携用物至床旁,核对床号、姓名,向患者解释。

(2)交待患者清晨留取标本,用竹签取约5 g大便(似蚕豆大小),放入蜡纸盒中送验,重患者由护士协助留取,如为腹泻患者应取脓、血、粘液等异常部分;如为水样便,可盛于玻璃瓶中送验。

2.隐血标本采集法 携用物至床旁,核对床号、姓名,向患者解释,嘱患者检查前3 d禁食肉类、肝、血、含大量叶绿素的食物和含铁剂药物,3 d后按粪便常规标本收集法留取标本及时送检。

3.寄生虫与虫卵标本采集法 携用物至床旁,核对床号、姓名,向患者解释,根据检验目的采取不同的方法。

(1)检查寄生虫卵的粪便标本:应从粪便几个不同的部分采集5~10g,如查血吸虫卵,则应采集带血及粘液部分送验;查蛲虫卵,应在23点左右,患者感觉肛门周围发痒时,用无菌棉签蘸0.9%氯化钠溶液,自肛门周围皱壁处拭取,然后插入试管内,塞好管口送验。

(2)检查阿米巴原虫的粪便标本:收集标本前,应先将便器加温后再排便,便后连同便盆立即送验(因阿米巴原虫排出体外后可因温度突然改变失去活力,不易查到)。

(3)查寄生虫体:患者服驱虫药后,应将大便排于清洁便盆中留取全份粪便,检查蛔虫,钩虫、蛲虫的数目。如驱绦虫,应嘱患者勿用手纸去拉已排出肛门外的虫体,以免拉断虫头不能排出。如第一次大便未见虫头,应告诉患者再留第二次大便送验,只有头节排出才表示驱虫成功。

(4)孵化血吸虫毛蚴的标本:留取粪便50 g(鸭蛋大小),必要时留取24 h大便,要及时送检。

4.培养标本采集法 携用物至床旁,核对床号、姓名,向患者解释,嘱患者排空膀胱后解粪便于无菌便盆内,以无菌棉签取中央部分或脓血黏液部分少许,置于培养瓶内,立即送检。

【注意事项】

(1)采集培养标本,如患者无便意时,用长无菌棉签蘸0.9%氯化钠溶液,由肛门插入6~7 cm,顺一方向轻轻旋转后退出,将棉签置于培养瓶内,盖紧瓶塞。

(2)采集隐血标本时,嘱患者检查前3 d禁食肉类、动物肝、血和含铁丰富的药物、食物、绿叶蔬菜,3 d后收集标本,以免造成假阳性。

(3)采集寄生虫标本时,如患者服用驱虫药或作血吸虫孵化检查,应该留取全部粪便。

(4)检查阿米巴原虫,在采集标本前几天,不应给患者服用钡剂、油质或含金属的泻剂,以免金属制剂影响阿米巴虫卵或胞囊的显露。

(5)患者如有腹泻,水样便应盛于容器中送检。

【健康教育】

(1)留取标本前根据检验目的不同向患者介绍粪便标本留取的方法及注意事项。

(2)向患者说明正确留取标本对检验结果的重要性。教会患者正确留取标本的方法,确保检验结果的准确性。

四、痰标本采集法

痰液是气管、支气管和肺泡的分泌物,正常情况下分泌很少,不会引起咳嗽和咳痰。当呼吸道黏膜受到刺激时,分泌物增多,产生痰液。痰液主要由粘液和炎性渗出物组成,唾液和鼻咽分泌物虽可混入痰液内,但不属于痰的组成成分。临床上为协助诊断呼吸系统的某些疾病,如肺部感染、肺结核、肺癌、卫氏并殖吸虫病、支气管哮喘、支气管扩张等,常采集痰标本作细胞、细菌、寄生虫等检查,并观察其颜色、性质、气味和量,以协助诊断。

临床上常用的痰标本有3种:常规痰标本、痰培养标本和24 h痰标本。

【目的】

1.常规标本 作涂片经特殊染色查癌细胞、细菌、虫卵等。

2.24 h标本 检查1 d的痰量,并观察痰液的性状,协助诊断。

3.培养标本 检查痰液中的病原体。

【操作前准备】

1.评估患者并解释 评估的内容包括患者咳痰情况、意识、心理状况、理解与合作程度,并指导患者正确收集痰标本及告知注意事项。

2.患者准备　了解留痰标本的目的、方法、注意事项及配合要点。

3.护士准备　护士应着装整洁,掌握沟通交流技巧。

4.用物准备　常规标本备蜡纸盒或广口瓶。培养标本备朵贝氏溶液,无菌培养皿或瓶。24 h痰标本备痰杯或广口无色玻璃瓶(容量 500 mL)。标本容器上贴好标签。

【操作步骤】

1.常规标本　携用物至床旁,核对床号、姓名,向患者解释,嘱患者晨起后漱口,以去除口腔中杂质,然后用力咳出气管深处的痰液于痰盒内,立即送检。如找癌细胞也可用95%乙醇固定后送检。

2. 24 h标本　携用物至床旁,核对床号、姓名,向患者解释,嘱其将24 h(晨7时至次晨7时)的痰液全部吐入标本容器内,注意不可将唾液、漱口水、鼻涕等混入,护士记录痰液外观、性状、总量后,立即送检。

3.培养标本　根据患者情况采取以下方法:

(1)患者能自行留痰者,向患者解释,指导患者晨起先用朵贝氏溶液漱口,再用清水漱口,深吸气后用力咳嗽,将痰吐入无菌培养瓶内,盖好立即送检。

(2)患者不能自行留痰者,如昏迷患者等,可用无菌吸痰装置抽吸留痰,即在吸管中段接一特殊无菌瓶,无菌瓶两侧各有一开口小管(图13 – 2),其中一管接吸痰管,另一管接吸引器,开动吸引器后痰液即被吸进瓶内,然后封闭两侧小孔,立即送检。

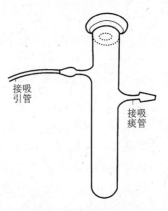

接吸引管

接吸痰管

图13 – 2　吸痰器吸痰

【注意事项】

(1)采集标本前要了解检验的目的、患者的病情及合作程度。

(2)检查标本容器有无破损,是否符合检验的目的和要求。

(3)采集标本操作规范,采集方法、采集量和采集时间要准确。如为痰培养标本,应严格无菌操作,避免因操作不当污染标本,影响检验结果。

(4)采集痰标本时,嘱患者勿将唾液、漱口水、鼻涕混入痰标本中。痰常规标本用于查找癌细胞时,应立即送检或用95%乙醇或10%甲醛固定后送检。

(5)如患者伤口疼痛无法咳嗽,可用软枕或手掌压迫伤口,减轻伤口张力,减少咳嗽时的疼痛。

(6)标本采集后及时送检。

【健康教育】

(1)指导留取痰标本方法及注意事项。

(2)向患者说明正确留取痰标本对检验结果的重要性。

五、咽拭子培养标本采集法

【目的】　从咽部或扁桃体采取分泌物作细菌培养或病毒分离。

【操作前准备】

1.评估患者并解释　评估的内容包括患者病情、临床诊断、理解与合作能力，并指导患者张口发"啊"音。

2.患者准备　了解该标本采集的目的、方法、注意事项及配合要点。

3.护士准备　护士应着装整洁，掌握沟通交流技巧。

4.用物准备　用物包括无菌咽拭子培养管、酒精灯、火柴、压舌板、无菌0.9%氯化钠溶液、手电筒，并在培养管上贴好标签。

【操作步骤】

(1)携用物至床旁，核对床号、姓名，向患者解释。

(2)点燃酒精灯，嘱患者张口发"啊"音(必要时用压舌板压舌)，用培养管内的长棉签蘸无菌0.9%氯化钠溶液，以敏捷而轻柔的动作，擦拭两侧腭弓及咽、扁桃体上的分泌物，取毕，将试管口在酒精灯火焰上消毒，然后将棉签插入试管，塞紧立即送检。

【注意事项】

(1)采集标本时，防止污染，以免影响结果。

(2)动作应轻柔，以免刺激患者咽部引起呕吐或不适。

【健康教育】

(1)指导患者留取标本方法及注意事项。

(2)向患者说明正确留取咽拭子标本对检验结果的重要性。

六、呕吐物标本采集法

【目的】　检查呕吐物的性质、颜色、气味，以协助诊断。

【操作前准备】

1.评估患者并解释　评估的内容包括患者呕吐情况、意识、心理状况、理解与合作程度。指导患者正确收集呕吐物标本及注意事项。

2.患者准备　了解该标本采集的目的、方法、注意事项及配合要点。

3.护士准备　护士应着装整洁，掌握沟通交流技巧。

4.用物准备　选择一次性塑料杯并贴好标签。

【操作步骤】　患者呕吐时，用一次性塑料杯接取呕吐物，及时送检。

【注意事项】　当患者患有不明原因呕吐症状时，应将全部呕吐物保留，收集呕吐物时应用干净带盖容器保留，并及时送检。

【健康教育】　指导患者留取呕吐物标本的方法及注意事项。

（黄红玉）

第十四章 病情观察及危重患者的抢救和护理

病情观察是指医护人员运用视、听、嗅、触等感觉器官及辅助工具获得患者疾病信息、对病情作出综合判断的过程，是医务人员临床工作的重要内容。及时、准确的病情观察可以为诊断、治疗、护理以及并发症的预防提供必要的临床依据。

危重患者是指病情危重、随时可能出现生命危险的患者。危重患者的特点是病情严重、病情变化快，随时可能出现危及生命的征象。在护理和抢救危重患者的过程中，要求护士必须准确地掌握心肺复苏、吸氧、吸痰、洗胃等基本抢救技术，以及准确、及时进行病情观察的技巧，熟悉抢救的基本流程，与医生密切配合，保证抢救工作有效地进行。

第一节 病情观察

观察是对事物、现象进行仔细查看的系统工程，对患者的观察，应是从症状到体征，从生理到精神、心理全面细致的观察，并且应该贯穿于患者疾病过程的始终。因此，护士应该熟悉病情观察的方法和内容，并在护理工作中有目的、有意识的培养自己观察和判断病情的能力。

一、病情观察的概念及意义

病情观察是临床护理工作中的一项重要内容。医务人员对患者的病情观察是一种有意识的、审慎的、连续化的过程，因此应进行相关的专业知识培训，以保证病情观察及时、全面、系统、准确，为患者的诊疗及护理提供科学依据。

临床工作中对患者病情观察的主要意义包括以下几个方面：可以为疾病的诊断、治疗和护理提供科学依据；可以有助于判断疾病的发展趋向和转归，在患者的诊疗和护理过程中做到心中有数；可以及时了解治疗护理效果和用药反应；可以及时发现危重症患者病情变化的征象等，以便采取有效措施及时处理，防止病情恶化，挽救患者生命。

二、护理人员应具备的条件

在病情观察中要求医务人员做到：既有重点，又要认真全面；既要细致，又要准确及时；护理人员在对患者的病情观察中要求具有去伪存真、详细分析、反复印证的能力，以便排除干扰，获取正确结果；同时应认真记录观察的内容。因此，护理人员必须具备一定的医学知识，严谨的工作作风，一丝不苟、高度负责的责任心及敏锐的观察力，要做到"五勤"即勤巡视、勤观察、勤询问、勤思考、勤记录；通过有目的、有计划认真仔细的观察，及时、准确地掌握和预见病情变化，为危重患者的抢救赢得时间。

三、病情观察的方法

在对患者的病情进行观察时，护理人员可以运用各种感觉器官，全面准确地收集患者的资料。此外，护士还可以利用相应的辅助仪器，监测患者病情变化的各项指标。

1. 视诊（inspection） 是最基本的检查方法之一，即用视觉来观察患者全身和局部状态的检查方法。视诊可以观察到患者全身的状态，如年龄、性别、营养状况等；从患者入院到出院，通过连续或间断的观察，可了解患者的意识状态，面部表情，姿势体位，肢体活动情况，皮肤、呼吸、循环状况，分泌物、排泄物的性状、数量，以及患者与疾病相关的症状和体征等一系列情况，并随时注意观察患者的反应及病情变化，以便及时调整观察的重点。

2. 听诊（auscultation） 是直接利用耳或借助听诊器或其他仪器听取患者身体各个部分发出的声音，分析判断声音所代表的不同含义。通过耳可以直接听到患者发出的声音，如通过听到咳嗽的不同声音、音调，发生持续的时间，剧烈的程度以及声音的改变来分析患者疾病的状态。借助听诊器可以听到患者心音、心率、呼吸音、肠鸣音等。

3. 触诊（palpation） 是通过手的感觉来感知患者身体某部位有无异常的检查方法。例如用触觉可了解所触及体表的温度、湿度、弹性、光滑度、柔软度，脏器的外形、大小、软硬度、移动度及波动感等。

4. 叩诊（percussion） 是指通过手指叩击或手掌拍击被检查部位体表，使之震动而产生音响。根据所感到的震动和所听到的音响特点，可了解被检查部位脏器的大小、形状、位置及密度，如确定肺下界、心界大小、有无腹水及腹水的量等。

5. 嗅诊（smelling） 是指利用嗅觉来辨别患者的各种气味，判断其健康状况关系的一种检查方法。患者的气味可以来自皮肤、黏膜、呼吸道、消化道以及分泌物、呕吐物、排泄物等。

对患者病情的观察除了以上常用的 5 种方法外，还可以通过与医生、患者及其家属和亲友的交流、床边和书面交接班、阅读病历、检验报告、会诊报告及其他相关资料，获取有关病情信息，达到对患者疾病全面、细致观察的目的。

四、病情观察的内容

(一)一般情况的观察

1. 发育与体型　发育(development)状态通常以年龄与智力、体格成长状态(如身高、体重及第二性征)之间的关系来进行综合判断。成人发育正常状态的判断指标常包括：头部的长度为身高的 1/7 ~ 1/8；胸围约为身高的 1/2；双上肢展开的长度约等于身高；坐高约等于下肢的长度。体型(habitus)是身体各部发育的外观表现，包括骨骼、肌肉的成长与脂肪分布的状态等。临床上通常把成人的体型分为 3 种：①匀称型(正力型)：即身体各部分匀称适中。②瘦长型(无力型)：身体瘦长，颈长肩窄，胸廓扁平，腹上角 < 90°。③矮胖型(超力型)：身短粗壮，颈粗肩宽，胸廓宽厚，腹上角 > 90°。

2. 饮食与营养状态　饮食在疾病治疗中占重要地位，并在对疾病的诊断、治疗中发挥一定作用。因此应注意观察患者的食欲、食量、进食后的反应、饮食习惯，有无特殊嗜好或偏食等。营养状态通常可根据皮肤的光泽度、弹性，毛发指甲的润泽程度，皮下脂肪的丰满程度，肌肉的发育状况等综合判断。营养状态与食物的摄入、消化、吸收和代谢等因素有关，是判断机体健康状况、疾病程度以及转归的重要指标之一。临床上一般分为良好、中等和不良 3 个等级。

3. 面容与表情　疾病及情绪变化可引起面容与表情的变化。一般情况下，健康的人表情自然、大方，神态安逸。患病后，通常表现为痛苦、忧虑、疲惫或烦躁。某些疾病发展到一定程度时，可出现特征性的面容与表情。临床上常见的典型面容包括有：①急性病容，表现为表情痛苦、面颊潮红、呼吸急促、鼻翼扇动、口唇疱疹等，一般见于急性感染性疾病，如肺炎球菌肺炎的患者。②慢性病容，表现为面色苍白或灰暗，面容憔悴，目光暗淡、消瘦无力等，常见于慢性消耗性疾病，如恶性肿瘤、肝硬化、严重结核病等患者。③二尖瓣面容，表现为双颊紫红，口唇发绀，一般见于风湿性心脏病患者。④贫血面容，表现为面色苍白，唇舌及结膜色淡，表情疲惫乏力，见于各种类型的贫血患者。除了以上这 4 种典型面容外，临床上还有甲状腺功能亢进面容、满月面容、脱水面容以及面具面容等。

4. 体位　体位(position)是指身体休息时所处的状态。临床常见体位有主动体位、被动体位、强迫体位。患者的体位与疾病有着密切的联系，不同的疾病可使患者采取不同的体位，有时对某些疾病的诊断具有一定意义。如：昏迷或极度衰竭的患者，由于不能自行调整或变换肢体的位置，呈被动体位；胆石症、肠绞痛的患者，在腹痛发作时，常辗转反侧，坐卧不宁，患者常常采用强迫体位。

5. **姿势与步态**　姿势(posture)即指一个人的举止状态。依靠骨骼、肌肉的紧张度来保持，并受健康状态及精神状态的影响。健康成人躯干端正，肢体活动灵活自如。患病时可以出现特殊的姿势，如腹痛时患者常捧腹而行，腰部扭伤时由于身体的活动度受限患者常保持特定的姿势。步态(gait)是指一个人走动时所表现的姿态。年龄、是否受过训练等因素会影响一个人的步态。常见的异常步态有：蹒跚步态(鸭步，waddling gait)、醉酒步态(drinking man gait)、共济失调步态(ataxic gait)、慌张步态(festinating gait)、剪刀步态(scissors gait)、间歇性跛行(intermittent claudication)、保护性跛行(protective claudication)等。

6. **皮肤与黏膜**　皮肤、黏膜常可反映某些全身疾病的情况。主要应观察其颜色、温度、湿度、弹性及有无出血、水肿、皮疹、皮下结节、囊肿等情况。如贫血患者，其口唇、结膜、指甲苍白；肺心病、心力衰竭等缺氧患者，其口唇、面颊、鼻尖等部位发绀；热性病患者皮肤发红；休克患者皮肤湿冷；严重脱水、甲状腺功能减退者，皮肤弹性差；心源性水肿，可表现为下肢和全身水肿；肾源性水肿，多于晨起睑眼、颜面水肿。

(二)生命体征的观察

生命体征的观察贯穿于对患者护理的全过程，在患者病情观察中占据重要的地位。体温、脉搏、呼吸、血压均受大脑皮质的控制和神经、体液的调节，保持其相对恒定。当机体患病时，生命体征变化最为敏感。体温不升多见于大出血休克患者；体温过高排除感染因素外，夏季应考虑是否因中暑所致；脉搏节律改变多为严重心脏病、药物中毒、电解质紊乱等原因所致；出现周期性呼吸困难多为呼吸中枢兴奋性降低引起；收缩压、舒张压持续升高，应警惕发生高血压危象。

(三)意识状态的观察

意识状态(consciousness)是大脑功能活动的综合表现，是对环境的知觉状态。正常人表现为意识清晰，反应敏捷、准确，语言流畅，思维合理，情感活动正常，对时间、地点、人物的判断力和定向力正常。意识障碍(disturbance of consciousness)是指个体对外界环境刺激缺乏正常反应的一种精神状态。任何原因引起大脑高级神经中枢功能损害时，都可出现意识障碍。表现为对自身及外界环境的认识、记忆、思维、定向力、知觉及情感等精神活动不同程度的异常改变。意识障碍一般可分为：

1. **嗜睡(somnolence)**　是最轻度的意识障碍。患者处于持续睡眠状态，但能被言语或轻度刺激唤醒，醒后能正确、简单而缓慢地回答问题，但反应迟钝，刺激去除后又很快入睡。

2. 意识模糊(confusion)　其程度较嗜睡深。表现为思维和语言不连贯，对时间、地点、人物的定向力完全或部分发生障碍，可有错觉、幻觉、躁动不安、谵语或精神错乱。

3. 昏睡(stupor)　患者处于熟睡状态，不易唤醒，压迫眶上神经、摇动身体等强刺激可被唤醒，醒后答话含糊或答非所问，停止刺激后即又进入熟睡状态。

4. 昏迷(coma)　是最严重的意识障碍。按其程度可分为：①浅昏迷：意识大部分丧失，无自主运动，对声、光刺激无反应，对疼痛刺激(如压迫眶上缘)可有痛苦表情及躲避反应。瞳孔对光反射、角膜反射、眼球运动、吞咽反射、咳嗽反射等可存在。呼吸、心跳、血压无明显改变，可有大小便失禁或潴留。②深昏迷：意识完全丧失，对各种刺激均无反应。全身肌肉松弛，肢体呈弛缓状态，深浅反射均消失，偶有深反射亢进及病理反射出现。机体仅能维持循环与呼吸的最基本功能，呼吸不规则，血压可下降，大小便失禁或潴留。

护理人员对意识状态的观察，可根据患者的语言反应，了解其思维、反应、情感活动、定向力等。必要时可通过一些神经反射，如观察瞳孔对光反应、角膜反射、对强刺激(如疼痛)的反应、肢体活动等来判断其有无意识障碍，以及意识障碍程度。临床上还可以使用格拉斯哥昏迷评分量表(Glasgow Coma Scale, GCS)，对患者的意识障碍及其严重程度进行观察与测定。GCS 包括睁眼反应(eyes open)、语言反应(verbal response)和运动反应(motor response)3 个子项目。使用时分别测量 3 个子项目并计分，然后再将各个项目的分值相加求其总分，即可得到患者意识障碍程度的客观评分，见表 14 - 1。GCS 量表总分范围为 3 ~ 15 分，15 分表示正常，总分低于 7 分者为浅昏迷，低于 3 分者为深昏迷。在使用 GCS 对患者进行测定时，必须以患者的最佳反应计分。在对意识障碍患者进行观察的同时，还应对伴随症状与生命体征、血气分析值、大小便、营养、水电解质、活动和睡眠的变化进行观察。

(四)瞳孔的观察

当患者患有颅内疾病、药物中毒及处于昏迷等状态时，其病情变化的一个重要指征就是瞳孔的变化。医护人员观察瞳孔时，主要注意两侧瞳孔的形状、对称性、大小及对光反应。

1. 瞳孔的形状、大小和对称性　正常情况下，瞳孔呈圆形，位置居中，边缘整齐，两侧瞳孔等大等圆。瞳孔的形状改变常可因眼部疾患引起。如瞳孔呈椭圆形并伴散大，常见于青光眼等；呈不规则形，常见于虹膜粘连。在自然光线下，瞳孔的直径一般为 2 ~ 5 mm，调节反射两侧相等。在患病的病理情况下，瞳孔的大小可出现一些变化：①变小：瞳孔直径小于 2 mm。如果瞳孔直径小于 1 mm 称为针尖样瞳孔。单侧瞳孔缩小常可提示同侧小脑幕裂孔疝早期；双侧瞳孔缩小，见于有机磷农药、氯丙嗪、吗啡等中毒。②变大：瞳孔直径大于 5 mm。一侧瞳孔扩大、固定，常提示同侧颅内血肿或脑肿瘤等颅内病变所致的小脑幕裂孔疝的发生；双侧瞳孔散大常见于颅内压增高、颅脑损伤、颠茄类药物中毒及濒死状态。

2. 对光反应　正常情况下，瞳孔对光反应灵敏，在光亮处瞳孔收缩，昏暗处瞳孔扩大。如果瞳孔大小不随光线刺激的变化而变化时，称瞳孔对光反应迟钝或消失，一般见于危重或深昏迷患者。

表 14-1　格拉斯哥昏迷评分量表

子项目	状　态	分数
睁眼反应	自发性的睁眼反应	4
	声音刺激有睁眼反应	3
	疼痛刺激有睁眼反应	2
	任何刺激均无睁眼反应	1
语言反应	对人物、时间、地点等定向问题清楚	5
	对话混淆不清，不能准确回答有关人物、时间、地点等定向问题	4
	言语不流利，但可分辨字意	3
	言语模糊不清，对字意难以分辨	2
	任何刺激均无语言反应	1
运动反应	可按指令动作	6
	能确定疼痛部位	5
	对疼痛刺激有肢体退缩反应	4
	疼痛刺激时肢体过屈（去皮质强直）	3
	疼痛刺激时肢体过伸（去大脑强直）	2
	疼痛刺激时无反应	1

（五）心理状态的观察

患者的心理状态是一般心理状态和患病时特殊心理状态的整合。因此对患者心理状态的观察应从患者对健康的理解、疾病的认识、处理和解决问题的能力、对疾病和住院的反应、价值观、信念等方面来观察其语言和非语言行为、思维能力、认知能力、情绪状态、感知情况等是否处于正常；是否出现记忆力减退，思维混乱，反应迟钝；语言、行为异常情况及有无焦虑、恐惧、绝望、抑郁等情绪反应。

（六）特殊检查或药物治疗的观察

1. 特殊检查和治疗后的观察　在临床实际中，通常对未明确诊断的患者，进行一些常规和特殊检查，如冠状动脉造影、胆囊造影，胃镜、腹腔镜检查，腰穿、胸穿、腹穿、骨穿等，这些检查均会产生不同程度的创伤，护士应重点掌握检查前后的注意事项，密切观察生命体征、倾听患者的主诉，防止并发症的发生。如冠状动脉造影后应根据采用的方法对患者的局部止血情况进行观察。由于治疗的需要，患者可能应用引流管，因此在引流期间应注意观察引流液的性质、颜色、量等；观察引流管是否通畅，有无扭曲、受压、引流不畅的现象及引流袋（瓶）的位置等。

2. 特殊药物治疗患者的观察　药物治疗是临床最常用的治疗方法之一。护士应注意观察其疗效、不良反应及毒性反应。如服用降压药的患者应注意血压的变化情况；应用止痛药应注意患者疼痛的规律和性质，用药后的止痛效果；如果药物具有成瘾性还应注意使用的间隔等。某些化疗药物既要注意观察患者全身的反应，又要注意其局部反应。

（七）其他方面的观察

除了以上观察内容，护士还应该注意观察患者的睡眠情况和患者的自理能力。了解患者的自理能力有助于护士对患者进行针对性的护理，并协助分析患者的疾病状况。自理能力可以通过量表的测定来确定，如用日常生活活动能力量表（ADL）可评定患者生活自理能力，包括生活料理、生活工具使用等。总的生活能力状态（TLS）可评定患者的病残程度。

第二节　危重症患者的管理

危重患者是指那些病情严重，随时可能发生生命危险的患者。这些患者通常患有多脏器功能不全，病情危重、复杂、变化快，随时会有生命危险，故需要严密、连续的病情观察和全面的监护与治疗。对危重患者的抢救是医疗、护理的重要任务之一，因此必须做好全面、充分的准备工作，并且需要常备不懈。

抢救危重患者两个主要环节是急症抢救和重症监护。急救医学的任务及工作重点在于现场抢救、运送患者及医院内急诊3部分。重症监护主要以重症监护病房为工作场所，接收由急诊科和院内有关科室转来的危重患者。系统化、科学化的管理是保证成功抢救危重患者的必要条件之一。下面我们重点介绍一些医院抢救工作的组织管理。

一、抢救工作的组织管理与抢救设备管理

(一)抢救工作的组织管理

抢救工作也是一项系统化的工作，对抢救工作的组织管理是使抢救工作及时、准确、有效的保证。

1. 建立责任明确的系统组织结构　在接到抢救任务时，应立即指定抢救负责人，组成抢救小组。一般可分为全院性和科室(病区)性抢救两种。全院性抢救一般用于大型灾难等突发情况，由院长(医疗)组织实施，各科室均参与抢救工作；科室内的抢救一般由科主任、护士长负责组织实施。各级医务人员必须听从指挥，在抢救过程中态度要严肃、认真，动作迅速准确，既要分工明确，又要密切配合。护士可在医生未到之前，根据病情需要，予以适当、及时的紧急处理，如止血、吸氧、吸痰、人工呼吸、胸外心脏按压、建立静脉通道等。

2. 制定抢救方案　根据患者情况，制定方案，护士应参与抢救方案的制定，使危重患者能及时、迅速得到抢救。护理人员应根据患者的情况和抢救方案制定出抢救护理计划，明确护理诊断与预期目标，确定护理措施，解决患者现存的或潜在的健康问题。

3. 做好核对工作　各种急救药物须经两人核对正确后方可使用。执行口头医嘱时，须向医生复述一遍，双方确认无误后方可执行，抢救完毕需及时由医生补写医嘱和处方。抢救中各种药物的空安瓿、输液空瓶、输血空瓶(袋)等应集中放置，以便统计和查对。

4. 及时、准确做好各项记录　一切抢救工作均应做好记录，要求字迹清晰、及时准确、详细全面，且注明执行时间与执行者。做好交接班工作，保证抢救和护理措施的落实。

5. 安排护士参加医生组织的查房、会诊、病例讨论　熟悉危重患者的病情、重点监测项目及抢救过程，做到心中有数、配合恰当。

6. 抢救室内抢救器械和药品管理　严格执行"五定"制度，即"定数量、定点安置、定专人管理、定期消毒灭菌、定期检查维修"，保证抢救时急救物品的使用。室内物品一律不得外借，值班护士班班交接并记录。护士还应熟悉抢救器械的性能和使用方法，并具有排除一般故障的能力，以保证急救物品的完好率。

7. 抢救用物的日常维护　抢救用物使用后，要及时清理，归还原处和补充，并保持清洁、整齐。如抢救的为传染患者，应按传染病要求进行消毒、处

理，严格控制交叉感染。

（二）抢救设备管理

1. 抢救室　急诊室和病区均应设单独抢救室。病区抢救室宜设在靠近护士办公室的房间，要求房间内宽敞、整洁、安静、光线充足。室内应备有"五机"（心电图机、洗胃机、呼吸机、除颤仪、吸引器）、"八包"（腰穿包、心穿包、胸穿包、腹穿包、静脉切开包、气管切开包、缝合包、导尿包）以及各种急救药品及抢救床。在抢救室内应设计环形输液轨道及各种急救设备。

2. 抢救床　最好为多功能床，必要时另备木板1块，以备在作胸外心脏按压时使用。

3. 抢救车　应按照要求配置各种常用急救药品（表14-2）、急救用无菌物品以及其他急救用物。如各种无菌急救包、各种注射器及针头、输液器、输血器、开口器、压舌板、舌钳、牙垫、各种型号的医用橡胶手套、各种橡胶或硅胶导管、无菌治疗巾、无菌敷料、皮肤消毒用物等。其他非无菌用物，如治疗盘、血压计、听诊器、手电筒、止血带、玻璃接头、夹板、宽胶布、火柴、酒精灯、多头电源插座等。

表14-2　常用急救药品

类　别	常用药物
中枢兴奋药	尼可刹米（可拉明）、山梗菜碱（洛贝林）、回苏灵、吗乙苯吡酮等
升压药	盐酸肾上腺素、去甲肾上腺素、异丙肾上腺素、间羟胺、多巴胺等
降压药	利血平、哌唑嗪、硝普钠、普萘洛尔（心得安）等
强心剂	去乙酰毛花苷C（西地兰）、地高辛、毒毛花苷K（简称毒K）等
抗心律失常药	利多卡因、普鲁卡因酰胺、普萘洛尔、维拉帕米等
血管扩张药	酚妥拉明、硝酸甘油、肼屈嗪、硝普钠等
止血药	安特诺新（安络血）、维生素K_1、酚黄乙胺（止血敏）、6-氨基己酸、抗血纤溶芳酸（氨甲苯酸）、垂体后叶素、鱼精蛋白等
镇痛镇静药	哌替啶（杜冷丁）、苯巴比妥（鲁米那）、氯丙嗪（冬眠灵）、吗啡等
解毒药	阿托品、解磷定、氯磷定、硫代硫酸钠、亚甲蓝、二巯基丙醇等
抗过敏药	扑尔敏、异丙嗪、阿司咪唑、赛庚啶、皮质类固醇激素等
抗惊厥药	地西泮（安定）、鲁米那、水合氯醛、硫酸镁等
脱水利尿药	20%甘露醇、25%山梨醇、呋塞米、氢氯噻嗪、螺内酯等
碱性药	5%的碳酸氢钠、11.2%乳酸钠等
激素类药	地塞米松、氢化可的松、可的松等
其　他	氨茶碱、0.9%氯化钠溶液、林格氏液、各种浓度的葡萄糖、右旋糖酐、葡萄糖酸钙、氯化钾、代血浆等

4.急救器械　应保证各种急救器械处于完好状态。包括给氧系统(氧气筒给氧装置、中心供氧系统、加压给氧设备等)，电动吸引器或中心负压吸引装置，电除颤仪、心脏起搏器、心电监护仪，简易呼吸器、呼吸机，电动洗胃机等。

二、危重患者的护理

对于危重症患者的护理，护士不仅要注重高技术性护理，同时也不能忽视患者的基础护理，其目的是满足患者的基本生理功能、基本生活需要、舒适安全的需求，预防压疮、坠积性肺炎、废用性萎缩、退化及静脉血栓形成等并发症的发生。护士应全面、仔细、缜密地观察病情，判断疾病转归。必要时设专人护理，并于护理记录单上详细记录观察结果、治疗经过、护理措施，以供医护人员进一步诊疗、护理时作参考。

(一)危重患者的病情监测

危重患者由于病情危重、病情变化快。因此对其各系统功能进行持续监测可以动态了解患者整体状态、疾病危险程度以及各系统脏器的损害程度，对及时发现病情变化、及时诊断和抢救处理极为重要。危重患者病情监测的内容较多，最基本的是中枢神经系统、循环系统、呼吸系统和肾功能等的监测。

1.中枢神经系统监测　包括意识水平监测、电生理监测如脑电图、影像学监测如 CT 与 MRI、颅内压测定和脑死亡的判定等。其中最重要的是意识水平监测，可采用 GCS 计分。颅内压的测定可了解脑积液压力的动态变化，从而了解其对脑功能的影响。

2.循环系统监测　包括心率、心律、无创和有创动脉血压、心电功能和血流动力功能监测如中心静脉压、肺动脉压、肺动脉楔压、心排血量及心脏指数等。

3.呼吸系统监测　呼吸运动、频率、节律、呼吸音、潮气量、死腔量、呼气压力测定、肺胸顺应性监测；痰液的性质、量、痰培养的结果；血气分析和胸片等。其中血气分析是较重要的监测手段之一，护士应了解其各项指标的正常值及其意义。

4.肾功能监测　肾脏是调节体液的重要器官，它负责保留体内所需物质、排泄代谢产物、维持水、电解质平衡及细胞内外渗透压平衡。同时它也是最易受损的器官之一，因而对其功能的监测有重要意义。包括尿量，血、尿钠浓度，血、尿的尿素氮，血、尿肌酐，血肌酐清除率测定等。

5.体温监测　是一项简便易行、反映病情缓解或恶化的可靠指标，也是代谢率的指标。正常人体温较恒定，当代谢旺盛、感染、创伤、手术后体温多有升高，而极重度或临终患者体温反而下降。

（二）保持呼吸道通畅

清醒患者应鼓励其定时做深呼吸或轻拍背部，以助分泌物咳出。昏迷患者常因咳嗽、吞咽反射减弱或消失，呼吸道分泌物及唾液等积聚喉头，而引起呼吸困难甚至窒息，故应使患者头偏向一侧，并及时吸出呼吸道分泌物，保持呼吸道通畅。必要时通过呼吸咳嗽训练、肺部物理治疗、吸痰等，预防分泌物淤积、坠积性肺炎及肺不张等。

（三）加强临床基础护理

1. **保持患者良好的个人卫生**　按要求为患者进行晨晚间护理，必要时行床上擦浴，及时更换污浊的床单位及病服。保持口腔卫生，根据需要进行口腔护理，增进食欲。对不能经口腔进食者，更应做好口腔护理，防止并发症的发生。对眼睑不能闭合的患者应注意眼睛护理，涂敷眼药膏或用盐水纱布覆盖患者双眼，以防角膜干燥而引起的溃疡、结膜炎。定时及排便后清洁会阴部以保持会阴部清洁。

2. **皮肤护理**　由于长期卧床、大小便失禁、大量出汗、营养不良及应激等因素，有发生皮肤完整性受损的危险。故应加强皮肤护理，做到"六勤一注意"，即"勤观察、勤翻身、勤擦洗、勤按摩、勤更换、勤整理，注意交接班"。通过规律翻身变换体位，保持床单位清洁，使用缓解局部压力的装置来避免患者发生压疮。

3. **维持排泄功能**　排便护理，协助患者大小便，必要时给予人工通便；留置尿管者应执行留置导尿护理常规。

4. **保持肢体功能**　经常为患者翻身，做四肢的主动或被动运动。患者病情平稳时，应尽早协助其进行被动肢体运动，每天 2~3 次，轮流将患者的肢体进行伸屈、内收、外展、内旋、外旋等活动，同时作按摩，以促进血液循环，增加肌肉张力，帮助恢复功能，预防肌腱及韧带退化、肌肉萎缩、关节僵直、静脉血栓形成和足下垂的发生。必要时可给予矫形装置。

5. **做好呼吸咳嗽训练，防止坠积性肺炎**　通过呼吸咳嗽训练、肺部物理治疗、吸痰等，来预防呼吸道分泌物淤积、肺炎、肺不张等。

6. **注意患者安全**　使用床档或其他保护用具约束患者，防止坠床或自行拔管等；对谵妄、躁动和意识障碍的患者，要注意安全，合理使用保护具，防止意外发生。牙关紧闭、抽搐的患者，可用牙垫、开口器，防止舌咬伤，同时室内光线宜暗，工作人员动作要轻，避免因外界刺激而引起抽搐。准确执行医嘱，确保患者的医疗安全。

7. **保持导管通畅**　危重患者身上有时会有多根引流管，应注意妥善固定、安全放置，防止扭曲、受压、堵塞、脱落，保持其通畅，发挥其应有的作用。同时注意严格执行无菌操作技术，防止感染。

（四）危重患者的心理护理

在对危重患者进行抢救的过程中，由于各种因素的影响，会导致患者产生极大的心理压力。这些因素包括：①病情危重而产生对死亡的恐惧；②突然在短时间内丧失对周围环境和个人身体功能的控制，完全依赖于他人；③不断地进行身体检查，甚至触及身体隐私部分；④突然置身于一个完全陌生的环境；⑤治疗仪器所产生的声音、影像、灯光等对患者的刺激；⑥因气管插管和呼吸机治疗而引起的沟通障碍等。患者的家人也会因自己所爱的人生命受到威胁而经历一系列心理应激反应，因而，心理护理是护理人员的重要职责之一。护士应做到：

（1）表现出对患者的关心、同情、尊敬和接受。态度要和蔼、宽容、诚恳、富有同情心。

（2）在任何操作前向患者做简单、清晰的解释。语言应精练、贴切、易于理解；举止应沉着、稳重；操作应娴熟认真、一丝不苟，给患者充分的信赖感和安全感。

（3）对进行呼吸机治疗的患者，应向其解释呼吸机的使用意义，并向患者保证机械通气治疗是暂时的。

（4）对因人工气道或呼吸机治疗而出现语言沟通障碍者，应与患者建立其他有效的沟通方式，鼓励患者表达他的感受，并让患者了解自己的病情和治疗情况，保证与患者的有效沟通。

（5）鼓励患者参与自我护理活动和治疗方法的选择。

（6）尽可能多地采取"治疗性触摸"。这种触摸可以引起患者注意，传递关心、支持或接受的信息给患者，可以帮助患者指明疼痛部位确认他们身体一部分的完整性和感觉的存在。

（7）鼓励家属及亲友探视患者，与患者沟通，向患者传递爱、关心与支持。减少环境因素刺激，病室光线宜柔和，夜间减低灯光亮度，使患者有昼夜差别感，防止睡眠剥夺。病室内应安静，尽量减少各种噪声发生，工作人员应做到"四轻"，即说话轻、走路轻、操作轻、关门轻。在病室内适当位置悬挂时钟，令患者有时间概念。在操作检查治疗时使用床帘，注意保护患者隐私。

附 ICU 的设施和管理

（一）ICU 概述

ICU 是英文 Intensive Care Unit 的缩写，意为重症加强护理病房。重症医学监护是随着医疗护理专业的发展、新型医疗设备的诞生和医院管理体制的改进而出现的一种集现代化医疗护理技术为一体的医疗组织管理形式。中小医院是一个病房，大医院是一个特别科室，把危重患者集中起来，在人力、物力和技术上给予最佳保障，以期得到良好的救治效果。ICU 又分综合 ICU 和专科 ICU（如烧伤 ICU、心血管外科 ICU、新生儿 ICU 等）。CCU 是专科 ICU 中的一种，第一个 C 是冠心病 Coronary heart disease 的缩写，是专门对重症冠心病而设的。

ICU 设有中心监护站，直接观察所有监护的病床。每个病床占地面积应在 $15 \sim 18\ m^2$，保证床位之间有足够的空间，床位间用玻璃或布帘相隔，以便于医护人员对患者的各种医疗操作和预防交叉感染。ICU 主要收治对象是：①严重创伤、大手术后及必须对生命指标进行连续严密监测和支持者；②需要心肺复苏者；③某个脏器（包括心、脑、肺、肝、肾）功能衰竭或多脏器衰竭者；④重症休克、败血症及中毒患者；⑤脏器移植前后需监护和加强治疗者。病情好转后，又转回普通病房。慢性消耗性疾病的终末状态、不可逆性疾病和不能从 ICU 的监护治疗中获得益处的患者，一般不是 ICU 的收治范围。

ICU 除一般的设施要求比普通病房高外，还必须配有床边监护仪、中心监护仪、多功能呼吸治疗机、麻醉机、心电图机、除颤仪、起搏器、输液泵、微量注射器、气管插管及气管切开所需急救器材。在条件较好的医院，还配有血气分析仪、微型电子计算机、脑电图机、B 超机、床旁 X 线机、血液透析器、动脉内气囊反搏器、血尿常规分析仪、血液生化分析仪等。

（二）ICU 的管理

（1）ICU 专科医生的固定编制人数与床位数之比为 0.8 ~ 1 : 1 以上。ICU 日常工作中可有部分轮科、进修医生。ICU 医生组成应包括高级、中级和初级医生，每个管理单元必须至少配备 1 名具有高级职称的医生全面负责医疗工作。ICU 专科护士的固定编制人数与床位数之比为 2.5 ~ 3 : 1 以上。另外可以根据需要配备适当数量的医疗辅助人员，有条件的医院可配备相关的技术与维修人员。

（2）ICU 医生应经过严格的专业理论和技术培训，以胜任对重症患者进行各项监测与治疗的要求。

（3）ICU 医生必须具备重症医学相关理论知识。掌握重要脏器和系统的相关生理、病理及病理生理学知识、ICU 相关的临床药理学知识和伦理学概念。掌握重症患者重要器官、系统功能监测和支持的理论与技能，如复苏、休克、严重肝、心、肾功能不全、严重心律失常、多器官功能障碍综合征等。ICU 医生每年至少参加 1 次省级或省级以上重症医学相关继续医学教育培训项目的学习，不断加强知识更新。ICU 护士必须经过严格的专业培训，熟练掌握重症护理基本理论和技能，经过专科考核合格后，才能独立上岗。

（4）ICU 必须建立健全各项规章制度，制定各类人员的工作职责和规范诊疗常规。除执行政府和医院临床医疗的各种制度外，应该制订以下符合 ICU 相关工作特征的制度，以保证 ICU 的工作质量：①医疗质量控制制度；②临床诊疗及医疗护理操作常规；③患者转入、转出 ICU 制度；④抗生素使用制度；⑤血液与血液制品使用制度；⑥抢救设备操作、管理制度；⑦特殊药品管理制度；⑧院内感染控制制度；⑨不良医疗事件防范与报告制度；⑩疑难重症患者会诊制度；⑪医患沟通制度；⑫突发事件的应急预案、人员紧急召集制度等。

第三节　常用急救技术

急救医学的任务及工作重点在于现场抢救，运送患者及医院内急诊 3 部分。急救的最基本目的就是挽救生命，护理人员对临床常用急救技术掌握的程度可以直接影响到对急危重患者抢救方案的实施、以及抢救的成败，因此护理人员必须掌握必要的急救知识与技能。

一、心肺复苏

(一)概述

心肺复苏(cardio-pulmonary resuscitation，CPR)是对由于外伤、疾病、中毒、意外低温、淹溺和电击等各种原因导致呼吸、心跳停止所采取的抢救措施，即用心脏按压或用其他方式形成暂时的人工循环并恢复心脏自主搏动和血液循环，用人工呼吸代替自主呼吸并恢复自主呼吸，达到恢复复苏和挽救生命目的而采取的一系列措施。心脏呼吸骤停患者复苏的成功，并非尽指心搏和呼吸的恢复，而必须达到神经系统功能恢复，因此目前将心肺复苏(CPR)改成心肺脑复苏(cardio - pulmonary - cerebral resuscitation，CPCR)

心肺复苏的发展自 20 世纪 60 年代至今已长达半个世纪，已成为最普及的急救技术。早在 1938 年美国医生彼得沙法(Peter Safar)等人就通过口对口人工呼吸来对新生儿进行急救，并取得确定效果。1960 年考恩(Kouwenhoven)医生等人观察到用力在胸外挤压可产生相当可观的心排血量，可以维持血液循环。

此后确认口对口人工呼吸与胸外心脏按压术联合应用的作用，配合体外电击除颤法构成了现代心肺复苏的三大要素。

现代心肺脑复苏把整个复苏过程分为3个阶段：第一阶段，基础生命支持（basic life support，BLS）；第二阶段，高级生命支持（advance life support，ALS或ACLS）；第三阶段，持续生命支持（prolonged life support，PLS）。

基础生命支持技术（basic life support，BLS）又称为现场急救，是心肺复苏中的初始急救技术，是指专业或非专业人员进行徒手抢救，分为判断技能和支持（干预）技术两个方面，在开始CPR前，BLS的判断阶段是极其关键的。CPR包括C、A、B 3个步骤，即胸外心脏按压（circulation，C）开放气道（airway，A）、和人工呼吸（breathing，B）。BLS中所包括的一系列抢救措施若能够在心跳骤停后4 min内实施，则可能使32%的患者获救。因此，一旦判断患者呼吸、心跳停止，应立即实施抢救。

CPR第二阶段为高级生命支持（advance life support，ALS或ACLS），包括气管插管、正压通气、继续CPR和药物应用4个部分。心脏骤停时，CPR和早期除颤极为重要，用药其次。但是适当用药有利于：①可增加心脑血量，提高心肌灌注压，尽早恢复心跳；②提高室颤阈，为电击除颤创造条件；③控制心律失常和纠正酸中毒。常用的一线药物有肾上腺素（首选）和血管加压素（次选），二线药物包括阿托品、胺碘酮、利多卡因、多巴胺及去甲肾上腺素等。给药途径主要有静脉、骨髓和气管内给药。首选的静脉为上腔静脉通道（肘前、颈外静脉），因其具有穿刺易操作、并发症少、且不易中断心肺复苏及药物进入循环快等优点。其次选中心静脉通道（股静脉、颈内外静脉），不选下腔静脉通道，因为药物很难进入血液循环。值得注意的是，外周静脉给药到达大循环比中心静脉给药时慢1~2 min。故应在外周静脉给药后静脉推注20 mL液体，并抬高肢体10~20 s，有助于药物更快到达中心循环。如果静脉通道无法建立，可以考虑骨内注射，因为骨内未塌陷的静脉丛，能起到与中心静脉给药相似的作用。如果静脉或骨内穿刺无法完成，某些复苏药物可经气管给予，一般气管内给药为静脉给药的2~2.5倍。另外，气管内给药应用注射用水或0.9%氯化钠溶液稀释至5~10 mL直接注射。CPR期间用药，尽可能在检查心律后给药，可在除颤前或后给药。

CPR第三阶段为持续生命支持（PLS），包括气道控制、高浓度给氧、体征评估和鉴别预后4个方面，这里不做详述。

(二)呼吸、心脏骤停的原因及临床表现

1. 原因

(1)意外事件：如遭遇雷击、电击、溺水、自缢、窒息等。

（2）器质性心脏病：如急性广泛性心肌梗死、急性心肌炎等均可导致室性心动过速、心室颤动、瓣膜性疾病、三度房室传导阻滞等造成的心脏停搏。

（3）神经系统病变：如脑炎、脑血管意外、脑部外伤等疾病致脑水肿、颅内压增高，严重者可因脑疝发生损害生命中枢致心搏呼吸停止。

（4）手术和麻醉意外：如麻醉药剂量过大、给药途径有误、术中气管插管不当、心脏手术或术中出血过多致休克等。

（5）水、电解质及酸碱平衡紊乱：严重的高血钾和低血钾均可引起心脏骤停；严重的酸碱中毒，可通过血钾的改变最终导致心搏停止。

（6）药物中毒或过敏：如洋地黄类药物中毒、安眠药中毒、化学农药中毒、青霉素过敏等。

2.临床表现

（1）突然面色死灰、意识丧失：轻摇或轻拍并大声呼叫，观察是否有反应，如确无反应，说明患者意识丧失。

（2）大动脉搏动消失：因颈动脉表浅，且颈部易暴露，一般作为判断的首选部位。颈动脉位于气管与胸锁乳突肌之间，可用示指、中指指端先触及气管正中，男性可先触及喉结。然后滑向颈外侧气管与肌群之间的沟内，触摸有无搏动。其次选股动脉。股动脉位于股三角区，可于腹股沟韧带稍下方触摸有无搏动。由于动脉搏动可能缓慢、不规律，或微弱不易触及，因此，触摸脉搏一般不少于 5～10 s。确认摸不到颈动脉或股动脉搏动，即可确定心搏停止。应注意对尚有心跳的患者进行胸外心脏按压，会导致严重的并发症。

（3）呼吸停止：应在保持气道开放的情况下进行判断。可通过听有无呼气声或用面颊部靠近患者的口鼻部感觉有无气体逸出，脸转向患者观察胸腹部有无起伏。

（4）瞳孔散大：循环完全停止后 30～40 s 出现瞳孔散大，但有些患者可始终无瞳孔散大现象，同时药物对瞳孔的改变也有一定影响。

（5）皮肤苍白或发绀：一般以口唇和指甲等末梢处最明显。

（6）心尖搏动及心音消失：听诊无心音。心电图表现为心室颤动或心室停顿，偶尔呈缓慢而无效的心室自主节律（心电－机械分离）。

（7）伤口不出血。

心脏骤停时虽可出现上述多种临床表现，但其中以意识突然丧失和大动脉搏动消失这两项最为重要，故仅凭这两项即可做出心脏骤停的判断，并立即开始实施 BLS 技术。由于 BLS 技术的实施要求必须分秒必争，因此，在临床工作中不能等心脏骤停的各种表现均出现后再行诊断。一定注意不要因听心音、测血压、做心电图而延误宝贵的抢救时间。

（三）CPR 的步骤

【目的】

（1）通过实施 CPR，促进建立患者的循环、呼吸功能。

（2）保证重要脏器的血液供应。

【操作前准备】

1.评估患者　评估患者的病情、意识状态、呼吸、脉搏、有无活动义齿等情况。

2.患者准备　可能已昏迷，没有特殊准备，护士可以对患者的体位进行调整，以便于满足进行抢救的需要。

3.护士自身准备　衣帽整洁、洗手、戴口罩。

4.用物准备　治疗盘内放血压计、听诊器，必要时备一木板、脚踏凳。

5.环境准备　光线充足、安静，患者床单位周围宽敞，必要时用屏风遮挡，避免影响其他患者。

【操作步骤】

1.判断　检查患者，判断意识及大动脉搏动，如无反应、无搏动，可判断心脏停搏。

2.立即呼救　以求得他人的帮助。

3.摆放心肺复苏体位　将患者仰卧位于硬板床或地上，如是卧于软床上的患者，其肩背下需垫心脏按压板，去枕、头后仰。因该体位有助于胸外心脏按压的有效性，而且避免误吸，有助于呼吸。应注意避免随意移动患者。

4.胸外心脏按压术

（1）抢救者站在或跪于患者一侧。

（2）左手的掌根部放在按压部位，即胸骨中、下 1/3 交界处（图 14－1），在胸骨中线与两乳头连线中点的胸骨上；右手以拇指根部为轴心叠于下掌之背上，手指翘起不接触胸壁，间接压迫左右心室，以替代心脏的自主收缩。部位应准确，避免偏离胸骨而引起肋骨骨折（图 14－2）。

（3）双肘关节伸直，依靠操作者的体重、肘及臂力，有节律地垂直施加压力，使胸骨下陷（成人至少 5 cm，儿童 2～3 cm，婴儿 1～2 cm），然后迅速放松，解除压力，使胸骨自然复位（图 14－3）。1～8 岁小儿用单手掌根部按压，婴儿以 2～3 根手指垂直按压。按压力量适度，姿势正确，两肘关节固定不动，双肩位于双手臂的正上方。

（4）按压频率：成人、儿童至少 100 次/min，婴儿 120 次/min。按压与放松时间之比为 1:1，可产生有效的脑和冠状动脉灌注。按压放松时手掌根不离开胸壁，但必须保证胸廓完全回弹。

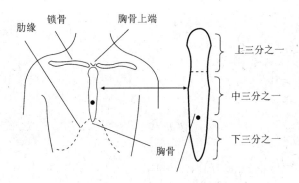

图 14-1　胸骨位置及按压部位

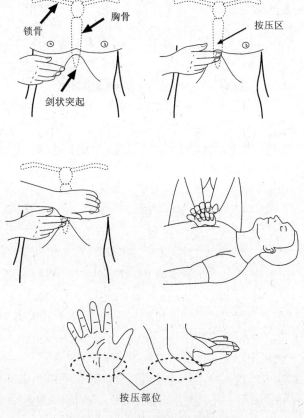

图 14-2　胸外心脏按压定位方法

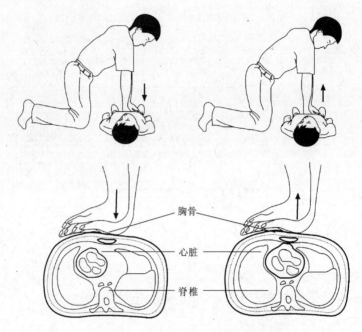

胸骨

心脏

脊椎

图 14 - 3 胸外心脏按压的手法及姿势

(5)按压/吹起比：人工呼吸与胸外心脏按压同时进行，无论是单人还是双人操作，成人、儿童、婴儿心脏按压与人工呼吸之比均为 30∶2，此比例可提高冠状动脉灌注压。不强调吹起和按压同步，按压中尽量减少中断，每 2 min 更换按压者，按压中断时间应少于 5 s。

5.打开气道　用最短的时间解开衣领口、领带、围巾及腰带。

(1)清除口腔、气道内分泌物或异物，有义齿者应取下，有利于呼吸道畅通。

(2)开放气道，使舌根上提，解除舌后坠保持呼吸道畅通。有以下 3 种方法：

1)仰头抬颏法：抢救者一手的小鱼际置于患者前额，用力向后压使其头部后仰，另一手示指、中指置于患者的下颌骨下方，将颏部向前上抬起。注意手指不要压向颏下软组织深处，以免阻塞气道(图 14 - 4)。

2)仰头抬颈法：抢救者一手抬起患者颈部，另一手以小鱼际部位置于患者前额，使其头后仰，颈部上托，此方法禁用于头、颈部损伤患者(图 14 - 5)。

3)托下颌法：抢救者双肘置患者头部两侧，持双手示、中、无名指放在患者下颌角后方，向上或向后抬起下颌。注意患者头部应保持正中位，不能使头后仰，不可左右扭动。此法主要适用于怀疑有颈部损伤患者(图 14 - 6)。

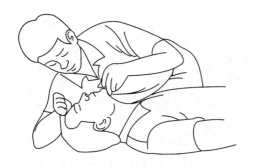

图 14 - 4　仰头抬颏法

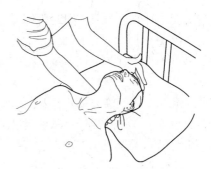

图 14 - 5　仰头抬颏法

6. 人工呼吸

(1)口对口人工呼吸法：是首选方法。

1)在患者口鼻盖一单层纱布，以防止交叉感染。

2)抢救者用保持患者头后仰的拇指和示指捏住患者鼻孔，可防止吹气时气体从口鼻逸出。

3)深吸一口气，屏气，双唇包住患者口唇(不留空隙)，用力吹

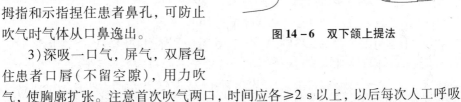

图 14 - 6　双下颌上提法

气，使胸廓扩张。注意首次吹气两口，时间应各≥2 s 以上，以后每次人工呼吸时间 >1 s，维持肺泡通气和氧合作用。

4)吹气毕，松开捏鼻孔的手，抢救者头稍抬起，侧转换气，同时注意观察胸部复原情况。频率：成人 8 ~ 10 次/min，儿童 10 ~ 20 次/min；成人吹气量 500 ~ 600 mL；儿童 8 mL/kg 体重；婴儿吹气量 30 ~ 50 mL，患者可借助肺和胸廓的自行回缩将气体排出。吹气的有效指标：患者胸部起伏，且呼气时听到或感到有气体逸出，但应避免过度通气。

(2)口对鼻人工呼吸法，主要用于口腔严重损伤或牙关紧闭患者。

1)用仰头抬颏法保持气道通畅，同时抢救者用举颏的手将患者口唇闭紧，防止吹气时气体由口唇逸出。

2)深吸一口气，双唇包住患者鼻部吹气，吹气的方法同口对口人工呼吸法。

(3)口对口鼻人工呼吸法,适用于婴幼儿:抢救者双唇包住患者口鼻部吹气,20次/min。注意防止吹气时气体由口鼻逸出。吹气时间要短,均匀缓缓吹气,防止气体进入胃部,引起胃膨胀。

7. 观察心肺复苏的效果。

按压有效性判断:①能扪及大动脉(股、颈动脉)搏动,血压维持在8kPa(60 mmHg)以上;②口唇、面色、甲床等颜色由发绀转为红润;③室颤波由细小变为粗大,甚至恢复窦性心律;④瞳孔随之缩小,有时可有对光反应;⑤呼吸逐渐恢复;⑥昏迷变浅,出现反射或挣扎。

8. 停止心肺复苏的指征

(1)心肺复苏持续30 min以上,仍无心搏及自主呼吸,现场又无进一步救治和送治条件,可考虑终止复苏。

(2)脑死亡,如深度昏迷,瞳孔固定、角膜反射消失,将患者头向两侧转动,眼球原来位置不变等,如无进一步救治和送治条件,现场可考虑停止复苏。

(3)当现场危险威胁到抢救人员安全(如雪崩、山洪爆发)以及医学专业人员认为患者死亡,无救治指征时。

【注意事项】

(1)患者仰卧,争分夺秒就地抢救,避免因搬动而延误时机。尽可能在15~30 s内进行,因人脑耐受循环停止的临界时限为4~6 min(WHO)。由于大脑缺氧而造成的损害是不可逆的,超过时限可造成终身残废或复苏失败。

(2)清除口咽分泌物、异物,保证气道通畅。注意呼吸复苏失败最常见的原因是呼吸道阻塞和口对口接触不严密。由于呼吸道阻塞,舌起了活瓣作用,只让空气压下进入胃内,不让空气再由胃排出,造成严重的胃扩张,可使膈肌显著升高,阻碍充分的通气。更甚会导致胃内容物反流,造成将呕吐物吸入的危险。

(3)按压部位要准确,用力合适,以防止胸骨、肋骨压折。严禁按压胸骨角、剑突下及左右胸部。按压力要适度,过轻达不到效果,过重易造成肋骨骨折、血气胸,甚至肝脾破裂等。姿势要正确,注意两臂伸直,两肘关节固定不动,双肩位于双手的正上方。为避免心脏按压时呕吐物逆流至气管,患者头部应适当放低并略偏向一侧。

(4)人工呼吸和胸外心脏按压同时进行,吹气应在放松按压的间歇进行,肺充气时,不可按压胸部,以免损伤肺部,降低通气效果。在未恢复有效的自主心律前,不宜中断按压。需要更换操作者时,动作应尽量迅速,勿使按压停歇时间超过5 s。

(5)目前已有机械及电动心脏按压器,可用以代替长期的手工操作。遇有严重胸廓畸形、广泛性肋骨骨折、血气胸、心包压塞、心脏外伤等，均应立即进行胸内心脏按压。

（四）高级生命支持（ALS 或 ACLS）和持续生命支持（PLS）

见相关课程，这里不予详述。

二、氧气吸入法

详见第八章。

三、吸痰法

详见第八章。

四、洗胃法

洗胃（gastric lavage）是将胃管插入患者胃内，反复注入和吸出一定量的溶液，以冲洗并排除胃内容物，减轻或避免吸收中毒的胃灌洗方法。

【目的】

1.解毒　清除胃内毒物或刺激物，减少毒物吸收，还可利用不同灌洗液进行中和解毒，用于急性食物或药物中毒。服毒后 4~6 h 内洗胃最有效。

2.减轻胃黏膜水肿　幽门梗阻患者饭后常有滞留现象，引起上腹胀满、不适、恶心、呕吐等症状，通过洗胃，减轻潴留物对胃黏膜的刺激，减轻胃黏膜水肿、炎症。

3.手术或某些检查前的准备　如胃部、食管下段、十二指肠手术前。

【操作前准备】

1.评估患者并解释

（1）评估患者：①年龄、病情、医疗诊断、意识状态、生命体征等；②口鼻黏膜有无损伤，有无活动义齿；③心理状态以及对洗胃的耐受能力、合作程度、知识水平、既往经验等。

（2）向患者解释洗胃的目的、方法、注意事项及配合要点。

2.患者准备

（1）了解洗胃的目的、方法。

（2）取舒适体位。

3.护士自身准备　衣帽整洁，修剪指甲，洗手，戴口罩。

4.用物准备　根据不同的洗胃方法进行用物准备。

(1)口服催吐法

1)治疗盘内置：量杯(或水杯)、压舌板、水温计、弯盘、塑料围裙或橡胶单(防水布)。

2)水桶2只(一盛洗胃液,一盛污水)。

3)洗胃溶液：按医嘱根据毒物性质准备洗胃溶液(表14-3)。一般用量为10 000~20 000 mL,将洗胃溶液温度调节到25℃~38℃范围内为宜。

4)为患者准备洗漱用物(可取自患者处)。

表14-3 各种药物中毒的灌洗溶液(解毒剂)和禁忌药物

毒物种类	常用溶液	禁忌药物
酸性物	镁乳、蛋清水①、牛奶	强酸药物
碱性物	5%醋酸、白醋、蛋清水、牛奶	强碱药物
氰化物	3%过氧化氢溶液②引吐后,1:15 000~1:20 000高锰酸钾洗胃	
敌敌畏	2%~4%碳酸氢钠、1%盐水、1:15 000~1:20 000高锰酸钾洗胃	
1605、1059、4049(乐果)③	2%~4%碳酸氢钠洗胃	高锰酸钾
敌百虫④(美曲膦脂)	1%盐水或清水、1:15 000~1:20 000高锰酸钾洗胃	碱性药物
DDT(灭害灵)、666	温开水或0.9%氯化钠溶液洗胃,50%硫酸镁导泻	油性药物
酚类、煤酚类	用温开水、植物油洗胃至无酚味为止,洗胃后多次服用牛奶、蛋清保护胃黏膜	液体石蜡
苯酚(石炭酸)	1:15 000~1:20 000高锰酸钾洗胃	
巴比妥类(安眠药)⑤	1:15 000~1:20 000高锰酸钾,硫酸钠导泻	硫酸镁
异烟肼	1:15 000~1:20 000高锰酸钾,硫酸钠导泻	
灭鼠药(磷化锌)⑥	1:15000~1:20000高锰酸钾洗胃、0.1%硫酸铜洗胃,口服0.5%~1%硫酸铜溶液,每次10 mL,每5~10 min 1次,用压舌板等刺激舌根引吐	鸡蛋、牛奶、脂肪及其他油类食物

注：①蛋清水可粘附于黏膜表面或创面上,从而起到保护作用,并可减轻患者疼痛。②氧化剂可将化学性毒物氧化,改变其性能,从而减轻或去除其毒性。③1605、1509、4049(乐果)等禁用高锰酸钾洗胃,否则可氧化成毒性更强的物质。④敌百虫遇碱性药物可分解出毒性更强的敌敌畏,其分解过程随

碱性的增强和温度的升高而加速。⑤巴比妥类药物采用硫酸钠导泻，是利用其在肠道内形成的高渗透压，而阻止肠道水分和残存的巴比妥类药物的吸收，促其尽快排出体外。硫酸钠对心血管和神经系统没有抑制作用，不会加重巴比妥类药物的中毒。⑥磷化锌中毒时，口服硫酸铜可使其成为无毒的磷化铜沉淀，阻止吸收，并促使其排出体外。磷化锌易溶于油类物质，忌脂肪性食物，以免促使磷的溶解吸收。

（2）胃管洗胃法

1）治疗盘内：无菌洗胃包（内有胃管、镊子、纱布或使用一次性胃管）、塑料围裙或橡胶单、治疗巾、检验标本容器或试管、量杯、水温计、压舌板、弯盘、棉签、50 mL 注射器、听诊器、手电筒、液体石蜡、胶布，必要时备张口器、牙垫、舌钳放于治疗碗内。

2）水桶2只：分别盛洗胃液、污水。

3）洗胃溶液：同口服催吐法。

4）洗胃设备：电动吸引器洗胃法备电动吸引器（包括安全瓶及5000 mL 容量的储液瓶），Y型三通管，调节夹或止血钳，输液架，输液器，输液导管。漏斗胃管洗胃法备漏斗洗胃管。全自动洗胃机洗胃法另备全自动洗胃机。

5．环境准备　安静、整洁、光线明亮、温度适宜。

【操作步骤】

1．核对　携用物至患者床旁，核对患者床号、姓名。

2．洗胃

（1）口服催吐法：用于服毒量少的清醒合作者。

1）体位：协助患者取坐位。

2）准备：围好围裙、取下义齿、置污物桶于患者坐位前或床旁。

3）自饮灌洗液：指导患者每次饮液量300～500 mL。

4）催吐：自呕或（和）用压舌板刺激舌根催吐。

5）结果：反复自饮－催吐，直至吐出的灌洗液澄清无味。

（2）胃管洗胃（漏斗灌注）法。如不合作者即由鼻腔插入。

1）体位：取左侧卧位，因左侧卧位可减慢胃排空，延缓毒物进入十二指肠的速度；昏迷患者可取平卧位头偏向一侧并用压舌板、开口器撑开口腔，置牙垫于上、下磨牙之间，如有舌后坠，可用舌钳将舌拉出。

2）插洗胃管：用液状石蜡润滑胃管前端，润滑插入长度的1/3；由口腔插入55～60 cm，插入长度为前额发际至剑突的距离。注意插管动作轻、稳、准，尽量减少对患者的刺激与不适。

3）检测胃管的位置：通过3种检测方法确定胃管确实在胃内：抽吸胃液、听气过水声、清水检验是否有气泡。

4)证实胃管在胃内后用胶布固定胃管。

5)灌洗

①置漏斗低于胃部水平位置,利用挤压橡胶球所形成的负压作用,抽尽胃内容物(图14-7),并留取第一次标本送检。

②举漏斗高过头部30～50 cm,将洗胃液缓缓倒入漏斗内300～500 mL,当漏斗内尚余少量溶液时,速将漏斗降低至胃部位置以下,并倒向污水桶内(利用虹吸原理)。注意一次灌入量过多则胃容积增大,胃内压明显大于十二指肠内压,促使胃内容物进入十二指肠,加速毒物吸收,同时灌入量过多也可引起液体反流,导致呛咳、误吸或窒息;灌入量过少则洗胃液无法与胃内容物充分混合,不利于彻底洗胃,延长了洗胃时间。

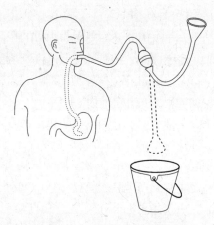

图14-7　漏斗胃管洗胃法

③如此反复灌洗,直至洗出液澄清无味为止。如遇引流不畅可挤压橡胶球加压吸引。每次灌入量和洗出量应基本相等,否则致胃潴留。

(3)电动吸引器洗胃:是一种能迅速有效地清除毒物,节省人力,并能准确计算洗胃的液体量,利用负压吸引作用,吸出胃内容物的洗胃方法。

1)接通电源,检查吸引器功能。

2)安装灌洗装置:输液管与Y型管主管相连,洗胃管末端及吸引器储液瓶的引流管分别与Y型管两分支相连,夹紧输液管,检查各连接处有无漏气。将灌洗液倒入输液瓶内,挂于输液架上(如14-8)。

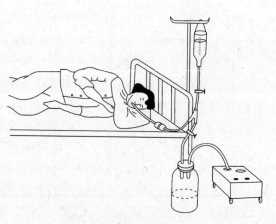

图14-8　电动吸引器洗胃

3) 插管: 同漏斗胃管洗胃方法。

4) 开动吸引器, 负压宜保持在 13.3 kPa 左右, 吸出胃内容物。避免压力过高引起胃黏膜损伤。

5) 留取第一次标本送检。

6) 关闭吸引器, 夹紧储液瓶上的引流管, 开放输液管, 使溶液流入胃内 300～500 mL。一次灌洗量不得超过 500 mL, 否则易出现危险。

7) 夹紧输液管, 开放储液瓶上的引流管, 开动吸引器, 吸出灌入的液体。

8) 反复灌洗, 直至洗出液澄清无味为止。

(4) 全自动洗胃机洗胃: 能自动、迅速、彻底清除胃内毒物; 通过自控电路的控制使电磁阀自动转换动作, 分别完成向胃内冲洗药液和吸出胃内容物的过程(图 14-9)。

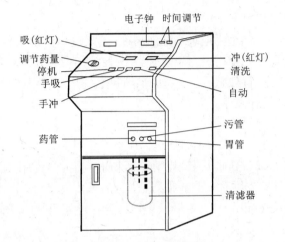

图 14-9　全自动洗胃机洗胃

1) 操作前检查: 通电, 检查机器功能完好, 并连接各种管道, 将 3 根橡胶管分别与机器的药管(进液管)、胃管、污水管(出液管)相连。

2) 插胃管: 同漏洞胃管洗胃方法。

3) 准备洗胃液, 将胃管与患者连接, 将已配好的洗胃液倒入水桶内, 药管的另一端放入洗胃液桶内, 污水管的另一端放入空水桶内, 胃管的另一端与已插好的患者胃管相连, 调节药量流速。注意药管管口必须始终浸没在洗胃液的液面下。

4) 按"手吸"键, 吸出胃内容物, 吸出物送检, 再按"自动"键, 机器即开始对胃进行自动冲洗。

冲洗时"冲"灯亮, 吸引时"吸"灯亮。

5) 自动洗胃, 直至洗出液澄清无味为止。

3. 观察　洗胃过程中, 随时注意洗出液的性质、颜色、气味、量及患者面色、脉搏、呼吸和血压的变化, 如患者有腹痛、休克、洗出液呈血性, 应立即停止洗胃, 并采取相应的急救措施。

4.拔管 洗毕、反折胃管、拔出,防止管内液体误入气管。

5.整理 协助患者漱口、洗脸、帮助患者取舒适卧位;整理床单位、清理用物。

6.清洁 自动洗胃机三管(药管、胃管、污水管)同时放入清水中,按"清洗"键,清洗各管腔后,将各管同时取出,待机器内水完全排尽后,按"停机"键关机。

7.记录 记录灌洗液名称、量,洗出液的颜色、气味、性质、量,患者的全身反应。幽门梗阻患者洗胃,可在饭后4~6 h或空腹进行。记录胃内潴留量,便于了解梗阻程度;胃内潴留量=洗出量-灌入量。

【注意事项】

(1)首先注意了解患者中毒情况,如患者中毒的时间、途径、毒物种类、性质、量等,来院前是否已有呕吐。

(2)准确掌握洗胃禁忌证和适应证:①适应证:非腐蚀性毒物中毒。如有机磷、安眠药、重金属类、生物碱及食物中毒等。②禁忌证:强腐蚀性毒物(如强酸、强碱)中毒,肝硬化伴食管-胃底静脉曲张,胸主动脉瘤,近期内有上消化道出血及胃穿孔,胃癌等。患者吞服强酸、强碱等腐蚀性药物,禁忌洗胃,以免造成穿孔。可按医嘱给予药物或迅速给予物理性对抗剂,如牛奶、豆浆、蛋清、米汤等以保护胃黏膜。上消化道溃疡、食管静脉曲张、胃癌等患者一般不洗胃,昏迷患者洗胃应谨慎。

(3)急性中毒病例,应紧急采用"口服催吐法",必要时进行洗胃,以减少中毒物的吸收。插管时,动作要轻、快,切勿损伤食管黏膜或误入气管。

(4)选择洗胃液时应考虑:当中毒物质不明时,洗胃溶液可选用温开水或0.9%氯化钠溶液。待毒物性质明确后,再采用对抗剂洗胃。

(5)洗胃过程中应随时观察患者的面色、生命体征、意识、瞳孔变化、口、鼻腔黏膜情况及口中气味等。洗胃并发症包括急性胃扩张、胃穿孔、大量低渗液洗胃致水中毒、水及电解质紊乱、酸碱平衡失调、昏迷患者误吸或过量胃内液体反流致窒息、迷走神经兴奋致反射性心脏骤停,及时观察并做好相应的急救措施,并做好记录。

(6)注意患者的心理状态、合作程度及对康复的信心。向患者讲述操作过程中可能会出现不适,如恶心等,希望得到患者的合作;告知患者和其亲属有误吸的可能与风险,取得理解;向其介绍洗胃后的注意事项,对自服毒物者,耐心劝导,做针对性心理护理,帮助其改变认知,要为患者保守秘密与隐私,减轻其心理负担。

(7)洗胃后注意患者胃内毒物清除状况。中毒症状有无得到缓解或控制。

五、人工呼吸器

人工呼吸器(artificial respirator)是进行人工呼吸最有效的方法之一,可通过人工或机械装置产生通气,对无呼吸患者进行强迫通气,对通气障碍的患者进行辅助呼吸,以达到增加通气量,改善换气功能,减轻呼吸肌做功的目的。常用于各种原因所致的呼吸停止或呼吸衰竭的抢救及麻醉期间的呼吸管理。

【目的】

(1)维持和增加机体通气量。

(2)纠正威胁生命的低氧血症。

【操作前准备】

1.评估患者并解释

(1)评估患者:①年龄、病情、体重、体位、意识状态等;②呼吸状况(频率、节律、深浅度)、呼吸道是否通畅,有无活动义齿等;③心理状况及配合程度。

(2)向患者解释人工呼吸器使用的目的、方法、注意事项及配合要点。

2.患者准备

(1)了解人工呼吸器使用的目的、方法、注意事项及配合要点。

(2)患者取仰卧位,去枕、头后仰,如有活动义齿应取下;解开领扣、领带及腰带;清除上呼吸道分泌物或呕吐物,保持呼吸道通畅。

3.护士自身准备　衣帽整洁,修剪指甲,洗手,戴口罩。

4.用物准备

(1)简易呼吸器:由呼吸囊、呼吸活瓣、面罩及衔接管组成(图14-10)。

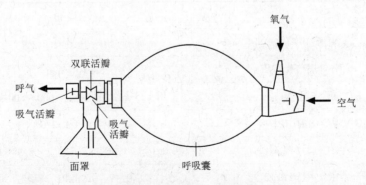

图14-10　简易人工呼吸器

（2）人工呼吸机：分定压型、定容型、混合型等。

（3）必要时准备氧气装置。

5.环境准备　病室整洁、安静、安全、空气清新。

【操作步骤】

1.核对　携用物至患者床旁，核对患者床号、姓名。

2.使用辅助呼吸装置

（1）简易呼吸器：是最简单的借助器械加压的人工呼吸装置，在未行气管插管建立紧急人工气道的情况下及辅助呼吸机突然出现故障时使用。

1）协助患者采用适当体位

①抢救者站于患者头顶处。

②患者头后仰，托起下颌。

③扣紧面罩，面罩紧扣口、鼻部，避免漏气。

2）挤压呼吸囊

①有节律，一次挤压可有 500～1000 mL 空气进入肺内。使空气或氧气通过吸气活瓣进入患者肺部，放松时，肺部气体随呼气活瓣排出。患者若有自主呼吸，应注意与人工呼吸同步，即患者吸气初顺势挤压呼吸囊，达一定潮气量后完全松开气囊，让患者自行完成呼气动作。

②频率保持在 16～20 次/min。

（2）人工呼吸机：用于危重患者，长期循环、呼吸支持者。主要参数选择见表 14－4。

表 14－4　呼吸机主要参数的设置

项　　目	数　　值
呼吸频率（R）	10～16 次/min
每分钟通气量（VE）	8～10L/min
潮气量（Vr）	10～15 mL/kg（通常在 600～800 mL）
呼吸比值（I/E）	1:1.5～1:2.0
呼气压力（EPAP）	0.147～1.96kPa（一般应＜2.94 kPa）
呼气末正压（PEEP）	0.49～0.98kPa（渐增）
吸入氧浓度（FiO_2）	30%～40%（一般应＜60%）

1）开机前准备：调节呼吸机各个预置参数。

2）开机。

3）呼吸机与患者气道紧密相连

①面罩法：面罩盖住患者口、鼻后与呼吸机连接，适用于神志清楚，能合作并间断使用呼吸机的患者。

②气管插管法：气管内插管后与呼吸机连接，适用于神志不清的患者。

③气管切开法：气管切开放置套管后与呼吸机连接，适用于长期使用呼吸机的患者。

4）观察病情及呼吸机运行情况：观察通气量是否合适，胸部是否随机械呼吸而起伏，两侧胸廓运动是否对称，双肺有无闻及对称的呼吸音；注意呼吸机工作是否正常，有无漏气，管路连接处有无脱落；观察神志、脉搏、呼吸、血压等变化，定期进行血气分析和电解质测定。

5）根据需要调节呼吸机各参数，观察各参数是否符合病情需要。

①通气量不足：患者可出现烦躁不安、多汗、皮肤潮红、血压升高、脉搏加速。

②通气过度：患者可出现昏迷、抽搐等碱中毒症状。

③通气量适宜：患者安静，呼吸合拍，血压、脉搏正常。

6）湿化、排痰：采用加温湿化器将水加温后产生蒸汽，混进吸入气体，同时起到加温加湿作用。充分湿化呼吸道，防止患者气道干燥，分泌物堵塞，诱发肺部感染；鼓励患者咳嗽，深呼吸，翻身、拍背，促进痰液排出，必要时吸痰；湿化罐内放蒸馏水，减少杂质。

3. 使用呼吸器中记录　记录患者反应、呼吸机参数、时间、效果及特殊处理。

4. 呼吸机撤离　撤离呼吸机指征：神志清楚，呼吸困难的症状消失，缺氧完全纠正。血气分析基本正常；心功能良好，生命体征稳定，无严重心律紊乱，无威胁生命的并发症。

（1）根据医嘱执行。

（2）核对。

（3）分离面罩或拔出气管内插管。

5. 记录

6. 用物处理

（1）做好呼吸机保养。

（2）用物消毒。

【注意事项】

(1)向清醒的患者和其亲属介绍呼吸机使用的目的、方法和必要性,解除恐惧、焦虑心理,做好卫生宣教工作,保持室内环境卫生。

(2)告知呼吸机报警出现的原因,避免增加患者和其亲属的紧张与不安。

(邓暑芳)

第十五章　临终护理

第一节　概　述

生老病死是人类自然发展的客观规律，临终和死亡是人生必经的发展阶段，是任何人都无法抗拒的命运。帮助濒死者安详地、舒适地、有尊严地度过人生的最后旅途，同时为临终者的亲属提供心理、精神及情感上的支持和疏导，以保持身心健康，是医护人员应尽的职责。

一、濒死和死亡的定义

濒死(dying)即临终，是生命的最后阶段。是指患者已接受治疗性或姑息性的治疗后，虽然意识清醒，但病情迅速恶化，各种迹象显示生命即将终结的状态。

死亡(death)是生命活动永久性的停止。传统死亡的概念是心肺死亡，指心跳和呼吸停止，这一判断死亡的标准已沿袭了数千年。但随着医学科学的发展，特别是人工维持心肺功能技术与药物的应用，使传统的心肺死亡的概念受到了挑战。有临床资料显示，只要大脑功能保持完好，一切生命活动都有可能恢复。

近年来，医学界人士提出新的比较客观的死亡概念和标准，这就是脑死亡。脑死亡(brain death)即全脑死亡，包括大脑、中脑、小脑和脑干的不可逆死亡。不可逆的脑死亡是生命活动结束的象征。1968年，在世界22次医学大会上，美国哈佛大学医学院特设委员会发表报告，提出了脑死亡标准：①不可逆的深度昏迷；②自发呼吸停止；③脑干反射消失；④脑电波消失(平坦)。凡符合上述标准，并在24 h内反复复查无改变，排除体温过低(低于32℃)及中枢神经抑制药的影响，即可作出脑死亡的诊断。

二、死亡过程的分期

死亡不是生命的骤然停止，而是一个逐渐进展的过程。医学上将死亡分为三期：

（一）濒死期（agonal stage）

又称临终状态，是死亡过程的开始阶段，各种迹象显示生命即将终结。此期机体各系统的功能发生严重障碍，中枢神经系统脑干以上部位的功能处于深度抑制状态，而脑干功能依然存在。表现为意识模糊或丧失，各种反射减弱或迟钝，肌张力减退或消失，心跳减弱，血压下降，呼吸微弱或出现潮式呼吸及间断呼吸。濒死期的持续时间可随患者机体状况及死亡原因而异，身体强壮者、慢性病患者较年老体弱者及急性病患者濒死期长；猝死、严重的颅脑损伤等患者可直接进入临床死亡期。濒死期生命仍处于可逆阶段，若得到及时有效的抢救治疗，生命可复苏；反之，则将进入临床死亡期。

（二）临床死亡期（clinical death stage）

又称躯体死亡。此期中枢神经系统的抑制过程已由大脑皮质扩散到皮质以下部位，延髓处于极度抑制状态。表现为心跳、呼吸完全停止，瞳孔散大，各种反射消失，但各种组织细胞仍有微弱而短暂的代谢活动。此期一般持续 5~6 min，若得到及时有效的抢救治疗，生命仍有复苏的可能。若超过这个时间，大脑将发生不可逆的变化。但在低温条件下，临床死亡期可延长达 1 h 或更久。

（三）生物学死亡期（biological death stage）

又称全脑死亡或细胞死亡，是死亡过程的最后阶段。此期整个中枢神经系统及各器官的新陈代谢相继停止，并出现不可逆的变化，整个机体无复苏的可能。随着生物学死亡期的进展，相继出现早期尸体现象（尸冷、尸斑、尸僵等）及晚期尸体现象（尸体腐败等）。

1. 尸冷（algor mortis）　是最先发生的尸体现象，死亡后因体内产热停止，散热继续，尸体温度逐渐降低称尸冷。死亡后尸体温度的下降有一定的规律，一般死后 10 h 内尸温下降速度约为每小时 1℃，10 h 后为每小时 0.5℃，大约 24 h 左右，尸温与环境温度相同。测量尸温常以直肠温度为标准。

2. 尸斑（livor mortis）　死亡后血液循环停止，由于地心引力的缘故，血液向身体的最低部位坠积，皮肤呈现暗红色斑块或条纹状称尸斑。尸斑的出现时间是死亡后 2~4 h，最易发生于身体的最低部位。若患者死亡时为侧卧，则应将其转为仰卧位，以防面部颜色改变。

3. 尸僵（rigor mortis）　尸体肌肉僵硬，关节固定称尸僵。形成机制主要是三磷酸腺苷（ATP）学说，即死后肌肉中 ATP 不断分解而不能再合成，致使肌肉收缩，尸体变硬。尸僵多从小块肌肉开始，下行性发展，表现为先由咬肌、颈肌开始，向下至躯干、上肢和下肢。尸僵一般在死后 1~3 h 开始出现，4~6 h 扩展到全身，12~16 h 发展至高峰，24 h 后尸僵开始减弱，肌肉逐渐变软，称尸僵缓解。

4. 尸体腐败(postmortem mortis)　死亡后机体组织的蛋白质、脂肪和糖类因腐败细菌的作用而分解的过程称尸体腐败。一般在死亡 24 h 后出现。患者生前存在于口腔、呼吸道、消化道的各种细菌，可在死亡后侵入血管和淋巴管，并在尸体内大量生长繁殖。体外细菌也可侵入人体而繁殖，尸体成为腐败细菌生长繁殖的场所。尸体腐败常见的表现有尸臭、尸绿等。尸臭是肠道内有机物分解，从口、鼻、肛门逸出的腐败气体。尸绿是尸体腐败时出现的色斑，一般在死后 24 h 先在右下腹出现，逐渐扩展至全腹，最后波及到全身。

第二节　临终关怀

一、临终关怀的概念

临终关怀(hospice care)是指由社会各层次人员组成的团队向临终患者及其家属提供包括生理、心理和社会等方面的全面性支持和照料，又称善终护理、安息护理等。临终关怀的对象是那些濒临死亡，目前医学救治无望的患者。临终关怀的目的既不是治疗疾病也不是延长生命，其主要目的是维护患者的尊严，为临终患者及其亲属提供全方位的身心、社会等方面的支持和照料，通过控制疼痛、症状处理、心理疏导来减轻其身心痛苦，使临终患者的生存质量得以提高，能够舒适、无痛苦、有尊严地走完人生的最后里程。并使其亲属的身心健康得以维护，平稳顺利地度过哀伤期。

二、临终关怀的理念

1. 以治愈为主的治疗转变为以对症为主的照料　临终关怀是针对治疗无望，生命即将结束者。对于这些患者，已经从过去的治疗为主的观点，转向以照顾为主的观点。通过全面的身心照料，缓解临终患者的痛苦和不适，消除焦虑、恐惧等负性情绪，获得心理、情感和社会支持，使其在最后的旅程上得到安宁。

2. 以延长患者的生存时间转变为提高患者的生命质量　临终关怀不以延长生存时间为目标，而以提高生活质量为宗旨。让患者在有限的时间里，能有清醒的头脑，感受关怀，享受人生的余晖。

3. 尊重临终患者的尊严和权利　临终患者尚未死亡，仍有个人的尊严和权利。临终关怀强调尊重生命的原则，医护人员应注意维护和保持人的价值和尊严，尊重他们的信仰和习俗。在临终护理过程中应允许患者保留原有的生活方式，尽量满足其合理要求，保留个人隐私权利，让患者参与医护方案的制定，选择死亡方式等。

4. 重视临终患者家属的心理支持　临终护理的效果与家属的积极配合密切相关。在对临终患者全面照料的同时，提供临终患者家属心理、社会支持，使其接受亲人即将死亡的事实，坦然地面对亲人的死亡。使患者家属既为患者生前提供照护，又为其死后提供居丧服务。

三、临终关怀的内容

1. 临终患者及其家属的需求　临终患者的需求包括生理、心理及社会方面的需求；临终患者其家属的需求包括对临终患者治疗和护理的需求、心理需求及为其提供殡葬服务等。

2. 临终患者的全面照护　控制疼痛和不适，提供医疗护理、生活护理和心理护理。

3. 临终患者家属的照护　进行心理疏导和提供情感支持。为临终患者提供优质护理照护，减少家庭的疑虑。

4. 死亡教育　目的是帮助临终患者树立正确的生死观，正确对待和接受死亡，消除对死亡的恐惧心理。

四、临终关怀的组织形式

1. 临终关怀专门机构　具有医疗、护理设备，一定的娱乐设施和家庭化的危重病房设置，提供适合临终关怀的陪伴制度，配备一定数量的专业人员，为临终患者提供临终服务，如北京松堂医院、上海南汇护理院等。

2. 综合性医院内附设临终关怀病房　利用医院内现有的物质资源，提供临终患者医疗、护理和生活照料，如中国医学科学院肿瘤医院的"温馨病房"。

3. 居家照护　居家照护使临终患者在生命的最后一刻能感受到家人的关心和体贴，减轻其生理上和心理上的痛苦；对家属来说，能尽最后一份关爱。医护人员根据临终患者的病情，每日或每周数次探视，提供临终照护。

第三节　临终患者及其家属的护理

对临终患者及其家属的护理应体现出护理的关怀和照顾，用护士的责任心、爱心、细心、耐心、同情心，以尊重生命、尊重患者的尊严及权力为宗旨，使临终患者及其家属获得帮助和支持。

一、临终患者的生理变化及护理

(一)临终患者的生理变化

1. 肌肉张力丧失　表现为大小便失禁，吞咽困难，无法维持良好舒适的功能体位，肢体软弱无力，不能进行自主躯体活动，脸部外观改变：面部呈铅灰色、眼眶凹陷、双眼半睁、目光呆滞、下颌下垂、嘴微张。

2. 消化系统反应　表现为恶心、呕吐、呃逆、食欲不振、腹胀、便秘或腹泻、口干、脱水、体重减轻等。

3. 循环功能减退　表现为皮肤苍白、湿冷、大量出汗，四肢发绀、斑点，脉搏快而弱、不规则或测不出，血压降低或测不出，心律紊乱。

4. 呼吸功能减退　表现为呼吸表浅、急促、或呼吸变慢而费力、张口呼吸等呼吸困难症状或有潮式呼吸。由于分泌物在支气管内潴留，出现痰鸣音及鼾声呼吸。

5. 感、知觉及意识改变　表现为视觉逐渐减退，由视觉模糊发展到只有光感，最后视力消失。眼睑干燥，分泌物增多。听觉常是人体最后消失的一个感觉。意识改变可表现为嗜睡、意识模糊、昏睡或昏迷，有的患者表现为谵妄及定向障碍。

6. 疼痛　表现为烦躁不安，呼吸变快或减慢，血压及心率改变，瞳孔散大，痛苦面容即五官扭曲、眉头紧锁、眼睛睁大或紧闭、神情呆滞、咬牙等。

(二)临终患者的身体护理

1. 促进患者舒适

(1)躯体舒适：维持良好、舒适的体位，定时翻身，更换体位，以防压疮产生。重视口腔护理、皮肤护理等基础护理工作，满足患者清洁需要。

(2)环境舒适：病室宜安静、空气新鲜、通风良好、温度和湿度适宜。

(3)心理舒适：光线柔和，避免患者因黑暗产生恐惧心理，增加安全感。避免在患者床旁讨论患者病情、窃窃私语或失声痛哭，增加患者的焦虑。

(4)控制疼痛：控制临终患者疼痛是促进患者舒适的重要措施。护士应注意观察疼痛的性质、部位、程度、持续时间及发作规律，协助患者选择减轻疼痛的最有效方法。应用药物止痛，可采用 WHO 推荐的三步阶梯疗法控制疼痛，注意观察用药后的反应，把握好用药的阶段，选择恰当的剂量和给药方式，达到控制疼痛的目的。非药物控制方法也能取得一定的镇痛效果，如松弛术、音乐疗法、催眠意象疗法、外周神经阻断术、针灸疗法、生物反馈法等。

2. 增进食欲，营养支持

(1)增进食欲：根据患者的饮食习惯调整饮食，注意食物的色、香、味，少量多餐，并注意创造良好的就餐环境。

（2）营养支持：提供高蛋白、高热量、易于消化的饮食。进食困难者给予流质或半流质饮食，便于患者吞咽。必要时采用鼻饲法或完全胃肠外营养（TPN），保证患者营养供给。

3. 促进血液循环　循环衰竭是临终患者的重要临床表现。护士要密切观察患者的各项生命体征、皮肤色泽和温度等，四肢冰冷时给予热水袋保暖。

4. 改善呼吸功能　保持病室空气清新，定时通风换气。对神志清醒者，应采用半卧位或抬高头与肩，改善呼吸困难；昏迷者，采用仰卧位头偏向一侧或侧卧位，以利于呼吸道分泌物引流，必要时吸痰，以保证呼吸道通畅。并根据缺氧情况给予氧气吸入，纠正缺氧症状，改善呼吸功能。

5. 排泄护理　便秘或腹泻、尿潴留或尿失禁给临终患者带来很大痛苦。为提高患者的生活质量，护士应与家属密切合作，提供排泄护理。

6. 减轻感知觉改变的影响　临终患者所居住的环境应安静、照明应适当，避免患者因视觉模糊产生害怕、恐惧心理。护理人员在与患者交谈时语调应柔和，语言要清晰，也可采用触摸患者的非语言交谈方式，让临终患者在生命的最后时刻也不感到孤独。

二、临终患者的心理变化及护理

（一）临终患者的心理变化

临终患者在接近死亡时会产生十分复杂的心理和行为反应。心理学家罗斯博士（Dr. Elisabeth Kubler – Ross）观察了 400 位临终患者，提出临终患者通常经历五个心理反应阶段，即否认期、愤怒期、协议期、忧郁期、接受期。

1. 否认期（denial）　患者得知自己病重将面临死亡，其心理反应是"不，这不会是我，那不是真的"，以此极力否认、拒绝接受事实。患者可能采取各种方式试图证实诊断是错误的，如要求复查、转换医院就医等。否认是一种正常心理防卫机制，否认是为了暂时逃避现实的压力。

2. 愤怒期（anger）　当对疾病事实无法否认时，患者常表现为气愤或生气。这一阶段患者会产生"为什么是我，这不公平"的心理，往往将愤怒的情绪指向医护人员、朋友、家属等接近他的人，通过斥责身边的人来表示不满。

3. 协议期（bargaining）　患者愤怒的心理消失，开始接受临终的事实。患者为了延长生命，认为许愿或做善事能扭转死亡的命运；有些患者则对过去所做的错事表示后悔，出现"请让我好起来，我一定……"的心理。此期患者变得和善，对自己的病情抱有希望，能配合治疗。

4. 抑郁期（depressing）　当患者发现身体状况日益恶化，协商无法阻止死亡来临,产生很强烈的失落感,出现悲伤、退缩、忧郁等反应,甚至有轻生的念头。要求与亲朋好友见面,希望由他喜爱的人陪伴照顾。

5. 接受期(acceptance)　这是临终的最后阶段。在一切的努力、挣扎之后,患者变得平静,产生"是的,是我,我已经准备好了"的心理,接受即将面临死亡的事实。患者喜欢独处,睡眠时间增加,情感减退,平静等待死亡的到来。

上述五个心理反应阶段因人而异,没有时间和顺序的规律。有的可以重合、提前和推后,也有的可以始终停留在否认期。

(二)临终患者的心理护理

1. 否认期

(1)护理人员应以坦诚的态度与患者沟通,既不要揭穿患者的防卫机制,也不欺骗患者,耐心地回答患者的问题,且注意与其他医护人员及家属言语的一致性。

(2)注意非语言交流,如延长陪伴时间、耐心倾听患者的倾诉、恰当的抚摸等,让患者感到没有被遗弃,随时都有医务人员的关怀和照顾,以维持临终患者适度的希望。同时,要了解患者对自己病情的认知程度,密切守护,防止自杀等意外的发生。

(3)在与患者的沟通中,护理人员要注意自己的言行,可主动地表示愿意和患者一起讨论死亡,在交谈中因势利导,循循善诱,使患者逐步面对现实。

2. 愤怒期

(1)护士应明白患者的愤怒是来自内心的恐惧与绝望,是一种有益健康的正常反应。要尽量让患者表达其愤怒,以宣泄内心的不快,并加以安抚和疏导。

(2)做好患者家属的工作,共同给予患者宽容、同情、关爱和理解。

(3)密切观察患者的情绪,必要时辅以小剂量的药物安定患者。

3. 协议期

(1)护士应主动关心患者,创造条件尽可能的满足患者提出的合理要求。

(2)护理人员应经常陪伴患者,鼓励说出内心的感受,对其进行积极的教育和引导,减轻心理压力。

4. 忧郁期

(1)护理人员应多给予同情和照顾,允许患者用不同方式宣泄情感,如忧伤、哭泣等。

(2)注意安全,预防患者的自杀倾向。

(3)尽量取得社会支持,安排亲朋好友见面,允许家属陪伴患者。

5.接受期

(1)提供临终患者安静、明亮、单独的舒适环境,减少外界干扰。

(2)尊重患者,不要强迫与其交谈。护理人员应帮助患者了却未完成的心愿,继续给予关心和支持。

(3)加强基础护理,使患者平静、安详、有尊严地离开人间。

三、临终患者家属的护理

临终患者的家属面临着多方面的心理压力,医护人员在做好临终患者护理的同时,也要做好临终患者家属的关怀照护工作。

(一)临终患者家属的心理压力

临终患者家属一般都难以接受亲人濒临死亡的事实,患者的临终过程也是其家属心理应激的过程,也会经历否认期、愤怒期、协议期、忧郁期、接受期的心理反应阶段。

1.个人需求的推迟或放弃 一人生病,牵动全家,尤其是面对临终患者,更会造成经济条件的改变、平静生活的失衡、精神支柱的倒塌。家庭成员在考虑整个家庭的状况后,会对自我角色与职责的扮演进行调整,如升学、就业、婚姻等。

2.家庭中角色的调整与再适应 家庭重新调整有关成员的角色,如慈母兼严父、长姐如母、长兄如父,以保持家庭的相对稳定。

3.压力增加,社会性交往减少 家属在照料临终患者期间,家属因精神的哀伤、体力、财力的消耗,而感到心力交瘁,可能对患者产生欲其生,有时又欲其死,省得连累全家的矛盾心理,这也常引起家属的内疚与罪恶感。长期照料患者减少了与亲友、同学间的社会互动,再加上传统文化的影响,大多数人倾向于对患者隐瞒病情,更加重家属的心理压力。

(二)临终患者家属的护理

1.满足家属照顾患者的需要 护理人员要关心、理解家属的心情,尽量安排家属参与临终患者的照顾和护理。

2.鼓励家属表达感情 护理人员要与家属积极沟通,取得家属的信任,建立良好的关系。与家属会谈时,耐心倾听,鼓励家属说出内心的感受、遇到的困难,积极解释临终患者生理、心理变化的原因及治疗护理情况,减少家属疑虑。

3.指导家属对患者进行生活照料 鼓励家属参与患者的照护活动,如清洁护理、饮食护理等。指导、解释、示范有关的护理技术,使其在照料亲人的过程中获得心理慰藉。

4.协助维持家庭的完整性 协助家属在医院环境中，安排日常的家庭活动，以增进患者的心理调适，保持家庭完整性。如与患者共进晚餐、看电视、下棋等。

5.满足家属生理、心理和社会方面的需求 应多关心体贴家属，帮助安排陪伴期间的生活，尽量解决其实际困难。

第四节　死亡后护理

死亡后护理包括死亡后的尸体护理和丧亲者的护理。死亡后护理是对死者生前良好护理的继续，不仅是对死者人格的尊重，而且是对死者家属心灵上的安慰，体现了人道主义精神和崇高的护理职业道德。

一、尸体护理

尸体护理(postmortem care)是对临终患者实施整体护理的最后步骤，也是临终关怀的重要内容之一。尸体护理应在确认患者已经死亡，医生开具死亡诊断书后尽快进行，这样既可防止尸体僵硬，也可避免对其他患者的不良影响。护理人员应以唯物主义死亡观和严肃认真的态度尽心尽职地做好尸体护理工作。

【目的】

1.维持良好的尸体外观，易于辨认。

2.安慰家属，减轻哀痛。

【操作前准备】

1.评估患者并解释 患者诊断、治疗、抢救过程、死亡原因及时间，尸体清洁程度，有无伤口、引流管等，死者家属对死亡的态度。向丧亲者解释尸体护理的目的、方法、注意事项及配合要点。

2.护士自身准备 衣帽整齐、洗手，戴口罩、戴手套。

3.用物准备

(1)治疗盘内置：衣裤、尸单、血管钳、不脱脂棉球、剪刀、尸体识别卡3张(表15-1)、梳子、松节油、绷带。

(2)擦洗用具、屏风。有伤口者备换药的敷料、胶布，必要时备隔离衣、手套。

4.环境准备 安静、肃穆、屏风遮挡。

【操作步骤】

1.准备 填写尸体识别卡，携用物至床旁，屏风遮挡，注意维护死者隐私。

2. 劝慰家属　请家属暂时离开病房。若家属不在,应尽快通知家属来院探视遗体。

3. 撤去一切治疗用物　如输液管、氧气管、导尿管等。

表 15-1　尸体识别卡

姓　名:_____	住院号:_____	年　龄:_____	性　别:_____
病　室:_____	床　号:_____	籍　贯:_____	诊　断:_____
住　址:_____			
死亡时间:_____年_____月_____日_____时_____分			
		护士签名:_____	
		_____医院	

4. 安置死者体位　将床放平使尸体仰卧,头下置一枕头(防止面部淤血),脱去衣裤,留一大单遮盖尸体。

5. 整理面部　洗脸,有义齿者代为装上,闭合口、眼。若眼睑不能闭合,可用毛巾湿敷或于上眼睑下垫少许棉花,使上眼睑下垂闭合。口不能闭紧者轻揉下颌或用四头带托起下颌。

6. 填塞孔道　用血管钳将沾有消毒液的棉花塞于口、鼻、耳、肛门、阴道等孔道,注意棉花不要外露。

7. 清洁躯体　擦净全身,更衣梳发。用松节油擦净胶布痕迹,有伤口者更换敷料,有引流管者应拔出后缝合伤口或用蝶形胶布封闭并包扎。

8. 包裹尸体　将一张尸体识别卡系在尸体右手腕部,用尸单包裹尸体,用绷带在胸部、腰部、踝部固定牢固,将第二张尸体识别卡缚在尸体腰前的尸单上。

9. 运送　移尸体于平车上,盖上大单,送往太平间,置于停尸屉内,将第三张尸体识别卡放于尸屉的外面。

10. 处理床单位　非传染病患者按一般出院患者方法处理,传染病患者按传染病患者终末消毒方法处理。

11. 记录　整理病历,完成各项记录,体温单上记录死亡时间,注销各种执行单。按出院手续办理结帐。

12. 整理遗物　整理患者遗物交给家属。若家属不在,应由两人点清后交护士长保管。

【注意事项】

(1)尸体护理应在医生开出死亡证明，家属同意后立即进行，以防尸僵。

(2)进行尸体护理时，态度要严肃认真，尊重死者，维护尸体隐私权，不可随意暴露尸体。

(3)认真填写尸体识别卡，避免认错尸体。

(4)料理传染病患者的尸体，应按隔离原则进行。

二、丧亲者的护理

丧亲者是指死者的直系亲属，主要是指死者的父母、配偶、子女。失去亲人，是一个重大的生活事件，直接影响丧亲者的身心健康。因此护理人员应充分理解丧亲者的感受，做好其护理工作。

1.做好尸体护理　体现对死者的尊重，对生者的抚慰。

2.心理疏导与精神支持　死亡是患者痛苦的结束，而丧亲者的悲哀却达到高峰。护理人员应鼓励家属宣泄情感，陪伴与倾听其诉说，并鼓励丧亲者之间相互安慰，使其得到精神上的支持与安抚。

3.提供生活指导与建议　如经济问题、家庭组合、社会支持系统等，使丧亲者感受人世间的温情。

4.丧亲者随访　临终关怀机构可通过信件、电话、访视对死者家属进行追踪随访，给予必要的鼓励和支持。

（张银华）

第十六章　护理文件记录与管理

　　病案包括医疗文件和护理文件两部分，是医院和患者的重要档案资料，也是科研、教学、管理以及法律上的重要资料。护理文件是护理人员对患者进行病情观察和实施护理措施的原始文字记载，是临床护理工作的重要组成部分，在临床医疗、护理科研、护理教育、护理管理以及法律上均有重要价值。护理文件必须要书写规范并妥善保管，以保证资料的原始性、准确性和完整性。

第一节　病案管理

一、病案的重要性

　　1.提供患者的信息资料　病案是对患者疾病的发生、发展、转归全过程的客观、系统、全面的记录，便于医护人员全面、及时、动态地了解患者情况，是进行正确诊断、选择治疗方案和实施护理措施的科学根据。

　　2.提供教学与科研资料　完整的病案资料是医学教学的最好教材，体现了医学理论在临床实践中的应用。病案也是开展科研工作的重要资料，尤其能为流行病学调查和回顾性研究提供统计学方面的资料。

　　3.提供法律依据　病案属严肃的法律性文件，具有重要的法律意义，在法庭上可作为医疗纠纷、保险索赔、犯罪刑事案及遗嘱查验的依据。

　　4.提供评价依据　病案在一定程度上反映了医院的医疗护理质量、医务人员技术及学术水平，是评价医院医疗护理管理水平的重要标志之一。

二、病案记录的原则

　　1.及时　医疗护理记录必须及时，不得拖延或提早，更不能漏记，以保证记录的时效性。如因抢救急重症患者未能及时记录，医务人员应在抢救结束后6 h内如实补写。

　　2.准确　记录内容必须真实、准确，为医务人员所观察和测量到的患者的客观信息，而不应是医务人员的主观看法。记录患者主观资料时，应记录其自诉内容，并用引号标明，同时补充客观资料。

　　3.完整　眉栏、页码填写要完整，各项记录必须有完整日期及时间，每项记录后不留空白，记录者签全名，以示负责。如果患者出现病危、拒绝治疗或护理、有自杀倾向、发生意外、请假外出等特殊情况，应详细记录，及时汇报并做好交接班。

4. 简要 书写简明扼要，医学术语应用确切，使用公认的缩写。避免笼统、含糊不清或过多修辞，以节约时间，方便医护人员快速获取所需信息。

5. 清晰 按要求分别使用红、蓝笔书写各种记录。一般白班用蓝笔书写，夜班用红笔书写。字迹清楚，字体端正，表格整齐，不得滥用简化字。有书写错误时，应在错误处划线删除并在上面签名。不得涂改和剪贴。

三、病案的管理

（一）管理要求

（1）住院病案放于病案柜中，记录和使用后必须放回原处。患者和其亲属未经医务人员同意不得随意翻阅病案，也不能擅自带出病区。

（2）病案必须保持整洁、完整，不得外借，防止污染、破损、拆散和丢失。严禁任何人涂改、伪造、隐匿、抢夺、盗取病案。

（3）因科研、教学需查阅病历时，经相关部门同意，阅后应当立即归还，且不得泄露患者隐私。

（4）需要查阅、复印病历资料的患者、家属及其他机构的有关人员，应根据证明材料提出申请，由病区指定专门人员在申请人在场的情况下复印或复制，并经申请人核对无误后，医疗机构加盖证明印记。

（5）患者出院或死亡后将病案整理好送交医院病案室长期保存。病区交班报告本由病区保存 1 年，医嘱本保存 2 年，以备查阅。

（二）病历排列顺序

1. 住院病历的排列顺序 体温单、医嘱单、入院记录、病史及体格检查、病程记录（手术、分娩记录单及特殊治疗记录单等）、会诊记录、各种检验和检查报告单、护理病历、住院病案首页、住院证、门诊病历。

2. 出院（转院、死亡）病历的排列顺序 住院病历首页、住院证（死亡者加死亡报告单）、出院记录或死亡记录、入院记录、病史及体格检查、病程记录、会诊记录、各种检验和检查报告单、护理病历、医嘱单、体温单。门诊病历交还患者或家属保管。

第二节 护理文件的书写

常用的护理文件包括：体温单、医嘱单、出入液量记录单、特别护理记录单、手术护理记录单、病室交班报告。其中体温单、医嘱单、出入液量记录单、特别护理记录单、手术护理记录单与医疗文件密切联系,一起构成病案;病室交班报告是日常护理工作的记录,是护士交接班时核对工作的依据。

一、体温单

体温单是重要的护理文件,记录了患者的生命体征及其他情况,通过阅读可了解疾病的变化及转归,为迅速掌握病情提供依据。因此,在患者住院期间,体温单应放在住院病历的首页,以方便查阅(表16–1)。

(一)体温单的内容

体温单的内容包括:患者姓名、科别、病室、床号、入院日期、住院号;体温、脉搏、呼吸、血压;入院、出院、转科、手术、分娩或死亡时间;体重、出入液量、大小便、药物过敏及其他情况。

(二)体温单的填写方法

1. 眉栏

(1)姓名、年龄、科别、床号、入院日期、住院号的填写应完整,用蓝笔填写。

(2)日期栏:用蓝笔填写,每页第1日应填写年、月、日,中间用短线隔开如"2010 – 11 – 20",其余6天只填日。如在6天中遇有新的月份或年度开始时,则填写月、日或年、月、日。

(3)住院天数栏:从入院日起连续写至出院日。以阿拉伯数字"1、2、3……"用蓝笔填写。

(4)术后天数栏:用蓝笔填写手术(分娩)后日期,以手术(分娩)次日为术后(分娩后)第1 d,用阿拉伯数字"1、2、3……"连续写至14 d止。若在14 d内行第二次手术,则停写第一次手术天数,在第二次手术当日填写Ⅱ—0,依次填写到14 d为止(有的地区用红钢笔填写)。

2. 40℃~42℃横线之间

(1)填写内容:入院、手术、分娩、转科、出院、死亡时间。

(2)填写方法:用红笔在体温单40℃~42℃相应时间栏内纵行顶格填写(有的地区用蓝笔填写),如"入院九时三十分"。如果时间与体温单上的整点时间不相等时,填写时靠近侧时间栏内,如"11 时入院",则填写在"10"栏内。除手术不写时间外,其余均应写出相应时间,要求具体到小时和分钟,时间用汉字填写。

3. 体温、脉搏曲线

(1)体温曲线

1)用蓝笔绘制,符号:口温"●",腋温"×",肛温"○"。相邻两次体温用蓝线相连。患者擅自外出、拒绝测体温或某种原因未测体温时，相邻的两次体温间不连线(未测体温原因应记录在护理记录单上，患者回病房后补测，并请其签名)。擅自外出者，自外出之日起，每日在"15"的时间栏内填写"外出"。

2)高热物理降温后半小时所测体温，用红色"〇"表示，绘制在物理降温前温度的同一纵格内，并用红虚线与降温前温度相连，下次测得体温仍与降温前温度相连。如高热患者的体温经反复降温仍不降时，应将所测得的体温记录在护理记录单上。

3)需密切观察体温的患者，如医嘱为"每1 h 测体温1次"，其中体温单上规定时间的照常填写，其他时间测得的体温则记录在护理记录单上。

4)体温低于35℃时，用蓝笔在35℃以下顶格用"↓"表示，"↓"占2/3小格。

(2)脉率(心率)曲线

1)用红笔绘制，符号：脉率"●"，心率"〇"，相邻脉率或心率用红线相连。

2)脉搏短绌时，在脉率和心率两曲线之间用红笔划直线充满。

3)体温如与脉搏在同一点时，在口温"●"或腋温"×"外以红圈表示，在肛温"〇"内绘红点。

4)如患者因故未测，处理方法同体温。

4.底栏填写　此部分内容用蓝黑或碳素墨水笔填写(药物过敏除外)，数据用阿拉伯数字表示，免写计量单位。

(1)呼吸：记录患者自主呼吸的次数，用数字记录，相邻两次上、下错开。患者使用辅助呼吸时，记录用"A"表示。

(2)血压：按医嘱或护理常规测量并记录，每周至少1次，入院当日应有血压记录。

(3)体重：患者入院时，护士应当测量体重并记录在相应时间栏内。如病情许可，在住院期间，每周测量1次并记录。入院时或住院期间因病情不能测量体重者，分别用"平车"或"卧床"表示。

(4)大便：每24 h 记录1次，记前一日大便次数，如未排便，则记录为"0"；大便失禁或假肛用"＊"表示；灌肠用"E"(enema，灌肠)表示，"0/E"表示灌肠后无大便；"1/E"表示灌肠后大便1次；"1,2/E"表示灌肠前有1次大便，灌肠后又有2次大便。

(5)小便：小便已解用"＋"，未解用"－"表示，小便失禁用"＊"表示。

(6)出入液量：遵医嘱记录。早7点夜班护士将护理记录单上24 h 液体出入量记录总结后，填写到体温单前一天的相应栏内。

(7)药物过敏：患者如果有药物过敏史，应在体温单首页相应栏目内用红笔填写过敏药物名称。多种药物过敏时，可依次填写。

(8)页码：按页数用蓝笔连续填写。

二、医嘱单

医嘱(physician order)是医生根据患者病情需要拟订的书面嘱咐，由医护人员共同执行。医嘱单是医生直接开写医嘱所用，也是护士执行医嘱的依据，分长期医嘱单(表16-2)和临时医嘱单(表16-3)。

(一)医嘱的内容

医嘱的内容包括：日期、时间、床号、姓名、护理常规、护理级别、饮食、卧位、药物及其剂量和用法、各种检查、治疗、术前准备及医生、护士签名。

(二)医嘱的种类

1. 长期医嘱 有效时间在24 h以上，医生开出停止医嘱方失效。如：二级护理、低盐低脂饮食、青霉素80万 U im bid等。

2. 临时医嘱 有效时间在24 h以内，应在短时间内执行，一般只执行1次。有的需要立即执行，如50%葡萄糖40 mL+氨茶碱0.25 iv st，需在15 min内执行。

3. 备用医嘱 分长期备用医嘱和临时备用医嘱两种。

(1)长期备用医嘱(prn)：有效时间在24 h以上，必要时使用，两次执行时间之间有间隔，医生开出停止医嘱方失效。如：哌替啶50 mg im q6h prn。

(2)临时备用医嘱(sos)：仅在12 h内有效，必要时使用，只执行1次，过期未执行则失效。如：地西泮10 mg im sos。

(三)医嘱的处理

1. 处理原则

(1)先急后缓：处理多项医嘱时，应首先判断需执行医嘱的轻重缓急，合理安排执行顺序。

(2)先临时后长期：先执行临时医嘱，后执行长期医嘱。

(3)执行者签全名：医嘱执行者须在医嘱单上签全名。

2. 处理方法

(1)长期医嘱：医生开写在长期医嘱单上，并注明日期和时间并签全名。护士将长期医嘱分别转抄至各种执行单上(如服药单、注射单、治疗单等)。护士执行执行单上的医嘱后，及时在执行栏内注明时间并签全名(表16-4~表16-6)。

(2)临时医嘱：医生开写在临时医嘱单上，并注明日期和时间并签全名。

护士执行后，必须写上执行时间并签全名。会诊、手术、检验等各种申请单应及时转送到有关科室。

（3）备用医嘱

1）长期备用医嘱：医生开写在长期医嘱单上，护士将其转抄到执行单上。每次执行后，在临时医嘱单上记录情况、执行时间并签全名，供下一班参考。每次执行前须先了解上一般的执行时间。

2）临时备用医嘱：医生开写在临时医嘱单上，待患者需要时执行，执行后按临时医嘱处理。过时未执行，护士应用红笔在该项医嘱栏内写"未用"两字。

（4）停止医嘱：护士在相应的执行单和各种卡片上注销相应项目，注明停止日期和时间，签全名。然后在医嘱单该项医嘱的停止日期栏内注明停止的日期与时间，并在护士签名栏内签全名。

（5）重整医嘱：凡长期医嘱单超过3页或医嘱调整项目较多时应重整医嘱。重整医嘱时，在原医嘱最后一行下面画一红横线，在红线下一行正中用红笔写"重整医嘱"。再将有效的长期医嘱按原日期、时间排列顺序，抄录在红线以下的医嘱单上，抄录完毕须两人核对无误后，填写重整者和核对者的姓名。

凡手术、分娩或转科后，也需重整医嘱，即在原医嘱最后一行下面划一红横线，以示前面的医嘱一律作废，并在其下一行用红笔写上"术后医嘱"或"分娩医嘱"或"转入医嘱"，然后再由医生开写新医嘱。

（四）注意事项

（1）处理医嘱时要精神集中，认真细致，及时准确，字迹清楚，不得随意涂改。如有疑问，必须向医生询问或核对清楚后再执行。

（2）医嘱必须经医生签名后方为有效。一般情况下不执行口头医嘱，在抢救或手术过程中医生提出口头医嘱时，执行护士应向医生复诵一遍，双方确认无误后方可执行，事后由医生及时补写医嘱。

（3）严格执行查对制度，医嘱须每班、每日核对，每周总查对，查对后签全名。

（4）凡需下一班执行的临时医嘱要交班，并在护士交班记录上注明。

（5）凡已写在医嘱单上而又不需执行的医嘱，不得贴盖、涂改，应由医生在该项医嘱栏内用红钢笔写"取消"，并在医嘱后用蓝笔签全名。

各医院医嘱的处理方法不尽相同，目前，有些医院使用医嘱本；有些则由医生将医嘱直接写在医嘱单上，护士执行；有的使用计算机医嘱处理系统，医生开出医嘱，护士负责输入计算机执行；有的则是医生直接将医嘱录入计算机医嘱处理系统。

附　计算机在医嘱处理中的应用

近年来，我国许多医疗机构都尝试利用计算机来进行医疗、护理信息的管理。其中住院管理系统中医嘱录入部分的运用，改变了护士转抄、查对医嘱的方式，节省了时间，提高了工作效率。

（一）医嘱处理方法的计算机化

1. 医嘱信息库的建立　在建立医嘱信息库的过程中，结合临床实践，从用药、检验、放射、特殊检查、护理等各方面广泛收集信息，经过反复调查、运行、修改、补充，组成了强大的医嘱信息库，保证了医嘱信息的完整性、系统性，同时对医嘱信息的范围、内容进行了标准化和规范化，以便更好地应用信息。此外采用数字码和拼音码输入方式建立医嘱信息库，以达到信息共享的目的。

2. 医嘱的处理

（1）录入医嘱：医生将医嘱写在长期医嘱单和临时医嘱单上，护士将其录入计算机医嘱处理系统；或医生直接将医嘱录入计算机医嘱处理系统。

（2）查对医嘱：医嘱的查对遵循"每班查对、每日核对、每周总查对"的原则。设置有医嘱校对、医嘱汇总和医嘱总查3个菜单。医嘱录入后由一名护士将已录入医嘱与原始医嘱进行校对后汇总，认可生成。生成后的医嘱护士不能删除。总查对时，计算机将自动整理医嘱，将未停止的医嘱按时间顺序列出，由两名护士完成医嘱的总查对工作。

（3）执行医嘱：医嘱汇总生成后，中心药房根据网络信息摆药，分发针剂等。护士可以在各自的终端机上打印医嘱单、口服药单、注射单、输液单等并执行。

3. 医嘱处理的监控

（1）在医嘱录入、校对、汇总、生成、总查、删除等每一个环节处理中，实行操作码管理。操作码与操作人员一一对应，由操作人员自行管理，操作人员只有凭借操作码才能进入计算机医嘱处理系统，操作人员的姓名可在总台显示。

（2）职能部门可通过监控系统浏览、查对住院患者的全部医嘱；浏览、查阅全院（包括出院）患者的某一项医嘱等，监控各个科室医嘱处理的环节质量和终末质量。另一方面，护理部不定期抽取各个科室出院或住院患者的原始医嘱，将其与电脑输入医嘱进行校对，监控有无医嘱输错、漏输等现象。

（二）医嘱处理计算机化管理的优点

（1）医嘱处理的计算机化，使护士从过去反复转抄医嘱的烦琐事务中解脱出来，可以有更多的时间为患者提供身心护理，同时许多转抄中间环节的减少，降低了差错发生的概率。

（2）原来查对医嘱时要查对医嘱单、各种执行单及相关记录，现在只需要根据原始医嘱查对录入医嘱即可。即缩短了医嘱查对的时间，又节省了人力。

（3）借阅与查找医嘱档案时，计算机网络系统在数秒钟内即可完成对使用该系统患者的所有项目资料的查询。

（4）在医嘱处理的各个环节中均实行操作码管理，从而使得每次操作责任到人，加强了护士操作的责任心，提高了工作质量。

实践证明，建立完整的计算机住院患者医嘱处理系统具有比较明显的经济和社会效益。缺点是医院需要投入较大的人力物力，需用较长的周期实施该系统。另外，医院需要培养相应的计算机力量，以防止计算机系统故障使整个医院的工作处于瘫痪状态。

三、出入液量记录单

正常人每天的液体摄入量与排出量保持动态平衡。当患者患有心脏病、肾脏病、肝硬化腹水、休克、大面积烧伤及大手术后，机体的体液调节功能发生紊乱。通过记录患者24 h摄入和排出的液体量，可了解患者体内液体平衡状况，对动态掌握患者病情、确定治疗方案具有非常重要的意义。因此，护理人员应掌握正确记录出入液量的方法（表16-7）。

（一）记录内容

1. 每日摄入量　包括每日的饮水量、食物含水量、输液量、输血量等。患者饮水或进食时，应使用量杯或固定使用已测量过的容器，以便准确记录。凡固体食物除记录固体单位数量外，还需换算出食物的含水量。

2. 每日排出量　主要为尿量，其次包括大便量、呕吐量、咯血量、痰量、各种引流液量及伤口渗出液量等。除大便记录次数外，液体以"mL"为单位记录。为准确记录尿量，对昏迷患者或需密切观察尿量和尿比重的患者，最好留置导尿管；对难以收集的排出量，可根据液体浸润棉织物的状况进行估计。

（二）记录方法

（1）用蓝笔填写记录单的眉栏项目及页码。

（2）出入液量记录，晨7时至晚7时用蓝笔，晚7时至次日晨7时用红笔记录。记录均以"mL"为单位。

护理学基础

（3）出入液量总结，一般每日于晚7时作12 h的小结，次日晨7时作24 h总结。并将24 h总出入液量填写在体温单的相应栏内。

（4）记录应及时、准确、完整。

四、特别护理记录单

凡危重、抢救、大手术后、特殊治疗和需严密观察病情者，须在特别护理记录单上做好护理记录（表16-8），以便及时了解和全面掌握患者情况，观察治疗或抢救后的效果。

（一）记录内容

特别护理记录单的主要内容为：体温、脉搏、呼吸、血压、神志、瞳孔、出入液量、用药、病情动态，实施的各种检查、治疗和护理措施及其效果等。

（二）记录方法

（1）用蓝笔填写眉栏项目。

（2）日间（晨7时至晚7时）用蓝笔记录，夜间（晚7时至次日晨7时）用红笔记录。

（3）及时、准确地记录患者的体温、脉搏、呼吸、血压、出入液量等，详细记录患者的病情变化，治疗、护理措施及效果，每次记录后应签全名。计量单位应写在标题栏内，记录栏内只填写数字。记录出入液量时，除应填写液量外，还应记录液体的颜色、性状等。

（4）分别于12 h、24 h就患者的总入量、总出量、病情、治疗、护理等作一次小结或总结。

（5）停止特别护理记录应有病情说明。

（6）患者出院或死亡后，特别护理记录单应归入病案保存。

五、手术护理记录单

手术护理记录是指巡回护士对手术患者术中护理情况及所用器械、敷料的记录，应在手术结束后即时完成。

（一）记录内容

手术护理记录单的主要内容为：患者姓名、住院号、手术日期及时间、手术名称、术前诊断、药物过敏史、无菌包监测结果、患者进入手术室和出手术室时间、术中护理情况、术中所用各种器械名称和数量、清点核对情况、器械护士和巡回护士签名等。

（二）记录方法

（1）记录应完整、清楚、不漏项。

（2）敷料、器械的清点应由巡回护士和器械护士在手术开始前、关闭腹腔、胸腔及深部切口前（关前），切口皮肤缝合前（关后）3次仔细清点，术中追加敷料、器械应及时记录在加数栏内。术前清点、术中加数、关前清点及关后清点，均应写明具体数量，巡回护士和器械护士签全名。

（3）手术所用无菌包的灭菌指示卡及术中体内植入物（如人工关节、人工瓣膜、股骨头等）的标识，经查验后粘贴于手术护理记录单的粘贴栏内。

（4）当器械护士和巡回护士在手术结束前对手术器械、敷料进行清点时，发现器械、敷料种类或数量与手术前不相符时，应及时要求手术医生共同查找，如查找后的数量仍与术前不符或手术医生拒绝查找，护士应在手术护理记录单上注明并由手术医生签名。

（5）手术结束后，巡回护士应及时将手术护理记录单归入患者病案，与病房护士交接并签名。

六、病室护理交班志

病室护理交班志是值班护士对本病室患者的动态及需要交代事宜的交班索引。通过阅读病室护理交班志，接班护士可了解病室全天工作情况与重点，做到心中有数，便于开展工作。

（1）交班志填写时间应在各班（白、晚、夜）下班前完成。

（2）一律使用蓝笔书写，不得涂改，书写者签全名。

（3）准确填写交班日期、本班患者动态，特殊情况在"特殊交班"栏说明。

（4）续页书写时，应在页前的日期上方注明"转下页"，并在续页上填写日期。

（5）书写患者动态时依项目顺序并按床号排列，其项目顺序如下：①出院；②转出；③死亡；④入院；⑤转入；⑥手术；⑦分娩；⑧病危；⑨病重；⑩其他。

（6）若同一患者在本班内有2或2项以上的项目需要填写时，可在同一栏内填写。

（7）上述①～⑦项要填写时间，其中第⑥项填写手术患者回病房的时间。手术暂时未回病房时，在"特殊交班栏"说明。

（8）"特殊交班"是值班护士用来交代有关事项的书面提示，要求简单明了，如"发热：01，08"，"外出：12，13"等。

（9）书写患者动态时，白班、晚班、夜班之间空一行。

七、护理病案

在临床应用护理程序过程中，有关患者的健康资料、护理诊断、护理计划、护理措施和效果评价等，均应有书面记录，这些记录构成了护理病历。主要包括患者入院护理评估表(表16-9)、住院患者护理评估表(表16-10)、护理计划单(表16-11)、健康教育计划实施记录单(表16-12)等。

（张银华）

表 16 - 1 体温单

三 测 单

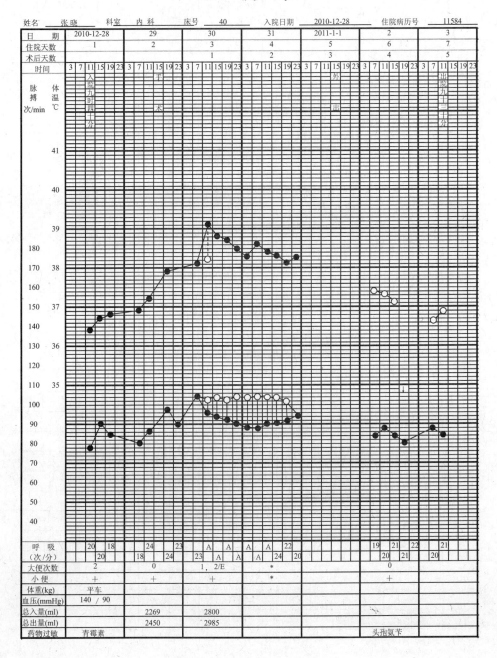

| 姓名 | 张晓 | 科室 | 内科 | 床号 | 40 | 入院日期 | 2010-12-28 | 住院病历号 | 11584 |

日　期	2010-12-28	29	30	31	2011-1-1	2	3
住院天数	1	2	3	4	5	6	7
术后天数			1	2	3	4	5

表 16－2　长期医嘱单

姓名　张　晓　科室　内　科　床号　　40　　住院病历号　　11584

起始		医嘱内容	医师签名	护士签名	核对签名	停止		医师签名	护士签名	核对签名
日期	时间					日期	时间			
12-28	9:50	内科护理常规								
	.	二级护理								
		低盐饮食								
		ATP　20mg　im　Qd								
		CoA　100U　im　Qd								
		5%葡萄糖 500ml iv by drip								
		维生素 C　2.0　30 Qd　滴/min	李军	谢丹	王琼	3-24	9:10	陈好	刘霞	郭蕾
12-29	8:20	心痛定　5mg　Tid								
		卡托普利 25mg　Tid	李军	谢丹	王琼	3-24	9:10	陈好	刘霞	郭蕾

表 16 – 3 临时医嘱单

姓名 __张 晓__ 科室 __内 科__ 床号 ___40___ 住院病历号 ___11584___

日期	时间	医 嘱 内 容		医师签名	护士签名	执行时间	执行签名	核对签名
12-28	9：50	血常规						
		大便常规						
		尿常规						
		50% 葡萄糖 20	ml iv			9：55	王琼	
		st						
		氨茶碱 0.25	慢！					
		青霉素 皮试 （一）				9：58	王琼	
		心电图						
		X 线胸片		李军	谢丹			王华

表 16 - 4　序号式长期医嘱执行单

姓名 ＿＿＿＿　科室 ＿＿＿＿　床号 ＿＿＿＿　住院病历号 ＿＿＿＿＿＿

表 16 – 5 表格式长期医嘱执行单

姓名 _____ 科室 _____ 床号 _____ 住院病历号 _____

表 16 – 6　粘贴式长期医嘱执行单

姓名 _____　科室 _____　床号 _____　住院病历号 _____

粘贴时请沿此线

表 16 - 7　出入液量记录单

姓名 _____　科室 _____　床号 _____　住院病历号 _____

日期	时间	入量		出量		签名
		项目	量（mL）	项目	量（mL）	

表 16-8 特别护理记录单

姓名 _____ 科室 _____ 床号 _____ 住院病历号 _____

日期	时间	生命体征				神志	瞳孔	入量		出量		病情观察及处理	签名
		体温	脉搏	呼吸	血压			项目	量	项目	量		

注意：体温单位为"℃"，脉搏单位为"次/min"，呼吸单位为"次/min"，血压单位为"mmHg"。

表 16 - 9　入院患者护理评估表

科　　别	内　科		床号	40	姓　　名	张　晓	病历号	11584
年　　龄	56	性别	女	职业	教师	医疗诊断	冠心病	
入院日期	2010 年 12 月 28 日		时间	九时三十分				
入院方式	门诊　　√急诊　　步行　　平车　　其它							
入院原因	心前区疼痛 3 小时							
既 往 史	既往病史		高血压		家族史		高血压	
	长期用药情况		无		其它		无	
宗　　教	√无　　　回教　　　佛教　　　天主　　　其它							
家　　庭	未婚　　√已婚　　丧偶							
教　　育	不识字　　小学　　初中　　高中　　√大专以上							
联 系 人	姓名：王 军　　　与患者关系：夫妻　　　电话：15800695244							
身　　高	160　　厘米			体重		72 公斤		
沟通能力	√正常　　含糊不清　　体语　　不能表达							
意　　识	√清醒　　嗜睡　　意识模糊　　昏睡　　昏迷							
对疾病认识	完全认识　　√部分认识　　不认识							
生命体征	体温 36.4 　　℃			脉搏 78 　　次/min				
	呼吸 78 　　次/min			血压 140/90 mmHg				
口腔情况	假牙：　√无　　上　　下　　固定　　活动							
	黏膜：　√完整　　破损　　其它							
视力情况	左	√清晰　　失明　　近视　　老花　　其它						
	右	√清晰　　失明　　近视　　老花　　其它						
听力情况	左	√清晰　　重听　　失聪　　助听器　　其它						
	右	√清晰　　重听　　失聪　　助听器　　其它						
皮肤情况	√完整　　其它　　破损　　部位：　　大小：　　cm							
	压疮　　部位：　　大小：　　cm							
过　　敏	药物：青霉素　　食物：无　　其它：							
饮食习惯	禁忌：无　　偏好：无							
	食欲　　√正常　　减低　　不思饮食							
吸　　烟	√不吸　　吸　　戒烟							
饮　　酒	√不饮　　偶饮　　大量　　戒酒							
排　　泄	小便：　√正常　　失禁　　尿频　　尿潴留　　保留尿管　　人工造瘘							
	大便：　√正常　　失禁　　腹泻　　便秘　　肠造瘘口							
	其他：　　呕吐　　大量出血　　大量出汗　　引流							
活动休息	活动能力：　√行动正常　　使用助听器　　假肢　　无法行动　　其它							
	自理能力：　√自理　　部分依赖　　完全依赖							
	睡眠习惯：　　小时/天　　√正常　　不佳　　失眠　　服用镇静剂							

表 16－10　住院患者护理评估表

姓名 ＿＿＿＿　科别 ＿＿＿＿　病区 ＿＿＿＿　床号 ＿＿＿＿　住院号

项　　目	日　　　期						
呼吸：A.咳嗽 B. 气急 C. 哮喘 D. 咳痰困难							
循环：A.心悸 B.水肿 C. 晕厥 D. 高血压 E.低血压							
意识：A.正常 B.嗜睡 C. 烦躁 D. 谵妄 E. 昏迷							
皮肤：A.完整 B.感染 C. 压疮							
口腔：A.清洁 B.口臭 C.出血 D.黏膜完整 E.黏膜破溃							
排尿：A.正常 B. 失禁 C. 潴留 D. 困难 E. 血尿							
排便：A.正常 B. 未解便 C. 便秘 D. 腹泻 E . 失禁							
食欲：A.正常　B．差							
活动：A.自如　B．受限							
日常生活：A.自理　B．协助							
安全：A 易跌伤　B．易坠床　C．易烫伤							
舒适：A 轻度疼痛 B.剧烈疼痛　C．不适							
睡眠：A.正常　B．紊乱							
心理：A 稳定　B．焦虑　C．恐惧　D．抑郁							
健康知识：A.了解　B．缺乏							
护士签名							

表 16 – 11 护理计划单

日期	时间	序号	护理诊断	护理目标	护理措施	签名	效果评价	停止日期、时间	签名

表 16 – 12　健康教育计划实施记录单

项目		日期	宣教方法			教育对象		签名			日期	评价			签名
			书面	讲解	示范	病人	家属	护士	病人	家属		示范	讲述	不解	
介绍	入院须知														
	环境介绍														
	护理人员概况														
疾病	病因及诱因														
	心理因素影响														
相关治疗及护理	用药注意事项														
	手术														
	术前准备														
	术中配合														
	术后护理														
相关检查	项目														
	目的														
	标本采集方法														
	注意事项														
自身调护方法	饮食														
	锻炼														
	起居														
其他															